U0362937

中国石油和化学工业行业规划教材·高职高专化工技术类
编审委员会名单

主　任：陈炳和

委　员：（按姓氏笔画排列）

丁志平　南京化工职业技术学院

于兰平　天津渤海职业技术学院

王绍良　湖南化工职业技术学院

吉　飞　常州工程职业技术学院

朱东方　河南工业大学化学工业职业学院

任耀生　中国化工教育协会

杨永杰　天津渤海职业技术学院

杨宗伟　四川化工职业技术学院

陈炳和　常州工程职业技术学院

金万祥　徐州工业职业技术学院

洪　霄　常州工业职业技术学院

秦建华　扬州工业职业技术学院

袁红兰　贵州工业职业技术学院

曹克广　承德石油高等专科学校

程桂花　河北化工医药职业技术学院

潘正安　化学工业出版社

"十二五"职业教育国家规划教材
经全国职业教育教材审定委员会审定 **高职高专教材**

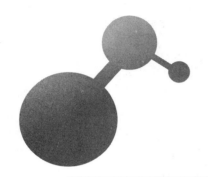

HUAGONG
ANQUAN
JISHU YU
ZHIYE
JIANKANG

化工安全技术与职业健康

第二版

◉ 孙玉叶 主编 ◉ 王 瑾 副主编 ◉ 杨永杰 主审

化学工业出版社
·北京·

本教材在全面分析了化工安全生产特点及化工职业健康要求的基础上，共分四个部分组织相关编写内容：其中第一部分总论概述了化工生产与职业健康安全的关系，并简略介绍了危险化学品安全基础知识，为后续章节的学习打下了坚实的基础；第二部分是化工安全技术篇，内容包括化工生产防火防爆、化工特种设备安全、电气及静电安全技术，从化工安全技术层面分析了化工安全生产存在的问题，并有针对性地提出安全对策措施；第三部分是化工职业健康篇，内容包括职业健康监护及化工职业卫生技术，从职业健康层面分析了化工生产过程中各职业有害因素对从业人员健康的影响，并有针对性地提出了防护技术措施；第四部分是化工安全生产意识、能力拓展篇，从化工安全检修、危险化学品事故应急救援及化工企业安全生产管理方面进一步提高化工从业人员的安全生产意识与能力。

全书精选了上百个化工生产事故案例并结合具体的化工安全生产知识进行分析，能有效地提高学习者的安全生产意识，从而激发学习者主动提高安全生产能力，以真正实现"要我安全"到"我要安全"的转变。

本书适合作为高职高专化工技术类专业（应用化工生产技术、有机化工生产技术、石油化工、生产技术、精细化工生产技术、高聚物生产技术、生物化工技术、制药技术、化工装备技术等）教材，也可作为化工企业从业人员的安全生产知识培训教材。

图书在版编目（CIP）数据

化工安全技术与职业健康/孙玉叶主编. —2 版 .—北京：化学工业出版社，2015.6（2019.4 重印）
"十二五"职业教育国家规划教材
ISBN 978-7-122-23657-9

Ⅰ.①化… Ⅱ.①孙… Ⅲ.①化工安全-安全技术-高等职业教育-教材②化学工业-职业病-健康教育-高等职业教育-教材 Ⅳ.TQ086②R135

中国版本图书馆 CIP 数据核字（2015）第 079263 号

责任编辑：窦 臻 提 岩　　　　　　装帧设计：刘剑宁
责任校对：吴 静

出版发行：化学工业出版社（北京市东城区青年湖南街 13 号　邮政编码 100011）
印　　装：三河市双峰印刷装订有限公司
787mm×1092mm　1/16　印张 18½　字数 460 千字　2019 年 4 月北京第 2 版第 3 次印刷

购书咨询：010-64518888　　　　　　售后服务：010-64518899
网　　址：http://www.cip.com.cn
凡购买本书，如有缺损质量问题，本社销售中心负责调换。

定　　价：35.00 元　　　　　　　　　　　　　　　版权所有　违者必究

前　言

本教材自 2009 年出版以来，受到了广大相关高职院校师生的欢迎，被教育部确定为"'十二五'职业教育国家规划教材"，荣获中国石油和化学工业优秀出版物奖（教材奖）一等奖。同时也收到了广大师生针对教材内容所提出的一些想法和建议。另外，教材有相当一部分内容与国家的相关法律法规及标准关联度较大，而自教材出版后，部分法律法规及标准也已重新修订。为了使教材的内容与国家的相关政策、法规及标准保持一致，并使教材的内容及形式更符合高职教育的特点，编者对教材进行了第二版修订。

在本版教材修订中，内容增减始终以化工类专业培养方案对学生应具备的安全意识与能力为依据，充分考虑化工安全与防护课程教学大纲的要求，并结合高职教育的特点，在基本保留前版内容框架的基础上，对相关内容进行了修订，并根据化工安全生产的特点在电气安全部分增加了防爆电气相关内容。本版教材修订的主要特点是：对原版教材的案例进行了更新，删除了原版教材中的部分非化工行业及年代较久远的非典型事故案例，增加了近几年来石油化工行业的典型事故案例。根据高职教育的特点对原版教材各章后的应会部分进行了修订，结合各章能力目标设置了形式多样的能力训练项目，以提高学生的安全防护能力及紧急事件的处置能力。另外，本版教材在各章后新增了与各章内容相关的素材库导引，其中有案例素材库，对应章节内容相关的典型事故案例分析；网络资源库，对应章节可用的网络多媒体资源；法律法规及标准库，对应章节相关的法律法规及标准名录。

第二版教材第一、二、十章由常州工程职业技术学院孙玉叶编写，第三章由太原科技大学化学与生物工程学院钱爱玲编写，第四章由武汉软件工程职业学院徐宗编写，第五章由常州工程职业技术学院陈川编写，第六、七章由贵州科技工程职业学院王瑾编写，第八章由中山职业技术学院林跃华编写，第九章由天津渤海职业技术学院孙浩编写。本书在修订过程中除了得到文献著者的帮助外，还得到全国高职高专化工技术类专业教学指导委员会主任陈炳和等专家的指导与帮助，在此一并表示感谢。

限于编者水平有限，书中难免存在不妥之处，敬请读者批评指正。

编者

2015 年 3 月

第一版前言

随着工业化进程的迅猛发展，生产规模不断扩大，各种化学化工的新材料、新产品、新技术、新工艺和新设备给人民群众的生活带来了极大的便利，但随之而来的化工生产事故特别是危险化学品事故也不断发生，给人民的生命、财产安全和生活环境构成了重大的威胁。为避免或减少事故发生，降低事故损失，化工从业人员应该在掌握各自专业知识与技能的基础上，熟悉化工生产安全及职业卫生相关知识，具备初步的化工生产危险有害因素辨识分析能力，以提高安全生产意识与能力。切实贯彻"安全第一，预防为主，综合治理"的安全生产方针。

本书根据《安全生产法》、《危险化学品安全管理条例》、《特种设备安全监察条例》等法律法规要求，并结合化工生产易燃易爆、中毒、腐蚀及生产设备设施多是特种设备等生产特点，组织相关编写内容，并精选了大量化工生产事故案例穿插在相应知识点处，以全面提高化工从业人员的安全生产意识与能力。

本书是由具有企业安全生产管理经验的国家注册安全工程师孙玉叶及具有丰富教学经验的高职学院教师王瑾、钱爱玲、张桃先、孙浩等同志集体讨论分工执笔，完稿后又经天津渤海职业技术学院杨永杰教授及国家注册安全工程师（高级工程师）王宏俊反复审校、编写人员反复修改而后完成的一部集体著作。其中常州工程职业技术学院孙玉叶编写了第一章、第二章、第十章，太原科技大学化学与生物工程学院钱爱玲编写了第三章，武汉软件工程职业学院张桃先编写了第四章，贵州科技工程职业学院王瑾编写了第五章、第六章、第七章，天津渤海职业技术学院孙浩编写了第八章、第九章。本书在编写过程中还得到全国化工高职教育教学指导委员会化工技术类专业委员会陈炳和主任的指导与帮助，在此表示感谢。

本书立足化工行业安全生产与职业卫生特点，从化工安全技术、化工职业健康、危险化学品事故应急救援及化工企业安全生产管理等方面组织编写内容，并在每章开头提出学习本章应达到的知识目标与能力目标，在每章末尾附以应知应会训练题，具体实用，可操作性强。本书既可作为高职高专化工类专业的教材，又可作为化工企业从业人员的安全生产知识培训教材。

在编写过程中，虽然各编审都花了很多精力，但由于编者水平有限，书中难免存在不妥之处，敬请读者提出建议及修改意见。

编者
2009年6月

目 录

第一部分

总　论

第一章

化工生产与职业健康安全

学习目标

知识目标

1. 了解化工生产的特点及化工生产的安全形势。
2. 熟悉化工生产事故原因及特点。
3. 深刻理解职业健康安全在化工生产中的地位与作用。
4. 熟悉化工职业健康安全管理相关法律法规及标准。

能力目标

1. 能认清化工安全生产的形势，确立正确的学习态度。
2. 能通过检索分析化工生产事故案例，从而分析事故发生的原因及特点，进而吸取事故经验教训。
3. 能检索与应用危险化学品相关法律法规及标准。

第一节　现代化工生产与安全

　　到 20 世纪末，我国已能生产各种化学产品四万余种（品种、规格），现在国内的一些主要化工产品产量已位于世界前列，如化肥、染料产量位居世界第一；农药、纯碱产量居世界第二；硫酸、烧碱居世界第三；合成橡胶、乙烯产量居世界第四；原油加工能力居世界第四。石油和化学工业已经成为国内工业的支柱产业之一。随着经济的发展与科学的进步，石油和化学工业还将会快速发展，化工产品会越来越多。目前列入《危险化学品名录》（2015 版）的危险化学品有 2828 种，列入《剧毒化学品目录》（2015 版）的剧毒化学品有147 种。危险化学品具有易燃、易爆、有毒、有腐蚀性等危险特性，在生产（废弃处置）、储存、运输、使用过程中，安全措施不当时，就会对人（包括生物）、设备、环境造成损害。

一、化工生产的特点

随着石油化学工业的迅速发展，安全生产问题愈来愈突出。石油化工生产从安全的角度分析，不同于冶金、机械制造、基本建设、纺织和交通运输等部门，有其突出的特点。具体表现在以下几方面。

1. 化工产品和生产方法的多样化

化工生产所用的原料、半成品、成品种类繁多，绝大部分是易燃、易爆、有毒、腐蚀性危险化学品。而化工生产中一种主要产品可以联产或副产几种其他产品，同时，又需要多种原料和中间体来配套。同一种产品往往可以使用不同的原料和采用不同的方法制得，如苯的主要来源有四个：炼厂副产、石脑油铂重整、裂解制乙烯时的副产以及甲苯经脱烷基制取苯。而用同一种原料采用不同的生产方法，可得到不同的产品，如从化工基本原料乙烯开始，可以生产出多种化工产品。

2. 生产规模的大型化

近 20 年来，国际上化工生产采用大型生产装置是一个明显趋势。世界各国出现了以炼石脑油和天然气凝析液为原料，采用烃类裂解技术制造乙烯的大型石化工厂，生产乙烯的装置也由 20 世纪 50 年代的 10 千吨级跃升为 100～300 千吨级。我国已建成了许多年产 30 万吨以上的合成氨的大型化肥装置，目前新建的乙烯装置和合成氨装置大都稳定在 30 万～45 万吨/年的规模。

从安全角度考虑，大型化会带来重大的潜在危险性。

(1) 能量大增加了能量外泄的危险性　生产过程温度越高，设备内外压力差越大，对设备强度要求就越高，也就越难以保证。原材料、半成品甚至产品在加工过程中外泄的可能性就会增大。一旦大量外泄，就会在很大范围燃烧爆炸或产生易爆的蒸气云团或毒气云，给人民生命财产带来巨大的灾难。1984 年印度博帕尔发生的异氰酸甲酯泄漏所造成的中毒事故，就是震惊世界的化学灾害事故。

(2) 生产相互依赖、相互制约性大增　为了提高经济效益，把各种生产有机地联合起来，一个厂的产品就是另外一个厂的原料，输入输出只是在管道中进行，多数装置直接接合，形成直线连接，不仅规模变大而且更为复杂，装置间的相互作用强了，独立运转成为不可能。直线连接又容易形成许多薄弱环节，使系统变得非常脆弱。

(3) 生产弹性减弱　放弃了中间储存设备，使弹性生产能力日益减弱。过去化工生产往往在工序或车间之间设置一定的储存能力，以调节生产的平衡，大型化必然带来连续化和自动控制操作，不可能也不必要再设置中间储存能力，但也因此导致生产弹性的减弱。

(4) 控制集中化和自动控制，使系统复杂化　没有控制的集中和自动化也谈不上大型化。但控制设备和计算机也有一定的故障率，如果是开环控制，人是子系统的一员，人的低可靠性增大了发生事故的可能。

(5) 设备要求日益严格　工厂规模大型化以后，对工艺设备的处理能力、材质和工艺参数要求更高。如轻油裂解、蒸汽稀释裂解的裂解管壁温要求都在 900℃ 以上，合成氨、甲醇、尿素的合成压力要求都在 10MPa 以上，高压聚乙烯压缩机出口压力为 350MPa，高速水泵转速达 2500r/min，天然气深冷分离在 −120～−130℃ 的条件下进行，这些严酷的生产条件，给设备制造带来极大的难度，同时也增加了潜在危险性的严重程度。

（6）大型化给社会带来威胁　工厂大型化基本上是在原有厂区上逐渐扩建的，大量职工的生活需求又使厂区与居民区越来越近，一旦发生事故，便会对社会造成巨大影响。

3. 工艺过程的连续化和自动控制

化工生产有间歇操作和连续操作之分，间歇操作的特点是各个操作过程都在一组或一个设备内进行，反应状态随时间而变化，原料的投入和产出都在同一地点，危险性原料和产品都在岗位附近。因此，很难达到稳定生产，操作人员的注意力十分集中，劳动强度也很大，这就容易发生事故。间歇生产方式不可能大型化，连续化和自动控制是大型化的必然结果。

连续操作的特点是各个操作程序都在同一时间内进行，所处理的原料在工艺过程中的任何一点或设备的任何断面上，其物理量或参数（如温度、压力、浓度、比热容、速率等）在过程的全部时间内，都要按规定要求保持稳定。这样便形成了一个从原料输入、物理或化学处理、形成产品的连续过程，原料不断输入，产品不断输出，使大型化成为可能。

连续大型化的生产很难想象能用人工控制。20世纪50年代中在某些化工生产中使用负反馈的定值控制方式，使工艺过程比较平稳，后来随着工艺技术的发展，逐步进入了集中控制、自动控制和计算机控制，实现了工艺过程控制的自动化，保证了运转条件和产品质量的稳定，同时也提高了生产的安全性。

连续化生产的操作比起间歇操作要简单，特别是各种物理量参数在正常运转的全部时间内是不变的；不像间歇操作不稳定，随时间变化经常出现波动。但连续化生产中外部或内部产生的干扰非常容易侵入系统，影响各种参数发生偏离；由于各子系统的输入输出是连续的，上游的偏离量很容易传递到下游，进而影响系统的稳定。连续化生产装置和设备之间的相互作用非常紧密，输入输出问题也比间歇操作复杂，所以必须实现自动控制，才能保持稳定生产。自动控制虽然能增加运转的可靠性，提高产品质量和安全性，但也不是万无一失的。美国石油保险协会曾调查过炼油厂火灾爆炸事故原因，其中因控制系统发生故障而造成的事故即达 6.1%，所以，即使采用自动控制手段，也应加强管理，搞好维护，不可掉以轻心。

4. 间歇操作仍是众多化工企业生产的主要方式

间歇操作的特点是所有操作阶段都在同一设备或地点进行。原料、催化剂、助剂等加入反应器内，进行加热、冷却、搅拌等操作，使之发生化学反应。经一段时间反应完成后，产品从反应器内全部或部分卸出，然后再加入新原料周而复始地进行新一轮的操作。

间歇操作适于生产批量较少而品种较多的化工产品，如染料、医药、精细化工等产品，这种生产方式仍是化工生产的重要方式之一。有些集中控制或半自动控制的化工装置也还残留着间歇操作的部分特性。

进行间歇操作时，由于人机接合面过于接近，发生事故很难躲避，岗位环境不良，劳动强度也大。因此，在中小型工厂中，如何改善间歇操作的安全环境和劳动条件，仍是当今化工安全的主攻方向。

5. 生产工艺条件苛刻

采用高温、高压、深冷、真空等工艺，可以提高单机效率和产品收率，缩短产品生产周期，使化工生产获得更大的经济效益。然而，与此同时，也对工艺操作提出更为苛刻的要求，首先，对设备的本质安全可靠性提出了更高的要求，否则，就极易因设备质量问题引发设备安全事故；其次，是要求操作人员必须具备较为全面的操作知识、良好的技术素质和高度的责任心；最后苛刻的工艺条件要求必须具备良好的安全防护设施，以防工艺波动、误操作等导致的事故，而对这些苛刻条件下的生产进行防护，无论从软件还是到硬件都不是一件很容易的事情，而一旦不能做好，就会发生不可估量的事故。

二、化工安全生产形势

目前我国正处在工业化加速发展阶段，安全生产总体稳定、趋于好转的发展态势与依然严峻的现状并存，安全发展的要求与仍然薄弱的基础条件之间矛盾突出，安全形势不容乐观。特别是危化品泄漏、火灾、爆炸等较大事故时有发生，运输和使用环节事故有上升趋势。虽然近年来，全国化工行业和危险化学品领域持续开展安全生产专项整治，安全生产形势呈现了总体平稳、趋势向好的态势。但是基于化工生产的特点，当前我国化工行业和危险化学品领域安全生产形势依然严峻，重特大事故仍时有发生。

【案例1-1】 京沪高速3·29液氯泄漏事故　2005年3月29日晚，一辆在京沪高速公路行驶的罐式半挂车在江苏淮安段发生交通事故，引发车上罐装的液氯大量泄漏，造成29人死亡，456名村民和抢救人员中毒住院治疗，门诊留治人员1867人，10500多名村民被迫疏散转移，大量家畜（家禽）、农作物死亡和损失，造成直接经济损失1700余万元。京沪高速公路宿迁至宝应段（约110km）关闭20h。

【案例1-2】 吉化11·13爆炸事故　2005年11月13日，中国石油天然气股份有限公司吉林石化分公司双苯厂硝基苯精制岗位外操人员违反操作规程导致硝基苯精馏塔发生爆炸，造成8人死亡，60人受伤，直接经济损失6908万元，并造成松花江水污染事件，引发不良的国际影响。

【案例1-3】 北京东方化工厂"6·27"爆炸火灾事故　1997年6月27日晚，北京东方化工厂因操作工开错阀门致使油气溢出，遇火源发生火灾爆炸事故，死亡9人，伤39人，20余个1000～10000m³的装有多种化工物料的球罐被毁，直接经济损失1.17亿元。

【案例1-4】 西维尼纶集团"8·26"爆炸事故　2008年8月26日6时40分，广西维尼纶集团有限责任公司所属的广西广维化工股份有限公司有机厂发生爆炸事故，造成20人死亡、60人受伤，厂区附近3km范围18个村庄及工厂职工、家属共11500多名群众疏散。事故造成直接经济损失约7586万元。"8·26"爆炸事故是近10年来全国伤亡最严重的化工事故。

因此，要实现化工行业和危险化学品领域安全生产形势根本好转还需下大气力。目前化工行业和危险化学品领域安全生产形势严峻，主要表现在以下三个方面：

一是化工行业和危险化学品领域"三高两低"（事故总量高，重特大事故发生频率高，安全隐患风险高，技术装备水平低，从业人员素质低）问题比较突出。主要原因是我国化工行业基础薄弱，发展起步晚，造成目前化工装置工程建设标准低或标准缺失，安全监管法律法规不健全。工程建设标准低或标准缺失，导致新建化工装置工艺、设备、自动化控制、安全设施设计的标准低，加之一些企业采购低价、劣质的设备材料，致使新建化工装置没有达到本质安全的要求，有的还存在安全距离不足的问题。如江苏盐城氟源化工有限公司临海分公司涉及氟化反应的危险化工装置，没有装备超温联锁停车装置，装置框架支撑本应使用"H"型钢却用钢管代替。2006年7月28日试生产时反应超温引起爆炸，装置框架倒塌，造成22人死亡，其中大部分死者是被倒塌的框架砸死。另外，我国部分化工企业特别是中小化工企业的绝大多数管理人员和操作人员安全意识、管理能力和操作水平还不能满足安全生产的需要。

二是"五化"（工业化、城镇化、国际化、市场化、信息化）进程加快给化工行业和危险化学品领域安全生产带来新的挑战。在工业化进程中，化工发展呈现生产装置和储存设施大型化的趋势，使安全生产工作的难度越来越大。城镇化快速发展，城镇人口密度也随之提高，发生重大危险化学品事故的风险在显著增强。另外，发达国家低端化工产品和工艺危险、污染重、能耗高的产品制造业向我国转移的现象十分明显，这也给危险化学品安全生产带来了新的挑战。市场化、信息化同样对如何加强和改善危险化学品安全生产、应对突发的危险化学品事故等提出了新的课题。

三是化工行业和危险化学品领域本质安全化程度不高。虽然通过实施危险化学品安全生产许可证制度，淘汰了一批不具备安全生产条件的危险化学品生产企业，但已取证企业中相当一部分安全生产条件不够完善，安全管理水平不高，还没有达到本质安全的要求。

历史上，世界和我国在危险化学品的生产、储存、运输过程中都曾发生过惨烈的安全事故，造成巨大的人员伤亡。

三、化工生产事故的原因

化工生产过程中使用、接触的危险化学品种类繁多，生产工艺复杂，生产条件苛刻（高温、高压等），事故原因千变万化，事故类型也很难简单概括。化工生产中发生的事故多集中在火灾、爆炸事故及危险化学品的中毒事故等，这些事故的发生多由以下原因引起。

1. 装置内产生新的易燃物、易爆物

某些反应装置和储罐在正常情况下是安全的，如果在反应和储存过程中混进或渗入某些物质而发生化学反应产生新的易燃物、易爆物，在条件成熟时就可能发生事故。

如粗煤油中硫化氢、硫醇含量较高，就可能引起油罐腐蚀，使构件上黏附着锈垢，其成分是硫化铁、硫酸铁、氧化铁，有时还会有结晶硫黄等。由于天气突变、气温骤降，油罐的部分构件因急剧收缩和由于风压的改变而引起油罐晃动，造成构件脱落并引起冲击或摩擦产生火种导致油罐起火。

浓硫酸和碳素钢在一般情况下不发生置换反应，但若储罐内混入水变成稀硫酸，稀硫酸就会和钢罐反应放出氢气。这时在储罐上部空间就会形成爆炸性混合物，若在罐壁上动火，就会发生爆炸事故。

2. 高温下物质汽化分解

许多物质在高温下能自行分解，产生高压而引起爆炸。

用联苯醚作载热体的加热过程中，由于管道被结焦物堵塞，局部温度升高，加上控制仪表失灵未能及时发现，致使联苯醚汽化分解（在390℃下联苯醚能分解出氢、氧、苯等）产生高压，引起管道爆裂，使高温可燃气体冲出，遇空气燃烧。如果联苯醚加热系统混进某些低沸物，例如水，也会因其急剧汽化发生爆炸。

【案例1-5】 某厂水解釜用联苯醚加热，由于夹套内联苯醚回流管设计不合理，高出夹套底部15mm，在联苯炉进行水压试验后水不能放净，夹套底部积水约20kg。当水解釜开车运行时，积水遇高温联苯醚回流液温度逐渐上升，经过1h左右突然汽化，夹套超压爆炸。

3. 高热物料喷出自燃

生产过程中有些反应物料的温度超过了自燃点，一旦喷出与空气接触就着火燃烧。造成物料喷出的原因很多，如设备损坏、管线泄漏、操作失误等。例如在催化裂化装置热油泵房的泵口取样时，由于取样管堵塞（被油凝住），将取样阀打开用蒸汽加热，当凝油熔化后，400℃左右的热油喷出立即起火。

4. 物料泄漏遇高温表面或明火

由于放空管位置安装不当，放空时油喷落到附近250℃高温的阀体上引起燃烧。又如热渣油带水，可产生突沸现象，渣油从罐顶喷出，沾污了设备及管线，用汽油进行洗刷时渣油被汽油溶解后渗淌到下面的高温管线上引起自燃。

【案例1-6】　1974年英国尼普洛公司己内酰胺工厂的一临时管线破裂，造成大量己内酰胺泄漏，在厂区上空形成大量可燃气体蒸气云，遇明火发生大爆炸，全厂毁灭。

【案例1-7】　1973年日本信越化学工业公司氯乙烯生产装置，由于阀门拧断，氯乙烯储罐内0.6MPa压力约4t的液体，在2min内全部喷出，扩散面积达12000m²，氯乙烯蒸气从催化剂的进气口进入到催化剂室内，由于继电器动作打火，引起爆炸，接着全系统发生爆炸。

5. 反应热骤增

参加反应的物料，如果配比、投料速度和加料顺序控制不当，会造成反应剧烈，产生大量的热，而热量又不能及时导出，就会引起超压爆炸。

苯与浓硫酸混合进行磺化反应，物料进入后由于搅拌迟开，反应热骤增，超过了反应器的冷却能力，器内未反应的苯很快汽化，导致塑料排气管破裂，可燃蒸气排入厂房内遇火燃烧。

对硝基酚钠的生产中，对硝基苯酚与碱液反应剧烈，须控制一定的碱液浓度，某厂因操作疏忽将稀碱液误换成浓碱液，造成剧烈反应，引起超压爆炸。

6. 杂质含量过高

有许多化学反应过程，对杂质含量要求是很严格的。有的杂质在反应过程，可以生成危险的副反应产物。

【案例1-8】　乙炔和氯化氢的合成反应，氯化氢中游离氯的含量不能过高（一般控制在0.005%以下），这是由于过量的游离氯存在，氯与乙炔反应会立即燃烧爆炸生成四氯乙烷。某厂因操作失误使氯化氢中游离氯高达30.2%，造成氯乙烯合成器及混合脱水系统燃烧爆炸。

【案例1-9】　在乙炔生产中，电石中磷化钙含量是严格控制的。磷化钙遇水反应生成磷化氢，而磷化氢在空气中可自燃。如某厂在清理乙炔发生器上部储斗被电磁阀卡住的电石时，用水冲洗，结果电石中磷化钙遇水生成磷化氢，遇空气燃烧，并导致乙炔气和空气混合气的爆炸。

7. 生产运行系统和检修中的系统串通

在正常情况下，易燃物的生产系统不允许有明火作业。某一区域、设备、装置或管线如果停产进行动火检修，必须采取可靠的措施，使生产系统和检修系统隔绝，否则极易发生事故。

【案例1-10】　某合成氨厂氨水罐停产检修，动火管线和生产系统间未加盲板，仅用阀门隔开，由于阀门不严，又未进行动火分析，结果氨气漏入储罐，动火时储罐发生爆炸。

【案例1-11】　某厂油罐检修，经过处理后达到动火要求。事隔数天后，相邻的另一油罐开始装油，两罐之间联通阀门没有加盲板隔开。由于阀门不严，满罐油的静压力使阀门泄漏更加严重，造成检修罐内充满了油蒸气和空气的混合物，再次动火前又没有进行检查，结果油罐发生爆炸。

8. 装置内可燃物与生产用空气混合

生产用空气主要有工艺用压缩空气和仪表用压缩空气，如果进入生产系统和易燃物混合或生产系统易燃物料混入压缩空气系统，遇明火都可能导致燃烧爆炸事故。

【案例1-12】　某合成氨装置，由于天然气混入仪表气源管线，逸出后遇明火发生爆炸。原因是这个生产装置的天然气（原料）管线与仪表用空气管线之间有一个连通管，由阀门隔开。天然气压力为2.7MPa，空气压力为0.7MPa。在一次停车检修后，有人误将此阀打开，使天然气通过连通管进入仪表空气管线，再由仪表的排气管逸出，遇明火引起整个控制室爆炸。

易燃物料严禁用压缩空气输送，这是因为易燃物料和空气接触以后，在容器内便会形成爆炸性混合物，一旦遇到明火、高热或静电火花就会发生爆炸。某厂聚氯乙烯生产车间用压缩空气压送聚合釜内的物料，当时由于冷却水中断，轴封温度升高冒烟，造成聚合爆炸。

9. 系统形成负压

泵房由于设备缺陷和操作错误，启动备用泵时形成空转，引起油泵输油温度骤降（由180℃下降到150℃），管道上法兰垫片和螺栓处造成应力，油泵出口压力较高，故在逆止阀的法兰处漏油，泵出口法兰处冒烟；同时由于泵轴因温度下降收缩，在轴封处漏油，滴到320℃的高温泵体上而着火。

某一带有搅拌装置的二硫化碳容器，用泵将二硫化碳抽空后充入氮气，将人孔盖移去用刮棒清除搅拌器上的固体残留物。由于温度下降，器内残留二硫化碳蒸气凝结，体积缩小，形成负压，空气便从人孔进入容器内，与二硫化碳形成爆炸性混合物，在清除残留物过程中，刮棒和搅拌器撞击产生火花，引起爆炸。

10. 选用传热介质和加热方法不当

传热介质选用不当极易发生事故。选择传热介质时必须事先了解被加热物料的性质，除满足工艺要求之外，还要掌握传热介质是否会和被加热物料发生危险性的反应。选择加热方法时如果没有充分估计物料性质，装置特点等也易发生事故。

【案例1-13】 某厂为了清洗废甲醇储罐，用0.3MPa蒸气将罐内甲醇蒸出，经废甲醇尾气冷凝器冷凝回收。由于罐的上部被无规物和聚合物结成硬物堵塞，甲醇气体不能进入冷凝器，造成储罐压力上升，导致甲醇罐顶部与罐体崩开，大量甲醇气体外冒，遇明火燃烧。如用通蒸气的办法处理类似废甲醇储罐内部积存的聚合物时易产生故障，应改用搅拌，使罐中积聚物成浆液，然后用气提法使溶剂和聚合物分开。

【案例1-14】 某丁二烯装置在检修压缩机时，为了缩短停车时间，采用部分装置停车，造成丁二烯中的杂质乙烯基乙炔在精制塔积聚。精制塔底部的再沸器用157℃的蒸气加热，而乙烯基乙炔当温度高于135℃时在丁二烯中发生放热反应，结果从再沸器内开始引爆，爆炸波把底层的塔板抬起，向塔顶部冲击，又造成第二次大爆炸。

11. 系统压力变化造成事故

系统压力的变化，可以造成物料倒流或者负压系统变成正压从而造成事故。

【案例1-15】 灭火蒸气管线应与其他工艺用蒸气管线分开或设置逆止阀，以防相互串通。某厂通往柴油汽提塔的蒸气管线和灭火蒸气管线相连，由于蒸气压力降低（由0.74MPa降至0.46MPa），低于汽提塔内的压力（塔内压力0.51MPa），中间又没有设置止逆装置，当用蒸气灭火时，汽提塔内的炼油气窜入蒸气管线，喷出的可燃气体反而使火势扩大。

12. 危险物质处理不当

很多化学品性能不稳定，具有易燃、易爆、腐蚀、有毒、放射性等特性。在生产、使用、装卸、运输、储存过程中，要掌握物质的特性，了解和其他化学物质接触会发生什么样的变化，采取相应的措施，否则就可能发生事故。

【案例1-16】 某厂铝粉布袋输送机发生故障，用铁棒撬动铁轮时产生火花引起铝粉燃烧，又错误地用二氧化碳进行扑救，结果发生爆炸。这是因为铝粉能在二氧化碳中燃烧，采用二氧化碳不但不能灭火，反而会导致铝粉飞扬引起爆炸。

综观以上化工事故发生原因，化工生产事故发生机理可分为以下两类。

（1）化学品泄漏

① 易燃易爆化学品泄漏→遇到火源→火灾或爆炸→人员伤亡、财产损失、环境破坏等。

② 有毒化学品泄漏→急性中毒或慢性中毒→人员伤亡、财产损失、环境破坏等。

③ 腐蚀品泄漏→腐蚀→人员伤亡、财产损失、环境破坏等。

④ 压缩气体或液化气体泄漏→物理爆炸→易燃易爆、有毒化学品泄漏。

⑤ 危险化学品泄漏→没有发生变化→财产损失、环境破坏等。

（2）化学品没有发生泄漏

① 生产装置中的化学品→反应失控→爆炸→人员伤亡、财产损失、环境破坏等。

② 爆炸品→受到撞击、摩擦或遇到火源等→爆炸→人员伤亡、财产损失等。

③ 易燃易爆化学品→遇到火源→火灾、爆炸或放出有毒气体或烟雾→人员伤亡、财产损失、环境破坏。

④ 有毒有害化学品→与人体接触→腐蚀或中毒→人员伤亡、财产损失等。

⑤ 压缩气体或液化气体→物理爆炸→人员伤亡、财产损失、环境破坏等。

四、化工生产事故的特点

（1）易发性 危险化学品的易燃性、反应性和毒性决定了化工安全事故的频繁发生，即在危险化学品从生产、储存、运输、经营、使用到废弃的六个环节当中都可能发生事故，当受热、遇湿、遇水、摩擦、撞击等就可能发生。如一般化工厂常见的有毒有害气体一氧化碳、硫化氢、氮氧化物、氨、苯、二氧化硫、光气、氯化钡、氮气、苯酚、砷化物等在工艺或存储过程中，极易在设备或管道破口处发生泄漏，在短时间内使人中毒，甚至死亡。

（2）突发性 危险化学品事故往往是在没有先兆的情况下突然发生的，而不需要一段时间的酝酿。

（3）复杂性 事故发生的原因往往比较复杂，并使之具有相当的隐蔽性。化工生产工艺流程复杂，涉及反应类型繁多，而且有些化工生产有许多副反应，且机理尚不完全清楚，有些则是在危险边缘如爆炸极限附近进行生产，如乙烯制环氧乙烷、甲醇氧化制甲醛等；生产过程中影响各种参数的干扰因素很多，设定的参数很容易发生偏移，一旦偏移就会造成严重的事故；由于人的素质或人机工程设计欠佳，也会造成安全事故，如看错仪表、开错阀门等，而且影响人的操作水平的因素也很复杂，如性格、心理素质、专业知识水平等；事故的发生机理常常非常复杂，许多着火、爆炸事故并不仅仅是由泄漏的气体、液体引发那么简单，而往往是由腐蚀等化学反应引起的。

（4）严重性 事故造成的后果往往非常严重，一个罐体的爆炸，会造成整个罐区的连环爆炸，一个罐区的爆炸，可能殃及生产装置，进而造成全厂性爆炸，如北京东方化工厂就发生过类似的大爆炸。更有一些化工厂，由于生产工艺的连续性，装置布置紧密，会在短时间内发生厂毁人亡的恶性爆炸，如江苏射阳一化工厂就发生过这样的爆炸。危险化学品事故不仅会因设备、装置的损坏，生产的中断，而造成重大的经济损失，同时，也会对人员造成重大的伤亡。

（5）持久性 事故造成的事故后果，往往在长时间内都得不到恢复，具有事故危害的持久性。譬如，人员严重中毒，常常会造成终生难以消除的后果；对环境造成的破坏，往往需要几十年的时间进行治理。

（6）社会性 危险化学品事故往往造成惨重的人员伤亡和巨大的经济损失，影响社会稳定。灾难性事故，常常会给受害者、亲历者造成不亚于战争留下的创伤，在很长时间内都难以消除痛苦与恐怖。如重庆开县的井喷事故，造成了243人死亡，许多家庭都因此残缺破碎，生存者可能永远无法抚平心中的创伤。同时，一些危险化学品泄漏事故，还可能对子孙后代造成严重的生理影响。

【案例1-17】　1976年7月意大利塞维索一家化工厂爆炸，剧毒化学品二噁英扩散，造成严重后果。这次事故使许多人中毒，附近居民被迫迁走，半径1.5km范围内植物被铲除深埋，数公顷的土地均被铲掉几厘米厚的表土层。而且，由于二噁英具有致畸和致癌作用，事隔多年后，当地居民的畸形儿出生率仍大为增加。

(7) 难处置　绝大多数化工生产事故的处置需由专门队伍、专业人员进行，事故现场救治也需救援人员有专业知识。危险化学品事故的类型包括爆炸、中毒、火灾等。首先，危险化学品的爆炸、火灾的机理与一般的爆炸、火灾事故不同，且常常伴随有毒物质的泄漏，因此只有救援人员对火灾的起因和泄漏的有毒物质极其熟悉的基础上，才能进行事故救援。其次，危险化学品种类繁多，不同物质的毒性及其反应机理大不相同，需要救援人员具备相当的专业水平才能保证救援工作的顺利进行。

五、职业健康安全在化工生产中的地位和作用

1. 职业健康安全释义

《职业健康安全管理体系规范》对职业健康安全的定义是："影响作业场所内员工、临时工、订约人员（承包人员）、访问者和其他人员的健康安全的条件和因素。"这些条件和因素影响作业场所内人员的健康安全，是因为会导致事故的发生。上述规范对事故的定义是："造成死亡、职业相关病症、伤害、财产损失或其他损失的不期望事件。"

长期以来世界各国关于职业健康安全的认识与原则有如下几方面。

① 所有关于职业事故和职业病的危险都可以通过有效的措施予以预防和控制。

② 对生命、劳动能力、健康的损害是一种道义上的罪恶，对事故不采取预防措施就负有道义上的责任。

③ 事故会产生深远的社会性的损害。

④ 事故限制工作效率和劳动生产率。

⑤ 对职业伤害的受害者及其亲属应当进行充分而迅速的经济补偿。

⑥ 职业健康安全投入是绝对必要的，且这种投入所避免的支出是投入费用的好几倍。

⑦ 职业健康安全是企业或事业单位全部业务工作不可分割的一部分。

⑧ 采取立法、管理、技术、教育等方面的措施能有效地避免职业伤害，提高劳动生产率。

⑨ 为预防事故和职业病进行的努力还未达到极限，应继续努力。

这些认识导致了如下的方针：在合理和切实可行的范围内，把工作环境中的危险减少到最低限度，预防事故的发生。

2. 职业健康安全在化工生产中的地位和作用

化工安全生产特点决定了职业健康安全在化工生产中的地位与作用。安全生产法规定的五大高危行业（矿山、建筑施工单位和危险物品的生产、经营、储存单位）中有三类（危险物品的生产、经营、储存单位）与化学品有关，而化学品的事故不仅影响从业人员的身心健康与安全，更会给企业和社会带来巨大的损失，甚至还会影响社会稳定与经济的持续发展。

化学工业与其他工业相比,存在着诸多不安全因素和职业性危害,其生产过程中具有易燃、易爆、易中毒和腐蚀性强等特点,容易发生爆炸、中毒、火灾等恶性事故,一旦发生事故,将会给国家财产及人民生命安全造成巨大损失。

20世纪70年代以来,国际上相继发生了一系列危险化学品重特大事故(见表1-1),据估计全世界每年因化学事故和化学危害造成的损失已超过4000亿元人民币,就我国的情况而言,最近20多年来随着我国改革开放逐步深化,国内经济市场化和国际经济活动全球化的深刻变化,化学品生产、使用、流通的形势不断恶化,特别是近年来,国内相继发生了一系列重特大危险化学品事故。

表1-1　世界几起特大化工事故

事故类型	后果	时间	地点
甲基异氰酸酯泄漏	20万人中毒,其中3500余人死亡,5万人失明	1984年	印度博帕尔
乙烯装置泄漏产生蒸气云发生爆炸	直接财产损失8.12亿元	1989年	美国德克萨斯州帕萨迪纳
环氧乙烷泄漏产生蒸气云发生爆炸	工厂被夷平,厂外破坏涉及29km,包括2488个家庭、商店和工厂	1974年	英国费利克斯博洛

【案例1-18】　重庆开县井喷事故。2003年12月23日22时4分,由四川石油管理局川东钻探公司承钻的位于重庆开县境内的罗家16H井,在起钻过程中发生天然气井喷失控,从井内喷出的大量含有高浓度硫化氢的天然气四处弥漫、扩散,导致243人因硫化氢中毒死亡、2142人因硫化氢中毒住院治疗、65000人被紧急疏散安置,事故直接经济损失达6432.31万元。

【案例1-19】　重庆天原化工总厂氯气泄漏引发爆炸事故。2004年4月15日晚位于重庆市江北区的重庆天原化工总厂工人在操作中发现,2号氯冷凝器的列管出现穿孔,有氯气泄漏,厂里随即进行紧急处置。16日凌晨2:00左右,这一冷凝器发生局部的三氯化氮爆炸,氯气随即弥漫。当地政府当即组织对工厂的其他氯罐进行排氯,但在这一过程中发生了爆炸。厂内7个氯气罐均已开始泄漏氯气。现场附近的重庆江北区有8万人被疏散,嘉陵江对岸的渝中区及化龙桥片区等地区共有6.8万人被疏散。重庆氯气泄漏事件造成9人死亡,3人受伤。

事故在造成巨大损失的同时,也对社会稳定造成直接或间接的影响。当众多家庭的稳定受到破坏时,社会的稳定也就受到破坏。一方面,造成群死群伤的重特大事故对家庭的破坏更加严重,另一方面,近年来因化学品事故和职业病问题引起的诉讼案件不断增加。在某些情况下,事故会引发罢工和游行示威的事件,甚至有可能酿成局部的动乱。

无数惨痛的事实证明,只有将安全工作放在各项工作的首位,国家高度重视,企业认真负责,才能保证化工行业的可持续发展及社会环境的稳定。化工安全生产的重要性主要体现在以下两方面。

(1)政府高度重视化工安全生产工作　2002年国务院决定开展危险化学品安全管理专项整治工作。2003年4月,国家安全生产监督管理局下发《关于深化危险化学品安全专项整治的通知》,对深化整治工作作了具体安排。2003年11月,国家安全生产监督管理局正式组建危险化学品安全监督管理司,专门负责全国危险化学品和烟花爆竹安全的综合监管工作。另外,为了有效防范化学事故和为应急救援提供技术、信息支持,根据《危险化学品安全管理条例》和《危险化学品登记管理办法》(国家经贸委令第35号)的规定,国家已经实行危险化学品登记制度，并设立国家化学品登记注册中心和各省、自治区、直辖市化学品登记注册办公室。

（2）安全是化工行业可持续发展的保障 由于化工生产中易燃易爆、有毒、有腐蚀性的物质多，高温高压设备多，工艺复杂，操作要求严格，如果管理不当或生产中出现失误，就可能发生火灾、爆炸、中毒或灼伤等事故，影响生产的正常进行。轻则影响到产品的质量和成本，造成生产环境的恶化；重则造成人员伤亡和巨大的经济损失，甚至毁灭整个工厂。无数事故事实说明，没有一个安全的生产基础，现代化工就不可能健康正常的发展。

第二节　化工职业健康安全管理有关法律法规及标准

一、安全生产法律法规体系

职业健康安全法律、法规是调整生产过程中所产生的同劳动者的安全和健康有关的各种社会关系的法律规范总和，如国家制定的各种职业安全健康方面的法律、条例、规程、决议、命令、规定或指示等规范性文件。它是人们在生产过程中的行为准则之一。

在生产活动中，各级管理者必须遵循相关的法律、法规及标准，同时应当了解法律、法规及标准各自的地位及相互关系，我国安全生产法律法规体系分为以下几个层次。

1. 宪法

《中华人民共和国宪法》第 42 条规定："中华人民共和国公民有劳动的权利和义务。国家通过各种途径，创造劳动就业条件，加强劳动保护，改善劳动条件，并在发展生产的基础上，提高劳动报酬和福利待遇。国家对就业前的公民进行必要的劳动就业训练。"第 43 条规定："中华人民共和国劳动者有休息的权利。国家发展劳动者休息和休养的设施，规定职工的工作时间和休假制度。"第 48 条规定："国家保护妇女的权利和利益……"宪法中所有这些规定，是我国职业安全健康立法的法律依据和指导原则。

2. 刑法

《中华人民共和国刑法》对违反各项劳动安全健康法律法规，情节严重者的刑事责任做了规定。如第 134 条规定："工厂、矿山、林场、建筑企业或者其他企业、事业单位的职工，由于不服管理、违反规章制度，或者强令工人违章冒险作业，因而发生重大伤亡事故或者造成其他严重后果的，处三年以下有期徒刑或者拘役；情节特别恶劣的，处三年以上七年以下有期徒刑。"第 135 条规定："工厂、矿山、林场、建筑企业或者其他企业、事业单位的劳动安全设施不符合国家规定，经有关部门或者单位职工提出后，对事故隐患仍不采取措施，因而发生重大伤亡事故或者造成其他严重后果的，对直接责任人员，处三年以下有期徒刑或者拘役；情节特别恶劣的，处三年以上七年以下有期徒刑。"第 136 条规定："违反爆炸性、易燃性、放射性、毒害性、腐蚀性物品的管理规定，在生产、储存、运输、使用中发生重大事故，造成严重后果的，处三年以下有期徒刑或者拘役；后果特别严重的，处三年以上七年以下有期徒刑。"第 137 条规定："建设单位、设计单位、施工单位、工程监理单位违反国家规定，降低工程质量标准，造成重大安全事故的，对直接责任人员，处五年以下有期徒刑或者拘役，并处罚金；后果特别严重的，处五年以上十年以下有期徒刑，并处罚金。"第 139 条规定："违反消防管理法规，经消防监督机构通知采取改正措施而拒绝执行，造成严重后果的，对直接责任人员，处三年以下有期徒刑或者拘役；后果特别严重的，处三年以上七年以下有期徒刑。"

3. 职业健康安全基本法

职业健康安全基本法是全国人民代表大会及其常务委员会对安全生产活动的宏观规定，侧重于对政府机关、社会团体、企事业单位的组织、职能、权利、义务等，以及产品生产组织管理和生产基本程序进行规定。以主席令形式公布，是我国制定各项职业健康安全专项法律的依据。例如由江泽民主席于 2002 年 6 月 29 日签署第七十号主席令予以公布的《中华人民共和国安全生产法》（2002 年 11 月 1 日起施行）。

4. 职业安全健康专项法

职业安全健康专项法是针对特定的安全生产领域和特定保护对象而制定的单项法律。如 1992 年 11 月，七届全国人大常委会第二十八次会议通过的我国第一部有关职业安全健康的法律《中华人民共和国矿山安全法》，随后陆续颁布了《中华人民共和国海上交通安全法》、《中华人民共和国消防法》，2001 年 10 月 27 日，第九届全国人民代表大会常务委员会第二十四次会议通过的《中华人民共和国职业病防治法》都属于此类。

5. 职业安全健康相关法

职业安全健康涉及社会生产活动各方面，因而我国制定颁布的一系列法律均与此相关。如《中华人民共和国全民所有制企业法》的第三章"企业的权利和义务"第四十一条指出："企业必须贯彻安全生产制度，改善劳动条件，做好劳动保护和环境保护工作，做到安全生产和文明生产。"《中华人民共和国标准化法》第二章规定："工业产品的设计、生产检验、包装、储存、运输、使用的方法或者生产、储存、运输过程中的安全、卫生要求"；"建筑工程的设计、施工方法和安全要求"。其他一些法律，如《中华人民共和国妇女权益保障法》、《中华人民共和国环境保护法》、《中华人民共和国卫生防疫法》和《中华人民共和国工会法》中部分条款也与职业安全健康有关，因而也属于此类。

6. 职业安全健康行政法规

由国务院组织制定并批准公布的，为实施职业安全健康法律或规范安全管理制度及程序而颁布的条例、规定等，如《危险化学品安全管理条例》、《中华人民共和国尘肺病防治条例》和《国务院关于特大安全事故行政责任追究的规定》等。

7. 各部门发布的有关职业安全健康规章

部门规章是国务院各部委根据法律、行政法规颁布的行政规章。部门规章对全国有关行政管理部门具有约束力，但它的效力低于行政法规，以部委第几号令发布。例如，国家安全生产监督管理总局令第 41 号《危险化学品生产企业安全许可证实施办法》。

8. 职业安全健康地方性法规和地方政府规章

（1）地方性法规　地方性法规是省、自治区、直辖市人民代表大会及其常务委员会，根据本行政区的特点，在不与宪法、法律、行政法规相抵触下的情况制定的行政法规，仅在地方性法规所辖行政区域内有法律效力。

（2）地方性规章　地方性规章是地方人民政府根据法律、法规制定的规章，仅在其行政区域内有效，其法律效力低于地方性法规。例如 2001 年 4 月 5 日北京市人民政府令 2001 年第 76 号《北京市关于重大安全事故行政责任追究的规定》。

9. 国际公约

经我国批准生效的国际劳工公约，也是我国职业安全健康法规形式的重要组成部分。国际劳工公约，是国际职业安全健康法律规范的一种形式，它不是由国际劳工组织直接实施的法律规范，而是采用会员国批准，并由会员国作为制定国内职业安全健康法规依据的公约文本。国际劳工公约经国家权力机关批准后，批准国应采取必要的措施使该公约发挥效力，并负有实施已批准的劳工公约的国际法义务。如我国已加入的《作业场所安全使用化学品公约》、《三方协商促进履行国际劳工标准公约》等。

二、职业安全健康标准体系

所谓职业安全健康标准体系，就是根据职业安全健康标准的特点和要求，按着它们的性质功能、内在联系进行分级、分类，构成一个有机联系的整体。体系内的各种标准互相联系、互相依存、互相补充，具有很好的配套性和协调性。职业安全健康标准体系不是一成不变的，它与一定时期的技术经济水平以及职业安全健康状况相适应，因此，它随着技术经济的发展、职业安全健康要求的提高而不断变化。

1. 标准的分级

我国现行的职业安全健康标准体系主要由三级构成，即国家标准、行业标准和地方标准。

（1）国家标准　职业安全健康国家标准是在全国范围内统一的技术要求，是我国职业安全健康标准体系中的主体。主要由国家安全生产综合管理部门、卫生部门组织制定、归口管理，国家质量监督检验检疫总局发布实施。强制性国家标准的代号为"GB"，推荐性国家标准的代号为"GB/T"。

（2）行业标准　职业健康安全行业标准是对没有国家标准而又需要在全国范围内统一制定的标准，是国家标准的补充。强制性安全行业标准代号为"AQ"，推荐性安全行业标准的代号为"AQ/T"。由安全生产行政管理部门及各行业部门制定并发布实施，国家技术监督局备案。职业安全健康行业标准管理范围主要有：①职业安全及职业健康工程技术标准；②工业产品在设计、生产、检验、储运、使用过程中的安全、健康技术标准；③特种设备和安全附件的安全技术标准，起重机械使用的安全技术标准；④工矿企业工作条件及工作场所的安全卫生技术标准；⑤职业安全健康管理和工人技能考核标准；⑥气瓶产品标准。

（3）地方标准　根据《中华人民共和国标准化法》，对没有国家标准和行业标准而又需要在省、自治区、直辖市范围内统一的工业产品的安全、卫生要求，可以制定地方标准。地方标准由省、自治区、直辖市标准化行政主管部门制定，并报国务院标准化行政主管部门和国务院有关行政主管部门备案。在公布国家标准或者行业标准之后，该项地方标准即废止。地方职业安全健康标准是对国家标准和行业标准的补充，同时也为将来制定国家标准和行业标准打下了基础，创造了条件。

对于特殊情况而我国又暂无相对应的职业安全健康标准时，可采用国际标准。采用国际标准时，必须与我国标准体系进行对比分析或验证，应不低于我国相关标准或暂行规定的要求，并经有关安全生产综合管理部门批准。

2. 标准的分类

国家标准及行业标准中按标准对象特性分类，主要包括基础标准、产品标准、方法标准和卫生标准等。

（1）基础标准　基础标准是指在一定范围内（如职业安全健康）作为其他标准的基础，被普遍使用、具有广泛指导意义的标准，如《职业安全卫生标准编写规定》、《安全标志》、《安全色》、《职业安全卫生术语》、《危险货物运输包装通用技术条件》和《企业职工伤亡事故分类》等。

（2）产品标准　产品标准是指为保证产品的适用性，对产品必须达到的主要性能参数、质量指标、使用维护的要求等所制定的标准，如《防护鞋通用技术条件》、《安全防护屏》、《固定式防护栏杆》、《电梯技术条件》、《过滤式防毒面具》等。

（3）方法标准　方法标准是指以设计、实验、统计、计算、操作等各种方法为对象的标准。其中内容是以设计、制造、施工、检验等技术事项做出统一规定的标准，一般称作"规范"，如《工业企业噪声控制设计规范》、《工业企业总平面设计规范》等；内容是对工艺、操作、安装、检定等具体技术要求和实施程序做出统一规定的标准，一般称作"规程"，如《缺氧危险作业安全规程》和《起重机械安全规程》等。

（4）卫生标准　卫生标准中规定了工作场所中接触有毒有害物质所不应超过的数值，如《工业企业设计卫生标准》（GB Z1—2010）等。

3. 标准的性质

职业健康安全标准按标准的性质分为两类：一类是强制性标准，其代号为"GB"（"国标"汉语拼音的第一个字母），另一类是推荐性国家标准，其代号为"GB/T"（"T"为"推"的汉语拼音 tui 的第一个字母）。对于强制性标准，国家要求"必须执行"；对于推荐性标准，"国家鼓励企业自愿采用"。

（1）强制性标准　为改善劳动条件，加强劳动保护，防止各类事故发生，减轻职业危害，保护职工的安全健康，建立统一协调、功能齐全、衔接配套的劳动保护法律体系和标准体系，强化劳动安全卫生监察，必须强制执行。在国际上，环境保护、食品卫生和劳动安全卫生问题，越来越引起各国有关方面的重视，制定了大量的安全卫生标准。在这些标准中，经济上的考虑往往是第二位的，即安全第一，经济第二。根据《标准化法》规定，保障人身、财产安全的标准和法律、行政法规规定强制执行的标准是强制性标准，其他标准是推荐性标准。省、自治区、直辖市标准化行政主管部门制定的工业产品的安全、卫生要求的地方标准，在本行政区域内是强制性标准。《标准化法实施条例》第十八条规定下列标准属强制性标准"……（二）产品及产品生产、储运和使用中的安全、卫生标准、劳动安全、卫生标准、运输安全标准；（三）工程建设质量、安全、卫生标准及国家需要控制的其他工程建设标准；……"

（2）推荐性标准　国家规定的强制性标准以外，或是根据国家和企业的生产水平、经济条件、技术能力和人员素质等方面考虑，在全国、全行业强制性统一，执行有困难时，此类标准作为推荐性标准执行。《标准化法》及《标准化法条文解释》中规定"对于推荐性标准，国家采取优惠措施，鼓励企业采用推荐性标准。推荐性标准一旦纳入指令性文件，将具有相应的行政约束力。"如 GB/T 28001《职业健康安全管理体系标准》。

三、危险化学品安全生产相关法律法规及标准

1.《中华人民共和国安全生产法》

2.《危险化学品安全管理条例》（国务院令第 591 号）

3.《安全生产许可证条例》（国务院令第 397 号）

4.《使用有毒物品作业场所劳动保护条例》（国务院令第 352 号）

5.《特种设备安全监察条例》（国务院令第 549 号）

6.《中华人民共和国监控化学品管理条例》（国务院令第 190 号）

7.《工作场所安全使用化学品的规定》（劳部发［1996］423 号）

8.《作业场所安全使用化学品公约》（第 170 号国际公约）

9.《作业场所安全使用化学品建议书》（第 177 号建议书）

10.《危险化学品生产企业安全生产许可证实施办法》（国家安监总局令第 41 号）

11.《危险化学品生产储存建设项目安全审查办法》（国家安监总局令第 17 号）

12.《危险货物分类和品名编号》（GB 6944—2012）

13.《危险货物品名表》（GB 12268—2012）

14.《危险化学品重大危险源辨识》（GB 18218—2009）

15.《危险化学品经营企业开业条件和技术要求》（GB 18265—2000）

16.《建筑设计防火规范》（GB 50016—2012）

17.《石油化工企业设计防火规范》（GB 50160—2008）

18.《建筑物防雷设计规范》（GB 50057—2010）

19.《工作场所有害因素职业接触限值　第 1 部分：化学有害因素》（GB Z2.1—2007）

20.《工作场所有害因素职业接触限值　第 2 部分：物理因素》（GB Z2.2—2007）

21.《工业企业设计卫生标准》GB Z1—2010

22.《常用化学危险品贮存通则》（GB 15603—1995）

23.《化学品分类和危险性公示通则》（GB 13690—2009）

24.《危险化学品安全技术说明书　内容和项目顺序》（GB 16483—2008）

25.《化学品安全标签编写规定》（GB 15258—2009）

26.《危险货物包装标志》（GB 190—2009）

27.《包装储运图示标志》（GB 191—2008）

28.《工业管路的基本识别色、识别符号和安全标识》（GB 7231—2003）

29.《危险化学品事故应急救援预案编制导则（单位版）》（安监管危化字［2004］43 号）

30.《厂区动火作业安全规程》（HG 23011—1999）

31.《厂区盲板抽堵作业安全规程》（HG 23013—1999）

32.《厂区吊装作业安全规程》（HG 23015—1999）

33.《缺氧危险作业安全规程》（GB 8958—2006）

34.《焊接与切割安全》（GB 9448—1999）

35.《职业性接触毒物危害程度分级》（GB 2230—2010）

36.《有毒作业分级》（GB 12331—90）

37.《铅作业安全卫生规程》（GB 13746—2008）

应会操练

近几年，化工企业事故频发，事故所造成损失的大小和事故原因各有不同。以下是近几年发生的事故。

◇ 2010 年 1 月 7 日，兰州石化爆炸事故，造成 1 人重伤、6 人死亡，5 人轻伤。

◇ 2010 年 7 月 16 日，大连新港油罐区一条输油管道爆裂发生爆炸，引起大火并造成大量原油泄漏，事故造成作业人员 1 人轻伤、1 人失踪，消防战士 1 人牺牲、1 人重伤。

◇ 2011 年 1 月 19 日，中国石油天然气股份有限公司抚顺石化分公司石油二厂突然爆炸，并引起大火，导致 1 人死亡、2 人失踪。

◇ 2011 年 7 月 16 日，大连石化厂区内刚刚检修了半个月的 1000 万吨常减压蒸馏装置着火，火灾致该厂 1000 万吨炼油装置停产。

◇ 2010 年 7 月 28 日，原南京第四塑料厂厂区发生可燃气体管道泄漏爆燃，引发大火，造成重大人员伤亡与财产损失。

◇ 2011 年 8 月 29 日，大连石化 875 号柴油储罐起火。

◇ 2011 年 9 月，江西乐平市的江西江维高科股份有限公司发生爆炸事故，致 3 人死亡，3 人受伤。

◇ 2011 年 11 月 19 日，山东省泰安市新泰联合化工有限公司三聚氰胺项目道生液冷凝器停车检修过程中发生喷射燃烧事故，事故造成 15 人死亡，4 人受伤。

◇ 2012 年 2 月 28 日，河北省石家庄市赵县克尔化工厂硝酸胍车间发生爆炸。造成 25 人死亡、4 人失踪、46 人受伤。

◇ 2013 年 8 月 31 日，上海市宝山区丰翔路 1258 号上海翁牌冷藏实业有限公司发生液氨泄漏事故，造成 15 人死亡、8 人重伤、17 人轻伤。

这些事故反映出危险化学品企业在安全生产管理、设施建设、产品储运等方面存在诸多隐患。表明企业中存在的严重安全隐患绝非个案。为了吸取事故教训，避免类似的灾难再次发生，有必要对发生的事故进行分析与总结，找出事故的原因。

请结合本章的学习内容，对上述事故案例进行分析，完成如下任务。

任务一 在熟练掌握化工生产事故原因的基础上，对以上事故案例进行检索分析，找出各事故的原因，并结合教材相关内容对其进行归类。

任务二 在熟练掌握化工生产事故特点的基础上，分析以上各事故特点，并结合教材相关内容对其进行归类。

任务三 在熟悉职业健康安全法律法规及标准的基础上，对以上事故案例进行分析，检索与辨识事故相关环节所适用的职业健康安全法律法规及标准。

应知题练

1. 化工生产的特点有哪些？
2. 化工生产事故的原因有哪些？
3. 化工生产事故有哪些特点？
4. 简述职业健康安全的涵义。
5. 简述我国职业健康安全法律法规体系。
6. 简述我国职业健康安全标准体系。

素材库导引

1. 法律法规及标准
(1)《国务院关于进一步加强企业安全生产工作的通知》（国发〔2010〕23 号）
(2)《国务院办公厅关于深入继续开展"安全生产年"活动的通知》（国办发〔2010〕15 号）
(3) 国务院办公厅《关于印发安全生产"十二五"规划的通知》（国办发〔2011〕47 号）

2. 网络资源
(1) 国家安全生产监督管理总局（www.chinasafety.gov.cn）
(2) 国家安全生产监督管理总局视频在线栏目（www.chinasafety.gov.cn/newpage/spzx/spzx.htm）
① 解读《国务院关于科学发展安全发展促进安全生产形势持续稳定好转的意见》
② 安全生产标准化创建实践与思考讲座
③ 安全生产"十二五"规划视频讲座
④ 科技兴安与安全发展视频讲座

⑤ 危险化学品安全管理条例视频讲座

⑥ 国发［2010］23 号文件解读视频

⑦ 国办发 15 号通知解读视频讲座

第二章

危险化学品安全基础知识

学习目标

知识目标

1. 熟悉危险化学品的分类及相关危险特性。

2. 掌握危险化学品危险性分析相关知识。

3. 掌握化学品管理控制内容及危险化学品安全标签及安全技术说明书的内容及作用。

能力目标

1. 能对危险化学品的危险性进行分析。

2. 能根据危险化学品的危险性，采取相应的安全措施。

3. 能根据危险化学品安全标签及安全技术说明书的提示，安全使用危险化学品。

第一节　危险化学品及分类

一、危险化学品的定义

危险化学品，是指具有毒害、腐蚀、爆炸、燃烧、助燃等性质，对人体、设施、环境具有危害的剧毒化学品和其他化学品。

二、危险化学品的分类

危险化学品目前有数千种，其性质各不相同，每一种危险化学品往往具有多种危险性，但是在多种危险性中，必有一种主要的对人类危害最大的危险性。因此，危险化学品的分类，主要是根据其主要危险特性进行分类的。目前涉及危险化学品分类的标准主要有 GB 6944—2012《危险货物分类和品名编号》、GB 13690—2009《化学品分类和危险性公示 通则》等国家标准。其中 GB 13690—2009 中对危险化学品的分类如下。

1. 爆炸物

（1）定义 爆炸物质（或混合物）是这样一种固态或液态物质（或物质的混合物），其本身能够通过化学反应产生气体，而产生气体的温度、压力和速度能对周围环境造成破坏。其中也包括发火物质，即使它们不放出气体。

发火物质（或发火混合物）是这样一种物质或物质的混合物，它旨在通过非爆炸自持放热化学反应产生的热、光、声、气体、烟或所有这些的组合来产生效应。

爆炸性物品是含有一种或多种爆炸性物质或混合物的物品。

烟火物品是包含一种或多种发火物质或混合物的物品。

（2）种类 爆炸物种类包括：①爆炸性物质和混合物；②爆炸性物品，但不包括下述装置：其中所含爆炸性物质或混合物由于其数量或特性，在意外或偶然点燃或引爆后，不会由于进射、发火、冒烟、发热或巨响而在装置之外产生任何效应；③在①和②中未提及的为产生实际爆炸或烟火效应而制造的物质、混合物和物品。

2. 易燃气体

易燃气体是在 20℃ 和 101.3kPa 标准压力下，与空气有易燃范围的气体。

3. 易燃气溶胶

气溶胶是指气溶胶喷雾罐，系任何不可重新罐装的容器，该容器由金属、玻璃或塑料制成，内装强制压缩、液化或溶解的气体，包含或不包含液体、膏剂或粉末，配有释放装置，可使所装物质喷射出来，形成在气体中悬浮的固态或液态微粒或形成泡沫、膏剂或粉末或处于液态或气态。

4. 氧化性气体

氧化性气体是一般通过提供氧气，比空气更能导致或促使其他物质燃烧的任何气体。

5. 压力下气体

压力下气体是指高压气体在压力等于或大于 200kPa（表压）下装入贮器的气体，或是液化气体或冷冻液化气体。

压力下气体包括压缩气体、液化气体、溶解液体、冷冻液化气体。

6. 易燃液体

易燃液体是指闪点不高于 93℃ 的液体。

7. 易燃固体

易燃固体是容易燃烧或通过摩擦可能引燃或助燃的固体。

易于燃烧的固体为粉状、颗粒状或糊状物质，它们在与燃烧着的火柴等火源短暂接触即可点燃和火焰迅速蔓延的情况下，都非常危险。

8. 自反应物质或混合物

自反应物质或混合物是即使没有氧（空气）也容易发生激烈放热分解的热不稳定液态或固态物质或者混合物。本定义不包括根据统一分类制度分类为爆炸物、有机过氧化物或氧化物质的物质和混合物。

自反应物质或混合物如果在实验室试验中其组分容易起爆、迅速爆燃或在封闭条件下加热时显示剧烈效应，应视为具有爆炸性质。

9. 自燃液体

自燃液体是即使数量小也能在与空气接触后 5min 之内引燃的液体。

10. 自燃固体

自燃固体是即使数量小也能在与空气接触后 5min 之内引燃的固体。

11. 自热物质和混合物

自热物质是发火液体或固体以外，与空气反应不需要能源供应就能够自己发热的固体或液体物质或混合物；这类物质或混合物与发火液体或固体不同，因为这类物质只有数量很大（公斤级）并经过长时间（几小时或几天）才会燃烧。

注：物质或混合物的自热导致自发燃烧是由于物质或混合物与氧气（空气中的氧气）发生反应并且所产生的热没有足够迅速地传导到外界而引起的。当热产生的速度超过热损耗的速度而达到自燃温度时，自燃便会发生。

12. 遇水放出易燃气体的物质或混合物

遇水放出易燃气体的物质或混合物是通过与水作用，容易具有自燃性或放出危险数量的易燃气体的固态或液态物质或混合物。

13. 氧化性液体

氧化性液体是本身未必燃烧，但通常因放出氧气可能引起或促使其他物质燃烧的液体。

14. 氧化性固体

氧化性固体是本身未必燃烧，但通常因放出氧气可能引起或促使其他物质燃烧的固体。

15. 有机过氧化物

有机过氧化物是含有二价—O—O—结构的液态或固态有机物质，可以看作是一个或两个氢原子被有机基替代的过氧化氢衍生物。该术语也包括有机过氧化物配方（混合物）。有机过氧化物是热不稳定物质或混合物，容易放热自加速分解。另外，它们可能具有下列一种或几种性质：①易于爆炸分解；②迅速燃烧；③对撞击或摩擦敏感；④与其他物质发生危险反应。

如果有机过氧化物在实验室试验中，在封闭条件下加热时组分容易爆炸、迅速爆燃或表现出剧烈效应，则可认为它具有爆炸性质。

16. 金属腐蚀剂

腐蚀金属的物质或混合物是通过化学作用显著损坏或毁坏金属的物质或混合物。

第二节　危险化学品危险性分析

一、危险化学品固有危险性

危险化学品的固有危险性参考前欧共体危险品分类可划分为物理化学危险性、生物危险性和环境污染危险性。

1. 物理化学危险性

（1）爆炸危险性　指危险化学品在明火影响下或是对震动或摩擦比二硝基苯更敏感会产生爆炸。该定义取自危险物品运输的国际标准，用二硝基苯作为标准参考基础。迅速而又缺乏控制的能量释放会产生爆炸。释放能量的形式一般是热、光、声和机械振动等。化工爆炸的能源最常见的是化学反应，但是机械能或原子核能的释放也会引起爆炸。

任何易燃的粉尘、蒸气或气体与空气或其他助燃剂混合，在适当条件下点火都会产生爆炸。能引起爆炸的可燃物质有可燃固体、易燃液体的蒸气、易燃气体。可燃物质爆炸的三个要素是可燃物质、空气或任何其他助燃剂、火源或高于着火点的温度。

【案例 2-1】美国托斯科埃文炼油厂加氢裂解装置爆炸事故　1997 年 1 月 21 日下午约 7 时 41 分，位于加利福尼亚州 Martinez 的 Tosco 公司 Avon 炼油厂，加氢裂解 2 段 3 号反应器上的出口管破裂，气体（主要是从甲烷到丁烷的混合物、汽油和氢气）从管道中泄出，遇空气立即自燃，引起火灾、爆炸。1 名加氢裂解器操作工在反应器下检查现场温度表时被炸死，46 名工人受伤，其中 13 名重伤。

（2）氧化危险性　指危险物质或制剂与其他物质，特别是易燃物质接触产生强放热反应。氧化性物质依据其作用可分为中性的，如氧化铅等；碱性的，如高锰酸钾等；酸性的，如硫酸等三种类别。绝大多数氧化剂都是高毒性化合物。按照其生物作用，有些可称为刺激性气体，如硫酸等，甚至是窒息性气体，如硝酸烟雾、氯气等。所有刺激性气体，尽管其物理和化学性质不同，直接接触一般都能引起细胞组织表层的炎症。其中一些，如硫酸、硝酸和氟气，可以造成皮肤和黏膜的灼伤；另外一些，如过氧化氢，可以引起皮炎。含有铬、锰和铅的氧化性化合物具有特殊的危险，例如，铬（Ⅵ）化合物长期吸入会导致肺癌，锰化合物可以引起中枢神经系统和肺部的严重疾患。

作为氧源的氧化性物质具有助燃作用，而且会增加燃烧强度。由于氧化反应的放热特征，反应热会使接触物质过热，而且各种反应副产物往往比氧化剂本身更具毒性。

（3）易燃危险性　易燃危险性可以细分为极度易燃性、高度易燃性和易燃性三个危险类别。

① 极度易燃性。指闪点低于 0℃、沸点低于或等于 35℃ 的危险物质或制剂具有的特征。例如，乙醚、甲酸乙酯、乙醛就属于这个类别。能满足上述界定的还有其他许多物质，如氢气、甲烷、乙烷、乙烯、丙烯、一氧化碳、环氧乙烷、液化石油气，以及在环境温度下为气态、可形成较宽爆炸极限范围的气体-空气混合物的石油化工产品。

② 高度易燃性。指无需能量，与常温空气接触就能变热起火的物质或制剂具有的特征。这个危险类别包括与火源短暂接触就能起火，火源移去后仍能继续燃烧的固体物质或制剂；闪点低于 21℃ 的液体物质或制剂；通常压力下空气中的易燃气体。氢化合物、烷基铝、磷以及多种溶剂都属于这个类别。

③ 易燃性。是指闪点在 21～55℃ 的液体物质或制剂具有的特征。包括大多数溶剂和许多石油馏分。

【案例 2-2】　英国邦斯菲尔德油库爆炸火灾事故　2005 年 12 月 11 日英国邦斯菲尔德油库发生的火灾事故，为欧洲迄今为止最大的火灾爆炸事故，共烧毁大型储油罐 20 余座，受伤 43 人，无人员死亡，直接经济损失 2.5 亿英镑。

2. 生物危险性

（1）毒性　毒性危险可造成急性或慢性中毒甚至致死，应用试验动物的半数致死剂量表征。毒性反应的大小很大程度上取决于物质与生物系统接受部位反应生成的化学键类型。对毒性反应起重要作用的化学键的基本类型是共价键、离子键和氢键，还有 van der Waals 力（分子间存在着一种只有化学键键能的 1/10～1/100 的弱的作用力，它最早由荷兰物理学家 van der Waals 提出，故称 van der Waals 力）。有机化合物的毒性与其成分、结构和性质有密切关系是人们早已熟知的事实。

【案例 2-3】　山东阿斯德化工有限公司 "8·6" 一氧化碳中毒事故　2007 年 8 月 6 日上午 9 时许，肥城市新世纪建筑安装工程公司罗全朝、张攀 2 名工人在对肥城阿斯德化工有限公司煤气车间 5 号造气炉进行修补作业时，由于煤气炉四周炉壁内积存的煤气（一氧化碳）释出，导致 2 人一氧化碳中毒，造成 1 人死亡，1 人受伤。

（2）腐蚀性和刺激性危险　腐蚀性物质是能够严重损伤活性细胞组织的一类危险物质。一般腐蚀性物质除具有生物危险性外，还能损伤金属、木材等其他物质。

【案例 2-4】　"11·22" 中石化东黄输油管道泄漏爆炸事故　2013 年 11 月 22 日凌晨 2 时左右，青岛市黄岛区秦皇岛路与斋堂岛街交汇处地下的中石化东黄输油管线发生泄漏。

当天上午 10 时 27 分，发生了震惊全国的爆炸事故，事故造成 62 人死亡，18000 户居民受到影响。权威人士认为该事故的直接机理是输油管线与排水暗渠交汇处的管线腐蚀严重，引起原油泄漏，流入暗渠，空气和原油在密闭空间里混合。在原油泄漏后，救援处置中违规操作触发了爆炸。

刺激性是指危险物质或制剂与皮肤或黏膜直接、长期或重复接触会引起炎症。刺激性的作用对象不包括无生物。虽然腐蚀性作用常引起深层损伤结果，但刺激性一般只有浅表特征，且两者之间并没有明确的界线。

（3）致癌危险性　致癌性是指一些化学危险物质或制剂，通过呼吸、饮食或皮肤注射进入人体会诱发癌症或增加癌变危险。1978 年国际癌症研究机构制定的一份文件宣布有 26 种物质被确认具有致癌性质。随后又有 22 种物质经动物试验被确认能诱发癌变。在致癌物质领域，由于目前人们对癌变的机理还不甚了解，还不足以建立起符合科学论证的管理网络。但是对于物质的总毒性，却可以测出一个浓度水平，在此浓度水平之下，物质不再显示出致癌作用。另外，动物试验结果与对人体作用之间的换算目前在科学上还未解决。

【案例 2-5】　云南陆良化工厂铬渣污染致癌事件　自 20 世纪六七十年代云南曲靖兴隆村附近的西桥工业园建成后，因陆良县化工实业有限公司等工业园内的工厂长期排放铬渣、砷等污染物，而使兴隆村成为癌症村。

（4）致变危险性　致变性是指一些化学危险物质或制剂可以诱发生物活性。对于具体物质诱发的生物活性的类型，如细胞的、细菌的、酵母的或更复杂有机体的生物活性，目前还无法确定。致变性又称变异性。受其影响的如果是人或动物的生殖细胞，受害个体的正常功能会有不同程度的变化；如果是躯体细胞，则会诱发癌变。前者称为生物变异，可传至后代；后者称为躯体变异，只影响受害个体的一生。

3. 环境污染危险性

化工有关的环境污染危险主要是水质污染和空气污染，是指化学危险物质或制剂在水和空气中的浓度超过正常量，进而危害人或动物的健康以及植物的生长。

环境污染危险是一个不易确定的综合概念。环境污染危险往往是物理化学危险和生物危险的聚结，并通过生物和非生物降解达到平衡。为了评价化学物质对环境的危险，必须进行全面评估，考虑化学物质的固有危险及其处理量，化学物质的最终去向及其散落入环境的程度，化学物质分解产物的性质及其所具有的新陈代谢功能。

二、危险化学品过程危险性

危险化学品的过程危险性可通过化工单元操作的危险性来体现，主要包括加热、冷却、加压操作、负压操作、冷冻、物料输送、熔融、干燥、蒸发与蒸馏等。

1. 加热

加热是促进化学反应和物料蒸发、蒸馏等操作的必要手段。加热的方法一般有直接火加热（烟道气加热）、蒸汽或热水加热、载体加热以及电加热等。

① 温度过高会使化学反应速率加快，若是放热反应，则放热量增加，一旦散热不及时，温度失控，发生冲料，引起中毒或燃烧和爆炸事故，如上海农药厂除草剂泄漏事故。

【案例 2-6】　上海农药厂除草剂泄漏事故　2008 年 9 月 15 日晚，上海农药厂有限公司在进行除草剂合成生产过程中，由于安全管理制度不全、操作规程不明确、设备设施存在隐患，导致反应釜内温度过高，发生冲料事故，约有 300kg 农药原料泄漏。事故造成中心城区较大范围的刺激性气体蔓延，有少数市民感到不适。

② 升温速率过快不仅容易使反应超温，而且还会损坏设备，例如，升温过快会使带有衬里的设备及各种加热炉、反应炉等设备损坏。

③ 当加热温度接近或超过物料的自燃点时，应采用惰性气体保护；若加热温度接近物料分解温度，此生产工艺称为危险工艺，必须设法改进工艺条件，如负压或加压操作。

2. 冷却

在化工生产中，把物料冷却在大气温度以上时，可以用空气或循环水作为冷却介质；冷却温度在 15℃ 以上时，可以用地下水；冷却温度在 0～15℃ 之间，可以用冷冻盐水。还可以借某种沸点较低的介质的蒸发从需冷却的物料中取得热量来实现冷却，常用的介质有氟里昂、氨等。此时，物料被冷却的温度可达 −15℃ 左右。

① 冷却操作时，冷却介质不能中断，否则会造成积热，系统温度、压力骤增，引起爆炸。开车时，应先通冷却介质；停车时，应先停物料，后停冷却系统。

【案例 2-7】 江苏射阳化工厂爆炸事故　2006 年 7 月 28 日，江苏省盐城射阳县盐城氟源化工有限公司的爆炸事故，就是由于在氯化反应塔冷凝器无冷却水、塔顶没有产品流出的情况下，没有立即停车，错误地继续加热升温，使 2,4-二硝基氟苯长时间处于高温状态，最终导致其分解爆炸。

② 有些凝固点较高的物料，遇冷易变得黏稠或凝固，在冷却时要注意控制温度，防止物料卡住搅拌器或堵塞设备及管道。

3. 加压操作

凡操作压力超过大气压的都属于加压操作。加压操作所使用的设备要符合压力容器的要求，加压系统不得泄漏，否则在压力下物料以高速喷出，产生静电，极易发生火灾爆炸。所用的各种仪表及安全设施（如爆破泄压片、紧急排放管等）都必须齐全好用。

【案例 2-8】 橡胶助剂反应釜爆炸事故　2002 年 4 月 22 日，山西省原平市某化工企业发生一起反应釜爆炸事故，造成 1 人死亡、1 人重伤、1 人轻伤。爆炸冲击波将约 200m² 车间预制板屋顶几乎全部掀开，所有南墙窗户玻璃破碎，碎渣最远飞出约 50m，反应釜上封头 40 条 M20 螺栓全部拉断或拉脱。事故原因是反应釜卸料过程中，釜内的二硫化碳、异丙醇、氧气的混合物在 0.2MPa 的表压下压放卸料，当物料从法兰处泄漏时，内外存在压差，泄漏料以一定速度流出，在此过程中形成静电。当釜内液态物料基本泄尽时，法兰边缘的静电积聚到一定能量并形成放电间隙产生静电火花，引燃二硫化碳、异丙醇、氧气的混合气体，迅速向反应釜内回燃发生化学爆炸。

4. 负压操作

负压操作即低于大气压下的操作。负压系统的设备也和压力设备一样，必须符合强度要求，以防在负压下把设备抽瘪。

【案例 2-9】 泰兴万吨级食用油罐爆裂　2013 年 1 月 31 日凌晨 1 时 24 分，泰州市过船港务有限公司（以下简称港务公司）内一巨型储罐，在加油过程中产生负压，罐体被撕裂后，储存其中的 8000t 植物油倾泻而出。现场产生的冲击波，不仅将周边的三只储罐震飞，更将不远处的一幢两层楼房冲垮。事故造成 2 死 3 伤，据估计仅植物油就损失近 2 亿元。

负压系统必须有良好的密封，否则一旦空气进入设备内部，形成爆炸混合物，易引起爆炸。当需要恢复常压时，应待温度降低后，缓缓放进空气，以防自燃或爆炸。

5. 冷冻

在工业生产过程中，蒸汽、气体的液化，某些组分的低温分离，以及某些物品的输送、储藏等，常需将物料降到比水或周围空气更低的温度，这种操作称为冷冻或制冷。

一般说来，冷冻程度与冷冻操作技术有关，凡冷冻范围在－100℃以内的称冷冻；而－100～－200℃或更低的温度，则称深度冷冻或简称深冷。

① 某些制冷剂易燃且有毒，如氨，应防止制冷剂泄漏。

② 对于制冷系统的压缩机、冷凝器、蒸发器以及管路，应注意耐压等级和气密性，防止泄漏。

【案例 2-10】 "6·3" 吉林德惠禽业公司液氨泄漏爆炸事故 2013 年 6 月 3 日清晨，吉林德惠市一家禽业公司液氨泄漏引发爆炸，进而引发火灾。121 人在这场事故中死去，77 人受伤。经调查事故是因氨制冷系统高压管路发生泄漏使厂区氨气弥漫，浓度达到爆炸极限所致。

6. 物料输送

在工业生产过程中，经常需要将各种原材料、中间体、产品以及副产品和废弃物，由前一个工序输往后一个工序，由一个车间输往另一个车间，或输往储运地点，这些输送过程就是物料输送。

① 气流输送系统除本身会产生故障之外，最大的问题是系统的堵塞和由静电引起的粉尘爆炸。

② 粉料气流输送系统应保持良好的严密性。其管道材料应选择导电性材料并有良好的接地，如采用绝缘材料管道，则管外应采取接地措施。输送速度不应超过该物料允许的流速，粉料不要堆积管内，要及时清理管壁。

③ 用各种泵类输送易燃可燃液体时，流速过快能产生静电积累，其管内流速不应超过安全速度。

④ 输送有爆炸性或燃烧性的物料时，要采用氮、二氧化碳等气体代替空气，以防造成燃烧或爆炸。

⑤ 输送可燃气体物料的管道应经常保持正压，防止空气进入，并根据实际需要安装逆止阀、水封和阻火器等安全装置。

7. 熔融

在化工生产中常常需将某些固体物料（如苛性钠、苛性钾、萘、磺酸等）熔融之后进行化学反应。碱熔过程中的碱屑或碱液飞溅到皮肤上或眼睛里会造成灼伤。

碱融物和磺酸盐中若含有无机盐等杂质，应尽量除掉，否则这些无机盐因不熔融会造成局部过热、烧焦，致使熔融物喷出，容易造成烧伤。

熔融过程一般在 150～350℃下进行，为防止局部过热，必须不间断地搅拌。

8. 干燥

干燥是利用热能使固体物料中的水分（或溶剂）除去的单元操作。干燥的热源有热空气、过热蒸汽、烟道气和明火等。

干燥过程中要严格控制温度，防止局部过热，以免造成物料分解爆炸。在过程中散发出来的易燃易爆气体或粉尘，不应与明火和高温表面接触，防止燃爆。在气流干燥中应有防静电措施，在滚筒干燥中应适当调整刮刀与筒壁的间隙，以防止火花。

9. 蒸发

蒸发是借加热作用使溶液中所含溶剂不断汽化，以提高溶液中溶质的浓度，或使溶质析出的物理过程。蒸发按其操作压力不同可分为常压、加压和减压蒸发。

　　凡蒸发的溶液皆具有一定的特性。如溶质在浓缩过程中可能有结晶、沉淀和污垢生成，这些都能导致传热效率的降低，并产生局部过热，促使物料分解、燃烧和爆炸，因此要控制蒸发温度。为防止热敏性物质的分解，可采用真空蒸发的方法，降低蒸发温度，或采用高效蒸发器，增加蒸发面积，减少停留时间。

　　10. 蒸馏

　　蒸馏是借液体混合物各组分挥发度的不同，使其分离为纯组分的操作。蒸馏操作可分为间歇蒸馏和连续蒸馏；按压力分为常压、减压和加压（高压）蒸馏。

　　在安全技术上，对不同的物料应选择正确的蒸馏方法和设备。在处理难于挥发的物料时（常压下沸点在150℃以上）应采用真空蒸馏，这样可以降低蒸馏温度，防止物料在高温下分解、变质或聚合。

　　在处理中等挥发性物料（沸点为100℃左右）时，采用常压蒸馏。对沸点低于30℃的物料，则应采用加压蒸馏。

　　【案例2-11】 东台某化工企业蒸馏塔爆炸事故　2007年3月16日，江苏省东台市某化工企业在利用原生产装置非法试制新产品乙氧基亚甲基丙二腈过程中，蒸馏塔突然爆炸，造成4人死亡、1人受伤。导致这起事故的直接原因是，乙氧基亚甲基丙二腈粗产品过度蒸馏，导致高沸物堵塞填料层，蒸馏釜内压力增大，发生物理爆炸，将填料塔下面的塔节炸飞，继而引起物料发生燃烧和化学爆炸。

第三节　危险化学品的管理控制

　　一系列的危险化学品事故的发生，给人类的生命、健康及环境带来了极大的灾难，被称为毁灭性的灾难。1976年的意大利塞维索工厂环己烷泄漏事故，1984年的墨西哥城石油液化气爆炸事故，特别是1984年印度的博帕尔事件，震惊了世界，已经引起国内外的广泛关注，纷纷采取应急措施，并加强设备的本质安全。加强危险化学品管理及其相应的医学救援是减轻灾害后果的重要措施。近年来，我国也陆续出台了一系列危险化学品管理的法律法规，如《危险化学品安全管理条例》，为危险化学品的管理控制与事故应急救援提供了依据。

　　危险化学品管理控制的目的是通过登记注册、安全教育、使用安全标签和安全技术说明书等手段对化学品实行全过程管理，以杜绝或减少事故的发生。危险化学品管理控制框图如图2-1所示。

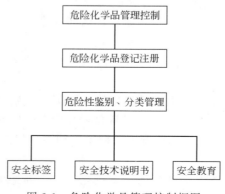

图2-1　危险化学品管理控制框图

一、登记注册

国家实行危险化学品登记制度，为危险化学品安全管理以及危险化学品事故预防和应急救援提供技术、信息支持。

危险化学品登记注册是危险化学品安全管理最重要的一个环节。其范围是列入国家标准《危险货物品名表》（GB 12268）中的危险化学品及由国家安全生产监督管理总局会同国务院公安、环境保护、卫生、质检、交通部门确定并公布的未列入《危险货物品名表》的其他危险化学品。

国家安全生产监督管理总局化学品登记中心，承办全国危险化学品登记的具体工作和技术管理工作。省、自治区、直辖市人民政府安全生产监督管理部门设立危险化学品登记办公室或者危险化学品登记中心，承办本行政区域内危险化学品登记的具体工作和技术管理工作。

危险化学品生产企业、进口企业，应当向国务院安全生产监督管理部门负责危险化学品登记的机构办理危险化学品登记。

危险化学品登记的主要内容包括：

① 分类和标签信息，包括危险化学品的危险性类别、象形图、警示词、危险性说明、防范说明等；

② 物理、化学性质，包括危险化学品的外观与性状、溶解性、熔点、沸点等物理性质，闪点、爆炸极限、自燃温度、分解温度等化学性质；

③ 主要用途，包括企业推荐的产品合法用途、禁止或者限制的用途等；

④ 危险特性，包括危险化学品的物理危险性、环境危害性和毒理特性；

⑤ 储存、使用、运输的安全要求，其中，储存的安全要求包括对建筑条件、库房条件、安全条件、环境卫生条件、温度和湿度条件的要求，使用的安全要求包括使用时的操作条件、作业人员防护措施、使用现场危害控制措施等，运输的安全要求包括对运输或者输送方式的要求、危害信息向有关运输人员的传递手段、装卸及运输过程中的安全措施等；

⑥ 出现危险情况的应急处置措施，包括危险化学品在生产、使用、储存、运输过程中发生火灾、爆炸、泄漏、中毒、窒息、灼伤等化学品事故时的应急处理方法，应急咨询服务电话等。

申请登记注册的单位应当根据国家有关法规、《化学品安全技术说明书 内容和项目顺序》（GB/T 16483—2008）和《化学品安全标签编写规定》（GB 15258—2009）（简称"一书一签"），填写《危险化学品登记注册申请表》，向地区危险化学品登记注册管理机构办理注册登记手续。

登记企业在危险化学品登记证有效期内，企业名称、注册地址、登记品种、应急咨询服务电话发生变化，或者发现其生产、进口的危险化学品有新的危险特性的，应当在 15 个工作日内向登记办公室提出变更申请。

危险化学品登记证有效期为 3 年。登记证有效期满后，登记企业继续从事危险化学品生产或者进口的，应当在登记证有效期届满前 3 个月提出复核换证申请。

二、分类管理

分类管理实际上就是根据某一化学品的理化、燃爆、毒性、环境影响数据确定其是否是危险化学品，并进行危险性分类。主要依据《化学品分类和危险性公示　通则》（GB 13690—2009）和《危险货物分类和品名编号》（GB 6944—2012）两个国家标准。

三、安全标签

安全标签是《工作场所安全使用化学品规定》和国际 170 号《作业场所安全使用化学品公约》要求的预防和控制化学危害基本措施之一，主要是对市场上流通的化学品通过加贴标签的形式进行危险性标识，提出安全使用注意事项，向作业人员传递安全信息，以预防和减少化学危害，达到保障安全和健康的目的。

危险化学品安全标签是针对危险化学品而设计、用于提示接触危险化学品的人员的一种标识。它用简单、明了、易于理解的文字、图形符号和编码的组合形式表示该危险化学品所具有的危险性、安全使用的注意事项和防护的基本要求。根据使用场合的不同，危险化学品安全标签分为供应商标签和作业场所标签。

1. 供应商安全标签

危险化学品的供应商安全标签是指危险化学品在流通过程中由供应商提供的附在化学品包装上的安全标签。

国家标准《化学品安全标签编写规定》（GB 15258—2009）明确指出：安全标签用文字、图形符号和编码的组合形式表示化学品所具有的危险性和安全注意事项；安全标签由生产企业在货物出厂前粘贴、挂拴、喷印在包装或容器的明显位置；若改换包装，则由改换单位重新粘贴、挂拴、喷印。

（1）供应商安全标签定义　危险化学品供应商安全标签是指危险化学品在市场上流通时由生产销售单位提供的附在化学品包装上的标签，是向作业人员传递安全信息的一种载体，它用简单、易于理解的文字和图形表述有关化学品的危险特性及其安全处置的注意事项，警示作业人员进行安全操作和处置。《化学品安全标签编写规定》（GB 15258—2009）规定化学品安全标签应包括化学品标识、象形图、信号词、危险性说明、防范说明、应急咨询电话、供应商标识、资料参阅提示语等内容。

（2）供应商安全标签的样式及基本内容

① 供应商安全标签的内容　《化学品安全标签编写规定》（GB 15258—2009）规定了化学品安全标签（供应商安全标签）的内容、格式等事项，具体内容如下：

a. 化学品标识　用中文和英文分别标明化学品的化学名称或通用名称。名称要求醒目清晰，位于标签的上方。名称应与化学品安全技术说明书中的名称一致。对混合物应标出对其危险性分类有贡献的主要成分的化学名称或通用名、浓度和浓度范围。当需要标出的组分较多时，组分个数以不超过 5 个为宜。对于属于商业机密的成分可以不标明，但应列出其危险性。

b. 象形图　采用 GB 20576～GB 20599、GB 20601～GB 20602 规定的象形图。

c. 信号词　根据化学品的危险程度和类别，用"危险"、"警告"两个词分别进行危害程度的警示。信号词位于化学品名称的下方，要求醒目、清晰。根据 GB 20576～GB 20599、GB 20601～GB 20602，选择不同类别危险化学品的信号词。

d. 危险性说明　简要概述化学品的危险特性。居信号词下方。根据 GB 20576～GB 20599、GB 20601～GB 20602，选择不同类别危险化学品的危险性说明。

e. 防范说明　表述化学品在处置、搬运、储存和使用作业中所必须注意的事项和发生意外时简单有效的救护措施等，要求内容简明扼要、重点突出。该部分应包括安全预防措施、意外情况（如泄漏、人员接触或火灾等）的处理、安全储存措施及废弃处置等内容。

    f. 供应商标识　供应商名称、地址、邮编和电话等。

    g. 应急咨询电话　填写化学品生产商或生产商委托的 24 小时化学事故应急咨询电话。国外进口化学品安全标签上应至少有一家中国境内的 24 小时化学事故应急咨询电话。

    h. 资料参阅提示语　提示化学品用户应参阅化学品安全技术说明书。

    ② 安全标签样例。化学品安全标签样例如图 2-2 所示。

化学品名称　　A组分：40%；　B组分：60%

危　险　　

极易燃液体和蒸气，食入致死，对水生生物毒性非常大

【预防措施】

· 远离热源、火花、明火、热表面。使用不产生火花的工具作业。

· 保持容器密闭。

· 采取防止静电措施，容器和接收设备接地、连接。

· 使用防爆电器、通风、照明及其他设备。

· 戴防护手套、防护眼镜、防护面罩。

· 操作后彻底清洗身体接触部位。

· 作业场所不得进食、饮水或吸烟。

· 禁止排入环境。

【事故响应】

· 如皮肤（或头发）接触：立即脱掉所有被污染的衣服。用水冲洗皮肤、淋浴。

· 食入：催吐，立即就医。

· 收集泄漏物。

· 火灾时，使用干粉、泡沫、二氧化碳灭火。

【安全储存】

· 在阴凉、通风良好处储存。

· 上锁保管。

【废弃处置】

· 本品或其容器采用焚烧法处置。

请参阅化学品安全技术说明书

供应商：××××××××××××××××××××　　电话：×××××

地　址：××××××××××××××××××××　　邮编：×××××

化学事故应急咨询电话：××××××

图 2-2　化学品安全标签样例

化学品简化安全标签样例如图 2-3 所示。

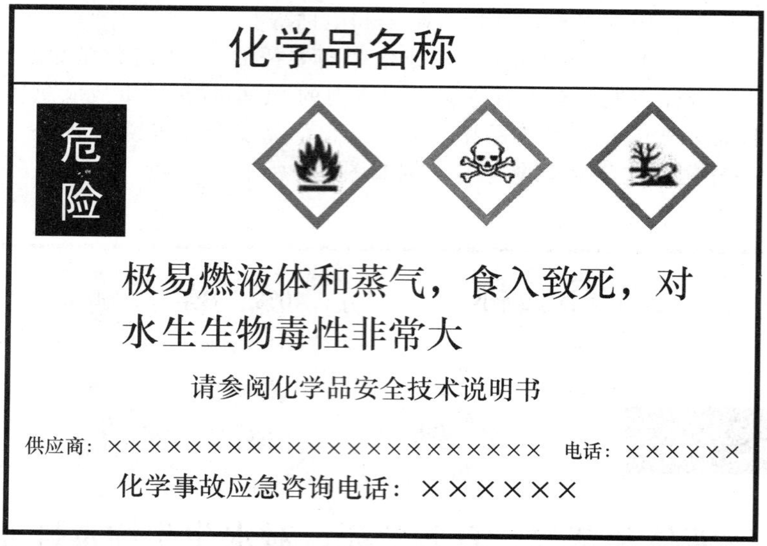

化学品名称

危险

极易燃液体和蒸气，食入致死，对水生生物毒性非常大

请参阅化学品安全技术说明书

供应商：×××××××××××××××××××× 电话：×××××

化学事故应急咨询电话：×××××

图 2-3　化学品简化安全标签样例

（3）供应商安全标签的使用

① 安全标签的使用方法。

a. 供应商安全标签应粘贴、挂拴或喷印在化学品包装的明显位置。

b. 当与运输标志组合使用时，运输标志可以放在安全标签的另一面版，将之与其他信息分开，也可放在包装上靠近安全标签的位置，后一种情况下，若安全标签中的象形图与运输标志重复，安全标签中的象形图应删掉。

c. 对组合容器，要求内包装加贴（挂）安全标签，外包装上加贴运输象形图，如果不需要运输标志可以加贴安全标签。

② 安全标签的位置。安全标签的粘贴、喷印位置规定如下：

a. 桶、瓶形包装：位于桶、瓶侧身；

b. 箱状包装：位于包装端面或侧面明显处；

c. 袋、捆包装：位于包装明显处。

③ 安全标签使用注意事项。

a. 安全标签的粘贴、挂拴或喷印应牢固，保证在运输、储存期间不脱落，不损坏。

b. 安全标签应由生产企业在货物出厂前粘贴、挂拴或喷印。若要改换包装，则由改换包装单位重新粘贴、挂拴或喷印标签。

c. 盛装危险化学品的容器或包装，在经过处理并确认其危险性完全消除之后，方可撕下安全标签，否则不能撕下相应的标签。

2. 作业场所安全标签

作业场所安全标签又称工作场所"安全周知卡"，是用于作业场所，提示该场所使用的化学品特性的一种标识。主要是对化学品的生产、操作处置、运输、储存、排放、容器清洗等作业场所的化学危害进行分级，提出防护和应急处理信息，以标签的形式标示出来，警示作业人员、管理人员和应急救援人员作业时进行正确预防和防护，在紧急事态时，明了现场情况，正确地进行应急作业，以达到保障安全和健康的目的。

（1）类型　作业场所安全标签是针对作业场所化学危害所做的标识，其类型分为详细型、半简化型和简化型三种。

（2）内容　作业场所化学品安全标签主要包括名称、危险性级别等项内容，用文字、图形、数字的组合形式进行表示。

① 危险性和个体防护的表示。标签中用蓝色、红色、黄色和白色四个小菱形分别表示毒性、燃烧危险性、活性反应危害和个体防护，四个小菱形构成一个大菱形，其规定：左格蓝色，表示毒性；上格红色，表示燃烧危险性；右格黄色，表示反应活性；下格白色，表示个体防护。

② 危险性分级。毒性、燃烧危险性、活性反应危害分别为0～4五级，用0、1、2、3、4黑色数码表示，并填入各自对应的菱形图案中。数字越大，危险性越大。分级判据见表2-1。

表2-1　危险化学品危险性分级判据

级别	健康危害	燃烧危险	反应活性
4	剧毒 短期接触后可能引起死亡或严重伤害的化学品	极易燃 常温常压下,可迅速汽化,并能在空气中迅速扩散而燃烧	极不稳定 常温常压下,自身能迅速发生爆轰、爆炸性分解或爆炸性反应,包括常温常压下对局部受热和机械撞击敏感的化学品
3	高毒 短期接触后能引起严重的暂时性或永久性伤害和有致癌性化学品	高度易燃 常温常压下,能迅速燃烧的化学品	很不稳定 在强引发源或在引发前需加热的条件下,能发生爆轰、爆炸性分解或反应的化学品
2	中等毒性 短期接触或高浓度接触可引起暂时性的伤害和长期接触可导致较为严重伤害的化学品	易燃 在引燃时需要适当加热或接触较高温度时才能燃烧的化学品	不稳定 在加热或加压条件下可发生剧烈的化学变化的化学品
1	低毒 短期接触可引起刺激,但不造成永久伤害和长期接触能造成不良影响的化学品	可燃 引燃前需要预加热的化学品	较稳定 常温常压下稳定,但受热或加压时不稳定的化学品
0	无毒 长期接触基本上不造成危害的化学品	不燃 接触815℃的高温5min之内不能燃烧的化学品	稳定 常温常压下甚至着火条件下也稳定的化学品

③ 个体防护分级。根据作业场所的特点和化学品危险性大小，提出九种防护方案。分别用1～9九个黑色数码和11个示意图形表示，黑色数码填入白色菱形中，示意图置标签的下方，数码越大，防护级别越高。个体防护分级原则见表2-2。

表2-2　个体防护分级

级别	防护措施	适用范围
9	全封闭防毒服,特殊防护手套,自给式呼吸器	环境中氧浓度低于18%,所接触毒物为剧毒及毒物浓度较高的场所;强刺激、强腐蚀性的场所
8	防护服,特殊防护手套,自给式呼吸器	环境中氧浓度低于18%,所接触毒物为高毒物或具有窒息性气体的场所
7	防护服,特殊防护手套,全面罩防毒面具	环境中氧浓度高于18%,所接触毒物为高毒物及毒物浓度较高的场所;刺激性和腐蚀性均较强的场所
6	防护服,特殊防护手套,半面罩防毒面具,防护眼镜	环境中氧浓度高于18%,所接触毒物为中等毒物及毒物浓度较高且其刺激性和腐蚀性均较弱的场所

续表

级别	防 护 措 施	适 用 范 围
5	防护服,特殊防护手套,防尘口罩	环境中氧浓度高于18%,所接触粉尘具低毒性且浓度较低的场所
4	防护服,特殊防护手套,半面罩防毒面具	所接触的物质刺激性强、腐蚀性强但具有低毒性的场所
3	防护服,特殊防护手套,半面罩防毒面具	所接触的物质具有低毒性及刺激性、腐蚀性均较弱的场所
2	防护服,特殊防护手套,防护眼镜	所接触的物质刺激性较弱的场所
1	防护服,一般防护手套	所接触的物质微毒、微腐蚀性、无刺激性的场所

④ 危险性概述。简要概述燃爆、健康危害方面的信息。

⑤ 特性。主要指理化特性和燃爆特性,包括最高容许浓度、外观与性状、熔点、沸点、蒸气相对密度、闪点、引燃温度、爆炸极限等。

⑥ 健康危害。简述接触危险化学品后对人体产生的危害,包括中毒表现和体征等。

⑦ 应急急救信息。提供作业岗位主要危险化学品的皮肤接触、眼睛接触、吸入、误食的急救方法、应急咨询电话和消防、泄漏处理措施等方面的信息。

作业场所化学品安全标签样例如图2-4所示。

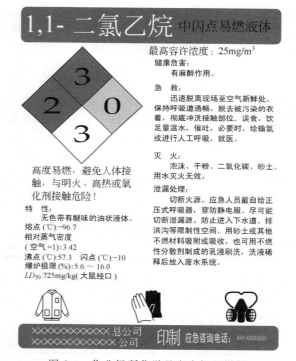

图2-4 作业场所化学品安全标签样例

（3）作业场所安全标签的使用 作业场所安全标签应在生产、操作处置、储存、使用等场所明显处进行张贴或挂栓;其张贴和挂栓的形式可根据作业场所而定,如可张贴在墙上、装置或容器上,也可单独立牌。

四、化学品安全技术说明书

化学品安全技术说明书详细描述了化学品的燃爆、毒性和环境危害,给出了安全防护、急救措施、安全储运、泄漏应急处理、法规等方面信息，是了解化学品安全卫生信息的综合性资料。

1. 安全技术说明书释义

化学品安全技术说明书（safety data sheet for chemical products，SDS），提供了化学品（物质或混合物）在安全、健康和环境保护等方面的信息，推荐了防护措施和紧急情况下的应对措施。在一些国家，化学品安全技术说明书又被称为物质安全技术说明书（material safety data sheet，MSDS）。SDS是化学品的供应商向下游用户传递化学品基本危害信息（包括运输、操作处置、储存和应急行动信息）的一种载体。还可以向公共机构、服务机构和其他涉及该化学品的相关方传递这些信息。

2. 安全技术说明书的主要作用

安全技术说明书作为最基础的技术文件，主要用途是传递安全信息，其主要作用体现在：一是化学品安全生产、安全流通、安全使用的指导性文件；二是应急作业人员进行应急作业时的技术指南；三是为危险化学品生产、处置、储存和使用各环节制订安全操作规程提供技术信息；四是化学品登记注册的主要基础文件；五是企业安全教育的主要内容。

安全技术说明书不可能将所有可能发生的危险及安全使用的注意事项全部表示出来，加之作业场所情形各异，所以安全技术说明书仅是用以提供化学商品基本的安全信息，并非产品质量的担保。

3. 企业责任

（1）生产企业的责任　生产企业既是化学品的生产商，又是化学品使用的主要用户，对安全技术说明书的编写和供给负有最基本的责任。

① 作为对用户的一种服务，生产企业必须按照国家法规填写符合标准要求的安全技术说明书，全面详实地向用户提供有关化学品的安全卫生信息。

② 确保接触化学品的作业人员能方便地查阅相关物质的安全技术说明书。

③ 确保接触化学品的作业人员已接受过专业培训教育，能正确掌握安全使用、储存和处理的操作程序和方法。

④ 有责任在紧急事态下，向医生和护士提供涉及商业秘密的有关医疗信息。

⑤ 负责更新本企业产品的安全技术说明书（规定要求5年）。

（2）使用单位的责任　作为化学品的用户，应承担以下责任。

① 向供应企业索取最新版本的化学品安全技术说明书。

② 评审从供应商处索取的安全技术说明书，针对本企业的应用情况和掌握的信息，补充新的内容，如实填写日期。

③ 对生产企业修订后的安全技术说明书，应用部门应及时索取，根据生产实际所需，务必向生产企业提供增补安全技术说明书内容的详细资料，并据此提供修改本企业危险化学品生产的安全技术操作规程。

（3）经营、销售企业的责任

① 经营和销售化学品的企业所经营的化学品必须附有安全技术说明书，作为对用户的一种服务，提供给用户。

② 经营进口化学品的企业，应负责向供应商、进口商索取最新版本的中文安全技术说明书，随商品提供给用户。

4. 化学品安全技术说明书概述

总体上一种化学品应编制一份SDS。

① SDS中包含的信息是与组成有关的非机密信息，其成分可以按照标准规定，以不同

的方式提供。

②供应商应向下游用户提供完整的 SDS，以提供与安全、健康和环境有关的信息。供应商有责任对 SDS 进行更新，并向下游用户提供最新版本的 SDS。

③ SDS 的下游用户在使用 SDS 时，还应充分考虑化学品在具体使用条件下的风险评估结果，采取必要的预防措施。SDS 的下游用户应通过合适的途径将危险信息传递给不同作业场所的使用者，当为工作场所提出具体要求时，下游用户应考虑有关的 SDS 的综合性建议。

④由于 SDS 仅和某种化学品有关，它不可能考虑所有工作场所可能发生的情况，所以 SDS 仅包含了保证操作安全所必备的一部分信息。

⑤ SDS 应按使用化学品工作场所控制法规总体要求，提供某一种物质或混合物有关的综合性信息。

注：当化学品是一种混合物时，没有必要编制每个相关组分的单独的 SDS。编制和提供混合物的 SDS 即可。当某种成分的信息不可缺少时，应提供该成分的 SDS。

5. 化学品安全技术说明书的内容和通用形式

SDS 将按照下面 16 部分提供化学品的信息，每部分的标题、编号和前后顺序不应随意变更：①化学品及企业标识；②危险性概述；③成分/组成信息；④急救措施；⑤消防措施；⑥泄漏应急处理；⑦操作处置与储存；⑧接触控制和个体防护；⑨理化特性；⑩稳定性和反应性；⑪毒理学信息；⑫生态学信息；⑬废弃处置；⑭运输信息；⑮法规信息；⑯其他信息。

在 16 部分下面填写相关的信息，该项如果无数据，应写明无数据原因。16 部分中，除第 16 部分"其他信息"外，其余部分不能留下空项。SDS 中信息的来源一般不用详细说明。

《化学品安全技术说明书　内容和项目顺序》（GB/T 16483—2008）规定的化学品安全技术说明书包括安全卫生信息 16 大项近 70 个小项的内容（与国际上流行的 MSDS 内容完全一致），具体项目如下：

（1）化学品及企业标识　主要标明化学品的名称，该名称应与安全标签上的名称一致，建议同时标注供应商的产品代码。应标明供应商的名称、地址、电话号码、应急电话、传真和电子邮件地址。该部分还应说明化学品的推荐用途和限制用途。

（2）危险性概述　该部分应标明化学品主要的物理和化学危险性信息，以及对人体健康和环境影响的信息，如果该化学品存在某些特殊的危险性质，也应在此处说明。

如果已经根据 GHS（Globally Harmonized System of Classification and Labeling of Chemicals 全球化学品分类及标记协调统一制度）对化学品进行了危险性分类，应标明 GHS 危险性类别，同时应注明 GHS 的标签要素，如象形图或符号、防范说明，危险信息和警示词等。象形图或符号如火焰、骷髅和交叉骨可以用黑白颜色表示。GHS 分类未包括的危险性（如粉尘爆炸危险）也应在此处注明。应注明人员接触后的主要症状及应急综述。

（3）成分/组成信息　该部分应注明该化学品是物质还是混合物。如果是物质，应提供化学名或通用名、美国化学文摘登记号（CAS 号）及其他标识符。如果某种物质按 GHS 分类标准分类为危险化学品，则应列明包括对该物质的危险性分类产生影响的杂质和稳定剂在内的所有危险组分的化学名或通用名以及浓度或浓度范围。如果是混合物，不必列明所有组分。如果按 GHS 标准被分类为危险的组分，并且其含量超过了浓度限值，应列明该组分的名称信息、浓度或浓度范围。对已经识别出的危险组分，也应该提供被识别为危险组分的那些组分的化学名或通用名、浓度或浓度范围。

（4）急救措施　该部分应说明必要时应采取的急救措施及应避免的行动，此处填写的文字应该易于被受害人和（或）施救者理解。根据不同的接触方式将信息细分为：吸入、皮肤接触、眼睛接触和食入。该部分应简要描述接触化学品后的急性和迟发效应、主要症状和对健康的主要影响，详细资料可在（11）中列明。如有必要，本项应包括对保护施救者的忠告和对医生的特别提示。如有必要，还要给出及时的医疗护理和特殊的治疗。

（5）消防措施　该部分应说明合适的灭火方法和灭火剂，如有不合适的灭火剂也应在此处标明。应标明化学品的特别危险性（如产品是危险的易燃品）。标明特殊灭火方法及保护消防人员特殊的防护装备。

（6）泄漏应急处理　该部分应包括以下信息：①作业人员防护措施、防护装备和应急处置程序；②环境保护措施；③泄漏化学品的收容、清除方法及所使用的处置材料（如果和第13部分不同，列明恢复、中和和清除方法）。提供防止发生次生危害的预防措施。

（7）操作处置与储存

① 操作处置。应描述安全处置注意事项，包括防止化学品人员接触、防止发生火灾和爆炸的技术措施和提供局部或全面通风、防止形成气溶胶和粉尘的技术措施等。还应包括防止直接接触不相容物质或混合物的特殊处置注意事项。

② 储存。应描述安全储存的条件（适合的储存条件和不适合的储存条件）、安全技术措施、同禁配物隔离储存的措施、包装材料信息（建议的包装材料和不建议的包装材料）。

（8）接触控制和个体防护　列明容许浓度，如职业接触限值或生物限值。列明减少接触的工程控制方法，该信息是对（7）内容的进一步补充。如果可能，列明容许浓度的发布日期、数据出处、试验方法及方法来源。列明推荐使用的个体防护设备。例如：呼吸系统防护；手防护；眼睛防护；皮肤和身体防护。标明防护设备的类型和材质。化学品若只在某些特殊条件下才具有危险性，如量大、高浓度、高温、高压等，应标明这些情况下的特殊防护措施。

（9）理化特性　该部分应提供以下信息：①化学品的外观与性状，例如物态、形状和颜色；②气味；③pH值，并指明浓度；④熔点/凝固点；⑤沸点、初沸点和沸程；⑥闪点；⑦燃烧上下极限或爆炸极限；⑧蒸气压；⑨蒸气密度；⑩密度/相对密度；⑪溶解性；⑫n-辛醇/水分配系数；⑬自燃温度；⑭分解温度；如果有必要，应提供下列信息：气味阈值；蒸发速率；易燃性（固体、气体）。也应提供化学品安全使用的其他资料，例如放射性或体积密度等。必要时，应提供数据的测定方法。

（10）稳定性和反应性　该部分应描述化学品的稳定性和在特定条件下可能发生的危险反应。应包括以下信息：①应避免的条件（例如静电、撞击或震动）；②不相容的物质；③危险的分解产物，一氧化碳、二氧化碳和水除外。填写该部分时应考虑提供化学品的预期用途和可预见的错误用途。

（11）毒理学信息　该部分应全面、简洁地描述使用者接触化学品后产生的各种毒性作用（健康影响）。应包括以下信息：①急性毒性；②皮肤刺激或腐蚀；③眼睛刺激或腐蚀；④呼吸或皮肤过敏；⑤生殖细胞突变性；⑥致癌性；⑦生殖毒性；⑧特异性靶器官系统毒性——一次性接触；⑨特异性靶器官系统毒性——反复接触；⑩吸入危害。还可以提供下列信息：毒代动力学、代谢和分布信息。注：体外致突变试验数据如Ames试验数据，在生殖细胞致突变条目中描述。如果可能，分别描述一次性接触、反复接触与连续接触所产生的毒作用；迟发效应和即时效应应分别说明。潜在的有害效应，应包括与毒性值（例如急性毒性估计值）测试观察到的有关症状、理化和毒理学特性。应按照不同的接触途径（如：吸入、皮肤接触、眼睛接触、食入）提供信息。如果可能，提供更多的科学实验产生的数据或结果，并标明引用文献资料来源。如果混合物没有作为整体进行毒性试验，应提供每个组分的相关信息。

（12）生态学信息　该部分提供化学品的环境影响、环境行为和归宿方面的信息，如：化学品在环境中的预期行为，可能对环境造成的影响/生态毒性；持久性和降解性；潜在的生物累积性；土壤中的迁移性。如果可能，提供更多的科学实验产生的数据或结果，并标明引用文献资料来源。如果可能，提供任何生态学限值。

（13）废弃处置　该部分包括为安全和有利于环境保护而推荐的废弃处置方法信息。这些处置方法适用于化学品（残余废弃物），也适用于任何受污染的容器和包装。提醒下游用户注意当地废弃处置法规。

（14）运输信息　该部分包括国际运输法规规定的编号与分类信息，这些信息应根据不同的运输方式，如陆运、海运和空运进行区分。应包含以下信息：①联合国危险货物编号（UN号）；②联合国运输名称；③联合国危险性分类；④包装组（如果可能）；⑤海洋污染物（是/否）；⑥提供使用者需要了解或遵守的其他与运输或运输工具有关的特殊防范措施。可增加其他相关法规的规定。

（15）法规信息　该部分应标明使用本SDS的国家或地区中，管理该化学品的法规名称。提供与法律相关的法规信息和化学品标签信息。提醒下游用户注意当地废弃处置法规。

（16）其他信息　该部分应进一步提供上述各项未包括的其他重要信息。例如：可以提供需要进行的专业培训、建议的用途和限制的用途等。参考文献可在本部分列出。

6. 安全技术说明书的结构

安全技术说明书由以下4部分构成。

① 在紧急事态下首先需要知道是什么物质，有什么危害？〔包括（1）、（2）、（3）部分〕

② 危险情形已经发生，应该怎么做？〔包括（4）、（5）、（6）部分〕

③ 如何预防和控制危险发生？〔包括（7）、（8）、（9）、（10）部分〕

④ 其他一些关于危险化学品安全的主要信息。〔包括（11）、（12）、（13）、（14）、（15）、（16）部分〕

7. 安全技术说明书的格式和填写要求

① 生产企业在编制安全技术说明书时，应按标准规定的全部内容和格式进行填写，并采用"一物一书"的方式填写，同类物、同系物的安全技术说明书不能相互代替；化合物要填写具体成分和含量。

② 安全技术说明书规定的十六大项内容在编写时不能随意删除或合并，其顺序不可随意变更。对有些特殊物质，应增设相关项目，以说明其特殊性。

③ 安全技术说明书填写的数据和资料应真实可靠，尽可能系统全面，项与项之间的数据不能相互矛盾。

④ 安全技术说明书的内容，从该化学品的制作之日算起，每五年更新一次，若发现新的危害性，在有关信息发布后的半年内，生产企业必须对安全技术说明书的内容进行修订。

8. 安全技术说明书的种类

安全技术说明书采用"一个品种一卡"的方式编写，同类物、同系物的技术说明书不能互相替代；混合物要填写有害性组分及其含量范围。所填数据应是可靠和有依据的。一种化学品具有一种以上的危害性时，要综合表述其主、次危害性以及急救、防护措施。

9. 安全技术说明书使用

安全技术说明书由化学品的生产供应企业编印，在交付商品时提供给用户，作为为用户的一种服务随商品在市场上流通。

化学品的用户在接收使用化学品时，要认真阅读技术说明书，了解和掌握化学品的危险性，并根据使用的情形制订安全操作规程，选用合适的防护器具，培训作业人员。

10. 安全技术说明书的获取途径

有许多途径可以得到 MSDS，常用的主要有以下几种。

① 实验室或者车间里应该有随购买的有害化学品附带的 MSDS（切记不要随意丢掉这些文件资料）。

② 许多大学和商业机构都在网站上收集有大量 MSDS，可查问公司的环境或职业卫生部门或工程部门。

③ 可通过商务服务取得化学品安全技术说明书（MSDS）。

④ 可以从所购买的化学品供应商那里取得 MSDS，也可以向这些化学品的制造商的客户服务部门索取。

⑤ 互联网上有许多免费资源可以查找。

⑥ 也可以购买软件或者互联网分发服务。

一些书籍也有这些内容，但不一定有 MSDS 文件，一般会给您提供有关化学品毒性、物化性能以及使用事项的实际数据。

五、安全教育

安全教育是化学品安全管理的一个重要组成部分，其目的是通过培训使工人能正确使用安全标签和安全技术说明书。了解所使用的化学品的燃烧爆炸危害、健康危害和环境危害；掌握必要的应急处理方法和自救、互救措施；掌握个体防护用品的选择、使用、维护和保养；掌握特定设备和材料如急救、消防、溅出和泄漏控制设备的使用。使化学品的管理人员和接触化学品的工人能正确认识化学品的危害，自觉遵守规章制度和操作规程，从主观上预防和控制化学品危害。

应会操练

一、以下各硫化氢中毒事故案例，皆因涉险人员安全意识淡薄、盲目施救而造成人员伤亡扩大。

◇ 2007 年 5 月 5 日，天津市津南区振兴实业有限公司在对该区黑子食品有限公司污水处理池进行污水、污泥清理时，未经检测，就进入通风不畅的污水池内作业，2 名施工人员作业时硫化氢中毒晕倒，另 2 名施工人员盲目下池施救，也相继晕倒，共造成 2 人死亡、2 人受伤。

◇ 2007 年 5 月 27 日，安徽省宿松县汇口镇一土炼油厂 2 名工人清洗炼油池，吸入了池中飘出的大量硫化氢气体导致中毒死亡，1 名探亲群众盲目施救，也相继中毒死亡。

◇ 2007 年 7 月 11 日，浙江省湖州市德清县新市镇德清豪鹰生物酵母厂 1 名职工在酵母车间发酵罐内清理垃圾袋时硫化氢中毒晕倒，另 2 名职工既不及时报告，又未采取防护措施，先后进入发酵罐内盲目施救，又相继中毒晕倒。事故共造成 3 人死亡。

◇ 2007 年 8 月 7 日，甘肃靖远县华夏纸品工贸有限公司 1 名职工在清理纸浆池时发生硫化氢中毒，另 5 名职工在营救过程中发生连锁中毒事故，造成 3 人死亡、3 人受伤。

研读以上事故案例，根据本章所学内容完成如下任务。

任务一　检索硫化氢安全技术说明书，了解硫化氢的危险性，对上述各事故案例作业危险进行分析，从而分析事故发生的原因。

任务二　根据硫化氢安全技术说明书，为上述各事故案例中作业人员配备个体防护用品，并制定安全作业措施。

任务三　根据硫化氢安全技术说明书，为上述各事故案例中事故抢救人员配备个体防护装备。

【任务提示】 硫化氢（H_2S）是无色气体，有特殊的臭味（臭蛋味），易溶于水；相对密度比空气大，易积聚在长期不用的设施或通风不良的场所，如城市污水管道、窨井、污水泵站、污水池、炼油池、纸浆池、发酵池、垃圾堆放场、粪池、船舱、地下隐蔽工程、密闭容器等。在清淤和维修作业易发生硫化氢中毒事故。硫化氢属窒息性气体，是一种强烈的神经毒物。硫化氢浓度在 $0.4mg/m^3$ 时，人能明显嗅到硫化氢的臭味；$70\sim150mg/m^3$ 时，吸入数分钟即发生嗅觉疲劳而闻不到臭味，浓度越高嗅觉疲劳越快，越容易使人丧失警惕；超过 $760mg/m^3$ 时，短时间内即可发生肺水肿、支气管炎、肺炎，可能引起生命危险；超过 $1000mg/m^3$，可致人发生电击样死亡。

二、某集团有限公司金乡尿素厂"9·15"液氨泄漏事故：某集团金乡尿素厂尿素车间五楼氨冷凝器的下液管至缓冲槽之间的法兰短管发生液氨泄漏。作业现场5人全部死亡。造成该事故的主要原因是该企业租赁其他企业的设备，租赁后不能及时更新陈旧设备，造成尿素车间氨冷凝器下液管严重腐蚀，管壁减薄形成漏点，在进行"注胶堵漏"时，管道断裂，液氨泄漏，以致造成此次重大事故。

研读上述事故案例，根据本章所学内容完成如下任务。

任务一　在熟悉危险化学品的固有危险性及过程危险性的基础上，全面分析事故发生的原因，并提出安全作业措施。

任务二　根据所学内容为事故现场工作人员及事故抢救人员，选择个体防护装备。

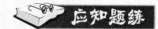 应知题练

一、选择题

1. 以下危险化学品的危险特性中（　　）不是生物危险性。

　　A. 毒性　　　　　　　B. 致癌危险性　　　C. 腐蚀性和刺激性　　　D. 燃烧性

2. 危险化学品安全技术说明书（　　）更换一次。

　　A. 每三年　　　　　　B. 每两年　　　　　　C. 每五年　　　　　　　D. 每年

3. 危险化学品生产企业销售其生产的危险化学品时，应当提供与危险化学品完全一致的化学品（　　），并在包装上加贴或者拴挂与包装内危险化学品完全一致的化学品（　　）。

　　A. 安全使用说明书　安全标签　　　　　　　B. 安全技术说明书　运输标签

　　C. 安全技术说明书　安全标签　　　　　　　D. 合格证　商标

4. 在《化学品安全标签编写规定》（GB 15258—2009）中，根据化学品的危险程度和类别，用（　　）分别进行危害程度的警示。

　　A. 警告、小心　　　　　　　　　　　　　　B. 危险、警告

　　C. 红色、黄色　　　　　　　　　　　　　　D. 红色、黑色

5. 化学品安全技术说明书的内容不包括（　　）。

　　A. 化学品名称及企业标识　　　　　　　　　B. 化学品制造工艺

　　C. 急救措施及消防措施　　　　　　　　　　D. 毒理学与生态学资料

二、简答题

1. 危险化学品可分为哪些大类？

2. 危险化学品有哪些固有危险性？

3. 分析危险化学品的过程危险性。

4. 危险化学品管理控制的内容有哪些？

5. 什么是危险化学品安全标签，安全标签的作用有哪些？

6. 什么是危险化学品安全技术说明书，安全技术说明书的作用是什么？

素材库导引

1. 相关法律法规及标准

(1)《危险化学品安全管理条例》（中华人民共和国国务院令 第 591 号）

(2)《危险化学品登记管理办法》（国家安全生产监督管理总局令 第 53 号）

(3)《危险化学品生产企业安全生产许可证实施办法》（国家安全生产监督管理总局令 第 41 号）

(4)《危险化学品安全使用许可证实施办法》（国家安全生产监督管理总局令 第 57 号）

(5)《危险货物分类和品名编号》GB 6944—2012

(6)《化学品分类和危险性公示 通则》GB 13690—2009

(7)《危险化学品经营许可证管理办法》（国家安全生产监督管理总局令 第 55 号）

(8)《危险货物运输包装通用技术条件》（GB 12463—2009）

(9)《包装储运图示标志》（GB/T 191—2008）

(10)《常用化学危险品贮存通则》（GB 15603—1995）

(11)《化学品安全标签编写规定》（GB 15258—2009）

(12)《化学品安全技术说明书 内容和项目顺序》（GB/T 16483—2008）

2. 网络资源

(1) 中国化学品安全网（http：//service.nrcc.com.cn/）

(2) 国家安全生产监督管理总局视频在线栏目（www.chinasafety.gov.cn/newpage/spzx/spzx.htm）

① 危险化学品重大危险源监督管理规定解读

② 危险化学品安全监管业务知识讲座

③ 危险化学品安全监管培训讲座

④ 危险化学品与安全防范

3. 视频：危险化学品安全常识（时长：48 分 14 秒）

(http：//v.youku.com/v_show/id_XMTc4ODgxODYO.html)

第二部分

化工安全技术篇

第三章

防火防爆技术

学习目标

知识目标

1. 掌握燃烧的条件和灭火的原理；熟悉燃烧的类型和特征。
2. 熟悉燃烧的三个重要技术参数：闪点、着火点和自燃点。
3. 了解爆炸的定义、特征和分类；熟悉爆炸极限的含义和影响爆炸极限的因素；了解爆炸极限的意义。
4. 熟悉导致火灾的原因、火灾发展过程的特点，特别是化工火灾的原因和特点；了解火灾的危害性和烟气控制。
5. 熟悉预防燃烧爆炸的各项措施。
6. 掌握常用灭火剂、灭火器的使用方法、适用范围和注意事项。
7. 熟悉灭火系统和火灾自动报警系统。

能力目标

1. 能运用燃烧的知识和灭火的原理，扑救日常生活中简单的火灾；通过火灾的危害性和烟气控制，克服人们对火灾、爆炸事故的恐惧心理，并在火灾来临时能顺利地自救和逃离火场，增强防火防爆意识及自救能力。
2. 通过灭火措施的学习，正确选择和使用灭火器材，抓住时机把火灾消灭在初期阶段，使人员和财产损失降到最低。
3. 通过运用科学的火灾自动报警装置，科学地报警和灭火。

第一节　燃烧与爆炸基础知识

一、燃烧基础知识

1. 燃烧的定义和特征

燃烧，俗称"着火"，是可燃物与助燃物（氧、空气或氧化剂）作用发生的强烈化学反应，是单位时间内产生的热量大于消耗的热量的放热反应。

燃烧具有的特征：生成了与原来的物质完全不同的新物质；通常伴有火焰、发光或发烟现象。

通常讲的燃烧一般是要有氧气或空气参加的，但在一些特殊情况下的燃烧可以在无氧的条件下即与氧化剂作用进行，如化工生产中，氢气在氯气中燃烧、镁条在二氧化碳中的燃烧等。这些反应虽没有氧气参加，但是发生了剧烈的发光发热及生成新物质的化学反应，同样属于燃烧范畴。

2. 燃烧的要素和条件

燃烧是有条件的，且必须同时具备下列三个条件。

（1）可燃性物质　凡能与空气、氧或氧化剂起剧烈反应的物质均称为可燃物。可燃物包括可燃气体，如氢气、一氧化碳、液化石油气等；可燃液体，如汽油、酒精、甲醇等；可燃固体，如煤、木材、纸张、棉花等。在化工生产中，很多原料、中间体、半成品和成品都是可燃物质。

（2）助燃性物质　凡能帮助和维持燃烧的物质，均称为助燃物。如氧、空气、氯气和氯酸钾等氧化剂。

（3）点火源　凡能导致可燃性物质燃烧的能源，均称为点火源。如明火、摩擦、撞击、电火花、高温物体、光、射线、化学反应热和生物热等。

三者称为燃烧三要素，是燃烧的三个必要条件，它们同时存在，相互作用，燃烧方可发生；缺少任何一个，燃烧就不能发生。

但三个要素同时具备也不一定就会发生燃烧，还需要一定的"量"这一条件。即三个要素在数量上的变化会直接影响燃烧是否发生和持续进行。例如，一个小火花可能引燃乙醚和引爆达一定浓度的可燃气与空气的混合气，却不能引燃煤块和木材；一根火柴足以点燃一张纸却不能点燃一块木头，这说明点火源必须有一定的温度和热量。再如，点燃的蜡烛用玻璃罩罩住后，空气不再进入，一会儿蜡烛就会熄灭，这说明燃烧必须具有一定的助燃物。再如氢气在空气中的浓度小于 4.1% 时就不能点燃，大于 75% 同样不能点燃；而一般可燃物质在空气中的氧气低于 14% 时也不会发生燃烧，这说明可燃物需要一定的量，浓度不能太低，也不能太高。另外，燃烧反应还受温度、压力、组成等因素的影响。

因此，燃烧的充分条件为：一定数量的可燃物；足够数量的氧化剂；一定温度和能量的点火源。三个要素必须同时存在并相互作用，才会发生燃烧。

相反的，对已经发生的燃烧，只要消除其中任何一个必要条件，燃烧就会终止，也就是灭火的基本原理。

3. 燃烧的过程

可燃物质燃烧需要一定的过程。因为大多可燃物质的燃烧是在形成蒸气或气态下进行的。可燃物质存在的状态不同（气态、液态、固态），燃烧过程也就不同。

可燃气体本是气态，在点火源作用下加热到着火点（燃点），即只要达到其本身氧化分解所需的能量，便迅速发生燃烧，是燃烧最容易的。

可燃液体在点火源作用下，首先蒸发为可燃蒸气，然后蒸气得到一定能量再氧化分解，从而发生燃烧。实际上是液体蒸气的燃烧。

可燃固体在点火源作用下，如果是简单物质，如硫黄、磷等，首先熔融，然后蒸发为可燃蒸气，与空气混合得到一定能量后发生燃烧，没有分解过程；如果是复杂物质，如木材、沥青和煤等，则是受热分解产生可燃性气体，与空气混合而进行的燃烧。实际上是固体蒸气或分解气体的燃烧。

4. 燃烧的形式

可燃物质存在状态不同（气态、液态、固态），燃烧形式也多种多样。

（1）均一系燃烧和非均一系燃烧　非均一系燃烧指可燃物与助燃物并非同相，如酒精（液相）、煤（固相）在空气（气相）中的燃烧；反之为均一系燃烧。

（2）混合燃烧和扩散燃烧　混合燃烧指可燃气体与助燃气体的均一系燃烧，它们先混合后进行的燃烧，如氢气在氧气中的燃烧，煤气在空气中的燃烧；扩散燃烧指可燃气体由容器或管道中喷出，其分子与空气中的氧分子通过扩散，相互接触，边混合边进行的燃烧。混合燃烧反应迅速，温度高，火焰传播速度快。通常的爆炸反应即属于这一类。

（3）蒸发燃烧和分解燃烧　蒸发燃烧指可燃液体蒸发产生可燃蒸气的燃烧（因为大多可燃物质的燃烧是在形成蒸气或气态下进行的）。如硫黄、萘等可燃固体，被加热升华或熔融成蒸气物质的燃烧。分解燃烧，是由于热分解产生可燃性的气体，然后与空气混合而进行的燃烧。很多固体或不挥发性液体，如木材、沥青和煤的燃烧即属分解燃烧。

（4）火焰型燃烧和表面燃烧（又叫均热型燃烧）　蒸发燃烧和分解燃烧均有火焰产生，均属于火焰型燃烧；可燃性固体（木材、煤等）燃烧热解到最后使其炭化，在已生成无定形碳的固体表面上所进行的燃烧。即分解不出可燃气体时，此时没有可见火焰，燃烧转为表面燃烧。金属的燃烧属于表面燃烧。有的固体难气化变成蒸气，而是直接燃烧，所以只有火星，没有火焰，迸发出的火星是颗粒状固体碎渣在燃烧，也没有火焰，例如铁丝的燃烧。

（5）完全燃烧与不完全燃烧　根据燃烧反应进行的程度（燃烧产物）分为完全燃烧和不完全燃烧。

5. 燃烧的速度

可燃物质存在状态（气态、液态、固态）不同，其燃烧过程又大多是在形成蒸气或气态下进行的，燃烧形式又多种多样，其燃烧速度也就大不同。

（1）气体燃烧速度　气体燃烧速度最快，但仍随物质的组成不同而变化，简单气体（如氢气）比复杂气体（如乙炔气、天然气）的燃烧速度快，因为简单气体只需受热、氧化等过程；而复杂气体需要受热、分解、氧化等过程。混合燃烧速度比扩散燃烧速度快。

气体燃烧速度常以火焰的传播速度来衡量。

气体火焰的传播速度受管子直径影响明显，一般随管径增加而增加，但达到某个极限值时，传播速度就保持不变。反之，传播速度随管径减少而减少，但达到某个极限值时，传播速度就为零，即停止传播。这就是阻火器的阻火原理。

（2）液体燃烧速度　可燃液体须先蒸发，然后氧化分解，从而发生燃烧。其燃烧速度取决于液体的蒸发速度。易燃液体的燃烧速度受很多因素的影响，如温度、储罐的直径、罐内液面的高低、液体的含水量、蒸汽压等。一般规律为液体温度越高、直径越大、液面越低、含水量越低、蒸汽压越大，燃烧速度越快。此外，风的影响也不能忽略。

（3）固体燃烧速度　可燃固体须熔融，蒸发，氧化分解，从而发生燃烧。其燃烧速度一般小于可燃气体和液体的，且不同组成的可燃固体燃烧速度有很大差异，如萘及其衍生物、三硫化磷、松香等，在常温下是固体，燃烧过程是受热熔化、汽化、分解、氧化、起火燃烧，一般速度较慢。而其他一些如硝基化合物、含硝化纤维的制品等，本身含有不稳定的基团，燃烧是分解式的，燃烧比较剧烈、速度很快。对于同一种固体可燃物其燃烧速度还取决于燃烧比表面积，即燃烧的表面积与体积的比例越大，则燃烧速度越大。在化工防火时，要注意细节区分对待。

6. 燃烧的类型

根据燃烧的起因和剧烈程度不同，燃烧可分为闪燃、点燃（也称强制着火）、自燃、阴燃和爆燃等几种类型，每种类型的燃烧各有其特点。在化工生产中，科学、具体地分析每一类燃烧发生的特殊条件和原因，是研究行之有效的防火和灭火措施的前提。

（1）闪燃与闪点　闪燃是可燃性液体的特征之一。各种液体的表面都有一定量的蒸气存在，蒸气的浓度取决于该液体的温度。温度越高，蒸气浓度越大，蒸气与空气混合会形成可燃性的混合气体。

闪燃是在液体表面产生足够的可燃性蒸气，遇着火源或炽热物体靠近而发生一闪即灭（延续时间少于5s）的燃烧现象。在闪点的温度下，蒸气不多，闪燃后就灭了。但闪燃常常是着火的先兆，当温度高于闪点时，随时都有着火的危险。

闪点是在规定的试验条件下，液体发生闪燃的最低温度。闪点这个概念主要适用于可燃性液体，是评定液体火灾危险性的主要根据。液体的闪点越低，火灾危险性越大。如乙醚的闪点$-45℃$，汽油的闪点低于$-28℃$，它们是低闪点液体，煤油为$28～45℃$是高闪点液体，说明乙醚比煤油的火灾危险性大，并且还表明乙醚具有低温火灾危险性，汽油比煤油的火灾危险性大。

除了可燃性液体外，某些固体，如石蜡、樟脑、萘等，也能在室温下挥发或缓慢蒸发，因此也有闪点。部分常见可燃液体和固体的闪点见表3-1。

表3-1　部分常见可燃液体和固体的闪点

液体名称	闪点/℃	液体名称	闪点/℃
苯	-11.1	焦油	96～105
甲苯	4.4	焦化轻油	28～58
粗二甲苯	28.3～46.1	酚油	大于120
邻二甲苯	72.0	萘油	78
间二甲苯	25.0	萘	80
对二甲苯	25.0	蒽油	140
乙苯	21.1	沥青	232
三甲苯	50	蒽	121
苯乙烯	31.1	醋酸	38
二硫化碳	-30	醋酐	49
苯酚	79.4	脱酚酚油	45
二甲酚	127.2～165	间-对甲酚	94.44
汽油	-42.8	二甲醚	-41.4

续表

液体名称	闪点/℃	液体名称	闪点/℃
甲醇	开口16 闭口12	石脑油(也称轻油, 不同于焦化轻油)	−2
乙醇	14	轻柴油	>55
醋酸甲酯	−10	重柴油	>120
汽油	−50～−20	煤油	28～45
甲醛	32	乙二醇	116

在化工安全生产中,要根据闪点的高低,确定可燃液体的生产、储存、加工和运输的火灾危险性,及采取相应的防火防爆措施。如以油代煤(燃料油广泛用于加热炉燃料、船舶锅炉燃料、冶金炉和其他工业炉燃料),若所选的油料闪点较高,预热温度较高时也无火险,若所选的油料闪点较低,预热温度就不能高,或接近闪点,否则会发生火险。或在高闪点液体中掺入低闪点液体,就会导致爆炸。如宁夏柴油(55℃,国标)中掺入汽油,造成锅炉爆炸,多人死伤;煤油炉中违规操作加注溶剂汽油,引起爆燃。

【案例3-1】 2012年1月5日凌晨2时30分许,上海市某化学技术有限公司发生爆炸,巨大的冲击波使方圆两三百米内十来幢楼房的玻璃全部被震碎。爆炸原因判断为一名工人配制过氧乙酸时操作不慎引起。操作工人失踪,另有3人受伤。

2003年由于缺乏对过氧乙酸(被广泛用于预防非典的消毒药液)安全性能的了解,接连发生几起因过氧乙酸储存、装罐不当引发的火灾、爆裂事故。其中较为典型的有以下3起事故:

5月1～2日,沈阳市某村集体购买的玻璃瓶装过氧乙酸连续发生约20起爆裂事故,造成多人灼伤,其中6人入院治疗。

5月2日下午,上海市一乘客用"雪碧"空瓶自行灌装约1L过氧乙酸,在乘公交车途中,因气温较高发生爆裂,造成13位乘客灼伤,其中5人伤势较重。

5月7日上午,南京市一疾病控制中心储存的约1t过氧乙酸外泄后,因通风不畅,库内温度过高自燃。

过氧乙酸是一种常用的消毒剂,具有强氧化能力,可将各种病原微生物杀灭。工业品过氧乙酸原液通常是15%的,属易燃易爆化学物品,闪点41℃,为甲类危险化学品;为无色液体,有强烈刺激气味,有腐蚀性,纯品极不稳定,在−20℃也会发生爆炸,对人的眼睛、皮肤、黏膜和上呼吸道有强烈刺激作用,危险货物编号52051,存放时应存于阴凉通风的仓库内,用安全的容器盛装,最高仓温不超过30℃,最好存放于0℃的冷库中,远离热源及火种,严禁与还原剂、氨类、碱类、易燃物混储混运。发生火灾可使用的灭火剂为雾状水、砂土、二氧化碳。

(2) 点燃和燃点 点燃又称强制着火,即可燃物质和空气共存条件下,达到某一温度时与明火直接接触引起的燃烧。物质点燃后,先是局部温度增高,再向周围蔓延,但在火源移去后仍能保持继续燃烧的现象。

燃点,是在规定的试验条件下,可燃物质能被点燃的最低温度,也叫着火点。易燃液体的自燃点略高于其闪点1～5℃。

燃点是评价固体和高闪点液体火灾危险性的主要依据。可燃物的燃点越低,火灾危险性越大。在化工防火和灭火工作中,要把温度控制在燃点温度以下,使燃烧不能进行。

(3) 自燃和自燃点 自燃,是指可燃物在空气中没有外来点火源,靠自热或外热积蓄自发而发生的燃烧现象。通常由缓慢氧化放热，散热受阻引起。

自燃包括本身自燃和受热自燃。可燃物质在无外部热源影响下，由于其内部的物理作用（如吸附、辐射等）、化学作用（如氧化、分解、聚合等）或生物作用（如发酵、细菌腐败等）而发热，热量积聚达到自燃点而自行燃烧的现象称为本身燃烧（也称自热自燃）。比如煤堆、干草堆、赛璐珞、堆积的油纸油布、黄磷等的自燃都属于本身自燃现象。在一般情况下，能引起本身自燃的物质常见的有植物产品、油脂类、煤及其他化学物质，如磷、磷化氢是自燃点低的物质。实际情况，本身自燃引起的火灾较多些。

本身自燃与受热自燃的共性是都不接触明火的情况下"自动"发生的燃烧。区别在于热的来源不同，一个是源于物质本身的热效应，大都由内向外导致的自燃；一个是源于外部热源，由外向内导致的自燃。常见自燃现象有堆积植物的自燃、煤的自燃、涂油物（油纸、油布）的自燃、发动机自燃、化学物质及化学混合物的自燃等。

物质自燃点越低，火灾危险性越大，物质的自燃点受压力、组分、催化剂、化学结构等的影响，如压力越高，自燃点越低，火灾危险性越大。化工生产中，可燃气体被压缩时，就常发生爆炸，原因之一可能是自燃点降低了；汽油中加入的抗震剂四乙基铅，就是一种钝性催化剂，因为活性催化剂能降低物质的自燃点，钝性催化剂能提高物质的自燃点，提高稳定性。

本身自燃的现象说明，这种物质潜伏着的火灾危险性比其他物质要大。在实际生产中，将可燃物与烟囱、取暖设备、电热器等热源隔离或保持安全间距；可燃物烘烤、熬炼时，严格控制温度在自燃点之下；维修时润滑机器轴承和易摩擦部分，就是防止摩擦生热自燃等。

【案例 3-2】 2008 年 9 月 20 日中午 13 时 20 分左右，广西某磷酸厂在生产过程中直接从黄磷槽罐车中输送黄磷进入磷酸反应塔内，由于公司技术人员在安装输送塑料管道时插入反应塔一端的管道过长，导致在抽取过程中，部分黄磷残留在管道内接触外界的空气而产生自燃，造成黄磷迅速燃烧，最终引发火灾并且威胁槽罐车内的黄磷及正在生产的化工生产装置。

黄磷又叫白磷，纯白磷是无色透明的晶体，遇光逐渐变为黄色，所以又叫黄磷。熔点 44.1℃，沸点 280℃，易自燃，其着火点为 40℃，但因摩擦或缓慢氧化而产生的热量有可能使局部温度达到 40℃而燃烧。因此，不能说气温在 40℃以下白磷不会自燃。白磷非常活泼，必须储存在水里，有剧毒，误食 0.1g 就能致死。白磷虽然危险，但有很多用途，在工业上用白磷制备高纯度的磷酸。

某单位购买了一汽车生石灰，堆放在一栋木板房旁边，生石灰上面又放了草袋和木料等可燃物。有一天下了一场雨，雨过天晴不久，草袋和木料突然起火，并将木板房烧毁，这次着火的原因是生石灰遇火（或受潮）会立即分解，放出大量的热，温度可达到 700℃左右，而草袋和木板的燃点都很低（草袋约 200℃，木板约 300℃），因而被引着起火。

（4）阴燃 没有火焰和可见光的缓慢燃烧现象称为阴燃。阴燃是固体燃烧的一种形式，是无可见光的缓慢燃烧，通常产生烟和温度上升等现象，它与有焰燃烧的区别是无火焰，与无焰燃烧的区别是能热分解出可燃气，因此在一定条件下阴燃可以转换成有焰燃烧。很多固体物质，如树叶、纸张、锯末、纤维织物、纤维素板、胶乳橡胶以及某些多孔热固性塑料等，都有可能发生阴燃，特别是当它们堆积起来的时候。

由于阴燃的特殊性（无火焰、无火光），火灾不易被发现，隐患更大，更要加强防范。如未熄灭的烟头随手乱扔或扔进塑料垃圾袋内阴燃起火，遇风蔓延扩大成火灾的事例并不少见。因此，化工厂"严禁烟火"的标语随处可见，人人皆知。

（5）爆燃 爆燃是指伴随爆炸的燃烧波，以亚音速传播。爆燃是气体爆炸的一种，是气体充满局部空间时瞬间发生的爆炸，能引起火灾并迅速进入猛烈燃烧阶段，有时也不引起火灾。通常都是因液化石油气、煤气和天然气泄漏后遇引火源而造成的。例如化工生产中常用的锅炉在启动、运行、停运中，炉膛中积存的可燃混合物瞬间同时燃烧，从而使炉膛烟气侧压力突然增加而导致爆燃，严重时，爆燃产生的压力可超过设计结构的允许值而造成水冷壁、刚性梁及炉顶、炉墙破坏。

二、爆炸基础知识

1. 爆炸的定义和特征

爆炸，是指一种发生极为迅速的物理或化学能量释放过程，并发出或大或小声响的现象。在此过程中，系统的内在势能迅速转化为机械能、光能和热能。

爆炸特征：瞬间完成压力急剧膨胀和能量的释放，并往往以冲击波形式对周围介质造成破坏。

2. 爆炸的分类

爆炸按反应方式可分为物理爆炸、化学爆炸和核爆炸。

（1）物理爆炸　物理爆炸是指由物质状态发生突变等引起的爆炸，多数是由于系统内物质温度急剧升高、体积急剧膨胀、压力急剧增加等超过系统容器耐压引起的，如蒸汽锅炉爆炸、容器内液体过热汽化引起的爆炸、轮胎爆炸、压缩气体或液化气体超压引起的爆炸等。爆炸时没有燃烧，爆炸前后物质的化学性质和化学成分均不变，是一种纯物理过程，但有可能引发火灾。

【案例3-3】　2005年12月29日，杭州美时达印染有限公司员工在对热电车间锅炉房余热水箱进行检修时，现场作业人员在对1号炉余热水箱水表检修过程中，因操作失误，误将出水阀关闭，造成设计为常压的余热利用水箱承压爆炸，爆炸使水箱与炉体连接的法兰拉脱，导热油放油管断裂，大量高温导热油外喷，遇炉膛外溢火焰后，引发大火，导致重大爆炸火灾事故，造成3人当场死亡、1人重伤，直接经济损失220余万元。

（2）化学爆炸　化学爆炸是指在极短的时间内，由于物质发生剧烈化学反应而引发的瞬间燃烧，同时生成大量热，并以很大压力向四周迅速扩散的现象。化学爆炸常以冲击波形式对周围介质造成连锁破坏，化学爆炸前后物质的性质和成分均发生了根本的变化。

化学爆炸按爆炸时所产生的化学变化，可分以下三类。

① 简单分解爆炸。引起简单分解爆炸的爆炸物在爆炸时并不一定发生燃烧反应，爆炸所需的热量是由于爆炸物质本身分解时产生的。属于这一类的有叠氮铅、乙炔银、乙炔铜、碘化氮、氯化氮等。这类物质是非常危险的，受轻微震动即引起爆炸。

② 复杂分解爆炸。这类物质爆炸时伴有燃烧现象，燃烧所需的氧由本身分解时供给。各种氮及氯的氧化物、苦味酸等都是属于这一类。这类爆炸性物质的危险性较简单分解爆炸物低，所有炸药的爆炸均属这一类。

③ 爆炸性混合物爆炸。所有可燃气体、可燃蒸气及可燃粉尘与空气（或氧气）混合所形成的混合物的爆炸均属于此类。这类物质爆炸需要一定条件，如爆炸性物质的含量、氧气含量及点火能源等。因此其危险性虽较前两类为低，但极普遍，造成的危害性也较大，石油化工企业中发生的爆炸多属此类。

【案例3-4】　2013年11月22日10时25分，位于山东省青岛某输油管道泄漏原油进入市政排水暗渠，在形成密闭空间的暗渠内油气积聚达到一定浓度后遇火花油气混合气体闪爆起火发生爆炸，现场浓烟冲天，车被炸成两段，路变成河道，黑色蘑菇云穿破云层。事故造成62人死亡、136人受伤，直接经济损失75172万元。

（3）核爆炸　核爆炸是指由原子核分裂或热核的反应引起的在几微秒的瞬间释放出大量能量的爆炸。爆炸时周围较大范围内都将产生大量的 X 射线、中子、α粒子等高能粒子，它们不仅具有摧毁四周一切建筑、杀死大范围内一切有生命的物体的本领，更直接的作用是极迅速地加热周围空气，同时发出很强的光和热辐射。因此核爆炸比化学爆炸更具破坏力，如原子弹、氢弹和核电站爆炸。

核爆炸是通过冲击波、光辐射、早期核辐射、核电磁脉冲和放射性沾染等效应对人体和物体起杀伤和破坏作用的。

3. 爆炸的破坏作用

爆炸通常伴随发热、发光、压力上升、真空和电离等现象，具有很大的破坏作用。它与爆炸物的数量和性质、爆炸时的条件以及爆炸位置等因素有关。主要破坏形式有以下几种。

（1）直接的破坏作用　机械设备、装置、容器等爆炸后产生许多碎片，飞出后会在相当大的范围内造成危害。一般碎片在 100～500m 内飞散。

（2）冲击波的破坏作用　爆炸物质爆炸时，产生的高温高压气体以极高的速度膨胀，像活塞一样挤压周围空气，把爆炸反应释放出的部分能量传递给这压缩的空气层，空气受冲击而发生扰动，使其压力、密度等产生突变，这种扰动在空气中传播就称为冲击波。冲击波的传播速度极快，在传播过程中，可以对周围环境中的机械设备和建筑物产生破坏作用，使人员伤亡。冲击波还可以在它的作用区域内产生震荡作用，使物体因震荡而松散，甚至破坏。

当冲击波大面积作用于建筑物时，波阵面超压在 20～30kPa 内，就足以使大部分砖木结构建筑物受到强烈破坏。超压在 100kPa 以上时，除坚固的钢筋混凝土建筑外，其余部分将全部破坏。因此在易燃易爆的厂房之间，必须考虑一定的安全距离。

（3）造成火灾　爆炸发生后，爆炸气体产物的扩散只发生在极其短促的瞬间，对一般可燃物来说，不足以造成起火燃烧，而且冲击波造成的爆炸风还有灭火作用。但是爆炸时产生的高温高压，建筑物内遗留大量的热或残余火苗，会把从破坏的设备内部不断流出的可燃气体、易燃或可燃液体的蒸气点燃，也可能把厂房内其他易燃物点燃引起火灾。

当盛装易燃物的容器、管道发生爆炸时，爆炸抛出的易燃物有可能引起大面积火灾，这种情况在油罐、液化气瓶爆破后最易发生。正在运行的燃烧设备或高温的化工设备被破坏，其灼热的碎片可能飞出，点燃附近储存的燃料或其他可燃物，也能引起火灾。

4. 爆炸极限

（1）爆炸极限的定义　可燃物质与空气（氧气或氧化剂）均匀混合形成爆炸性混合物，并不是在任何浓度下，遇到火源都能爆炸，而必须是在一定的浓度范围内遇火源才能发生爆炸。这个遇火源能发生爆炸的可燃物浓度范围，称为可燃物的爆炸浓度极限，简称爆炸极限（包括爆炸下限和爆炸上限，可能发生爆炸的最低浓度称爆炸下限，可能发生爆炸的最高浓度称爆炸上限）。

爆炸极限一般用可燃物在空气中的体积分数表示（%），也可以用可燃物的质量浓度表示（g/m³ 或 mg/L）。如一氧化碳与空气的混合物的爆炸极限为 12.5%～80%；木粉的爆炸下限为 40g/m³，煤粉的爆炸下限为 35g/m³，可燃粉尘的爆炸上限，因为浓度太高，大多数场合都难以达到，一般很少涉及。

不同可燃物的爆炸极限是不同的，如甲烷的爆炸极限是 5.0%～15%，氢气的爆炸极限是 4.0%～75.6%，如果氢气在空气中的体积浓度在 4.0%～75.6% 之间时，遇火源就会爆炸，而当氢气浓度小于 4.0% 或大于 75.6% 时，即使遇到火源，也不会爆炸。可燃性混合物处于爆炸下限和爆炸上限时，爆炸所产生的压力不大，温度不高，爆炸威力也小。

可燃性混合物的爆炸极限范围越宽，其爆炸危险性越大，这是因为爆炸极限越宽则出现爆炸条件的机会越多。爆炸下限越低，少量可燃物（如可燃气体稍有泄漏）就会形成爆炸条件；爆炸上限越高，则有少量空气渗入容器，就能与容器内的可燃物混合形成爆炸条件。

生产过程中，应根据各可燃物所具有爆炸极限的不同特点，采取严防"跑、冒、滴、漏"和严格限制外部空气渗入容器与管道内等安全措施。如可燃性混合物的浓度高于爆炸上限时，虽然不会着火和爆炸，但当它从容器里或管道里逸出，重新接触空气时却能燃烧，因此，仍有发生着火的危险。

（2）爆炸极限的意义　爆炸极限是一个很重要的概念，在防火防爆工作中有很大的实际意义。

① 它可以用来评定可燃气体（蒸气、粉尘）燃爆危险性的大小，作为可燃气体分级和确定其火灾危险性类别的依据。《建筑设计防火规范》（GB 50016—2012）把爆炸下限小于10%的可燃气体划为一级可燃气体，其火灾危险性列为甲类。

② 它可以作为设计的依据，例如确定建筑物的耐火等级、设计厂房通风系统等，都需要知道该场所存在的可燃气体（蒸气、粉尘）的爆炸极限数值。

③ 它可以作为制定安全生产操作规程的依据。在生产、使用和储存可燃气体（蒸气、粉尘）的场所，为避免发生火灾和爆炸事故，应严格将可燃气体（蒸气、粉尘）的浓度控制在爆炸下限以下。为保证这一点，在制定安全生产操作规程时，应根据可燃气（蒸气、粉尘）的燃爆危险性和其他理化性质，采取相应的防范措施，如通风、置换、惰性气体稀释、检测报警等。

（3）爆炸极限的影响因素　爆炸极限通常是在常温常压等标准条件下测定出来的数据，它不是固定的物理常数。同一种可燃物质的爆炸极限也不是固定不变的，受诸多因素的影响，如可燃气体的爆炸极限受温度、压力、氧含量、惰性气体含量、火源强度、光源、容器的直径等影响；可燃粉尘的爆炸极限受分散度、湿度、温度和惰性粉尘等影响。

① 初始温度。爆炸性气体混合物的初始温度越高，爆炸极限范围越大，即爆炸下限降低，上限增高。因为系统温度升高，其分子内能增加，使更多的气体分子处于激发态，原来不燃的混合气体成为可燃、可爆系统，所以温度升高使爆炸危险性增大。

② 初始压力和临界压力。一般来说，增加混合气体的初始压力，通常会使上限显著提高，爆炸下限的变化不明显，而且不规则，爆炸范围扩大（在已知的气体中，只有 CO 的爆炸范围是随压力增加而变窄的）。同时增加压力还能降低混合气的自燃点，使得混合气在较低的着火温度下能够发生燃烧。这是因为，处在高压下的气体分子比较密集，浓度较大，这样分子间传热和发生化学反应比较容易，反应速率加快，而散热损失却显著减少。反之，混合气在减压的情况下，爆炸范围会随之减小。但当压力降到某一数值，上限与下限重合，此时的最低压力称为爆炸的临界压力。低于临界压力，混合气或系统无燃烧爆炸的危险。

在一些化工生产中，对爆炸危险性大的物料的生产、储运往往采用在密闭容器内进行减压（负压）操作，目的就是确保在临界压力以下的条件进行，如环氧乙烷的生产和储运。

③ 含氧量。混合气中增加氧含量，一般情况下对下限影响不大，因为可燃气在下限浓度时氧是过量的，在上限浓度时含氧量不足，所以增加氧含量使上限显著增高，爆炸范围扩大，增加了发生火灾爆炸的危险性。若减少氧含量，则会起到相反的效果。例如甲烷在空气中的爆炸范围为 5.3%～14%，而在纯氧中的爆炸范围则放大到 5.0%～61%。甲烷的爆炸极限氧含量为 12%，若低于极限氧含量，可燃气就不能燃烧爆炸了。

④ 惰性气体及杂质含量。混合气体中增加惰性气体含量（如氮、水蒸气、二氧化碳、氩等），会使爆炸上限显著降低，爆炸范围缩小。惰性气体增到一定浓度时，可使爆炸范围为零，混合物不再燃烧。惰性气体含量对上限的影响较之对下限的影响更为显著的原因，是因为在爆炸上限时，混合气中缺氧使可燃气不能完全燃烧，若增加惰性气体含量，会使氧量更加不足，燃烧更不完全，由此导致爆炸上限急剧下降。因此在爆炸性混合气体中加入惰性气体保护和稀释，抑制了燃烧进行，起到防火和灭火的作用。

⑤ 能源与最小点火能量。点火源的能量、热表面的面积、火源与混合气体的接触时间等，对爆炸极限均有影响。一般来说，能量强度越高，加热面积越大，作用时间越长，点火的位置越靠近混合气体中心，则爆炸极限范围越大。不同点火源具有不同的点火温度和点火能量。如明火能量比一般火花能量大，所对应的爆炸极限范围就大；而电火花虽然高，如果不是连续的，点火能量就小，所对应的爆炸极限范围也小。

如甲烷在电压 100V、电流强度 1A 的电火花作用下，无论浓度如何都不会引起爆炸。但当电流强度增加至 2A 时，其爆炸极限为 5.9%～13.6%；3A 时为 5.85%～14.8%。对于一定浓度的爆炸性混合物，都有一个引起该混合物爆炸的最低能量。浓度不同，引爆的最低能量也不同。对于给定的爆炸性物质，各种浓度下引爆的最低能量中的最小值，称为最小引爆能量，或最小引燃能量。

所以最小点火能量也是一个衡量可燃气、蒸气、粉尘燃烧爆炸危险性的重要参数。对于释放能量很小的撞击摩擦火花、静电火花，其能量是否大于最小点火能量，是判定其能否作为火源引发火灾爆炸事故的重要条件。

⑥ 容器。充装容器的材质、尺寸等，对物质爆炸极限均有影响。实验证明，容器直径越小，爆炸极限范围越小。这是因为随着管径的减小，因壁面的冷却效应而产生的热损失就逐步加大，参与燃烧的活化分子就少，导致燃烧温度与火焰传播速度就相应降低，当管径（或火焰通道）小到一定程度时，火焰即不能通过。这一间距称最大灭火间距，亦称之为临界直径，小于临界直径时就无爆炸危险。例如，甲烷的临界直径为 0.4～0.5mm。

容器材料也有很大的影响，例如氢和氟在玻璃器皿中混合，甚至放在液态空气温度下于黑暗中也会发生爆炸，而在银制器皿中，一般温度下才能发生反应。

⑦ 燃气的结构及化学性质。可燃气体的分子结构及其反应能力，影响其爆炸极限。对于烃类化合物而言，具有 C—C 型单键相连的烃类化合物，由于碳键牢固，分子不易受到破坏，其反应能力就较差，因而爆炸极限范围小；而对于具有 C≡C 型三键相连的烃类化合物，由于其碳键脆弱，分子很容易被破坏，化学反应能力较强，因而爆炸极限范围较大；对于具有 C═C 型双键相连的烃类化合物，其爆炸极限范围位于单键与三键之间。对于同一烃类化合物，随碳原子个数的增加，爆炸极限的范围随之变小。

⑧ 燃气的湿度。当可燃气体中有水存在时，燃气爆炸能力降低，爆炸强度减弱，爆炸极限范围减小。在一定的气体浓度下，随着含水量的上升，爆炸下限浓度略有上升，而爆炸上限浓度显著下降。当含水量达到一定值时，上限浓度与下限浓度曲线汇于一点，当气体混合物中含水量超过该点值时，无论燃气浓度如何也不会发生爆炸。因为混合气中水含量增大，水分子（或水滴）浓度升高，与自由基或自由原子发生三元碰撞的概率也就增大，使其失去反应活性，导致爆炸反应能力下降，甚至完全失去反应能力。

⑨ 燃气与空气混合的均匀程度。当燃气与空气充分混合均匀的条件下，若某一点的燃气浓度达到爆炸极限时，整个混合空间的燃气浓度都达到爆炸极限，燃烧或爆炸反应在整个混合气体空间同时进行，其反应不会中断，因此爆炸极限范围大；但当混合不均匀时，就会产生在混合气体内某些点的燃气浓度达到或超过爆炸极限，而另外一些点的燃气浓度达不到爆炸极限，燃烧或爆炸反应就会中断，因此，爆炸极限范围就变小。

⑩ 光对爆炸极限也有影响。在黑暗中氢与氯的反应十分缓慢，但在强光照射下则发生连锁反应导致爆炸。又如甲烷与氯的混合气体，在黑暗中长时间内不发生反应，但在日光照射下，便会引起激烈的反应，如果两种气体的比例适当则会发生爆炸。

另外，表面活性物质对某些介质也有影响，如在球形器皿内于 530℃时，氢与氧完全不反应，但是向器皿中插入石英、玻璃、铜或铁棒时，则发生爆炸。

【案例 3-5】 2002 年 11 月 4 日，某石化公司合成橡胶厂聚丙烯车间，负责人在对罐内可燃气体采样分析含量达 1.33%，大大超出 0.2%的指标，丙烯和氧含量均不合格的情况下，违章安排 4 名民工清理高压丙烯回收罐和原料罐内的聚丙烯粉料，作业过程中民工用铁锹与罐壁摩擦产生火花，引起闪爆，2 名民工死亡，1 名重伤，1 名民工和 1 监护人轻伤。

2010 年 1 月 7 日 17 时 16 分左右，兰州市某石油天然气公司，合成橡胶厂 316 罐区操作工在巡检中发现裂解碳四球罐出口管路弯头处泄漏，立即报告当班班长。17 时 24 分，泄漏的物料达到爆炸极限，遇点火源后发生空间爆炸，进而引起周边 8 个立式储罐、2 个球罐损毁，内部管廊系统损坏严重。之后又接连发生数次爆炸，大火直到 9 日 19 时才基本扑灭。企业和地方消防部门调集 460 余名消防官兵、86 台各类消防车辆。鉴于着火物料多为轻质烃类，扑救十分困难，现场抢险对 4 个着火区实行控制燃烧，同时对周边罐采取隔离冷却保护措施。事故造成 6 人死亡、6 人受伤（其中 1 人重伤），火灾持续时间长，社会影响重大，教训极为深刻。事故暴露出作为危险化学品重大危险源的 316 罐区安全设防等级低，早期投用的储罐本质安全水平、自动化水平不高和应急管理薄弱等问题。

第二节　火灾的形成及其预防原理

一、火灾产生的原因

1. 火与火灾

人类对火进行利用和控制，是文明进步的重要标志之一。但是，失去控制的火，就会给人类造成灾难。所以说人类使用火的历史与同火灾作斗争的历史是相伴相生的。对于火灾，在我国古代，人们就总结出"防为上，救次之，戒为下"的经验。

火灾，是指在时间或空间上失去控制的燃烧所造成的灾害。在各种灾害中，火灾是最经常、最普遍地威胁公众安全和社会发展的主要灾害之一。

2. 火灾产生的原因

化工生产比其他工业具有更特殊的潜在危险性，因为生产中可燃物料用量多、储量大；工艺条件苛刻，状态危险；工艺过程复杂，控制难度大；生产过程中着火源多；加之对其认识不足，在企业管理上还存在漏洞，便极易发生火灾爆炸事故。因此，认真研究化工火灾发生的原因，对有效防止和扑救化工火灾，有着十分重要的意义。

美国保险协会（AIA）对化学工业的 317 起火灾、爆炸事故进行调查，分析了主要和次要原因把化学工业危险因素归纳为九个类型。瑞士再保险公司统计了化学工业和石油工业的 102 起事故案例，也分析了同样九类危险因素所起的作用，得到表 3-2 的统计结果。

由表 3-2 可以看出，在化学工业中，"设备缺陷问题"是最主要的危险因素，此外，"对加工物质的危险性认识不足"、"误操作问题"和"化学工艺问题"三类危险因素也占较大比例。

表 3-2　化学工业和石油工业的危险因素

类　别	危　险　因　素	危险因素的比例/%	
		化学工业	石油工业
1	工厂选址问题	3.5	7.0
2	工厂布局问题	2.0	12.0
3	结构问题	3.0	14.0
4	对加工物质的危险性认识不足	20.2	2.0
5	化工工艺问题	10.6	3.0
6	物料输送问题	4.4	4.0
7	误操作问题	17.2	10.0
8	设备缺陷问题	31.1	46.0
9	防灾计划不充分	8.0	2.0

（1）设备缺陷问题　导致设备缺陷的原因是多种的，如因选材不当而引起装置腐蚀损坏；设备不完善，如缺少可靠的控制仪表；对运转中存在的问题或不完善的防灾措施没有及时改进等。

（2）对加工物质的危险性认识不足　大量新的易燃、易爆、有毒、有害、有腐蚀性危险化学品不断问世。许多危害随着生产工艺技术的不断提高不断显现出来，作为工业生产的原料或产品又存在于生产、加工处理、储存、运输、经营各个过程中。1998年陕西兴华集团硝铵装置发生了一起特大爆炸事故，事故原因是生产指挥人员对氯离子在硝铵生产中的危险性认识不足。由于硝铵生产过程中影响安全的因素很多，尤其对于硝铵溶液受有机物、氯离子污染的严重危害程度，国际国内从理论上都没有一个确切的结论，认识仍存在一定的局限性。

（3）误操作常常是事故的重要原因　误操作有时是"习惯性"操作。忽略关于运转和维修的操作教育，没有充分发挥管理人员的监督作用，开车或停车计划不适当，没有建立操作人员和安全人员之间的协作体制都是导致误操作的重要原因。

（4）化学工艺问题　随着科学的发展、技术的进步和大中型成套设备的引进，化学工业的生产趋向规模大型化、产品多样化、生产过程连续化、操作控制自动化，以及逐渐引入高温、高压、深冷等极限条件的突破。然而，生产工艺的发展必须要有与之相适应的安全技术对策才能保证安全生产。淄博东风化工厂硝酸异辛酯中试爆炸事故的主要原因是对硝酸异辛酯生产过程中的化学不稳定性缺乏全面的了解。该产品的开发是以引进某厂提供的配方和工艺为条件。而东风化工厂误认为原方案是安全的，不了解硝酸异辛酯在混酸存在条件下，超过30℃即有爆炸的危险，并且间歇釜生产是不可行的。所以技术不成熟是事故的根本原因。

化学工业中的火灾爆炸，形式多种多样，但究其九种危险因素有着共同的特点：首先，人的行为起着重要作用。实际上，装置的结构与性能、操作条件以及有关的人员是一个统一体，对装置没有进行正确的安全评价和综合的安全管理是事故发生的重要原因。其次，是在硬件方面，根据各种危险物质的理化性质不同要求提高设备的可靠性。最后，是在软件方面，要加强现代化的安全管理。实践证明，只有通过有效的管理才能对危险性进行有效的控制，即人、物和管理的有机结合。

【案例3-6】2005年11月13日，吉化集团苯胺二车间因精制塔循环系统堵塞，操作人员处理不当发生爆炸火灾，造成工艺设备严重损坏、大面积燃烧，泄漏的有毒有害物料处置不当，通过雨排管线直排江河，造成松花江重大污染。

2009年7月15日2时，河南某公司发生一起严重爆炸事故，造成当班操作人员17人中的7人死亡、9人受伤（其中1人重伤、3人伤势较重），周边108名居民被爆炸产生的冲击波震碎的玻璃划伤。爆炸发生在硝化一车间硝化反应釜，首先是2,4-二硝基氯苯发生爆炸，引起氯苯中转罐着火，继而引发氯苯罐爆炸。爆炸冲击波将硝化一车间厂房夷为平地，并形成一直径约为20米的爆坑。爆炸又引发附近物料储罐起火，所有厂房、房屋损毁严重，靠近工厂约1km范围内居民住宅的玻璃被爆炸产生的冲击波震碎。经查：该企业的硝化反应装置没有装备自动化控制和高温联锁紧急停车系统等自动化监控手段，没有可燃气体泄漏报警装置，仅靠操作人员现场操作和监控硝化反应釜内的反应情况。企业主要化工装置位于高压输电线下方；设备简陋，本质安全水平低；公司安全生产责任制不健全、不落实；管理人员和操作人员文化程度低、业务素质差。公司未经正规设计，厂区布局不合理；与周边居民区安全距离严重不足。

二、火灾事故的发展过程

1. 火灾的发展过程

一般火灾的发展过程可分为四个阶段：初起阶段、发展阶段、猛烈阶段、熄灭阶段。

（1）初起阶段　可燃物在热的作用下蒸发析出气体、冒烟和阴燃，在刚起火后的最初十几秒或几分钟内，燃烧面积都不大，烟气流动速度较缓慢，火焰辐射出的能量还不多，但也能使周围物品开始受热，温度逐渐上升，如果在这个阶段能及时发现并正确扑救，就能用较少的人力和简单的灭火器材将火控制住或扑灭。

（2）发展阶段（也称为自由燃烧阶段）　在这个阶段，火苗蹿起，燃烧强度增大，开始分解出大量可燃气体，气体对流逐渐加强，燃烧面积扩大，燃烧速度加快，需要投入较强的力量和使用较多的灭火器材才能将火扑灭。

（3）猛烈阶段　在这个阶段由于燃烧面积扩大，大量的热释放出来，空气温度急剧上升，发生轰燃，使周围的可燃物、建筑结构几乎全面卷入燃烧。此时，燃烧强度最大，热辐射最强，温度和烟气对流达到最大限度，可燃材料将被烧尽，不燃材料和结构的机械强度也受到破坏，以致发生变形或倒塌，火突破建筑物再向外围扩大蔓延，这是火势的猛烈阶段。在这个阶段，扑救最为困难。

（4）熄灭阶段　在这个阶段火势被控制以后，由于可燃材料已被烧尽，加上灭火剂的作用，火势逐渐减弱直至熄灭。

由上述过程分析可知，初起阶段易于控制和消灭，所以要千方百计抓住这个有利时机，把火灾扑灭在初起阶段，否则需要付出很大的代价，并造成严重的损失和危害。

2. 火灾发展过程的几种现象

（1）火旋风　火在蔓延过程中出现的旋转火焰，多见于森林火灾中，是一种像龙卷风一样的强对流火灾现象。与风向、地理形态、建筑物的影响有关，有垂直火旋风、水平火旋风，它们都会促进火势蔓延速度加快和强度加大。火旋风很难控制和扑灭。

（2）爆燃　是指室内火灾发展过程中，燃烧面积迅速扩大，热释放率迅速增加的一种火灾状态。爆燃发生后，着火区域的热辐射反馈能引起有限空间内可燃物的表面在瞬间全部卷入猛烈燃烧状态。

通常情况下，爆燃是气体爆炸的一种，是以亚音速传播的爆炸，是气体充满局部空间时瞬间发生的爆炸，能引起火灾并迅速进入猛烈燃烧阶段，有时也不引起火灾。室内火灾情况下，爆燃通常都是因液化石油气、煤气和天然气泄漏后遇引火源而造成的。现象都是在空间较小和较为封闭的室内建筑火灾中出现。爆燃现象的发生是造成消防人员伤亡的重要的客观因素。

【案例 3-7】 2007 年 2 月 28 日下午 14 时 30 分，合肥市某小区一居民楼一层发生火灾，就在救火展开后不久，发生了爆燃，产生的冲击波将进入室内灭火的 1 名指挥员、2 名水枪手震昏倒地，同时，站在塑钢推拉门、窗后侧的 2 名士兵也因炸碎的玻璃刺入面部受伤。

又如某地发生火灾，在一间不到 20m² 的房间内存放着大大小小 146 个满灌的液化气钢瓶，受火势威胁，一名消防员破拆卷帘门时发生了爆燃，急速喷射的高温火球致使这名战斗员面部、颈部和手背灼伤。

（3）回燃 死灰复燃的现象叫做回燃。

回燃原因：室内火势熄灭后，由于温度仍很高，可燃物的热分解析出可燃气体，逐渐积累，一旦通风条件改善，这些混合气体会被灰烬点燃，不仅会在室内形成强大快速的火焰传播，而且会在通风口外形成巨大的火球（轰燃）。

回燃的特点：具有隐蔽性和突发性，对生命财产具有较大的危害。

三、火灾事故的特点

1. 火灾分类

根据可燃物的类型和燃烧特性，GB/T 4968—2008《火灾分类》国家标准新规定将火灾定义为六个不同的类别。

A 类火灾：固体物质火灾。这种物质通常具有有机物性质，一般在燃烧时能产生灼热的余烬。如木材、煤、棉、毛、麻、纸张等火灾。

B 类火灾：液体或可熔化的固体物质火灾。如汽油、煤油、柴油、原油、甲醇、乙醇、沥青、石蜡等火灾。

C 类火灾：气体火灾。如煤气、天然气、甲烷、乙烷、丙烷、氢气等火灾。

D 类火灾：金属火灾。如钾、钠、镁、铝镁合金等火灾。

E 类火灾：带电火灾。物体带电燃烧的火灾。

F 类火灾：烹饪器具内的烹饪物（如动植物油脂）火灾。

2. 火灾的等级

根据 2007 年 6 月 26 日公安部下发的《关于调整火灾等级标准的通知》。新的火灾等级标准由原来的特大火灾、重大火灾、一般火灾三个等级调整为特别重大火灾、重大火灾、较大火灾和一般火灾四个等级。

（1）特别重大火灾 指造成 30 人以上死亡，或者 100 人以上重伤，或者 1 亿元以上直接财产损失的火灾。

（2）重大火灾 指造成 10 人以上 30 人以下死亡，或者 50 人以上 100 人以下重伤，或者 5000 万元以上 1 亿元以下直接财产损失的火灾。

（3）较大火灾 指造成 3 人以上 10 人以下死亡，或者 10 人以上 50 人以下重伤，或者 1000 万元以上 5000 万元以下直接财产损失的火灾。

（4）一般火灾 指造成 3 人以下死亡，或者 10 人以下重伤，或者 1000 万元以下直接财产损失的火灾。

注：上述中所称的"以上"包括本数，"以下"不包括本数。

3. 火灾的产物和危害

（1）火灾的产物和危害 火灾的产物主要是热量、缺氧和烟气。

随着现代科技的发展，利用合成材料的数量和品种越来越多，火灾产生的热量释放速率变化快，有害气体也变得更为复杂，其危害有以下几种。

① 对人体直接造成的烧伤和烧死；造成建筑构件损坏、财产的损失。

② 缺氧造成人员呼吸困难、甚至窒息危及生命。人的生命活动一刻也离不开氧气，每人每分钟需要 1～3L 氧气（空气中正常含氧量约 21%）。如果空气中氧含量降至 17% 时，人的肌肉能力下降，工作起来呼吸感到困难，心跳加快，呼吸深度增加，并引起喘息；含氧量降至 10%～14% 时，人会肌肉无力，辨不清方向；降至 6%～10% 时，人会晕倒，短时间内不及时急救，几分钟就会死亡。如《煤矿安全规程》中规定：采掘工作面的进风流中，按体积计算，氧气不得低于 20%。在正常生产中，人们只重视了瓦斯多少，二氧化碳多少，一氧化碳多少，有无硫化氢气体，而往往忽略氧气的含量多少。

③ 烟气的危害。火灾除了造成直接烧伤和烧死外，往往更多（约一半以上）的人员的死亡是烟气造成的。据美国消防界统计，因火灾而死亡的人中 80% 是由于吸入毒性气体而致死的。

（2）烟气

① 烟气定义和组成。烟气是一种混合物，包括燃烧产物如二氧化碳、水蒸气、二氧化氮、氨气、一氧化碳、氰化氢、氯化氢、溴化氢、硫化氢等多种有毒有腐蚀性的气体、固体微小颗粒、液滴和卷入的空气等。

② 烟气的产生。除了少数的纯燃料（如氢气等）燃烧时不产生烟气外，多数可燃物都会产生烟气。

③ 烟气的毒性。窒息，如二氧化碳等气体；中毒，主要是一氧化碳，多数的中毒死亡都是由它引起的；氰化氢是一种迅速致死、窒息性的毒物；二氧化氮对肺刺激性强，能引起即刻死亡以及滞后性伤害；氨气有刺激性，有难以忍受的气味，对眼、鼻有强烈刺激作用；氯化氢是呼吸道刺激剂。

④ 烟气的高温能使人灼伤，造成呼吸困难。

⑤ 烟气能妨碍人员逃生和妨碍灭火。

⑥ 烟气的流动（驱动）力主要是建筑物内外温差引起的烟囱效应，燃烧气体的热膨胀力、浮力，通风系统风机，电梯的活塞效应等。

（3）烟气的控制

① 挡烟。用耐火材料把烟气挡住在某些限定区域，避免扩散到对人或物产生危害的地方。

② 排烟。使烟气沿着对人或物没有危害的渠道排到室外，如排烟囱、排烟井。

③ 防烟分隔。建筑物中的墙壁、隔板、楼板等可作为防烟分隔。

④ 非火源区的烟气稀释（烟气净化、烟气置换）。如开门使烟气泄漏到另一个房间。

⑤ 加压控制。利用风机在烟气分隔物两侧造成压差，从而控制烟气流动。

⑥ 空气流。在大火已被抑制或燃料已被控制的少数情况下可采用，在地铁或隧道中一般不宜采用。

⑦ 浮力。采用风机驱动或自然通风系统，利用热烟气的浮力机制排烟。

【案例 3-8】　1994 年 11 月 27 日，辽宁省阜新市艺苑歌舞厅发生火灾。由于经营者私自采用三合板、丙棉交织布等大量木材和高分子可燃材料装修，并未做阻燃处理；舞池四周放置 56 个聚酯泡沫沙发。火灾发生后，这些物质的燃烧产生大量有毒烟气，再加上歌舞厅装修后比较幽暗封闭，烟气不易散出，使现场人员 1～2min 内便丧失了逃生能力。此次火灾造成 233 人死亡，20 余人受伤。

1995 年 4 月 24 日，新疆乌鲁木齐市凤凰时装城（内设歌舞厅、KTV 包厢、录像厅）发生火灾。由于时装城和歌舞厅装修中使用大量木材、油漆、海绵、化纤装饰布、塑料制品等可燃材料。装修中上部吊顶连接，致起火燃烧后蔓延迅速，大量有毒烟气窜入毗邻的凤凰服装城录像厅，使录像厅内 44 名观众、1 名清洁工和正在装修中的歌舞厅内休息的 7 名民工中毒窒息死亡。

4. 化工火灾特点

化工火灾同自然灾害（水灾、地震灾害、气象灾害等）和其他工业事故灾害一样，具有发生的突发性或随机性、后果的严重性和复杂性、影响的持久性和社会性，给人类造成巨大的影响和损失等特点。

化工火灾又是各类火灾事故中危险最大的，因其经营产品的特殊性和化学产品的日新月异，更具其独特性。

（1）爆炸危险性大和火情复杂　爆炸是化工火灾的一个显著特点。首先是化工生产储存场所的设备、管道存有大量可燃性原料或产品，发生泄漏发生化学爆炸或受热后膨胀易形成物理性爆炸；其次是生产装置高度的连续性，易形成连续爆炸；最后在火灾扑救程序不对的情况下，可能造成多次爆炸。无论哪种爆炸都可能使建筑结构倒塌，人员伤亡，管线设备移位破裂，燃料喷洒流淌，使火场情况更为复杂，给扑救火灾带来很大的困难。

（2）燃烧面积大，易形成立体火灾　由于生产装置内存有易流淌扩散的易燃易爆介质，且生产设备高大密集呈立体布置，框架结构孔洞较多，当其从设备内泄漏时，便会在高压下四处流淌扩散，遇火源形成大面积燃烧，火灾中设备或容器的爆炸飞火、装置的倒塌等也易造成大面积火灾。所以，一旦初期火灾控制不利，就会使火势上下左右迅速扩展，而形成立体火灾。

（3）燃烧速度快，蔓延迅速　根据火场扑救实践计算，石油化工发生火灾时，其喷出的火焰直线蔓延速度可达到 2～3m/s。与此同时，其燃烧速度也很快，例如，汽油火灾可达 80.9kg/(m² · h)，苯可达 165.4kg/(m² · h)。燃烧和爆炸速度之快，防不胜防。所以，化工火灾在很短的时间内能波及相当大的燃烧范围，发热量大，燃烧速度快。

（4）火灾扑救难度大，易出现复燃爆燃，参战力量多　化工火灾的爆炸力特点决定了其火灾扑救的难度。火灾现场泄漏的毒性物质的扩散和腐蚀性物质的喷溅流淌，严重影响着灭火战斗行动，给火灾扑救带来很大的困难；燃烧物质的性质不同，需选用不同的灭火剂；装置设备和着火部位的不同，要采取不同的灭火技术和战术方法；化工生产工艺过程复杂，灭火需要采取工艺控制措施，需要专业技术人员的配合，故进一步增加了火灾扑救的难度。火灾发生后，如果在初期得不到控制，则多以大火场的形式出现。因此，只有调集较多的灭火力量，才有可能控制发展迅猛的火势。同时气体或油类火扑灭后，若未及时进行适当的处置，残余的仍会再次复燃或爆炸，这一点也增加了扑救的难度。

【案例 3-9】 2003 年 8 月 26 日，浙江某胶乳化厂合成橡胶厂发生火灾，消防队员在救援过程中，误将关闭状态的卸料阀门打开，造成物料泄漏，遇明火突然引发爆炸，7 名消防官兵受伤，增大了火势和损失并污染了环境。

（5）火灾损失大、后果影响大　化工装置火灾造成的直接经济损失和停工及恢复生产的间接经济损失，一般高于其他类型的火灾。化工企业火灾爆炸事故有的造成一套装置破坏，有的造成全厂生产装置破坏，因单台设备损坏或关键设备损坏而造成停产损失的更多。重特大火灾还会造成持久的社会影响。事故发生后，不仅厂里恢复生产需要加倍紧张工作，而且给社会增加了不安定因素。同时火灾爆炸事故的恶性后果，使化工企业的安全状况始终处于被动状态，也更易诱发其他的事故。

① 火灾会造成惨重的直接财产损失。

【案例 3-10】 1993 年 8 月 5 日，深圳市安贸危险品储运公司清水河仓库，因化学危险物品混存而发生反应，引起特大火灾爆炸事故，大火燃烧了 16h，有 15 人死亡，8 人失踪，

873人受伤，在抢险中仅公安干警就有100多人身负重伤，2名公安局副局长和1名派出所所长殉职，烧毁建筑面积3.9万平方米，火灾直接财产损失超过2.5亿元，还污染了水、青菜、水果，周围地区农作物一年多无法生长。

② 火灾造成的间接财产损失更为严重和复杂。现代社会各行各业密切联系，牵一发而动全身。一旦发生重、特大火灾，造成的间接财产损失之大，往往是直接财产损失的数十倍。

【案例3-11】 1990年7月3日，四川省梨子园铁路隧道因油罐车外溢的油气遇到电火花导致爆炸起火。参加灭火抢险战斗的有解放军第13集团军、二炮集团、成都军区、达县军分区预备师以及武警达县支队、四支队、四川省消防总队。这起火灾直接财产损失仅500万元，但致使铁路运输中断23天，造成成千上万旅客滞留和许多单位停工待料，间接财产损失难以估算。

③ 这些严重后果中还包括生命代价和生态代价。

【案例3-12】 1976年7月意大利塞维索一家化工厂爆炸，剧毒化学品二噁英扩散，使许多人中毒，附近居民被迫迁走，半径1.5km范围内植物被铲除深埋，数公顷的土地均被铲掉几厘米厚的表土层，由于二噁英具有致畸和致癌作用，事隔多年后，当地居民的畸形儿出生率仍大为增加。

1984年11月，墨西哥城郊石油公司液化气站54座气储罐几乎全部爆炸起火，对周围环境造成严重危害，死亡上千人，50万居民逃难。

1986年11月1日，瑞士巴塞尔某化学品仓库起火，约30t农药和其他化工原料随大量灭火用水流进莱茵河，使靠近事故地段河流生物绝迹，成为死河。160km处鳗鱼和大多数鱼类死亡，480km处的井水不能饮用，河流经的法国、德国和荷兰等5个国家的居民被迫定量供水，使几十年德国为治理莱茵河投资的210亿美元付诸东流。

2005年11月13日，某石化公司双苯厂特大火灾事故中，6人死亡，损失7000多万元，引起松花江水域严重污染。

（6）火灾发生的范围普遍、多发、重复　石化火灾爆炸事故不仅全国各地都有发生，而且一个工厂各个车间都有可能发生，每年都有发生，据有关资料介绍，在各类工业爆炸事故中，化工爆炸占32.4%，所占比例最大；事故造成的损失也以化学工业为最，约为其他工业部门的五倍。尤其是一些重点要害岗位和主要设备的重复事故相当多，如锅炉缺水爆炸事故，煤气发生炉夹套和汽包憋压爆炸事故，变换饱和热水塔爆炸事故，合成塔内件破坏及氨水槽爆炸事故等。

四、火灾发生的条件和灭火的原理

由火灾的定义可知，火灾发生的条件实质上就是燃烧的条件。即燃烧的三要素可燃物、助燃物和点火源三个条件同时存在、相互结合、相互作用。

一切防火与灭火的基本原理就是防止三个条件同时存在、相互结合、相互作用。只要消除任何一个就可破坏燃烧，阻止火灾。即清除（或隔绝）可燃物、隔绝氧气（或空气）等助燃物、温度降到着火点以下，三个条件满足其一即可。

五、生产过程火灾爆炸危险性分类

为了防止火灾和爆炸事故，首先必须了解生产或储存的物质的火灾危险性；为了更好地进行安全管理，有必要对生产中火灾爆炸危险性进行分类，对生产或储存物品的火灾危险性分类，也是确定建筑物的耐火等级、布置工艺装置、选择电气设备类型以及采取防火防爆措施的重要依据。《建筑设计防火规范》（GB 50016—2012）将化工生产中的火灾爆炸危险性分为五类，见表3-3、表3-4。

表 3-3　生产的火灾危险性分类

生产类别	火灾危险性特征
甲	1. 闪点小于28℃的液体 2. 爆炸下限小于10%的可燃气体 3. 常温下能自行分解或在空气中氧化能导致迅速自燃或爆炸的物质 4. 常温下受到水或空气中水蒸气的作用，能产生可燃气体并引起燃烧或爆炸的物质 5. 遇酸、受热、撞击、摩擦、催化以及遇有机物或硫黄等易燃的无机物，极易引起燃烧或爆炸的强氧化剂 6. 受撞击、摩擦或与氧化剂、有机物接触时能引起燃烧或爆炸的物质 7. 在密闭设备内操作温度大于等于物质本身自燃点的生产
乙	1. 闪点大于等于28℃，但小于60℃的液体 2. 爆炸下限大于等于10%的气体 3. 不属于甲类的氧化剂 4. 不属于甲类的化学易燃危险固体 5. 助燃气体 6. 能与空气形成爆炸性混合物的浮游状态的粉尘、纤维，闪点大于等于60℃的液体雾滴
丙	1. 闪点大于等于60℃的液体 2. 可燃固体
丁	1. 对不燃烧物质进行加工，并在高温或熔化状态下经常产生强辐射热、火花或火焰的生产 2. 利用气体、液体、固体作为燃料或将气体、液体进行燃烧作其他用的各种生产 3. 常温下使用或加工难燃烧物质的生产
戊	常温下使用或加工不燃烧物质的生产

表 3-4　储存物品的火灾危险性分类

储存物品类别	火灾危险性特征
甲	1. 闪点小于28℃的液体 2. 爆炸下限小于10%的气体，以及受到水或空气中水蒸气的作用，能产生爆炸下限小于10%气体的固体物质 3. 常温下能自行分解或在空气中氧化能导致迅速自燃或爆炸的物质 4. 常温下受到水或空气中水蒸气的作用，能产生可燃气体并引起燃烧或爆炸的物质 5. 遇酸、受热、撞击、摩擦以及遇有机物或硫黄等易燃的无机物，极易引起燃烧或爆炸的强氧化剂 6. 受撞击、摩擦或与氧化剂、有机物接触时能引起燃烧或爆炸的物质
乙	1. 闪点大于等于28℃，但小于60℃的液体 2. 爆炸下限大于等于10%的气体 3. 不属于甲类的氧化剂 4. 不属于甲类的化学易燃危险固体 5. 助燃气体 6. 常温下与空气接触能缓慢氧化，积热不散引起自燃的物品
丙	1. 闪点大于等于60℃的液体 2. 可燃固体
丁	难燃烧物品
戊	不燃烧物品

第三节　燃烧爆炸的预防

一、防火防爆基本原则

1. 火灾与爆炸的区别和关系

（1）火灾和爆炸的发展明显不同　火灾有初起阶段、发展阶段、猛烈阶段和衰弱阶段等过程，即火灾是在起火后火场火势逐渐蔓延扩大，随着时间的延续，损失数量迅速增长。因此，火灾的初期扑救尚有意义。而爆炸的突发性强，破坏作用大，爆炸过程在瞬间完成，人员伤亡及物质财产损失也在瞬间造成。因此，对爆炸事故更应强调以"防"为主。

（2）两者可能同时发生，也可相互引发、转化

① 爆炸可能引起火灾。爆炸抛出的易燃物可能引起火灾。如油罐爆炸后，由于油品外泄往往引起火灾。

② 火灾也可能引起爆炸。火灾中的明火及高温可能引起周围易燃物爆炸。如炸药库失火，会引起炸药爆炸。一些在常温下不会爆炸的物质，如醋酸，在火场高温下有变成爆炸物的可能。

因此，发生火灾时，要谨防火灾转化为爆炸；发生爆炸时，也要谨防引发火灾的可能，要考虑以上复杂情况，及时采取措施防火防爆。

2. 预防火灾爆炸的基本原则

防火防爆的根本目的是使人员伤亡、财产损失降到最低。由火灾和爆炸发生的基本条件和关系可知，采取预防措施是控制火灾和爆炸的根本办法。

预防燃烧爆炸的基本原则是：采取措施，避免或消除条件之一，或避免条件同时存在、相互作用，预防事故发生；事故一旦发生，则限制或缩小灾害范围、及时撤至安全地方、灭火息爆。

制定防火防爆措施时，可以从以下四个方面去考虑。

（1）预防性措施　这是最基本、最理想、最重要的措施。可以把预防性措施分为两大类：消除导致火爆灾害的物质条件（即点火可燃物与氧化剂的结合）；消除导致火爆灾害的能量条件（即点火或引爆能源）。从而从根本上杜绝发火（引爆）的可能性。

（2）限制性措施　指一旦发生火灾爆炸事故，限制其蔓延扩大及减少其损失的措施。如安装阻火、泄压设备，设防火墙、防爆墙等。

（3）消防措施　按法规和规范的要求，配备必要的消防措施，在不慎起火时，能及时将火扑灭在着火初期，避免发生大火灾或引发爆炸。从广义上讲，这也是防火防爆措施的一部分。

（4）疏散性措施　预先采取必要的措施，如建筑物、飞机、车辆上等集体场所设置安全门或疏散楼梯、疏散通道等。当一旦发生较大火灾时，能迅速将人员或重要物资撤到安全区，以减少损失。在实际生产中，为了便于管理、防盗等原因，将门窗加固、堵死等行为都是违反防火要求的，是造成损失的原因之一。

具体预防措施一般有以下五个方面：①控制和消除火源；②对火灾爆炸危险物质的处理；③工艺参数的安全控制；④实现自动控制与安全保险装置；⑤限制火灾爆炸蔓延的措施。

二、防火防爆安全措施

（一）控制和消除火源

化工企业中常见的引起火灾的着火源有：明火、化学反应热、自燃；热辐射、高温表面、日光照射；摩擦和撞击、绝热压缩；静电放电、雷击、电气设备和线路的过热和火花等。通过对 80 起着火爆炸事故的分析（表 3-5），引起着火爆炸事故的火源包括：明火、摩擦与撞击、高温表面及高热物、电气火花、静电火花、雷电火花等。严格控制这类火源的使用，对防止火灾和爆炸事故的发生具有极其重要的意义。

表 3-5　80 起着火爆炸事故的火源分析

火源种类	产生原因	比　重		合　计	
		次数	占比/%	次数	占比/%
明　火	火电焊	18	22.50	38	47.50
	加热用火	15	18.75		
	机械火星	5	6.25		
高温表面及高热物	赤露高压蒸汽	4	5.00	24	30.00
	铁水	2	2.50		
	自身温度高	18	22.50		
静电火花	电除尘静电火花	7	8.75	8	10.00
	摇表静电火花	1	1.25		
摩擦	盲板与法兰摩擦	2	2.50	4	5.00
	钻头钻眼	2	2.50		
电气火花	电机不防爆	1	1.25	4	5.00
	灯泡不防爆	1	1.25		
	汽车电起动火花	2	2.50		
雷电火花	雷电起火	2	2.50	2	2.50

要使可燃物燃烧，点火源必须具有一定的温度和足够的热量。几种常见点火源的温度见表 3-6。

表 3-6　几种常见点火源的温度

火源名称	火源温度/℃	火源名称	火源温度/℃
火柴火焰	500～650	打火机火焰	1000
烟头（中心）	200～800	焊割火花	2000～3000
烟头（表面）	200～300	石灰遇水发热	600～700
烟囱飞灰	600	汽车排气管火星	600～800
机械火星	1200	煤炉火	1000

1. 明火

明火是引起火灾的最常见原因，主要是指生产过程中的加热用火、维修焊接用火及其他火源，一般从以下几方面加以控制。

（1）加热用火的控制　加热易燃物料时，要尽量避免采用明火，而采用蒸气或其他载热体加热；明火加热设备的布置，应当远离可能泄漏易燃液体或蒸气的工艺设备和储罐区，应布置在其上风向或侧风区。如果存在一个以上的明火设备，应当集中布置在装置的边缘，并有一定的安全距离。

（2）维修焊割用火的控制　焊接切割时，飞散的火花及金属熔融温度高达2000℃左右。高空作业时飞散距离可达20m远。此类用火除停工、检修外，往往被用来处理生产过程中临时堵漏，所以这类作业多为临时性的，容易成为起火原因。使用时必须注意在输送、盛装易燃物料的设备与管道上，或在可燃可爆区域应将系统和环境进行彻底的清洗或清理；动火现场应当配备必要的消防器材，并将可燃物品清理干净；气焊作业时，应将乙炔发生器放置在安全地点，以防止爆炸伤人或将易燃物引燃；电焊线残破应及时更换或修理，不得利用易燃易爆生产设备有关的金属构件作为电焊的地线，以防止在电路不良的地方产生高温和电火花。

（3）其他明火　用明火熬炼沥青、石蜡等固体可燃物时，应选择在安全的地点进行；要禁止在有火灾爆炸危险的场所吸烟；要防止汽车、拖拉机等机动车排气管喷火，可在排气管上安装火星熄灭器，对电瓶车应严禁进入可燃可爆区。

2. 摩擦与冲击

机器中轴承等转动的摩擦、铁器的相互撞击或铁器工具打击混凝土地面等都可能发生火花。因此，对轴承要保持润滑并经常清除附着的可燃污垢；危险场所应用铜制工具替代铁器；在搬运装有可燃气体或易燃液体的金属容器时，不要抛掷、拖拉和震动，要防止相互撞击，以免产生不必要的火花；在易燃易爆车间，地面要采用不发火的材质（如菱苦土、橡皮等）铺成，不准穿带钉子的鞋进入，特别是危险的防爆工房内。

3. 光源和热射线

紫外线有促进化学反应的作用。红外线虽然看不到，但长时间局部加热也会使可燃物起火。太阳光、灯光、激光等通过凸透镜、圆形烧瓶发生聚焦作用，其焦点可称为火源。如硝化纤维在日光下暴晒，自燃点降低能自行起火。所以与阳光暴晒有火灾爆炸危险的物品，应采取避光措施，为避免热辐射，可采用喷水降温、将门窗玻璃涂上白漆或采用磨砂玻璃。

4. 高温表面

要防止易燃物品与高温设备、管道表面接触。高温物体的表面要有保温隔热的措施，可燃物料的排放口应远离高温表面，禁止在高温表面烘烤衣物，还要注意经常清理高温表面的油污，以防自燃。

5. 电器火花

电器火花分高压电的火花放电、短时间的弧光放电和接点上的微弱火花。电火花引起的火灾爆炸事故发生率很高，所以对电气设备及其配件要认真选择防爆类型及仔细安装，特别注意对电动机、电缆、电线沟、电气照明、电器线路的使用、维护和检修。

6. 静电火花

在一定条件下，两种不同物质接触、摩擦就可能产生静电，比如生产中的挤压、切割、搅拌、流动以及生活中的站立、脱衣服等都会产生静电。静电能量以火化形式放出，则可能引起火灾爆炸事故。据试验，液化石油气喷出时，产生的静电电压可达9000V，其放电火花足以引起燃烧，在同一设备条件下，5min装满一个50m³的油罐车，流速为2.6m/s，产生静电压为2300V；7min装满时，流速为1.7m/s，产生静电压降至500V。人体从铺有

PVC 薄膜的软椅上突然起立时电压可达 18kV。消除静电的方法有两种：一是抑制静电的产生；二是迅速把静电排除。

【案例 3-13】 1993 年 3 月 13 日，江苏某化肥厂碳化车间清洗塔上一根测温套管与法兰连接处漏氢气，车间为保证生产，违章指挥，要求不停机、不减压采取临时堵漏，操作工冒险作业，用铁卡和橡胶堵漏不成功后，再次冒险用平板车内的胎皮包裹，由于高压下喷出的氢气和橡胶摩擦产生静电，突然起火，1 名操作工当场死亡，另 1 名抢救无效死亡。

（二）对火灾爆炸危险物质的处理

对火灾爆炸危险性比较大的物料，首先应考虑通过工艺改进，用火灾爆炸危险性较小的物料代替危险性比较大的物料。如果不具备上述条件，则应该根据物料的燃烧爆炸性能采取相应的措施，如密闭或通风、惰性介质保护、降低物料蒸气浓度以及其他能提高安全性的措施。

1. 用难燃或不燃溶剂代替可燃溶剂

在萃取、吸收等化工单元操作中，采用的多为易燃有机溶剂。用燃烧性能较差的溶剂代替易燃溶剂，会显著改善操作的安全性。选择燃烧危险性较小的液体溶剂，沸点和蒸气压数据是重要依据。对于沸点高于 110℃ 的液体溶剂，常温（约 20℃）时蒸气压较低，其蒸气不足以达到爆炸浓度。

2. 根据燃烧性物质的特性采取措施

① 遇空气或遇水燃烧的物质，应该隔绝空气或采取防水、防潮措施。

② 性质相抵触会引起爆炸的物质不能混存、混用；遇酸、碱有分解爆炸危险的物质应该防止与酸碱接触；对机械作用比较敏感的物质要轻拿轻放。

③ 燃烧性液体或气体，应该根据它们的相对密度考虑适宜的排污方法和防火防爆措施。性质互相抵触的不同废水排入同一下水道，容易发生化学反应，导致事故的发生。如硫化碱废液与酸性废水排入同一下水道，会产生硫化氢，造成中毒或爆炸事故。对于输送易燃液体的管道沟，如果管理不善，易燃液外溢造成大量易燃液的积存，一旦触发火灾，后果严重。

④ 对于自燃性物质，在加工或储存时应该采取通风、散热、降温等措施。多数气体、蒸气或粉尘的自燃点都在 400℃ 以上，在很多场合要有明火或火花才能起火，只要消除任何形式的明火，就基本达到了防火的目的。有些气体、蒸气或固体易燃物的自燃点很低，只有采取充分的降温措施，才能有效地避免自燃。

⑤ 有些液体如乙醚，受阳光作用能生成危险的过氧化物，对于这些液体，应采取避光措施，盛放于金属桶或深色玻璃瓶中。

⑥ 有些物质能够提高易燃液体的自燃点，如在汽油中添加四乙基铅，就是通过自由基反应，从而不致过早开始燃烧，使点燃适当地延迟，预防震爆。而另外一些物质，如铈、钒、铁、钴、镍的氧化物，则可以降低易燃液体的自燃点。对于这些物质应严格区分对待。

⑦ 有些物质易产生静电，应采取相应措施防静电。

3. 密闭和通风措施

（1）密闭措施 为了防止易燃气体、蒸气或可燃粉尘泄漏与空气形成爆炸性混合物，应该设法使设备密闭，特别是带压设备。以防设备或管道密封不良，正压操作时可燃物泄漏使附近空气达到爆炸下限，负压操作时空气压入而达到可燃物的爆炸上限。

为了保证设备的密闭性，应在保证安装和检修方便的情况下，尽量少用法兰连接；输送危险物料的管道应采用无缝管；盛装腐蚀性液体物料的容器底部尽可能不装开关和阀门，腐蚀液体应从顶部抽吸排出；在负压下操作，要特别注意设备清理，打开排空阀时，不要让大量空气吸入。

加压或减压设备，在投产或定期检验时，应检查其密闭性和耐压程度。所有压缩机、液泵、导管、阀门、法兰、接头等容易漏油、漏气的机件和部位应该经常检查，如有损坏应立即更换，以防渗漏。同时操作压力必须加以限制，压力过高，轻则密闭性遭破坏，渗漏加剧；重则设备破裂，造成事故。

氧化剂如高锰酸钾、氯酸钾、铬酸钠、硝酸铵、漂白粉等粉尘加工的传动装置，密闭性能必须良好，要定期清洗传动装置，及时更换润滑剂，防止粉尘渗进变速箱与润滑油相混，由于涡轮、蜗杆摩擦生热而引发爆炸。

（2）通风措施　即使设备密封很严，完全依靠设备密闭，消除可燃物在厂房内的存在是不可能的。往往借助于通风来降低车间内空气中可燃物的浓度。

对于有火灾爆炸危险的厂房的通风，由于空气中含有易燃气体，所以不能循环使用，排风设备和送风设备应有独立分开的通风机室；排风管道应直接通往室外安全处，排风管道不宜穿过防火墙或非燃烧材料的楼板等防火分隔物，以免发生火灾时，火势顺管道通过防火分隔物。排除或输送温度超过80℃的空气、燃烧性气体或粉尘的设备，应选用不产生火花的除尘器；含有爆炸性粉尘的空气，在进入排风机前需进行净化，防止粉尘进入排风机。

通风可分为机械通风和自然通风；按换气方式也可分为排风和送风。

4. 惰性介质的惰化和稀释作用

惰性气体反应活性较差，常用作保护气体。惰性气体保护是指用惰性气体稀释可燃气体、蒸气或粉尘的爆炸性混合物，以抑制其燃烧或爆炸。常用的惰性气体有氮气、二氧化碳、水蒸气以及烟道气等燃烧阻滞剂。

① 易燃固体物料在粉碎、研磨、筛分、混合以及粉状物料输送时，应施加惰性气体覆盖保护。

② 易燃液体利用惰性气体充压输送。

③ 易燃气体在加工过程中，应该用惰性气体作稀释剂，可燃气体排气系统尾部用氮封。

④ 对于有火灾爆炸危险的工艺装置、储罐、管道等，应该配备惰性气体管线，以备发生危险时使用。

⑤ 对易燃易爆场所的引起火花的电器、仪表等，采用氮气正压保护。

⑥ 易燃易爆系统需要动火检修时，用惰性气体进行吹扫和置换。

⑦ 对不同的易燃易爆物料采用不同的惰性介质和供气装置，严防危险物料系统向惰性气体系统串气及惰性气体对人造成窒息。

（三）工艺参数的安全控制

化工工艺参数主要是指温度、压力、控制投料速度、配比、顺序及原材料的纯度和副反应等。工艺参数失控，不但破坏了平稳的生产过程，而且易导致火灾爆炸事故，因此把工艺参数严格控制在安全限度以内，是实现安全生产的基本保证。

1. 温度控制

温度是化工生产的主要控制参数之一。各种化学反应都有其最适宜的温度范围，正确控制反应温度不但可以保证产品的质量，降低能耗，而且也是防火防爆所必需的。

温度控制不当带来的危害：如果超温，反应物有可能分解，造成压力升高，甚至导致爆炸；或因温度过高而产生副反应，生成危险的副产物或过反应物。升温过快、过高或冷却设施发生故障，可能会引起剧烈反应，乃至冲料或爆炸。温度过低会造成反应速率减慢或停滞，温度一旦恢复正常，往往会因为未反应物料过多而使反应加剧，有可能引起爆炸；温度过低还会使某些物料冻结，造成管道堵塞或破裂，致使易燃物料泄漏引发火灾或爆炸。

严格控制温度，一般从三个方面采取措施。

（1）有效除去反应热　化学反应一般都伴随着热效应，放出或吸收一定热量。例如基本有机合成中的各种氧化反应、氯化反应、水合和聚合反应等均是放热反应；而各种裂解反应、脱氢反应、脱水反应等则是吸热反应。为使反应在一定温度下进行，必须在反应系统中加入或移去一定的热量，以防因过热而发生危险。具体方法有以下几种。

① 夹套冷却、内蛇管冷却或两者兼用。

② 稀释剂回流冷却。

③ 惰性气体循环冷却。

④ 采用一些特殊结构的反应器或在工艺上采取一些措施。合成甲醇是强放热反应，在反应器内装配热交换器，混合合成气分两路，其中一路控制流量以控制反应温度。

⑤ 加入其他介质，如通入水蒸气带走部分反应热。如乙醇氧化制取乙醛就是采用乙醇蒸气、空气和水蒸气的混合气体，将其送入氧化炉，在催化剂作用下生成乙醛。利用水蒸气的吸热作用将多余的反应热带走，还要随时解决传热面结垢、结焦问题。

（2）防止搅拌中断　搅拌可以加速热量的传递。有的生产过程如果搅拌中断，可能会造成散热不良或局部反应过于剧烈而发生危险。例如，苯与浓硫酸进行磺化反应时，物料加入后由于迟开搅拌，造成物料分层。搅拌开动后，反应剧烈，冷却系统不能及时地将大量的反应热移去，导致热量积累，温度升高，未反应完的苯很快受热汽化，造成设备、管线超压爆裂。所以，加料前必须开动搅拌，防止物料积存。生产过程中，若由于停电、搅拌机械发生故障等造成搅拌中断时，加料应立即停止，并且应当采取有效的降温措施。对因搅拌中断可能引起事故的反应装置，应当采取防止搅拌中断的措施，例如，采用双路供电。

（3）正确选择传热介质　传热介质，即热载体，常用的有水、水蒸气、烃类化合物、熔盐、汞和熔融金属、烟道气等。

① 避免使用性质与反应物料相抵触的介质。应尽量避免使用性质与反应物料相抵触的物质作冷却介质。例如，环氧乙烷很容易与水剧烈反应，甚至极微量的水分渗入液态环氧乙烷中，也会引发自聚放热产生爆炸。又如，金属钠遇水剧烈反应而爆炸。所以在加工过程中，这些物料的冷却介质不得用水，一般采用液体石蜡。

② 防止传热面结垢。在化学工业中，设备传热面结垢是普遍现象。传热面结垢不仅会影响传热效率，更危险的是在结垢处易形成局部过热点，造成物料分解而引发爆炸。结垢的原因有，由于水质不好而结成水垢；物料黏结在传热面上；特别是因物料聚合、缩合、凝聚、炭化而引起结垢，极具危险性。换热器内传热流体宜采用较高流速，这样既可以提高传热效率，又可以减少污垢在传热表面的沉积。

③ 传热介质使用安全。传热介质在使用过程中处于高温状态，安全问题十分重要。高温传热介质，如联苯混合物（73.5%联苯醚和26.5%联苯）在使用过程中要防止低沸点液体（如水或其他液体）进入，低沸点液体进入高温系统，会立即汽化超压而引起爆炸。传热介质运行系统不得有死角，以免容器试压时积存水或其他低沸点液体。传热介质运行系统在水压试验后，一定要有可靠的脱水措施，在运行前应进行干燥吹扫处理。

2. 压力控制

和温度一样，许多化工生产需要在一定压力下才能进行，压力直接影响沸腾、化学反应、蒸馏、挤压成形、真空及空气流动等物理和化学过程。

加压操作在化工生产中普遍使用，如塔、釜、器、罐等大部分都是压力容器。压力控制不好就可能引起生产安全、产品质量和产量等一系列问题。密封容器的压力过高就会引起爆炸。因此，将压力控制在安全范围内就显得极其重要。

3. 投料控制

（1）投料速度控制　对于放热反应，投料速度不能超过设备的传热能力，否则，物料温度将会急剧升高，引起物料的分解、突沸，造成事故。加料时如果温度过低，往往造成物料的积累、过量，温度一旦适宜，反应加剧，加之热量不能及时导出，温度和压力都会超过正常指标，导致事故。

如某农药厂"保棉丰"反应釜，按工艺要求，在不低于 75℃ 的温度下，4h 内加完 100kg 双氧水。但由于投料温度为 70℃，开始反应速率慢加之投入冷的双氧水使温度降至 52℃，因此将投料速度加快，在 1h20min 投入双氧水 80kg，造成双氧水与原油剧烈反应，反应热来不及导出而温度骤升，仅在 6s 内温度就升至 200℃ 以上，使釜内物料汽化引起爆炸。投料速度太快，除影响反应速度外，还可能造成尾气吸收不完全，引起毒性或可燃性气体外逸。如某农药厂乐果生产硫化岗位，由于投料速度太快，硫化氢尾气来不及吸收而外逸，引起中毒事故。当反应温度不正常时，首先要判明原因，不能随意采用补加反应物的办法提高反应温度，更不能采用先增加投料量而后补热的办法。

（2）投料配比控制　反应物料的配比要严格控制，影响配比的因素都要准确地分析和计量。例如，反应物料的浓度、含量、流量、重量等。对连续化程度较高、危险性较大的生产，在刚开、停车时要特别注意投料的配比。例如，在环氧乙烷生产中，乙烯和氧混合进行反应，其配比临近爆炸极限，为保证安全，应经常分析气体含量，严格控制配比，并尽量减少开停车次数。

催化剂对化学反应的速率影响很大，如果配料失误，多加催化剂，就可能发生危险。

（3）投料顺序控制　在涉及危险品的生产中，必须按照一定的顺序进行投料。例如，氯化氢的合成，应先向合成塔通入氢气，然后通入氯气；生产三氯化磷，应先投磷，后投氯，否则可能发生爆炸。又如，用 2,4-二氯酚和对硝基氯苯加碱生产除草醚，3 种原料必须同时加入反应罐，在 190℃ 下进行缩合反应。假若忘加硝基氯苯，只加 2,4-二氯酚和碱，结果生成二氯酚钠盐，在 240℃ 下能分解爆炸。如果只加硝基氯苯与碱反应，则能生成对硝基氯酚钠盐，在 200℃ 下也会分解爆炸。为了防止误操作，造成颠倒程序投料，可将进料阀门进行联锁动作。

（4）投料量控制　化工反应设备或储罐都有一定的安全容积，带有搅拌器的反应设备要考虑搅拌开动时的液面升高；储罐、气瓶要考虑温度升高后液面或压力的升高。若投料过多，超过安全容积系数，往往会引起溢料或超压。投料过少，也可能发生事故。投料量过少，可能使温度计接触不到液面，导致温度出现假象，由于判断错误而发生事故；投料量过少，也可能使加热设备的加热面与物料的气相接触，使易于分解的物料分解，从而引起爆炸。

（5）过反应的控制　许多过反应的生成物是不稳定的，容易造成事故，所以在反应过程中要防止过反应的发生。如三氯化磷合成是把氯气通入黄磷中，产物三氯化磷沸点为 75℃，很容易从反应釜中移出。但如果反应过头，则生成固体五氯化磷，100℃ 时才升华。五氯化磷比三氯化磷的反应活性高得多，由于黄磷的过氧化而发生爆炸的事故时有发生。对于这一类反应，往往保留一部分未反应物，使过反应不至于发生。

在某些化工过程中，要防止物料与空气中的氧反应生成不稳定的过氧化物。有些物料，如乙醚、异丙醚、四氢呋喃等，如果在蒸馏时有过氧化物存在，极易发生爆炸。

4. 原料纯度控制

反应物料中危险杂质的增加可能会导致副反应或过反应，引发燃烧或爆炸事故。对于化工原料和产品，纯度和成分是质量要求的重要指标，对生产和管理安全也有着重要影响。比如，乙炔和氯化氢合成氯乙烯，氯化氢中游离氯不允许超过 0.005％，因为过量的游离氯与乙炔反应生成四氯乙烷会立即起火爆炸。又如在乙炔生产中，电石中含磷量不得超过 0.08％。因为磷在电石中主要是以磷化钙的形式存在，磷化钙遇水生成磷化氢，遇空气燃烧，导致乙炔和空气混合物的爆炸。

反应原料气中，如果其中含有的有害气体不清除干净，在物料循环过程中会不断积累，最终会导致燃烧或爆炸等事故的发生。清除有害气体，可以采用吸收的方法，也可以在工艺上采取措施，使之无法积累。例如高压法合成甲醇，在甲醇分离器之后的气体管道上设置放空管，通过控制放空量以保证系统中有用气体的比例。有时有害杂质来自未清除干净的设备。例如在六六六生产中，合成塔可能留有少量的水，通氯后水与氯反应生成次氯酸，次氯酸受光照射产生氧气，与苯混合发生爆炸。所以这类设备一定要清理干净，符合要求后才能投料。

反应原料中的少量有害成分，在生产的初始阶段可能无明显影响，但在物料循环使用过程中，有害成分越积越多，以致影响生产正常进行，造成严重问题。所以在生产过程中，需定期排放有害成分。

有时在物料的储存和处理中加入一定量的稳定剂，以防止某些杂质引起事故。如氰化氢在常温下呈液态，储存时水分含量必须低于 1％，置于低温密闭容器中。如果有水存在，可生成氨，作为催化剂引起聚合反应，聚合热使蒸气压力上升，导致爆炸事故的发生。为了提高氰化氢的稳定性，常加入浓度为 0.001％～0.5％的硫酸、磷酸或甲酸等酸性物质作为稳定剂或吸附在活性炭上加以保存。

5. 溢料和泄漏的控制

溢料主要是指化学反应过程中由于加料、加热速率较快产生液沫引起的物料溢出，以及在配料等操作过程中，由于泡沫夹带而引起的可燃物料溢出，容易发生事故。在连续封闭的生产过程中，溢料又容易引起冲浆、液泛等操作事故。

为了减少泡沫，防止出现溢料现象，首先应该稳定加料量，平稳操作；第二，在工艺上可采取真空消泡的措施，通过调节合理的真空差来消除泡沫，如在橡胶生产的脱除挥发物的操作中可通过调节脱挥塔塔顶与塔釜的真空度差来减少脱气过程的泡沫，以防止冲浆；第三是在工艺允许的情况下加入消泡剂消减泡沫；第四是在配料操作中可通过调节配料温度和配料糟的搅拌强度，减少泡沫和溢料。

化工生产中还存在着物料的跑、冒、滴、漏的现象，容易引起火灾爆炸事故。造成跑、冒、滴、漏一般有以下 3 种情况：①操作不精心或误操作，例如，收料过程中的槽满跑料，分离器液面控制不稳，开错排污阀等；②设备管线和机泵的结合面不严密；③设备管线被腐蚀，未及时检修更换。

为了防止误操作，对比较重要的各种管线应涂以不同颜色以示区别，对重要的阀门要采取挂牌、加锁等措施。不同管道上的阀门应相隔一定的间距，以免启闭错误。为了确保安全生产，杜绝跑、冒、滴、漏，必须加强操作人员和维修人员的责任心和技术培训，稳定工艺操作，提高检修质量，保证设备完好率，降低泄漏率。

（四）自动控制与安全保险装置

1. 自动控制

自动控制系统按其功能分为以下四类。

① 自动检测系统。对机械、设备或过程进行自动连续检测，把检测对象的参数如温

度、压力、流量、液位、物料成分等讯号，由自动装置转换为数字，并显示或记录出来的系统。

② 自动调节系统。通过自动装置的作用，使工艺参数保持在设定值的系统。

③ 自动操纵系统。对机械、设备或过程的启动、停止及交换、接通等，由自动装置进行操纵的系统。

④ 自动讯号、联锁和保护系统。机械、设备或过程出现不正常情况时，会发出警报并自动采取措施的系统。

对于自动检测系统和自动操纵系统，主要是使用仪表和操纵机构，调节则需要人工判断操作，通常称为"仪表控制"。对于自动调节系统，则不仅包括判断和操作，而且还包括通过参数与给定值的比较和运算而发出的自动调节作用，称为"自动控制"。

程序控制就是采用自动化工具，按工艺要求，以一定的时间间隔对执行机构做周期性自动切换的控制系统。它主要是由程序控制器，按一定时间间隔发出信号，使执行机构操作。

2. 安全保护装置

（1）信号报警装置 在化学工业生产中，配置信号报警装置，在情况失常时发出警告，以便及时采取措施消除隐患。报警装置与测量仪表连接，用声、光或颜色示警。例如在硝化反应中，硝化器的冷却水为负压，为了防止器壁泄漏造成事故，在冷却水排出口装有带铃的导电性测量仪，若冷却水中混有酸，电导率提高，则会响铃报警。

随着化学工业的发展，警报信号系统的自动化程度不断提高。例如反应塔温度上升的自动报警系统可分为两级，急剧升温检测系统以及与进出口流量相对应的温差检测系统。

信号报警装置只能提醒操作者注意已发生的不正常情况或故障，但不能自动排除故障。

（2）保险装置 保险装置则在危险状态下能自动排除故障，消除危险或不正常状态。例如，带压设备上安装安全阀、防爆膜等装置。

（3）安全联锁装置 联锁就是利用机械或电气控制依次接通各个仪器和设备，使之彼此发生联系，达到安全运行的目的。

安全联锁装置是对操作顺序有特定安全要求、防止误操作的一种安全装置，有机械联锁和电气联锁。例如硫酸与水的混合操作，必须先把水加入设备，再注入硫酸，否则将会发生喷溅和灼伤事故。把注水阀门和注酸阀门依次联锁起来，就可以达到此目的。某些需要经常打开孔盖的带压反应容器，在开盖之前必须卸压。频繁地操作容易疏忽出现差错，如果把卸掉罐内压力和打开孔盖联锁起来，就可以安全无误。

常见的安全联锁装置有以下几种情况：①同时或依次放两种液体或气体时；②在反应终止需要惰性气体保护时；③打开设备前预先解除压力或需要降温时；④打开两个或多个部件、设备、机器由于操作错误容易引起事故时；⑤当工艺控制参数达到某极限值，开启处理装置时；⑥某危险区域或部位禁止人员入内时。

（五）限制火灾爆炸蔓延的措施

多数火灾爆炸事故，伤害和损失的很大一部分不是在事故的初期阶段，而是在事故的蔓延和扩散中造成的。在化工生产中，火灾爆炸事故一旦发生，就必须采取局限化措施，限制事故的蔓延和扩散，把损失降低到最低限度。

火灾爆炸的局限化措施，在建厂初期设计阶段就应该考虑到。对于工艺装置的布局、建筑结构以及防火区域的划分，不仅要有利于工艺要求和运行管理，而且要有利于预防火灾和爆炸，把事故局限在有限的范围内。

1. 分区隔离、露天布置、远距离操纵

(1) 分区隔离　在总体设计时，应慎重考虑危险车间的布置位置，保持一定的安全间距。对个别危险性大的设备，可采用隔离操作和防护屏的方法使操作人员与生产设备隔离。在同一车间的各个工段，应视其生产性质和危险程度予以隔离，各种原料、成品、半成品的储藏，也应按其性质、储量不同而进行隔离。

(2) 露天布置　为了便于有害气体的散发，减少因设备泄漏而造成易燃气体在厂房内积聚的危险性，宜将此类设备和装置布置在露天或半露天场所。同时还应考虑气象条件对设备、工艺参数、操作人员健康的影响，并应有合理的夜间照明、雨天防滑、夏天防晒、冬季防冻等措施。如石化企业的大多数设备都是露天安装的。

(3) 远距离操纵　在化工生产中，大多数的连续生产过程，主要是根据反应进行情况和程度来调节各种阀门，而某些阀门操作人员难以接近，开闭又较费力，或要求迅速启闭，对热辐射高的设备及危险性大的反应装置，这些情况都应进行远距离操纵。远距离操纵主要有机械传动、气压传动、液压传动和电动操纵等。

2. 防火与防爆安全装置

(1) 阻火装置　阻火设备包括阻火器、安全液封、水封井、单向阀和火星熄灭器等，其作用是防止外部火焰窜入有燃烧爆炸危险的设备、容器和管道，或阻止火焰在设备和管道间蔓延和扩散。

① 阻火器。阻火器的原理是根据火焰在管道中蔓延的速度随管径的减小而降低，同时热损失随管径的减小而增大，致使火熄灭。作用是防止外部火焰窜入存有易燃易爆气体的设备、管道内或阻止火焰在设备、管道间蔓延。

在易燃易爆物料生产设备与输送管道之间，或易燃液体、可燃气体容器、管道的排气管上，多采用阻火器阻火。阻火器有金属网、砾石、波纹金属片等形式。

② 安全液封。安全液封的阻火原理是液体封在进出口之间，一旦液封的一侧着火，火焰都将在液封处被熄灭，从而阻止火焰蔓延。一般安装在气体管道与生产设备或气柜之间，常用水作为阻火介质。常用的安全液封有敞开式和封闭式两种。

敞开式安全液封的结构原理如图 3-1 所示。安全液封中有两根管子，一根是进气管，另一根是安全管。安全管比进气管短，液封的深度浅，在正常工作时，可燃气体从进气管进入，从出气管排出，安全管内的液柱高度与容器内的压力平衡（略大于容器内的压力）。当发生火焰倒燃时，容器内气体压力升高，容器内的液体将被排出，由于进气管插入的液面较深，安全管的下管口首先离开水面，火焰被液体阻隔而不会进入进气管。

封闭式安全液封的结构如图 3-2 所示。正常工作时，可燃气体由进气管进入，通过逆止阀、分水板、分气板和分水管从出气管流出。发生火焰倒燃时，容器内压力升高，压迫水面使逆止阀关闭，进气管暂时停止供气。同时倒燃的火焰将容器顶部的防爆膜冲破，燃烧后的烟气散发到大气中，火焰便不会进入进气管侧。

敞开式和封闭式安全液封通常使用于操作压力低的场合，一般不会超过 0.05MPa。安全液封的使用安全要求如下。a. 使用安全水封时，应随时注意水位不得低于水位阀门所标定的位置。但是水位也不应过高，否则除了可燃气体通过困难外，水还可能随可燃气体一起进入出气管。每次发生火焰倒燃后，应随时检查水位并补足。安全液封应保持垂直位置。b. 定期检查插入水封中的管道是否有破裂或腐蚀穿孔现象，防止水封失效。c. 冬季使用安全水封时，在工作完毕后应把水全部排出、洗净，以免冻结。如发现冻结现象，只能用热水或蒸汽加热解冻，严禁用明火烘烤。为了防冻，可在水中加少量食盐以降低冰点。d. 使用封闭式安全水封时，由于可燃气体中可能带有黏性杂质，使用一段时间后容易黏附在阀

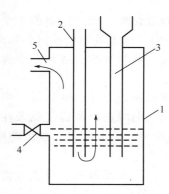

图 3-1 敞开式安全液封示意图
1—罐体；2—进气管；3—安全管；
4—水位截门；5—出气管

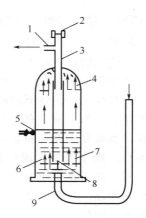

图 3-2 封闭式安全液封示意图
1—出气管；2—防爆管；3—分水管；4—分水板；5—水
位阀；6—罐体；7—分气板；8—逆止阀；9—进气管

和阀座等处，所以需要经常检查逆止阀的气密性。

③ 水封井。水封井是安全液封的一种，使用在散发可燃气体和易燃液体蒸气或油污的污水管网上，可防止燃烧、爆炸沿污水管网蔓延扩展。水封井的结构如图 3-3 所示。水封井的水封液柱高度不宜小于 250mm。

当生产污水能产生引起爆炸或火灾的气体时，其管道系统中必须设置水封井，水封井位置应设在产生上述污水的排出口处及其干管上每隔适当距离处。水封深度应采用 250mm。井上宜设通风设施，井底应设沉泥槽。水封井以及同一管道系统中的其他检查井，均不应设在车行道和行人众多的地段，并应适当远离产生明火的场地。

如果管道很长，可每隔 250m 设 1 个水封井。水封井应加盖，但为防止加盖导致气体积聚而产生事故，可采用图 3-4 的结构形式。

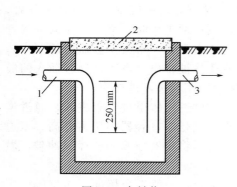

图 3-3 水封井
1—污水进口；2—井盖；3—污水出口

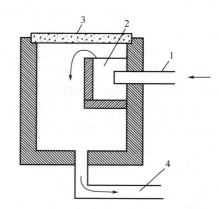

图 3-4 增修溢水槽示意图
1—污水进口管；2—增修的溢水槽；3—阴井盖；4—污水出口管

④ 单向阀。单向阀亦称止逆阀、止回阀，生产中常用于只允许流体向一定的方向流动，在流体压力下降时返回生产流程时，自动关闭阻止。常用于防止高压物料窜入低压系统，也可用作防止回火的安全装置。单向阀的用途很广，液化石油气钢瓶上的减压阀就是起着单向阀作用的。生产中常用的单向阀有升降式、摇板式、球式等。如图 3-5～图 3-7 所示。

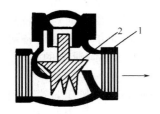
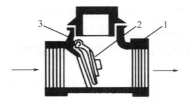
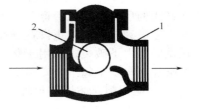

图 3-5 升降式单向阀
1—壳体；2—升降阀

图 3-6 摇板式单向阀
1—壳体；2—摇板；3—摇板支点

图 3-7 球式单向阀
1—壳体；2—球阀

装置中的辅助管线（水、蒸汽、空气、氮气等）与可燃气体、液体设备、管道连接的生产系统，均可采用单向阀来防止发生窜料危险。

⑤ 阻火闸门。阻火闸门是为了阻止火焰沿通风管道蔓延而设置的阻火装置。其阻火原理为，在正常情况下，阻火闸门受制于成环状或条状的易熔元件的控制，处于开启状态，一旦着火，温度升高，易熔元件熔化，闸门在自身重力作用下，自动关闭阻断火的蔓延。图 3-8 所示为跌落式自动阻火闸门。易熔元件通常用低熔点合金或有机材料制成（秘、铅、锡、铬、汞等金属）制成。也有的阻火闸门是手动的，即在遇火警时由人迅速关闭。

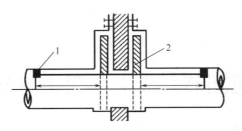

图 3-8 跌落式自动阻火闸门
1—易熔合金元件；2—阻火闸门

⑥ 火星熄灭器。也叫防火帽，一般安装在产生火花（星）设备的排空系统上（如机动车、内燃机排气管路），以防飞出的火星引燃周围的易燃物料。是保障国家重点防火单位和一切运输车辆在易燃易爆区域必配的安全防火重要产品，适用于易燃易爆重点防火单位及仓库货场、油田、林区、煤矿、石油化工液化气厂、造纸厂、飞机场等禁火区域。该装置在安装时，需注意一定要和排气管口径吻合，否则车辆以及内燃机在运动的过程中，火花熄灭器则很容易脱落。火星熄灭器的种类很多，结构各不相同，大致可分为以下几种形式。

降压减速：使带有火星的烟气由小容积进入大容积，造成压力降低，气流减慢。

改变方向：设置障碍改变气流方向，使火星沉降，如旋风分离器。

网孔过滤：设置网格、叶轮等，将较大的火星挡住或将火星分散开，以加速火星的熄灭。

冷却：用喷水或蒸汽熄灭火星，如锅炉烟囱。

（2）防爆泄压装置 防爆泄压设施包括采用安全阀、爆破片、防爆门和放空管等。

① 安全阀。安全阀主要用于防止物理性爆炸。安全阀的功用，一是泄压，即受压设备内部压力超过正常压力时，安全阀自动开启，把容器内的介质迅速排放出去，以降低压力，防止设备超压爆炸，当压力降低至正常值时，自行关闭；二是报警，即当设备超压，安全阀开启向外排放介质时，产生气体动力声响，起到报警作用。

②爆破片。爆破片也称防爆片、防爆膜，主要用于防止化学性爆炸。爆破片通常设置在密闭的压力容器或管道系统上，当设备内物料发生异常，反应超过规定压力时，爆破片便自动破裂，从而防止设备爆炸。其特点是放出物料多、泄压快、构造简单，可在设备耐压试验压力下破裂，适用于物料黏度高或腐蚀性强的设备以及不允许有任何泄漏的场所。爆破片可与安全阀组合安装。

③防爆门。防爆门和防爆球阀主要用于加热炉上。为了防止炉膛和烟道风压过高，引起爆炸和再次燃烧，并引起炉墙和烟道开裂、倒塌、尾部变热而烧坏，目前常用的方法就是在锅炉墙上装设防爆门。防爆门主要利用自身的重量或强度，当它大于或和炉膛在正常压力作用在其上的总压力相平衡时，防爆门处于关闭状态。当炉膛压力发生变化，使作用在防爆门上的总压力超过防爆门本身的重量或强度时，防爆门就会被冲开或冲破，炉膛内就会有一部分烟气泄出，而达到泄压目的。

防爆门一般设置在燃油、燃气和燃烧煤粉的燃烧室外壁上，以防燃烧室发生爆燃或爆炸时设备遭到破坏。防爆门应设置在人们不常到的地方，高度最好不低于2m。

④放空管。放空管用来紧急排泄有超温、超压、爆聚和分解爆炸的物料。有的化学反应设备除设置紧急放空管（包括火炬）外还宜设置安全阀、爆破片或事故储槽，有时只设置其中一种。在某些极其危险的化工生产设备上，为防止可能出现的超温、超压、爆炸等恶性事故的发生，宜设置自动或就地手控紧急放空管等。

由于紧急放空管和安全阀的放空口高出建筑物顶，有较高的气柱，容易遭受雷击。因此，放空口应在防雷保护范围内。为防静电，放空管应有良好的接地设施。

第四节　灭火与灭火措施

一、火灾与灭火

1. 灭火的基本原理

火灾，是指在时间或空间上失去控制的燃烧所造成的灾害。燃烧是有条件的，火灾和化学爆炸发生的条件实质上就是燃烧的条件。

一切防火防爆与灭火的基本原理就是破坏已经产生的燃烧，消除燃烧的任何一个条件，或终止燃烧的连锁反应而使火熄灭或把火势控制在一定范围内，最大限度地阻止火灾和爆炸事故的发生，减少损失。但一般情况下，灭火时燃烧已经开始，控制火源已经失去意义，主要是消除可燃物和助燃物。

2. 消防方针

2009年5月1日实施的《消防法》在总则中规定"消防工作贯彻预防为主、防消结合的方针，按照政府统一领导、部门依法监管、单位全面负责、公民积极参与的原则，实行消防安全责任制，建立健全社会化的消防工作网络"，确立了消防工作的方针、原则和责任制。

"预防火灾和减少火灾的危害"是对消防立法意义的总体概括，包括了两层含义：一是做好预防火灾的各项工作，防止发生火灾；二是火灾绝对不发生是不可能的，而一旦发生火灾，就应当及时、有效地进行扑救，减少火灾的危害。

因此消防方针也从"以防为主，以消为辅"转为"以防为主，防消结合"。

3. 基本方法

人们在灭火实践中总结出了以下几种基本方法。

（1）窒息灭火法 目的是消除助燃物，它是通过阻止空气流入燃烧区或用惰性气体稀释空气，减少空气中的氧气含量使火熄灭的方法，适用于扑救比较密闭的房间与生产装置设备内发生的火灾。

运用窒息法扑灭火灾时：①采用石棉布、浸湿的棉被、帆布等不燃或难燃材料覆盖燃烧物或封闭孔洞；②用水蒸气、惰性气体充入燃烧区域内；③利用建筑物上原有的门、窗以及生产储运设备上的部件封闭燃烧区，阻止新鲜空气流入，以降低燃烧区的氧气含量。需要注意的是，只有在确认火已经熄灭时，才可打开封盖物。

（2）隔离灭火法 目的是消除可燃物，它是将燃烧物质与附近的可燃物隔离或将可燃物疏散开，使燃烧停止的灭火方法，适用于各种固体、液体和气体火灾。具体办法是：①将火源附近的可燃、易燃和助燃物质，从燃烧区内转移到安全地点；②关闭阀门，阻止气体、液体流入燃烧区；③排除生产装置、设备容器内的可燃气体或液体；④阻止流散的易燃、可燃液体和扩散的气体；⑤拆除与火源相连的易燃建筑结构，造成阻止火势蔓延的空间地带；⑥用水流封闭或用爆炸等方法扑救油气井喷或森林火灾。

（3）冷却灭火法 目的是消除着火源，它是将灭火剂直接喷洒在燃烧着的物体上，将温度降到可燃物的燃点以下，来终止燃烧的灭火方法，是常用的灭火方法。通常采用水、干式灭火剂或湿式灭火剂。必要时，可用冷却剂冷却建筑构件，以防建筑构件倒塌伤人。

以上三种属于物理灭火方法，即灭火剂不参与燃烧反应。

（4）化学抑制灭火法 目的是消除可燃物，是化学灭火方法。它是使灭火剂参与燃烧反应，产生稳定分子或低活性的游离基，使燃烧反应停止的灭火方法。需要注意的是，一定要将灭火剂准确地喷射在燃烧区内。

在实用中，以上方法可根据实际情况，采用一种或多种方法并用，以达到迅速灭火的目的。一般综合运用效果较好。但无论哪种方法，都要尽量争取在火灾的初期灭火。

二、灭火剂

灭火剂是能有效破坏燃烧条件、使燃烧终止的物质。

灭火剂选择原则：为能迅速地扑灭发生的火灾，必须按照现代的防火技术水平、着火物质的性质、灭火物质的性质、生产工艺过程的特点及取用是否便利等选择资源丰富、使用方便、灭火效率高、成本低廉、对人和环境基本无害的灭火剂，不能顾此失彼。目前，常用的灭火剂有水、水蒸气、二氧化碳、灭火泡沫剂、惰性气体、不燃性挥发液、化学性干粉、固态物质等。

1. 水或水蒸气

水是人类使用最早并且最普遍的灭火剂。它的主要作用是冷却降温作用、隔离作用和窒息作用。优点是灭火性强，价格低廉，取用方便。水的吸热量比其他物质大，使 1kg 水温度升高 1℃，需要 4186.8J 的热量。如果灭火时水的初温为 10℃，那么 1L 水达到沸点（100℃）时需 376.8kJ 的热量，再变成水蒸气则需要 2260.0kJ 热量。所以，1L 水总共能吸收 2636.8kJ 的热量，这是水的冷却作用。同时，当水与燃烧物质接触时，会形成"蒸汽幕"，能够防止空气进入燃烧区，并能稀释燃烧区中氧的含量，使燃烧强度逐渐减弱。当水蒸气在燃烧区的浓度超过 30% 时，即可将火熄灭，这是水的隔离窒息作用。

水用于灭火的缺点是具有导电能力，水不能扑救的火灾有以下几种。

① 碱金属不能用水扑救。因为水与碱金属（如金属钾、钠）作用后能使水分解而生成氢气和放出大量热，容易引起爆炸。

② 碳化碱金属、氢化碱金属不能用水扑救。如碳化钾、碳化钠、碳化铝和碳化钙以及

氢化钾、氢化镁等遇水能发生化学反应，放出大量热，可能引起着火和爆炸。

③ 轻于水的和不溶于水的易燃液体，原则上不可以用水扑救。

④ 熔化的铁水、钢水不能用水扑救，因铁水、钢水温度约在 1600℃，水蒸气在 1000℃以上时能分解出氢和氧，有引起爆炸的危险。

⑤ 三酸（硫酸、硝酸、盐酸）不能用强大水流扑救，必要时，可用喷雾水流扑救。

⑥ 高压电气装置火灾，在没有良好接地设备或没有切断电流的情况下，一般不能用水扑救。

水灭火时的形态及适用范围有以下几种。

① 直流水和开花水（滴状水）。直流水指经水泵加压由直流水枪喷出的柱状水流；开花水指由开花水枪喷出的滴状水流。一般用于扑救固体物质的火灾，或闪点高于 120℃，常温下呈半凝固状态的重油火灾。

② 雾状水。指由喷雾水枪喷出，水滴直接小于 $100\mu m$ 的水流，大大提高了接触面积，降温快、效率高。一般用于扑救可燃粉尘、纤维状物质、粮仓类固体物的火灾，也可用于电器设备的火灾。

③ 细水雾灭火技术。指用特定的压力装置将水箱中的水分解成滴径数微米的细水雾，再驱动细水雾直接到达燃烧的火焰表面，通过卷吸作用，形成一个稳固的隔氧冷却层，使火得到有效的抑制，直到熄灭。由于细水雾的灭火机理不同于水喷淋，也不同于气体灭火剂，因而它可以防治高技术领域和重大工业危险源的特殊火灾，诸如计算机房火灾、航空与航天飞行器内的火灾、电厂控制室的火灾、燃气涡轮机等场所火灾，以及现代大型企业的电气火灾、厨房油脂火灾等。

2. 泡沫灭火剂

泡沫灭火剂分为化学泡沫剂和空气泡沫剂。由空气构成的泡沫称为空气机械泡沫或空气泡沫；由二氧化碳构成的泡沫称为化学泡沫。泡沫的灭火机理是利用水的冷却作用和泡沫层隔绝空气的窒息作用。

这类灭火剂对不溶于水的可燃性液体的火灾最适用，是油田、炼油厂、石油化工、发电厂、油库以及其他单位油罐区的重要灭火剂，也可用于木材、纤维、橡胶等固体火灾，即适用于 A 类和 B 类火灾。

化学泡沫对于扑灭汽油、柴油等易燃液体的火灾较为有效。不过，由于化学泡沫灭火设备较为复杂，投资大，维护费用高，近来多采用灭火设备简单、操作方便的空气泡沫。缺点是会造成污染，不可用于 C 类火灾。

3. 二氧化碳灭火剂

二氧化碳灭火剂是将二氧化碳以液态的形式加压充装于灭火器中，因液态二氧化碳极易挥发成气体，挥发后的体积扩大 760 倍。且当它从灭火器里喷出时，吸收热量迅速变成固体干冰，温度可达 $-78.51℃$，当霜状干冰喷向着火处，立即气化，又把燃烧处包围起来，起了隔绝、稀释氧和冷却的作用。当二氧化碳占空气的浓度为 30%～50% 时，燃烧就会停止，其灭火效率很高。但要防止二氧化碳对人员的窒息作用。二氧化碳不导电、不含水，可用于一般电气设备着火和扑救精密仪器、机械设备、图书和档案等忌水物质的火灾。

其缺点是冷却作用不好，火焰熄灭后，温度可能仍在燃点以上，有发生复燃的可能，故不适于空旷地域的灭火。也不宜扑救碱金属、碱土金属、金属过氧化物（如过氧化钾、钠）、有机过氧化物、氯酸盐、硝酸盐等氧化剂的火灾，因二氧化碳喷出时，温度降低，环境中水蒸气凝成小水滴，上述物质遇水分解、放出氧气，同时释放大量的热，灭火效果不佳，或与这些金属在高温下会起分解作用，游离出碳粒子，有发生爆炸的危险。

4. 干粉灭火剂

常用的干粉有碳酸氢钠、碳酸氢钾、磷酸二氢铵尿素干粉等。干粉是细微的固体微粒，其主要是依靠压缩氮气的压力被喷射到燃烧表面，起到覆盖、隔离和窒息抑制燃烧的作用。

干粉灭火剂综合了泡沫、二氧化碳的特点，具有不导电、不腐蚀、扑救火灾速度快等优点，灭火效率高，用途非常广泛，可用于扑救可燃气体、电气设备、油类、遇水燃烧物质等物品的火灾。

其缺点是灭火后留有残渣，因此不宜用于扑灭精密机械设备、精密仪器、旋转电机等火灾。此外，由于干粉灭火剂冷却性较差，不能扑灭阴燃火灾，不能迅速降低燃烧物品表面温度，容易发生复燃。

5. 其他灭火剂

用沙石、土覆盖，或充入氮气等惰性气体灭火也很广泛。

【案例 3-14】 2002 年 6 月 15 日，某地一危险化学品仓库发生大火时，不清楚库房内存有大量电石，救援队到场后，用水救火，导致燃烧速度加快，事故失控，部分有毒、有害化学品流入环境，不仅增加了损失，还污染了环境。

三、灭火器

1. 灭火器

灭火器是指在其压力作用下，将所装填的灭火剂喷出，以扑救初期火灾的小型灭火器。

灭火器的种类很多，按其移动方式可分为手提式、推车式和背负式三类；按驱动灭火剂的动力来源可分为储气瓶式、储压式、化学反应式；按所充装的灭火剂则又可分为泡沫、干粉、二氧化碳、酸碱、清水等。

2. 四种常用的灭火器

（1）泡沫灭火器　泡沫灭火器有手提式和推车式两类。使用手提泡沫灭火器时，应将灭火器竖直向上平衡地提到火场，再颠倒筒身略加晃动，使碳酸氢钠和硫酸铝混合，产生泡沫，从喷嘴喷射出进行灭火，现已淘汰。

使用注意事项如下。

① 若喷嘴被杂物堵塞，应将筒身平放在地面上，用铁丝疏通喷嘴，不能采用打击筒体等措施。

② 在使用时，筒盖和筒底不能朝人身，防止发生意外爆炸，筒盖、筒底飞出伤人。

③ 应设置在明显易于取用的地方，还应防止高温和冻结。

④ 使用 3 年后的手提式泡沫灭火器，其筒身应做水压试验。平时应经常检查泡沫灭火器的喷嘴是否畅通，螺、帽是否拧紧。每年应检查 1 次药剂是否符合要求。

（2）二氧化碳灭火器　二氧化碳灭火器有手提式和鸭嘴式两类。鸭嘴式二氧化碳灭火器使用时只要拔出保险销，将鸭嘴压下，二氧化碳即能喷出灭火。手提式二氧化碳灭火器（MT 型）只需将手轮逆时针旋转，二氧化碳即能喷出灭火。

使用注意事项如下。

① 二氧化碳灭火器对着火物质和设备的冷却作用较差，火焰熄灭后，温度可能仍在燃烧点以上，有发生复燃的可能，故不适于空旷地域的灭火。

② 二氧化碳能使人窒息，因此在喷射时人要站在上风处，尽量靠近火源。在空气不流

畅的场合，如在乙炔站或电石破碎间等室内喷射后，消防人员应立即撤出。

③ 二氧化碳灭火器应定期检查，当二氧化碳重量减少 1/10 时，应及时补充装灌。

④ 二氧化碳灭火器应放在明显易于取用的地方，应防止气温超过 42℃，并防止日晒。

使用方法：①拔出保险插销；②握住喇叭喷嘴和阀门压把；③压下压把，即受内部高压喷出。每 3 个月检查，重量减少需重新灌充。缺点：使用人员极易冻伤。

（3）干粉灭火器　干粉灭火器分手提式、推车式和背负式三类。为能迅速扑灭火灾，使用时应注意以下几点。

① 应了解和熟练掌握灭火器的开启方法。使用手提式干粉灭火器时，应先将灭火器颠倒数次，使筒内干粉松动，然后撕去器头的铝封，拔去保险销，一只手握住胶管，将喷嘴对准火焰的根部；另一只手按下压把或提起拉环，在二氧化碳的压力下喷出灭火。

② 应使灭火器尽可能在靠近火源的地方开启。

③ 喷粉要由近而远向前平推，左右横扫，不使火焰窜回。

④ 手提式干粉灭火器应设在明显、易于取用且通风良好的地方。每隔半年检查 1 次干粉质量（是否结块），称 1 次二氧化碳小钢瓶的重量。若二氧化碳小钢瓶的重量减少 1/10 以上，则应进行补充。

（4）酸碱灭火器　酸碱灭火器是一种内部分别装有 65% 的工业硫酸和碳酸氢钠水溶液的灭火器。灭火时，两种药液混合，发生化学反应。喷出的灭火剂中，大部分是水，另有少量二氧化碳，其灭火原理主要是冷却和稀释作用。

使用注意事项如下。

① 使用时应手提筒体上部提环，迅速奔到着火地点。决不能将灭火器扛在背上，也不能过分倾斜，以防两种药液混合而提前喷射。

② 在距起火点大约 10m 处，用手指压紧喷嘴，将灭火器颠倒过来，上下摇动几下，然后松开手指，一只手握住提环，另一只手抓住底圈，将水流对准燃烧最猛烈处喷射。同时随着喷射距离的缩减，使用人应向燃烧处推进。

③ 使用酸碱灭火器时，应始终使灭火器保持颠倒状态，不得直立或横置，否则会影响水流喷射。

④ 值得注意的是，灭火器在使用时，不得将筒盖或筒底对着人体，以防灭火器发生爆炸而伤人。

四、灭火系统

灭火系统，通常有两大类，一类是自动的，如自动灭火系统（自动喷水和气体灭火等），另一类是非自动、需要人工操作的灭火系统，如消火栓系统。

1. 自动灭火系统

一般包括自动喷水灭火系统、泡沫灭火系统、气体灭火系统、干粉灭火系统等。

（1）自动喷水灭火系统　按用途、工作原理和组成部件等的不同，又分为湿式自动喷水灭火系统、干式自动喷水灭火系统、预作用自动喷水灭火系统、细水雾灭火系统等。

① 湿式自动喷水灭火系统。湿式系统是自动喷水灭火系统的基本类型和典型代表。主要由洒水喷头、报警阀、管道、报警系统和水泵组成。

工作原理：平时管道中充满水，处于等待状态。当火灾发生时，在高温作用下，洒水喷头的热敏元件破裂或熔化，使洒水喷头打开，从而水被喷到着火部位达到灭火效果，与此同时，中控报警系统发出声光报警信号，通知所有人员撤离现场，并启动消防水泵，使系统保持持续喷水灭火的能力。

湿式系统一般用于常温场所，在低温场所，如北方无加热场所，水在零度以下结冰，管中充水的湿式系统就不适用了，这时就要用干式系统。

② 干式自动喷水灭火系统。系统由闭式喷头、管道系统、充气设备、干式报警阀、报警装置和供水设施等组成。

工作原理：平时管网中不充水，充满压缩空气或氮气，因此不怕冻结，不怕温度高；系统应设有快速排气装置和充气装置。干式报警阀的入口侧与水源相连，管道内充以压力水，干式报警阀出侧口的管道内充以压缩空气，启动前，报警阀处于关闭状态。发生火灾时，闭式喷头热敏感元件动作，喷头开启，有压力作用，干式报警阀被自动打开，压力水进入供水管道，将剩余的压缩空气从已打开的喷头处推出，然后喷水灭火。同时，水流冲击水力警铃和压力开关，并启动水泵加压供水。

与湿式自动喷水灭火系统区别在于喷头动作后有一个排气过程，这将影响灭火的速度和效果。

③ 预作用自动喷水灭火系统。预作用系统将火灾自动报警技术和自动喷水灭火系统有机结合起来，在干式系统上附加一套报警装置，火灾发生时，感烟、感光报警装置首先发出信号，控制器将报警信号转为声光显示的同时开启雨淋阀，使水进入管路，并在很短的时间内完成充水过程，使系统转为湿式系统。

预作用系统适用于对自动喷水灭火系统安全要求较高的建筑物中。一般用于保护贵重物品场所，它杜绝了由于洒水喷头意外破裂造成的水渍损失。

④ 细水雾灭火系统。中、高压单流体细水雾灭火系统是利用压力水流过专用细水雾喷头后形成的细小雾滴进行灭火或防护冷却的一种固定式灭火系统，细水雾雾滴平均直径小于 $200\mu m$，比表面积和密度较高，遇火焰高温后迅速汽化，体积可膨胀 1700 倍以上，使保护区的氧浓度大为降低，具有很强的汽化降温作用和隔氧窒息作用，同时吸收大量热量，起到隔绝氧气和降温的作用，达到迅速灭火的目的。

（2）气体灭火系统 气体灭火系统和自动报警系统是相连的。当自动报警系统收到二级报警（同时收到感烟探测器和感温探测器就叫二级报警）的时候，就会发一个信号给气体灭火系统的控制盘。气体盘收到信号后，就会发指令启动气体钢瓶顶部的启动电磁阀，电磁阀动作来开启钢瓶顶部的阀门，使钢瓶内的气体释放出来。

二氧化碳灭火系统是目前应用非常广泛的一种现代化气体消防设备。二氧化碳灭火剂具有无毒、不污损设备、绝缘性能好等优点，是目前国内外市场上颇受欢迎的气体灭火产品，也是替代卤代烷的较理想型产品。

二氧化碳灭火系统是常温储存系统，主要由自动报警控制器、储存装置、阀驱动装置、选择阀、单向阀、压力记号器、称重装置、框架、喷头、管网等部件组成。其灭火方式可分为全淹没保护方式和局部保护方式。通过窒息和冷却作用，减少空气中的氧气含量，降低燃烧物的温度，实现灭火。

全淹没灭保护方式指在一定的时间内，向防护区内喷射一定浓度的灭火剂，并使其均匀地充满整个防护区的灭火方式。对事先无法预计火灾产生部位的封闭防护区应采用全淹没保护方式进行火灾防护。一般在启动灭火系统时，控制系统会启动灭火程序，经过 30s 启动灭火装置进行灭火，并且会提前启动气体保护区内外的声光报警器，提示人员需要在 30s 之内撤离。所以当声光报警器发出声光报警时，必须立即撤离气体保护区。如果气体保护区内确定并没有火灾发生时（控制系统误动作），可以立即按保护区外面（移动基站/房的按钮都在保护区内）的紧急停止按钮撤销灭火程序。

局部保护方式是直接向保护对象以设计喷射强度喷射灭火剂，并持续一定时间的灭火方式。对事先可以预计火灾产生部位的无封闭围护的局部场所应采用局部保护方式进行火灾防护。

气体灭火系统主要用在不适宜设置水灭火系统等其他灭火系统的环境中，如计算机房、图书馆、档案馆、珍品库、配电房、UPS室、电池室、电讯中心和一般的柴油发电机房等重要场所的消防保护。

适宜扑救下列火灾：①灭火前可切断气源的气体火灾；②液体火灾或石蜡、沥青等可熔化的固体火灾；③固体表面火灾及棉毛、织物、纸张等部分固体深位火灾；④电气火灾。注：除电缆隧道（夹层、井）及自备发电机房外。

不适宜扑救下列火灾：①硝化纤维、硝酸钠等氧化剂或含氧化剂的化学制品火灾；②钾、镁、钠、钛、锆、铀等活泼金属火灾；③氢化钾、氢化钠等金属氢化物火灾；④有机过氧化氢、联胺或联氨等能自行分解的化学物质火灾；⑤可燃固体物质的深位火灾；⑥强氧化剂、能自燃的物质的火灾，如白磷等。

（3）泡沫灭火系统　泡沫灭火系统由消防泵、泡沫液储罐、比例混合器、泡沫产生装置、阀门及管道、电气控制装置组成。泡沫灭火系统是目前扑救石油、化工企业、油库、地下车库场所 B 类大面积液体火灾最有效的灭火系统。

（4）干粉灭火系统　干粉灭火系统是将高压动力气体充入干粉罐内，与罐内的干粉灭火剂按一定的比例充分混合，形成气固两相态介质。经喷放器喷出，在极短时间内达到灭火的效果。干粉系统适合扑救易溶化、怕潮解及不宜采用水系统、泡沫系统扑救的火灾，广泛应用于 B、C 类火灾及特种火灾，对 A、D、E 三类火灾亦有效果。

2. 非自动灭火系统——消火栓系统

（1）室内消火栓　是室内管网向火场供水的，带有阀门的接口，为工厂、仓库、高层建筑、公共建筑及船舶等室内固定消防设施，通常安装在消火栓箱内，与消防水带和水枪等器材配套使用。

（2）室外消火栓　是设置在建筑物外面消防给水管网上的供水设施，主要供消防车从市政给水管网或室外消防给水管网取水实施灭火，也可以直接连接水带、水枪出水灭火。所以，室外消火栓系统也是扑救火灾的重要消防设施之一。

消防给水管道可采用高压、临时高压和低压管道。城镇、居住区、企业事业单位的室外消防给水，一般均采用低压给水系统，而且，常常与生产、生活给水管道合并使用。但是，高压或临时高压给水管道为确保供水安全，应与生产、生活给水管道分开，设置独立的消防给水管道。

设置的基本要求：室外消火栓设置安装应明显，容易发现，方便出水操作，地下消火栓还应当在地面附近设有明显固定的标志。地上式消火栓选用于气候温暖地面安装，地下式选用气候寒冷地面。

对于工艺装置区或储罐区，应沿装置周围设置消火栓，间距不宜大于 60m，如装置宽度大于 120m，宜在工艺装置区内的道路边增设消火栓，消火栓栓口直径宜为 150mm。对于甲、乙、丙类液体或液化气体储罐区，消火栓应改在防火堤外，且距储罐壁 15m 范围内的消火栓，不应计算在储罐区可使用的数量内。

五、火灾自动报警系统

火灾自动报警系统，即常说的火灾探测系统。它能在火灾初期，将燃烧产生的烟雾、热量、光等物理量，通过火灾探测器变成电信号，传输到火灾报警控制器，火灾报警器装置要发出独特的音响，同时显示出火灾发生的部位、时间等，并且目前在探测系统上集成了许多联动功能，比如发现火灾时，可能通过探测系统的联动控制，启动消防水泵、防火卷帘、消防电梯、防排烟风机、应急消防广播，从而及时采取有效措施，扑灭初期火灾，最大限度地减少因火灾造成的生命和财产的损失，是人们同火灾作斗争的有力工具。有关资料统计表明：凡是安装了火灾自动报警系统的场所，发生了火灾一般都能及早报警，不会酿成重大火灾。

火灾自动报警系统，一般分为感温报警器、感烟报警器、感光报警器和可燃气体报警器。

（1）感温报警器　是一种利用火灾初期的热量，在报警器的感温元件的作用下发出警报的报警器。自动报警的动作温度一般为 65～100℃。感温报警器可分为定温式和差动式两种。

（2）感烟报警器　是一种利用事故地点还没有出现火焰，刚发生阴燃冒烟时，即发出警报的装置。它具有报警早的优点。根据敏感元件的不同，感烟报警器分为离子感烟报警器和光电感烟报警器两种。

（3）感光报警器　利用物质燃烧时火焰辐射的红外线和紫外线，制成红外检测器和紫外检测器。前者的敏感元件是硫化铝、硫化镉等制成的光导电池，这种敏感元件遇到红外辐射时即可产生电信号。后者的敏感元件是紫外光敏电子管，它只对光辐射中的紫外线波段起作用。光电报警器不适于明火作业的场所中使用，在安装检测器的场所也不应划火柴、烧纸张，报警系统未切断时也不能动火，否则易发生误报。在安装紫外线光电报警器的场所，还应避免使用氙气灯和紫外线灯，以防误报。感光报警器多适用于输油管道、燃料仓库和石油化工装置等。

（4）可燃气体报警器　利用可燃气体的浓度超过报警点时发出报警的装置，主要用于易燃易爆场所的可燃气体的检测。

应会操练

【案例一】1996 年 1 月 26 日下午 4 时，天津创业化工厂有人发现厂房中部的窗户冒出黑烟，大声喊救火，正在办公的厂长和宿舍里的职工以及附近村民都赶来救火。当发现是备料车间的一袋袋氯酸钠冒烟时，于是从离厂房约十几米的废水塘里拎水灭火，泼了几桶后无效，厂长便叫人赶快运沙子灭火，没等沙子运到，只听两声巨响，一股黑烟直冲天空，面积约 500m² 的厂房被夷为平地，前来救火的工人和村民死亡 19 人、受伤 14 人，直接经济损失 120 万元。注：该厂是一家生产六溴-2,4-二硝基苯胺的村办企业，只有一座大厂房，内分 3 个车间。东车间生产中间产品 2,4-二硝基苯胺，中间车间为备料车间，堆放着一袋袋强氧化剂氯酸钠、溴化物和 2,4-二硝基苯胺。

对上述事故案例进行分析，根据本章所学内容完成如下任务。

任务一　找出事故中的主要易燃易爆物，并分析其危险性。

任务二　分析发生火灾爆炸的原因并提出相应的预防措施。

【任务提示】可从人、物和管理的有机结合方面进行事故分析及事故的预防与控制。

【案例二】2014 年 3 月 1 日 14 时 50 分，晋济高速岩后隧道内发生两辆甲醇车追尾相撞，导致前车甲醇泄漏，司机在处置过程中甲醇起火燃烧，由于隧道入口低、出口高，火势迅速沿隧道入口向出口蔓延，先后引燃前方排队等候通行的 42 辆运煤车，并引发隧道内一辆装有液态天然气的车辆发生爆炸，造成隧道内 1500 多吨煤炭燃烧，大火烧了 73h 才被扑灭。事故造成 31 人死亡、9 人失踪。

任务　对上述事故案例进行分析，并结合本章所学内容找出事故中防火、灭火处置和消防措施不当的环节。

应知题练

一、单项选择题

1. 电石和石灰是（　　）。
    A. 易燃物品　　　　B. 遇湿易燃物品　　　C. 氧化剂　　　　D. 有毒品
2. 据统计，火灾中死亡的人有80%以上属于（　　）。
    A. 被火直接烧死　　B. 烟气窒息致死　　　C. 跳楼或惊吓致死
3. 下列粉尘中，（　　）的粉尘不可能发生爆炸。
    A. 生石灰　　　　　B. 面粉　　　　　　　C. 煤粉　　　　　D. 铝粉
4. 爆炸现象的最主要特征是（　　）。
    A. 温度升高　　　　B. 压力急剧升高　　　C. 周围介质振动　　D. 发光发热
5. 炸药是属于（　　）物质。
    A. 简单分解的爆炸性　　　　　　　　　B. 复杂分解的爆炸性
    C. 可燃性混合　　　　　　　　　　　　D. 遇水燃烧
6. 可燃固体根据（　　）分类。
    A. 自燃点　　　　　B. 着火点　　　　　　C. 闪点　　　　　D. 爆炸下限
7. 存放爆炸物的仓库内，应该采用（　　）照明设备。
    A. 白炽灯　　　　　B. 日光灯　　　　　　C. 防爆型灯具　　D. 钠灯
8. 烟头中心温度可达（　　），它超过了棉、麻、毛织物、纸张、家具等可燃物的燃点，若乱扔烟头接触到这些可燃物，容易引起燃烧，甚至酿成火灾。
    A. 100～200℃　　　B. 200～300℃　　　　C. 700～800℃
9. 身上着火后，下列哪种灭火方法是错误的（　　）。
    A. 就地打滚　　　　B. 用厚重衣物覆盖压灭火苗　　　　C. 迎风快跑
10. 电脑着火了，应（　　）。
    A. 迅速往电脑上泼水灭火　　　　　　B. 拔掉电源后用湿棉被盖住电脑
    C. 马上拨打火警电话，请消防队来灭火
11. 干粉灭火器多长时间检查一次（　　）。
    A. 半年　　　　　　B. 一年　　　　　　　C. 三个月　　　　D. 两年
12. 大型油罐应设置（　　）自动灭火系统。
    A. 泡沫灭火系统　　　　　　　　　　　B. 二氧化碳灭火系统
    C. 卤代烷灭火系统　　　　　　　　　　D. 喷淋灭火系统
13. 下列（　　）是扑救精密仪器火灾的最佳选择。
    A. 二氧化碳灭火剂　　　　　　　　　　B. 干粉灭火剂
    C. 泡沫灭火剂
14. 用灭火器灭火时，灭火器的喷射口应该对准火焰的（　　）。
    A. 上部　　　　　　B. 中部　　　　　　　C. 根部

二、简答题

1. 简述燃烧的条件、灭火的基本原理；灭火的基本方法；燃烧和爆炸的区别和联系。
2. 简述闪点、着火点和自燃点。
3. 化工生产中，采用的惰性气体主要有哪些？
4. 化工生产火灾爆炸的危险因素有哪些？分析危险因素又具有哪些共同特点？作为未来的化工从业主力军，举例评述如何加强人、物和管理的有机结合以减少化工事故。

5. 化工火灾的分类、产物、危害、特点有哪些？

6. 预防火灾爆炸事故的基本措施有哪些？

7. 简述几种常见灭火剂、灭火器的使用方法和适用范围；简述灭火系统。

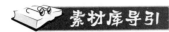素材库导引

网络资源

1. 视频：中国典型火灾案例纪实（时长：50 分 53 秒）（www. 56. com/redian/NDQ3 MzM4/NTY4ODQ3NTk. html）

2. "火场逃生与自救" 1～6 系列短片；血的代价——重大事故案例剖析（www. 56. com）

3. 常见灭火器的使用（www. tudou. com）

4. "工业企业防火" 课程教学网（http：//jpkc. wjxy. edu. cn/fhgc/7jxxg/bylw. htm）

第四章

化工特种设备安全技术

学习目标

知识目标

1. 熟悉各压力设备的类型、结构及压力设备安全附件的作用。

2. 熟悉气瓶漆色及标识，并了解其充装、储运、使用的方法。

3. 学习压力管道的安装方法，了解压力管道的腐蚀原因及危害。

4. 学习特种设备事故类型及特点，认识化工特种设备事故的严重性，做好职业安全防护工作。

能力目标

1. 能准确安全操作压力设备，初步具有分析化工特种设备危险性及危害性的能力，并具有解决典型压力设备事故的能力。

2. 能根据气瓶的漆色和标志辨别气瓶的类型，做到正确充装气瓶、安全使用气瓶，具备解决气瓶常见事故的能力。

3. 能正确分析锅炉常见事故及具有判断锅炉操作正常与否的能力。

4. 具备各种特种设备安全维护、检修能力，能根据各种可能的特种设备事故，制定事故应急救援预案。

5. 能针对具体的特种设备作业场所进行危险性分析，并提出相应的防止特种

设备事故的安全措施。

第一节　压力容器安全技术

一、压力容器及其分类

1. 压力容器概述

压力容器是一种具有爆炸危险的特种设备。由于生产过程的需要，压力容器在化工企业中广泛应用，但是压力容器的安全使用未能引起企业领导的足够重视，不少单位对压力容器的管理不力，定检率低，维修欠账，存在诸多问题。由于压力容器中盛装的化学危险品居多，所以一旦失效破坏，往往酿成极为严重的后果。因此，化工企业对压力容器的安全使用必须十分重视。

常见压力容器是内部或外部承受气体或液体压力、并对安全性有较高要求的密封容器。主要为圆柱形，少数为球形或其他形状。圆柱形通常由筒体、封头、接管、法兰等零件和部件组成。为了与一般容器（常压容器）相区别，只有同时满足下列三个条件的容器，才称之为压力容器。

① 工作压力大于或者等于 0.1MPa（不含液体静压力）。工作压力是指压力容器在正常工作情况下，其顶部可能达到的最高压力（表压力）。

② 内直径（非圆形截面指其最大尺寸）大于等于 0.15m，且容积大于等于 0.025m³，工作压力与容积的乘积大于或者等于 2.5MPa·L（容积，是指压力容器的几何容积）。

③ 盛装介质为气体、液化气体以及介质最高工作温度高于或者等于其标准沸点的液体。

2. 压力容器分类

（1）**按工作压力分类**　压力的级别有低压、中压、高压和超高压四种：低压（代号 L），0.1MPa≤p＜1.6MPa；中压（代号 M），1.6MPa≤p＜10MPa；高压（代号 H），10MPa≤p＜100MPa；超高压（代号 U），100MPa≤p＜1000MPa。

（2）**按用途分类**　按压力容器在生产工艺过程中的作用原理，分为反应压力容器、分离压力容器、换热压力容器、储存压力容器。

① 反应压力容器（代号 R）。主要是用于完成介质的物理、化学反应的压力容器，如反应器、反应釜、聚合釜、合成塔、煤气发生炉等。

② 分离压力容器（代号 S）。主要是用于完成介质的流体平衡和气体净化分离的压力容器。如过滤器、缓冲器、吸收塔、干燥塔、洗涤器等。

③ 换热压力容器（代号 E）。主要是用于完成介质的热量交换的压力容器，如管壳式余热锅炉、冷却器、预热器、蒸发器、硫化锅等。

④ 储存压力容器（代号 C，其中球罐代号 B）。主要是用于盛装生产用气体、液体、液化气体等的压力容器，如各种型式储罐。

在一种压力容器中，如同时具备两种以上的工艺作用原理时，应按工艺过程中的主要作用来划分品种。

（3）**按安装方式分类**

① 固定式容器。有固定安装和使用地点，工艺条件和操作人员也较固定，如换热器、反应器。

② 移动式。使用时不仅承受内压或外压载荷，搬运过程中还会受到由于内部介质晃动引起的冲击力，以及运输过程带来的外部撞击和振动载荷，因而在结构、使用和安全方面均有其特殊的要求，如各类气瓶。

（4）按危险性和危害性分类

① 第一类容器。非易燃或无毒介质的低压容器及易燃或有毒介质的低压传热容器和分离容器属于一类容器。

② 第二类容器。任何介质的中压容器；剧毒介质的低压容器；易燃或有毒介质的低压反应容器和储运容器属于二类容器。

③ 第三类容器。高压、超高压容器；$pV \geq 0.2MPa \cdot m^3$ 的剧毒介质低压容器和剧毒介质的中压容器；$pV \geq 0.5MPa \cdot m^3$ 的易燃或有毒介质的中压反应容器；$pV \geq 10MPa \cdot m^3$ 的中压储运容器以及中压废热锅炉和内径大于 1m 的低压废热锅炉。

易燃介质是指爆炸下限小于 10%，或爆炸上限和下限之差 $\geq 20\%$ 的气体。介质毒性程度参照 GB 5044《职业性接触毒物危害程度分级》的规定。例如，氨合成塔的设计压力为 32MPa，介质为氢气、氮气及氨，该合成塔属于三类高压反应容器。氯气分配器的设计压力 0.6MPa（低压），介质为氯气（极毒），该容器属于三类低压分离压力容器。

二、压力容器的安全附件

压力容器的安全附件是为了防止容器超温、超压、超负荷而装设在设备上的一种安全装置。压力容器的安全附件按使用性能或用途分为：①连锁装置，为防止操作失误而设置的控制机构，如连锁开关；②报警装置，指压力容器在运行中出现不安全因素致使容器处于危险状态时能自动发出音响或其他明显警报信号的仪器，如压力警报器、水位监测仪等；③计量装置，指能自动显示压力容器运行中与安全有关的工艺参数的仪表，如压力表、温度计等；④泄压装置，指能自动、迅速地排出容器内的介质，使容器内压力不超过它的最高许用压力的装置。

压力容器常见的安全附件有以下几种。

1. 安全泄压装置

（1）安全阀　安全阀是一种由进口静压开启的自动泄压的防护装置，它是压力容器最重要的安全附件之一。它的功能是：当容器内压力超过某一定值时，依靠介质自身的压力自动开启阀门，迅速排出一定数量的介质。当容器内的压力降到允许值时，阀又自动关闭，使容器内压力始终低于允许压力的上限，自动防止因超压而可能出现的事故，故安全阀被称为压力容器的最终保护装置。

安全阀主要有弹簧式和杠杆式两大类。弹簧式安全阀主要是依靠弹簧的作用力来工作，可分为封闭式和不封闭式两种结构，一般易燃、易爆和有毒的介质选用封闭式，蒸汽或惰性气体等可选用不封闭式。弹簧式安全阀中还有带扳手和不带扳手的，扳手的作用主要是检查阀座的灵活程度，有时也可作为临时紧急泄压用。杠杆式安全阀主要依靠杠杆重锤的作用力工作，但由于杠杆式安全阀体积庞大而限制了使用范围。

安全阀的主要参数是排量，而排量取决于阀座的口径和阀瓣的开启高度。根据开启高度的不同，安全阀又分为全启式和微启式两种。微启式是指阀瓣的开启高度为阀座喉径的 1/40～1/20，排量系数为 0.75；全启式是指阀瓣的开启高度为阀座喉径的 1/4，排量系数为 0.16。

为了使压力容器正常安全运行，安全阀应满足以下基本要求：①在正常工作压力下保持严密不漏；②在压力达到开启压力时，阀能迅速自动开启，并能顺利排出气体；③阀在开启状态下，阀瓣稳定无振荡现象；④在排放状态下，阀瓣处于全开位置，并达到额定排气量；⑤泄压关闭后能继续保持良好的密封状态。

（2）爆破片　又称防爆膜、防爆板，是一种断裂型的安全泄压装置，具有密封性能好、反应动作快以及不易受介质中粘污物的影响等优点。但它是通过膜片的断裂来泄压的，所以泄后不能继续使用，容器也被迫停止运行，因此只在不宜装设安全阀的压力容器上使用。

随着化学工业的发展，对爆破片的要求越来越高，爆破片的结构也越来越多，常见的有剪切破坏型、弯曲破坏型、破裂型、失稳型和型孔式拉伸破坏型爆破片。爆破片的防爆效率取决于它的质量、厚度和泄压面积；其选用应根据介质的性质、工艺条件及载荷特性等，且首先要考虑介质在工艺条件下对膜片有无腐蚀作用。另爆破片应定期更换，更换期限由使用单位根据本单位的具体情况确定。

2. 压力表

压力表是测量压力容器中介质压力的一种计量装置。凡是需要单独装设安全泄压装置的压力容器都必须安装压力表。压力表的种类较多，有液柱式、弹性元件式、活塞式和电量式四大类。压力容器大多使用弹性元件式的单弹簧管压力表。压力表的装设必须符合下列规定。

① 压力表的接管必须与压力容器本体相连，同时要有足够的照明和便于观察、检验的地方，并要防止高温辐射或震动。

② 为便于更换、校验压力表，在压力表与容器的接管中应装有旋塞，旋塞装在垂直的管段上，若工作介质为高温蒸汽的压力容器，其压力表的接管上应装一段弯管，避免高温蒸汽直接进入压力表的弹簧管内，进而影响压力表的精度，此时的旋塞应装在弯管和压力表之间的垂直管段上。

③ 若工作介质对压力表的材质有腐蚀性，则应在弹簧式压力表与容器的连接管上装设充填液体的隔离装置，且充填液与工作介质不发生任何作用；若操作条件不允许采用这种保护措施，则选用抗腐蚀的压力表。

④ 压力表最好固定使用在相同工作压力的容器上，这样可以根据最高许用压力在压力表的刻度盘上刻上警戒红线，但不应将警戒线涂在压力表的玻璃上，防止玻璃转动产生错觉造成事故。

3. 液位计

液位计是显示容器内液面位置（气液交界面）的一种装置。盛装液化气体的储运容器（如大型球形储罐、卧式储槽和罐车等），以及作液体蒸发用的换热器，都应装有液位计或液位自动指示器，以防容器因满液而发生液体膨胀导致容器超压事故。

液位计是根据连通器原理制成的，结构非常简单，有玻璃管式和平板玻璃式两种。压力容器多选用平板玻璃式液位计。选用、装设和使用液位计或液位自动指示器时，应注意以下事项。

① 工作介质为易燃或有毒的压力容器，应采用平板玻璃式液位计或液位自动指示器。大型液化气体储罐应装设安全可靠的液位自动指示器。

② 液位计或液位自动指示器上应有防泄漏的装置和保护罩。

③ 液位计或液位自动指示器应装置在便于观察液位的地方，并有良好的照明。

④ 液位计应经常保持清洁，玻璃板必须清晰明亮，液位清楚易见。

⑤ 液位计的工作状态应经常检查，检查内容有气液连通开关是否处于开启状态、连通管或开关是否有堵塞现象、各连接处是否有渗漏现象等。

三、压力容器的使用管理

1. 压力容器的安全技术管理

压力容器是属于特殊设备，必须在总动力师领导下，由动力设备主管部门设专职或兼职技术人员负责技术管理工作，安全技术部门负责安全监督工作。从组织上保证，企业要有专门的机构，并配备具有压力容器专业知识的工程技术人员负责压力容器的技术管理及安全监察工作。

2. 建立压力容器的安全技术档案

为了全面掌握设备的情况，摸清使用规律，防止因盲目使用而发生事故，每台压力容器都必须建立完整的技术档案。压力容器的技术档案包括容器的原始技术资料和容器的使用记录。原始资料由设计和制造单位提供，至少应有压力容器的设计总图、受压部件图、出厂合格证、使用说明书和质量说明书以及压力容器登记卡等。使用记录应包括容器的实际使用情况、操作条件、检验和修理记录及事故与事故处理措施等。

3. 制定压力容器的安全操作规程

操作不当是压力容器发生事故的常见原因。为了保证容器安全合理使用，必须根据生产工艺要求和容器技术特性，对每台压力容器都应制定相应的安全操作规程，以确保压力容器得到合理使用、安全运行。

操作规程主要包括下列内容：①压力容器的正确操作方法；②压力容器的最高使用应力和温度；③开、停车的操作程序和注意事项；④运行中的检查项目和检查部位，可能出现的异常现象及判断方法和采取的紧急处理措施；⑤停用时的维护办法和检查内容。

4. 对压力容器的操作人员进行岗前培训

压力容器是分级管理，由专人负责操作，操作人员必须完全熟悉安全操作的全部内容，严格按操作规程进行操作。所以压力容器使用单位必须对压力容器操作人员进行岗前安全教育和考核，考试合格后，报请上级主管部门和劳动部门核准，发放安全操作证，方可上岗操作。

在压力容器运行过程中，操作人员必须严格遵守安全操作规程，注意观察容器内介质的反应情况，压力、温度的变化及有无异常现象等。同时操作人员应及时进行调节和处理，认真做好容器设备运行记录，记录数据应真实、准时、正确。

5. 压力容器运行中的管理　压力容器的安全运行主要应注意以下问题

（1）平稳操作　压力容器的平稳操作，主要是指开车时对设备进行缓慢地升温、升压和停车时缓慢地降温、降压，以及运行期间保证温度、压力的相对稳定。因为加载速度过快会降低材料的断裂韧性，可使存有微小缺陷的容器产生脆性断裂破坏。在高温或超低温进行的设备，若急骤升温或降温，会使壳体产生较大的温度梯度，从而产生过大的热应力。故容器无论在开车、停车或运行中，都应避免容器壳体温度的突然变化和容器内压力的突然改变，以免损害设备。

（2）防止超负荷运行　防止容器超负荷运行，主要是防止超温、超压运行。因为每台设备容器均有其最高允许操作压力和操作温度，超过了规定的压力和温度，容器就有可能发生事故。故压力容器使用时严禁超载运行，若发现容器在运行中的温度、压力不正常时，应立即按操作规程进行调节。对于压力来自器外的压力容器，超压大多是由于操作失误引起的，所以除了在连接管道和压力容器阀门上设置联锁装置外，还可以在一些关键性的操作位置上用明显的标志或文字说明阀门的开关方向、程度和注意事项等，以防止出现操作失误。

每个操作人员都必须严格遵守安全技术操作规程。操作时应使压力容器在运行中保持压力平稳，温度平稳。因加载过快，会使容器原有微小缺陷处的材料断裂，韧性降低，容易引起脆性破坏。压力变化频繁或大幅度波动，对容器的抗疲劳性能是不利的，应尽量避免，保持操作条件平稳。温度突然变化，会产生大的温度应力，也应尽量保持温度平稳。压力容器严禁超温运行。当压力超过规定压力，而安全泄压装置不动作时，应立即采取紧急措施，切断电源。用水冷却的容器，如水源中断，温度超过规定，则应停车。对于液体储藏，必须按规定的充装系数充装。

【案例 4-1】 2004 年 12 月 30 日 14 时 40 分，吉化公司化肥厂合成气车间发生一起压力容器爆炸重大事故，造成 3 人死亡、3 人重伤，直接经济损失 100 万元。

事故主要原因是：1 号终洗塔与 2 号终洗塔出口相连的阀门仍处于连接状态，在洗涤过程中将溶于水的二氧化碳带走，并将水蒸气冷凝，使得 2 号终洗塔内的过剩氧的浓度逐渐提高。同时 1 号终洗塔中的裂解气（$CO+H_2$）逐渐通过止逆阀进入 2 号终洗塔内，直至达到爆炸范围。操作人员没有发现 3 号气化炉长时间超温、长时间过氧的现象，并且没有采取有效措施控制以上现象，导致 2 号终洗塔爆炸。

6. 压力容器的安全检查和维护保养

压力容器的安全检查是指操作人员应定时、定点、定线路地对压力容器进行巡回检查，认真、准时、准确地记录原始数据。主要检查操作温度、压力、流量、液位等工艺指标是否正常；重点检查容器法兰等部位有无泄漏，容器防腐层是否完好，有无变形、鼓泡、腐蚀等缺陷和可疑迹象，容器与连接管道有无振动、磨损；检查安全阀、爆破片、压力表、液位计、紧急切断阀及安全联锁、报警装置等安全附件是否齐全、完好、灵敏、可靠。若容器在运行中发生故障，不能保证容器的安全运行，操作人员应立即按操作规程使容器停止运行，并尽快报请有关领导，同时做好与有关工段的联系工作。

压力容器的维护和保养工作一般包括防腐蚀，消除"跑、冒、滴、漏"和做好停运期间的保养。

① 因化工压力容器的工作介质大多具有腐蚀性，且外部要承受大气、水、土壤的腐蚀，而目前对设备进行防腐的措施就是在设备表面加防腐涂层。故维护防腐涂层的完好是防止容器被腐蚀的关键。若容器的防腐涂层自行脱落或受碰撞而损坏，腐蚀介质就会直接接触容器的材料，而加快对设备的腐蚀。故在巡查时应及时清理积附在容器、管道及阀门上的灰尘、油污、潮湿和腐蚀性的物质，保持容器设备的洁净、干燥。

② 生产设备的"跑、冒、滴、漏"现象不仅浪费化工原料和能源、污染环境，还会造成对化工装置的腐蚀。故应做好设备的日常维护保养和检查工作，及时消除"跑、冒、滴、漏"现象，消除振动、摩擦，维护好压力容器和安全附件的完整。

③ 另外，还要注意压力容器在停运期间的保养。容器停运时，要将容器内部的工作介质排空放净。尤其是腐蚀性的介质，要经排放、置换或中和、清洗等处理。依据停运时间的长短以及设备和环境的具体情况，有的须在设备容器内外表面涂刷涂层以防腐；有的在容器内放置吸潮剂。对停运的容器要定期检查，及时更换失效的吸潮剂，发现防腐涂层脱落的及时补上，使保护层经常保持完好无损。

【案例 4-2】 2004 年 4 月 15 日 19 时，重庆市天原化工总厂二分厂发生 1 起压力容器爆炸重大事故，造成 9 人死亡、3 人重伤，直接经济损失 227 万元。

事故的直接原因是：该设备因腐蚀穿孔导致盐水泄漏，造成三氯化氮形成和富集；三氯化氮富集达到爆炸浓度和启动事故氯处理装置造成振动，引起三氯化氮爆炸。事故的间接原因是：压力容器日常管理差，检验检测不规范；安全隐患整改不力，责任制不落实；

对三氯化氮爆炸的机理研究不成熟；相关安全技术规定不完善。

压力容器检修后，投入运行时必须彻底清理，防止容器和管道中残存能与工作介质起反应的物质，如氧容器中有残油、氯容器中有水等，以免发生事故。

四、压力容器的定期检验

压力容器的定期检验是指压力容器在使用过程中，每隔一定时间采用适当有效的方法对容器各承压部件和安全装置进行检查和试验。通过检查，及时发现容器存在的缺陷，使其还在没有发生危害容器安全之前即被阻止或被采用适当措施进行特殊监护，以防压力容器在运行中发生事故。

1. 定期检验的要求

压力容器使用单位，在使用压力容器的过程前，必须认真安排压力容器的定期检验工作，按照《在用压力容器检验规程》的规定，由取得压力容器检验资格的单位和人员进行检验，并将压力容器的年检计划报主管部门和当地的锅炉压力容器安全监察机构，锅炉压力容器安全监察机构负责监督检查。

2. 定期检验的内容

压力容器定期检验包括容器的外部检查、内外部检验和全面检验。

（1）外部检查　指专业人员在压力容器运行过程中进行的在线检查。其检查的主要内容是：压力容器及其管道的保温层、防腐层、设备铭牌是否完好，外表面有无裂痕、变形、腐蚀及鼓包现象；压力容器及其管道上所有的焊缝、承压元件及连接部位有无泄漏，安全附件是否齐全、可靠、灵活好用；压力容器承压的基础有无下沉、倾斜，地脚螺丝、螺母是否齐全完好，有无震动和摩擦；压力容器的运行参数是否符合安全技术操作规程；压力容器的运行日志与检修记录是否保存完整。

（2）内外部检验　指专业人员在压力容器停机时进行的检验。其检验的内容除外部检验的全部内容外，还包括对压力容器的腐蚀情况、磨损情况、裂纹情况、衬里情况、壁厚测量、金相检验、化学成分分析和硬度测定。

（3）全面检验　指专业人员对压力容器进行的包括内、外部检验的全部内容，还包括焊缝无损探伤和设备耐压试验的检验。焊缝无损探伤检验长度一般为容器焊缝总长的20%；耐压试验的目的是检验压力容器的整体强度和致密性，是承压设备定期检验的主要内容之一。

3. 定期检验的周期

外部检验期限：每年至少一次。内外部检验期限：每三年一次。全面检验期限：每六年一次。装有催化剂的反应器以及装有填充物的大型压力容器，其检验周期由使用单位根据设计图纸和实际使用情况来确定。检验周期也可以根据下列情况适当延长或缩短。

（1）内外部检验应缩短的情况

① 介质对压力容器材料的腐蚀情况不明，介质对材料的腐蚀速率大于0.25mm/a，以及设计腐蚀数据严重不准确的。

② 材料焊接性能差，制造时曾多次返修。

③ 首次检验。

④ 使用条件差，管理水平低。

⑤ 设备使用期限超过15年，经技术鉴定，确认不能按正常检验周期使用，检验人员确定应该缩短检验周期。

（2）内外部检验可延长的情况

① 非金属衬里完好，但检验周期不应超过 9 年。

② 介质对材料腐蚀速率低于 0.1mm/a，或有可靠的金属衬里，通过一至两次内外部检验确认符合安全要求，但不应超过 10 年。

（3）内外部检验合格后必须进行耐压试验的情况

① 用焊接方法进行修理或更换受压元件的设备。

② 改变使用条件且超过原设计参数的压力容器。

③ 压力容器更换新衬里前。

④ 停止使用两年又重新使用的压力容器。

⑤ 新安装或移装的压力容器。

⑥ 无法进行内部检验的压力容器，如列管换热器的壳程。

⑦ 使用单位对其安全性能表示怀疑的压力容器。

第二节　气瓶安全技术

一、气瓶的定义与分类

气瓶是指在正常环境下（$-40 \sim 60℃$）可重复充气使用的工作压力（表压）为 $1.0 \sim 30MPa$，工作容积为 $0.4 \sim 1000L$ 的盛装压缩气体、液化气体或溶解气体的可移动的压力容器。气瓶按照不同的分类方法有多种类型。

1. 按充装气体的性质分类

气瓶按充装气体的性质分类可分为压缩气体气瓶、液化气体气瓶和溶解气体气瓶，如图 4-1 所示。

2. 按制造方法分类

气瓶按制造方法分类可分为钢制无缝气瓶、钢制焊接气瓶和缠绕玻璃纤维气瓶。

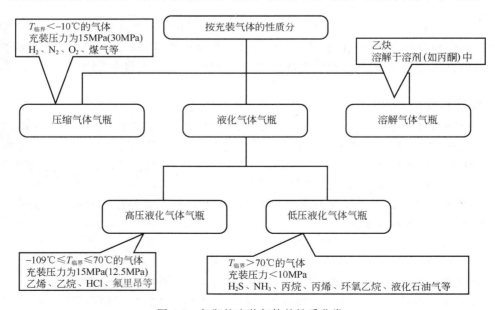

图 4-1　气瓶按充装气体的性质分类

（1）钢制无缝气瓶　以钢坯为原料，经冲压拉伸制造，或以无缝钢管为材料经热旋压收口收底制造的钢瓶。瓶体材料为采用碱性平炉、电炉或吹氧碱性转炉冶炼的镇静钢，如优质碳钢、锰钢、铬钼钢或其他合金钢。钢制无缝气常用于盛装压缩气体和高压液化气体。

（2）钢制焊接气瓶　以钢板为原料，经冲压转焊制造的钢瓶。瓶体及受压元件材料为采用平炉、电炉或氧化转炉冶炼的镇静钢，要求有良好的冲压和焊接性能。钢制焊接气瓶常用于盛装低压液化气体。

（3）缠绕玻璃纤维气瓶　以玻璃纤维加黏结剂缠绕或碳纤维制造的气瓶。此类气瓶一般有一个铝制内筒，以保证气瓶的气密性，承压功能则依靠玻璃纤维缠绕的外筒来完成。由于这类气瓶的绝热性能好、重量轻，多用于盛装呼吸用压缩气体，供消防、毒区或缺氧区域作业人员随身背挎并配以面罩使用，一般容积较小（1～10L），充装压力多为15～30MPa。

3. 按公称压力大小分类

气瓶按公称压力大小分类可分为高压气瓶和低压气瓶。其气瓶的公称工作压力见表 4-1，钢瓶公称容积和公称直径见表 4-2。

表 4-1　气瓶的公称工作压力

高压气瓶公称工作压力/MPa	30	20	15	12.5	8
低压气瓶公称工作压力/MPa	5	3	2	1.6	1

表 4-2　钢瓶公称容积和公称直径

公称容积/L	10	16	25	40	50	60	80	100	150	200	400	600	800	1000
公称直径/mm	200			250		300			400		600		800	

二、气瓶安全附件

1. 安全泄压装置

气瓶的安全泄压装置是为了防止气瓶在遇到火灾等高温条件时，瓶内气体受热膨胀而发生破裂爆炸。

（1）爆破片　装在瓶阀上，其爆破压力略高于瓶内气体的最高温升压力。爆破片多用于高压气瓶上，但也有高压气瓶不装爆破片的。《气瓶安全监察规程》对气瓶是否必须安装爆破片未作明确规定。气瓶上安装爆破片有利有弊，因此有些国家的气瓶不采用爆破片这种安全泄压装置。

（2）易熔塞　一般装在低压气瓶的瓶肩上，当周围环境温度超过气瓶的最高使用温度时，易熔塞的易熔合金熔化，瓶内气体排出，避免气瓶爆炸。

2. 防震圈

为了避免气瓶在充装、使用、搬运过程中因滚动、震动、碰撞而损伤瓶壁，导致气瓶发生脆性破坏而装在气瓶瓶体的保护装置。

3. 瓶帽

为避免气瓶在搬运过程中因碰撞损坏瓶阀而设置的保护瓶阀的装置。保护出气口螺纹不被损坏，防止灰尘、水分或油脂等杂物落入阀内。

4. 瓶阀

瓶阀是安装在气瓶一端，控制气体出入的装置，一般是黄铜或钢材料制造。充装可燃气体的钢瓶瓶阀，其出气口螺纹为左旋；盛装助燃气体的气瓶，其出气口螺纹为右旋。这样是为了防止可燃气体和非可燃气体的错装。

三、气瓶的漆色及标志

为了保证气瓶的安全使用，国家对气瓶的漆色及标志作了严格的规定，参见 GB 7144—1999《气瓶颜色标志》。常见气瓶的漆色见表 4-3。

表 4-3　常见气瓶的漆色

序号	气瓶名称	化学式	外表面的颜色	字样	字样颜色	色环	
1	氢	H_2	深绿色	氢	红色	$p=14.7MPa$ $p=19.6MPa$ $p=29.4MPa$	不加色环 黄色环一道 黄色环二道
2	氧	O_2	天蓝色	氧	黑色	$p=14.7MPa$ $p=19.6MPa$ $p=29.4MPa$	不加色环 白色环一道 白色环二道
3	氨	NH_3	黄色	液氨	黑色		
4	氯	Cl_2	草绿色	液氯	白色		
5	空气		黑色	空气	黄色		
6	氮	N_2	黑色	氮	黄色	$p=14.7MPa$ $p=19.6MPa$ $p=29.4MPa$	不加色环 白色环一道 白色环二道
7	二氧化碳	CO_2	铝白色	液化 CO_2	黑色	$p=14.7MPa$ $p=19.6MPa$	不加色环 黑色环一道
8	乙烯	C_2H_4	棕色	液化乙烯	淡黄色	$p=12.2MPa$ $p=14.7MPa$ $p=19.6MPa$	不加色环 白色环一道 白色环二道

四、气瓶的充装与储运

1. 气瓶的充装

确定压缩气体及高压液化气体气瓶的充装量，必须是气瓶内气体在最高使用温度下的压力，不超过气瓶的最高许用压力。对低压液化气体气瓶，则要求瓶内液体在最高使用温度下，不会膨胀至瓶内满液，即要求瓶内始终保留有一定的气相空间。

（1）气瓶充装过量　过量充装是气瓶破裂爆炸的最常见原因之一，故气瓶在充装过程中必须加强管理，严格按照《气瓶安全监察规程》的安全要求执行，防止气瓶充装过量。对压缩气体气瓶进行充装时，要按不同温度下的最高允许充装压力充装，防止气瓶在最高使用温度下的压力超过气瓶最高许用压力；对液化气体气瓶进行充装时，必须严格按照充装系数要求进行充装，不得超量，否则必须设法将超装的量导出。

（2）不同气体混装　气体混装是指在同一气瓶内灌装不同类型的气体（或液体）。若不同物料在瓶内发生化学反应，很容易造成气瓶爆炸事故。如原来充装可燃气体氢气的气瓶，未经置换、清洗等处理，甚至瓶内还有一定量的余气，就充装氧气，其结果只能是瓶内的氢气和氧气发生剧烈的化学反应，产生大量的反应热，瓶内压力急剧升高，最后气瓶爆炸，酿成严重的事故。

对于如下情况的气瓶，必须先进行处理，才能允许充装：

① 气瓶钢印标记、颜色标记不符规定或瓶内有不明气体或无剩余压力的；

② 气瓶改装不符合规定或是用户自行改装的；

③ 气瓶安全附件不全、有损坏或不符合规定的；

④ 气瓶超过检验期或外观检查存在明显损伤，须作进一步检查的；

⑤ 充装氧化或强氧化性气体的气瓶粘有油脂的；

⑥ 首次充装易燃气体的气瓶，事先未经置换或抽空的。

2. 气瓶的储运

（1）气瓶的储存

① 气瓶在储存时应由专人负责管理。管理人员、操作人员和消防人员应经过安全技术培训，了解气体的性质及气瓶的安全放置知识。

② 气瓶储存时应实施空瓶、实瓶分开放置，不同类型的气瓶不能同放置一室。

③ 储存气瓶的仓库应符合《建筑设计防火规范》，应采取二级以上的防火建筑，与明火或其他建筑物之间的距离应符合规定的安全要求。充装易燃、易爆、有毒及腐蚀性气体的气瓶库的安全距离不得小于15m。

④ 气瓶储存室应通风、干燥、防止雨（雪）淋、水浸，避免阳光直射，故地下室或半地下室不能用作气瓶的储存室。

⑤ 气瓶的储存室要有便于装卸、运输的设施，有运输、消防通道，并设置了消防栓和消防水池，在固定地点备有专用灭火器、灭火工具和防毒用具。

⑥ 气瓶的储存室不能有暖气、水、煤气等管道通过，也不能有地下管道或暗沟，照明灯具及电器设备应有防爆功能，在储存室显眼的地方有"禁止烟火"、"当心爆炸"等各类必要的安全标志。

⑦ 储气的气瓶应戴好固定的瓶帽，应立放储存。卧放时应防止滚动，瓶头朝向一致，垛放不得超过5层，并排放整齐，固定牢靠。气瓶的数量、号位的标志要清晰明显，并留有通道。

⑧ 充气的实瓶储存数量要有限制，在满足当天使用量和周转量的情况下，应尽量减少储存量，对易发生聚合反应的气体的气瓶，还应规定储存期限。

⑨ 严格执行气瓶进出库制度，瓶库账目清楚、数量准确，按时盘点，账物相符。

（2）气瓶的运输　运输气瓶时，应严格遵守公安和交通部门颁发的危险品运输规则、条例，具体见表4-4。

表4-4　气瓶运输安全要求

名　称	安　全　要　求
装车固定	横向放置，头朝一方，旋紧瓶帽；备齐防震圈，瓶下用三角形木块等卡牢，装车不超高
分类装运	氧气、强氧化剂气瓶不得与易燃、油脂和带油污的物品同车混装；所装介质相互接触能引起燃烧、爆炸的气瓶不得混装
轻装轻卸	不抛、不滑、不碰、不撞、不得用电磁起重机搬运
禁止烟火	禁止吸烟，不得接触明火
遮阳防晒	夏季要有遮阳防雨设施，防止暴晒雨淋
灭火防毒	车上应备有灭火器材或防毒用具
安全标志	车前应悬挂黄底黑字"危险品"字样的三角旗

五、气瓶的安全使用

气瓶的安全使用问题包括气瓶开启前的检查、开启过程中及使用过程中气瓶的放置等。气瓶的安全使用人员应学习气体和气瓶的安全技术知识，并在技术熟练操作人员的指导监督下进行操作练习，操作合格后方能单独使用。使用前，应对气瓶进行检查，确认气瓶和瓶内气体质量安全，才能使用，否则发现气瓶漆色、钢印等辨别不清、检查超期、气瓶有损伤或气体质量存在质量问题，均拒绝使用。

气瓶使用过程中，应注意以下几点。

① 气瓶应立放（乙炔瓶严禁卧放使用），不得靠近热源，与明火、可燃与助燃气体气瓶之间距离不得小于 10m；对于易发生聚合反应的气体气瓶，还应远离射线、电磁波、震动源；另要防止气瓶受日光曝晒、雨（雪）淋、水浸。

② 移动气瓶时应手搬瓶肩转动瓶底，移动距离较远时可用轻便小车运送，严禁抛、滚、滑、翻和肩扛、脚踹；严禁敲击、碰撞气瓶；绝对禁止在气瓶上焊接、引弧；禁止用气瓶作支架和铁砧。

③ 注意气瓶的操作顺序。操作者站在瓶阀出口侧后，开启瓶阀时要轻缓；关闭瓶阀要轻严，不能用力过大，避免关得过紧、过死；瓶阀冻结时，不能用火烤。

④ 注意保持气瓶及其附件的清洁、干燥，禁止沾染油脂、腐蚀性介质、灰尘等；保护瓶外油漆保护层，防止瓶体被腐蚀，同时也便于识别，可防止误用和混装，瓶帽、防震圈、瓶阀等附件均要妥善维护、合理使用。

⑤ 瓶内气体不得用得过尽，应留有一定的余压（>0.05MPa）；气瓶用完后要及时送回瓶库或妥善保管。

六、气瓶的定期检验

气瓶的定期检验，应由取得检验资格的专门单位负责进行，未取得检验资格的单位及个人不得从事气瓶的定期检验工作。各类气瓶的检验周期见表 4-5。

表 4-5　各类气瓶的检验周期

气瓶类型	腐蚀性气体	一般气体	液化石油气	惰性气体
检验周期	1 次/2 年	1 次/3 年	使用未超过 20 年的,1 次/5 年；超过 20 年的,1 次/2 年	1 次/5 年

气瓶在使用过程中，发现有严重腐蚀、损伤或对安全可靠性有怀疑时，应提前进行检验；库存或使用时间超过一个检验周期的气瓶，启用前也应进行检验。气瓶检验单位要对待检验的气瓶，逐一进行检验，并按规定出具检验报告，未经检验或经检验不合格的气瓶不得使用。

第三节　压力管道安全技术

一、压力管道概述

从广义上理解，压力管道是指所有承受内压或外压的管道，无论其管内介质如何。压力管道是管道中的一部分，管道是用以输送、分配、混合、分离、排放、计量、控制和制止流体流动的，由管子、管件、法兰、螺栓连接、垫片、阀门、其他组成件或受压部件和支承件组成的装配总成。

从我国颁发《压力管道安全管理与监察规定》以后，"压力管道"便成为受监察管道的专用名词。在《压力管道安全管理与监察规定》第二条中将压力管道定义为："在生产、生活中使用的可能引起燃爆或中毒等危险性较大的特种设备"。

国务院 2003 年 6 月 1 日颁发实施的《特种设备安全监察条例》中，将压力管道进一步明确为"利用一定的压力，用于输送气体或者液体的管状设备，其范围规定为最高工作压力大于或者等于 0.1MPa（表压）的气体、液化气体、蒸汽介质或者可燃、易爆、有毒、有腐蚀性，最高工作温度高于或者等于标准沸点的液体介质，且公称直径大于 25mm 的管道"。这就是说，现在所说的"压力管道"，不但是指其管内或管外承受压力，而且其内部输送的介质是"气体、液化气体和蒸汽"或"可能引起燃爆、中毒或腐蚀的液体"物质。压力管道可按照输送介质种类、压力进行分类：按照管道输送介质的种类分为液化石油气管道、氢气管道、水蒸气管道等；按照设计压力分为低压管道（$0.1\text{MPa} \leqslant p < 1.6\text{MPa}$）、中压管道（$1.6\text{MPa} \leqslant p < 10\text{MPa}$）和高压管道（$p > 10\text{MPa}$）。

二、压力管道安装

压力管道的安装单位必须由取得与压力管道操作压力相应的三类压力容器现场安装资格的单位承担。拥有压力管道的工厂只能承担自用压力管道的修理改造安装工作。压力管道的安装修理与改造必须严格执行有关规定和技术标准，以及设计单位提供的设计文件和技术要求，施工单位对提供安装的管道、阀门、管件、紧固件都要认真管理和复验，严防错用或混入假冒产品，施工中要严格控制焊接质量和安装质量，并按工程验收标准向用户交工。高压管道交付使用时，安装单位还必须提交如下技术文件：①高压管道施工竣工图；②高压管道检查验收记录；③高压阀门试验记录；④安全阀调整试验记录；⑤高压管件检查验收记录；⑥高压管件焊缝焊接工作记录；⑦高压焊缝热处理及着色检验记录；⑧管道系统试验记录。试车期间，如发现压力管道振动超过标准，必须由设计单位和施工单位共同研究，采取消振措施，消振合格后方可交付使用。

三、压力管道的腐蚀与防护

压力管道特别是化工管道，其内部介质多为有毒、易燃易爆、具有腐蚀性的物料，且数量多、分布密集，由于腐蚀、磨损使管壁变薄，造成泄漏、火灾、爆炸事故屡有发生，故防止压力管道事故，应重点从防腐着手。

从腐蚀类型分析，工业管道的腐蚀以全面腐蚀最多，其次是局部腐蚀和特殊腐蚀。从装置的类别分析，以冷却器、冷凝器的冷却水配管、精馏塔的汽化管和加热炉出口的输送管等遭受腐蚀最为严重。工业管道的下列部位最易出现腐蚀：

① 管道的弯曲、拐弯部位，流线管段中有液体流入而流向有变化的部位；
② 产生汽化现象时，与液体接触的部位较与蒸汽接触的部位更易遭受腐蚀；
③ 在排液管中，经常没有液体流动的管段易出现局部腐蚀；
④ 液体或蒸汽管道在有温差的状态下使用，易出现严重的局部腐蚀；
⑤ 埋设管道外部下表面易被腐蚀。

为了防止由于腐蚀而使管壁变薄，导致管道承压能力降低，造成泄漏或破裂事故，在管道强度设计时，应根据管内介质的特性、流速、工作压力、管道材质、使用年限等，计算出介质对管材的腐蚀速率，在此基础上选取适当的腐蚀裕度。通常壁厚的腐蚀裕度在 1.5～6mm 的范围内。

为了防止压力管道出现腐蚀现象，一般从两个方面着手处理：①合理选择管材，即依据管道内工作介质的性质，选择对该种介质具有腐蚀性能的管道材料；②采用合理的防腐措施，如采用涂层防腐、衬里防腐、电化学防腐和使用缓释剂等，其中涂层防腐最为常见，而涂层防腐又以涂料防腐用得最多。常用的涂料有酚醛树脂、醇酸树脂、硝基树脂、过氧乙烯树脂、聚酯树脂等，在选择涂料时，应根据输送介质的性质和工作温度等条件综合考虑。

四、压力管道质量检验及监督检验

1. 压力管道质量检验

压力管道的检查和检验是掌握管道技术现状、消除缺陷、防范事故的主要手段，检查和检验工作是由企业锅炉压力容器检验部门或委托有检验资格的单位进行，并对检验结果负责。压力管道检查和检验的重点是进行质量检验。

压力管道是连接机械和设备的工艺管线，在进行质量检验时要注意以下事项：

① 机械和设备出口的工艺参数不得超过压力管道设计或缺陷评定后的许用工艺参数，高压管道严禁在高温、超压、强腐蚀和强振动条件下运行；

② 检查管道、管件、阀门和紧固件有无严重腐蚀、泄漏、变形、移位和破损及保温层的完好程度；

③ 检查管道有无强烈振动，管与管、管与相邻件有无摩擦，管卡、吊架和支撑有无松动或断裂；

④ 检查管内有无异物撞击或摩擦的声响；

⑤ 安全附件、指示仪表有无异常，发现缺陷及时报告，妥善处理，必要时须停机处理。

压力管道的质量检验应包括管道的强度试验、严密性试验、真空度试验和泄漏试验，对于埋地压力管道还应进行渗水量检查。通过压力试验，可以检查管道的强度、严密性、接口或接头的质量、管道焊接质量。在对管道进行强度试验之后，严密性试验之前，还必须对管道进行吹扫或清洗，以清除管内的杂物。对规模较大、较复杂的管网系统进行试压、吹洗时，事先须制定专门的工作计划，并绘制试压及吹洗的路线图，明确规定如何分段、各段试验压力、吹洗介质和进行的方向、先后次序等具体要求，以便质量检验工作能顺利进行。

2. 压力管道的监督检验

压力管道的监督检验（也称压力管道安装安全质量监督检验）是对压力管道安装安全质量进行的监督验证，具有法定检验性质。监督检验工作是在压力管道安装现场，且在安装施工过程进行。在压力管道安装施工中，建设单位、设计单位、安装单位、监理单位、检测单位、防腐单位和受监督检验单位，一起接受并配合监督检验工作，并应承担压力管道安装安全质量责任。

压力管道监督检验工作，是由具有资格并经授权的检验单位（即监督检验单位）承担。各级质量技术监督行政部门锅炉压力容器安全监察机构，必须按照《压力管道安装安全质量监督检验规则》的要求，对压力管道安装进行安全监察，并加强对监督检验单位的监督检查。

压力管道安全性能监督检验的重点内容主要包括以下项目：

① 管道元件及焊接材料的材质确认；

② 管道焊接或其他固定连接和可拆卸连接的装配质量；

③ 影响管道热补偿和热传导的支承件的安装质量；

④ 管道的防腐质量；

⑤ 管道焊接、防腐质量检验检测质量；

⑥ 管道附属设施和设备安装的质量；

⑦ 管道穿跨越、隐蔽工程等重要项目的安装质量；

⑧ 管道强度试验、严密性试验及管道安全保护装置及密封性能测试；

⑨ 管道通球、扫线、干燥；

⑩ 管道的单体试验及整体试运行。

压力管道监督检验是根据压力管道的等级和技术要求等具体情况确定监督检验方式的。其中，管道强度试验、严密性试验和管道安全保护装置及密封性能测试为现场监督检验项目，监督检验员必须到安装现场监督检验并出具监督检验专项报告；其他监督检验项目一般采用抽样的方式进行，为保证监督检验结果的客观、准确，监督检验人员在确定抽样方案时，应考虑抽样的数量和代表性，合理确定抽样方案。具体地可以是以下一种或几种的组合方式：

① 查阅有关文件、记录或有关证据；

② 观察安装或施工活动过程；

③ 抽样进行检验检测；

④ 必要时，也可进行有关的验证试验；

⑤ 会议或与有关人员交谈的书面记录并经相关人员签字；

⑥ 其他方法。

五、在用压力管道的定期检验

正在使用的压力管道应该按照规定要求定期进行检验。检查周期应根据压力管道的技术状况和使用条件，由使用单位和检验单位确定。在用压力管道的定期检验包括运行初期检查、在线监测、末期检查及寿命评估三部分。

1. 运行初期检查

由于可能存在的设计、制造、施工等问题，当管道初期升温和升压后，这些问题都会暴露出来。此时，操作人员应会同设计、施工等技术人员，有必要对运行的管道进行全面系统的检查，以便及时发现问题，并及时解决问题。在对管道进行全面系统的检查过程中，应着重从管道的位移情况、振动情况、支承情况、阀门及法兰的严密性等方面进行检查。

2. 巡线检查及在线检测

在装置运行过程中，由于操作波动等其他因素的影响，或压力管道及其附件在使用一段时期后因遭受腐蚀、磨损、疲劳、蠕变等损伤，随时都有可能发生压力管道的破坏，故对在用压力管道进行定期或不定期的巡检，及时发现可能产生事故的苗头，并及时采取措施以避免造成较大的危害。压力管道的巡线检查内容除全面进行检查外，还可着重从管道的位移、振动、支撑情况、阀门及法兰的严密性等方面检查。

除了进行巡线检查外，对于重要管道或管道的重点部位还可利用现代检测技术进行在线检测，即可利用工业电视系统、声发射检漏技术、红外线成像技术等对在线管道的运行状态、裂纹扩展动态、泄漏等进行不间断监测，并判断管道的安定性和可靠性，从而保证压力管道的安全运行。

3. 末期检查及寿命评估

压力管道经过长时期运行，因遭受到介质腐蚀、磨损、疲劳、老化、蠕变等的损伤，一些管道已处于不稳定状态或临近寿命终点，因此更应加强在线监测，并制定好应急措施和救援方案，随时准备着抢险救灾。

在做好在线监测和抢险救灾准备的同时，还应加强在用压力管道的寿命评估，从而变被动安全管理为主动安全管理。

压力管道寿命的评估应根据压力管道的损伤情况和检测数据进行，总的来说，主要是针对管道材料已发生的蠕变、疲劳、相变、均匀腐蚀和裂纹等几方面进行评估。

六、压力管道的维护与检修

化工生产的管道完成各设备之间介质的传递输送，中间产品和最终产品由不同的储罐完成介质平衡与储存。压力管道也是化工生产中的主要设备，属于特种设备，对其设计、制造、安装、使用、检验、检修与改造实施安全监察，其维护检修除重视日常维护中的巡回检查外，重点是开展定期检验。定期检验是国家安全管理法规规定的强制性检验，主要分为每年至少一次的在线检验和相隔一定运行周期必须进行的、停止运行的全面检验。压力管道的修理必须按安全技术规范的要求进行。一般将检验与修理（修理决策的主要依据是定期检验的结论）结合进行，与压力管道相关的安全附件的定期校验、定期检修也与压力管道定期检验同步进行，其修理决策方式有以下三种。

（1）维修规程结合实际状况的决策方式　依据原化工部组织起草的各类化工设备的维护检修规程，对各类化工设备（包括压力管道）的维护检修制定了日常维护、大中小修周期、检修内容、质量验收标准、检修安全注意事项等，确定了以化工设备维护检修规程为决策依据的修理决策方式。但它的缺点是没有考虑到管道自身质量、管道运行条件和状况、操作和维护检修水平上的差异，严格按规程进行修理决策，会造成修理过剩或修理不足。为此，以化工设备维护检修规程为主要决策依据，由现场技术管理人员、相关管理部门技术人员结合管道状况，对管道维修周期进行调整、共同决策是一种相对科学的修理决策方式。目前大多数化工企业都采用了这种修理决策形式。但实际运作中相关人员的技术素质、责任心、对现场管道的熟悉程度、管道故障事故发生规律的认识水平等方面的差异，以及出自不同的利益，往往会影响管道修理的科学决策。

（2）依据状态监测的决策方式　状态维修的最大特点是，完全依据设备、管道的运行效能、运行状态来确定设备、管道的维护检修周期和检修内容。其实质是：在全面掌握设备、管道状况的基础上，根据设备、管道故障发生发展规律，选择最恰当的时机，对设备、管道实施有的放矢的修理。这无疑是一种科学的修理方式，但需要大量资金的投入和做大量的基础研究才能得以实现。这也许是这种决策方式目前难以推广的原因。化工企业压力容器、管道由于有国家的强制性定期检验要求，检验工作开展得较早较好，随着人们对压力容器、管道故障和事故发生发展规律认识的深入，许多化工企业压力容器、管道的修理决策，基本做到了以定期检验结论为主要依据，可以说正在或基本形成了压力容器、管道的状态监测决策模式。

（3）按规程结合实际加状态监测的组合方式　目前一些大型化工企业，一方面在总系统中选择一些大型、关键、贵重、出现故障事故对生产影响、危害性大的设备、管道进行状态监测，另一方面对大多数设备、管道按检验规程结合设备、管道实际状况进行修理决策，尽可能使修理决策科学化。

七、在用压力管道安全管理与事故分析

1. 在用压力管道安全管理

（1）压力管道操作人员的管理　压力管道操作人员必须经过安全监察机构进行安全技术和岗位操作培训，经考核合格后才能持证上岗。压力管道对操作人员的要求如下。

① 必须熟悉本岗位压力管道的技术特性、系统结构、工艺流程、工艺指标、可能发生的事故和应采取的措施。做到"四懂三会"，即懂原理、懂性能、懂结构、懂用途，会使用、会维护、会排除故障，如能及时消除管道系统存在的跑、冒、滴、漏现象。

② 必须严格按照操作规程进行操作，严禁超压、超温运行。

③ 严格执行巡回检查制度，做好巡回检查记录，发现异常情况应及时汇报和处理。

④ 必须认真做好压力管道的日常维护保养工作，以保证和延长压力管道的使用寿命。

（2）在用压力管道的操作、检验、维护管理

① 经常检查压力管道的防护措施，保证其完好无损，减少管道表面腐蚀；对生产流程的重要部位的压力管道，穿越公路、桥梁、铁路、河流、居民点的压力管道，输送易燃、易爆、有毒和腐蚀性介质的压力管道，工作条件苛刻的管道，存在交变载荷的管道应重点进行维护和检查。积极配合压力管道检验人员对管道进行定期检验工作。

② 阀门的操作机构要经常除锈上油，定期进行操作，保证其操纵灵活。

③ 安全阀和压力表要经常擦拭，确保其灵敏准确，并按时进行校验。

④ 定期检查紧固螺栓的完好状况，做到齐全、不锈蚀、丝扣完整、联结可靠。

⑤ 注意管道的振动情况，发现异常振动应采取隔断振源、加强支撑等减振措施，发现摩擦应及时采取措施。

⑥ 静电跨接、接地装置要保持良好完整，发现损坏及时修复。

⑦ 停用的压力管道应排除内部介质，并进行置换、清洗和干燥，必要时作惰性气体保护。

⑧ 对高温管道，在开工升温过程中需对管道法兰联结螺栓进行热紧；对低温管道，在降温过程中进行冷紧；对有腐蚀性的管道，其外表面应进行油漆防护，有保温的管道注意保温材料完好。

⑨ 禁止将管道及支架作为电焊零线和其他工具的锚点、撬抬重物的支撑点。

⑩ 检查管道和支架接触处等容易发生腐蚀和磨损的部位，发现问题及时采取措施。

当操作中遇到下列情况时，应立即采取紧急措施并及时报告有关管理部门和管理人员：

① 介质压力、温度超过允许的范围且采取措施后仍不见效；

② 管道及组成件发生裂纹、鼓瘘变形、泄漏；

③ 压力管道发生冻堵；

④ 压力管道发生异常振动、响声，危及安全运行；

⑤ 安全保护装置失效；

⑥ 发生火灾事故且直接威胁正常安全运行；

⑦ 压力管道的阀门及监控装置失灵，危及安全运行。

【案例 4-3】 2005 年 4 月 14 日 10 时 40 分左右，安徽铜陵市金港钢铁有限公司制氧车间调压站发生一起压力管道爆燃重大事故，造成 3 人死亡、4 人重伤。

事故主要原因是：该设备存在缺陷未能及时发现或消除，同时，还存在其他维修问题。

2. 压力管道事故分析

随着我国经济的快速发展，各类压力管道的数量不断增加，压力管道的安全管理尚有不少漏洞，安全事故时有发生，经对大量事故原因的分析认为，压力管道安全事故多由下列隐患造成。

(1) 压力管道设计不合要求　压力管道设计是否合理是压力管道安全运行的基本保证。按照《特种设备安全监察条例》和《压力管道安全管理与监察规定》的要求，压力管道必须由取得设计资格的设计单位进行设计。但在实际使用时发现，压力管道设计方面存在着无证单位设计或自行设计、无设计资料、压力管道选材不符合要求、结构不合理等问题，且在所用压力管道中的比例分别占91％、91％、50％、64％。

(2) 压力管道制造存在缺陷　压力管道是由管子、法兰、三通、阀门等管道元件组成，只有元件质量符合了要求，管道的使用安全才有保障。在用的压力管道在制造方面却存在着阀门泄漏、锈死，三通、弯头等管道元件存在制造缺陷，焊缝中存有气孔、夹渣、未焊透等缺陷，密封性防腐和保温不符合要求等问题，且分别占总压力管道数的91％、64％、91％、91％。

(3) 压力管道安装质量不合要求　压力管道安装质量是否符合要求，直接影响到压力管道的使用安全，在压力管道的安装过程中极易埋下事故隐患。按照《特种设备安全监察条例》和《压力管道安全管理与监察规定》的要求，压力管道必须由取得安装资格的单位进行安装。而实际上却有91％的压力管道是由无证单位安装，91％的无安装验收资料，91％的安装焊接质量低劣，有咬边、气孔、夹渣、未焊透等焊接缺陷，91％为未按规定装设安全附件。

(4) 压力管道使用不科学　压力管道的使用管理是压力管道安全管理的中心工作，直接影响到压力管道的安全运行。调查发现压力管道使用方面存在诸多问题，如安装单位未建立健全各项规章制度、操作规程，操作人员未经培训考核、无证上岗操作，使用的压力管道未进行定期检验，致使部分压力管道带病运行、超期服役或安全附件超期未校等。

(5) 压力管道的维修和改造存在质量问题　压力管道在使用过程中，如发现缺陷、损坏或因生产工艺的需要，可能进行必要的修理或技术改造。由于修理或技术改造的质量好坏直接影响压力管道的安全使用，所以压力管道的修理、改造，必须遵循有关法规、标准，选择有资质的单位进行压力管道的修理、改造，以确保修理、改造质量。同时，压力管道使用条件复杂，环境恶劣，在使用中极易产生腐蚀、材质劣化等现象，因此，必须根据压力管道各自不同的特点，及时编制维修保养计划，定期进行维护保养。但在这方面的实际情况是，90％以上的压力管道仍是无证或自行修理、改造，或未及时进行维修保养。

(6) 压力管道的安全监察和定期检验不规范　压力管道的定期检验是保证压力管道安全使用的重要手段，直接影响压力管道的安全运行，通过定期检验，可以使压力管道的安全隐患及时得以发现和消除。很多企业于2004年6月才开始对压力管道进行普查，于2005年4月才开展压力管道的定期检验工作，但至今尚未开展压力管道的注册发证工作，至今尚未开展压力管道操作人员的培训考核工作。

从以上几个方面可以看出，在压力管道的使用与维护方面，相当一部分压力管道质量低劣、缺陷严重、超期服役、管理混乱。同时，压力管道安全监察工作不力，定期检验工作尚未开展，操作人员无证上岗操作，安全管理存在许多隐患。因此，必须切实采取措施，从压力管道的设计、制造、安装、使用、检验、维修、改造等全过程进行安全监察，开展压力管道操作人员的培训考核工作，规范压力管道的安全管理，确保压力管道的安全运行。

第四节 锅炉安全技术

一、锅炉基础知识

锅炉是燃烧煤、油等燃料产生热能把水加热或使其变为蒸汽的热力设备。锅炉的种类尽管很多、结构各异，但均由"锅"、"炉"和保证二者正常运行所必需的附件、仪表及附属设备三大部分组成。

"锅"是锅炉中盛放水和蒸汽的密封受压部件，是锅炉的受热部分，主要包括蒸汽包、对流管、水冷壁、联箱、过热器、省煤（或油）器等。"锅"和给水设备构成锅炉的汽水系统。

"炉"是指锅炉中燃烧燃料、产生热能的部件，是锅炉的给热部分，主要包括燃烧设备、炉墙、炉拱、钢架、烟道及排烟除尘设备等。

锅炉除了上述的吸热、放热部分外，还有很多的附件（如安全阀、高低水位报警器、燃烧自动调节装置等）、仪表（如水位表、压力表、测温仪表等）及附属设备（如水处理装置、给煤装置、引风机、出渣机等），故锅炉是一个非常复杂的组合设备。尤其在化工企业中常用的大、中型容量的锅炉，除了锅炉本身体积庞大、结构复杂外，还有众多的辅机、附件及仪表，锅炉在运行时，需要各个部分、各个环节密切协作，任何一个部分环节发生故障，都会影响锅炉的正常安全运行，所以，对作为化工特种设备的锅炉的安全运行应加强监督、予以重视。

二、锅炉安全附件

作为锅炉的安全附件即是保证、监测锅炉正常安全运行的部件，包括安全阀、压力表、水位表及高低水位报警器。

【案例 4-4】 2004 年 8 月 19 日 21 时 40 分，山西省太原市晋源区吴家堡村晋阳华龙纸业有限公司发生一起锅炉爆炸重大事故，造成 3 人死亡、3 人重伤、7 人轻伤。事故主要原因是：该锅炉是一台非法安装并已被停用，在非法起用时，分汽缸上供汽阀呈完全关闭状态，安全阀、压力表失灵，锅炉处于密闭状态，无法自动排汽卸压，直至发生爆炸。

1. 安全阀

安全阀是锅炉设备中最重要的安全附件之一，它能自动开启排汽以防止锅炉超过规定的压力限度而保护锅炉。其功能和作用原理与压力容器的安全阀相同。

为保证锅炉安全阀的正常功能，安全阀必须有足够的排汽能力，即安全阀开启排汽后能起到降低锅炉压力的作用，否则会出现安全阀开启排汽，但锅炉内的压力仍不断上升而引起锅炉爆炸。所以，锅炉上所有的安全阀的排汽总量必须大于锅炉最大连续蒸发量，以保证在锅炉用汽单位全部停汽时也不致锅炉超压。

锅炉安全阀必须垂直安装在蒸汽包、联箱的最高位置，在安全阀和蒸汽包、安全阀和联箱之间应装设取用蒸汽的出口管和阀门，且在安全阀上要安装排汽管，防止排汽伤人；排汽管应尽量直通室外，并有足够的截面积，保证排汽畅通；排汽管底部应该直接连到地面的泄水管，排汽管和泄水管上都不允许安装阀门；安全阀应该每年至少做一次定期检验，每天人为开启一次，排放压力最好定在最高工作压力的 80% 以上。

2. 压力表

压力表是测量和显示锅炉汽水系统实际压力大小的仪表。它严格监视着锅炉各受压元件实际承受的压力，将压力控制在安全范围内，是锅炉实现安全运行的基本条件和基本要求，故压力表是锅炉操作人员必不可少的耳目。锅炉没有压力表、压力表损坏或压力表装设不合要求，锅炉一律不得投入运行或继续运行。

锅炉中应用最为广泛的压力表是弹簧管式压力表，它具有结构简单、使用方便、准确可靠、测量范围大等优点。

压力表的量程是与锅炉工作压力相适应的，通常为锅炉工作压力的 1.5～3 倍，最好为 2 倍。压力表上应该刻有红线，指出最高允许工作压力；压力表每半年应该检验一次，检验后应该封铅；压力表连接管应该没有漏气现象，否则会影响指示值的真实性。

压力表应该装在便于观察和吹洗的位置，应具有防高温、冰冻和震动影响的能力；同时压力表下端应装设有存水弯管，以避免蒸汽直接进入弹簧弯管而影响压力表的弹性。

3. 水位表

【案例 4-5】 1993 年 8 月，大庆石化总厂化肥厂合成车间辅助锅炉发生爆管事故。事故原因是：开车期间，由于操作失误，导致锅炉给水泵抽空，高压汽包液位由 55% 突然降至 16%，汽包另一套电极液位指示为 "0"。在两个液位指示不一致时，操作人员误认为 16% 是正确的，而没有果断地灭火停炉，造成辅锅干烧爆管一根，直接经济损失 90.61 万元。

水位表是用来显示锅炉汽包内水位高低的仪表。操作人员可以通过水位表观察和调节锅炉内的水位，防止锅炉内发生缺水或满水事故，保证锅炉安全运行。

水位表是依据连通器的原理设置的，其水连管和汽连管分别与汽包的水空间、汽空间相连，水位表和汽包构成连通器，故水位表显示的水位即是汽包内的水位。锅炉上常用的水位表有玻璃管式和玻璃板式。

水位表应装在便于观察、冲洗的位置，并有足够的照明；其水连管和汽连管必须水平放置，防止造成假水位；连接管应尽可能短，且内径不得小于 18mm；连接管上应避免装设阀门，若有则应在锅炉正常运行时全开阀门；水位表应装有放水旋塞和接到安全地点的放水管，其水、汽旋塞和放水旋塞的内径不得小于 8mm；水位表应有指示最高、最低水位的明显标志，其玻璃管（板）的最低可见边缘应比最低安全水位低 25mm，最高可见边缘应比最高安全水位高 5mm。

4. 高低水位报警器

高低水位报警器用于锅炉水位异常（高于最高安全水位或低于最低安全水位）时发出警报，提醒操作人员立即采取措施、消除险情。对于额定蒸发量≥2t/h 的锅炉必须装设水位高低报警器，且报警信号能区分水位的高低。

三、锅炉运行

锅炉运行包括锅炉启动、锅炉正常运行及锅炉停炉三个部分，因锅炉是一台带压操作的装置，在运行中必须注意其安全运行，避免发生锅炉爆炸事故。

1. 锅炉的安全启动

因锅炉是一台复杂的装置，包含着一系列的部件、附件及辅机，且锅炉的运行还包含燃料的燃烧、传热及工作介质的传动等过程，故启动一台锅炉要进行多步操作，耗时长，且需要各个环节的有机协调，逐步达到正常工作状态。

锅炉启动过程中，锅炉的各部件、附件均由冷态变为受热状态，由不承压转变为承压状态，其各部件、附件的物理形态、受力情况均发生很大的变化，此时最易产生各类事故。据不完全统计，锅炉事故中约有半数的事故是在锅炉启动过程中发生的，故锅炉在启动时必须进行认真的准备。

（1）全面检验　锅炉启动前一定要进行全面检验，符合启动要求才能进行下一步的操作，启动前的检验应当按照锅炉运行规程的规定逐项进行。其检验内容主要包括：汽水系统、燃烧系统、风烟系统、锅炉本体和辅机是否完好；锅炉上的人孔、手孔、看火门、防爆门及各类阀门、接板是否正常；安全附件是否齐全、完好并处于启动所要求的位置；各类测量仪表是否正常。

（2）锅炉上水　给锅炉上水时，为避免产生过大的热应力，其上水温度不得超过90～100℃；上水速度不能快，全部上水时间在夏季不少于1h，冬季不少于2h；冷炉上水至最低安全水位即可，以防受热膨胀后水位超高。

（3）烘炉、煮炉　对于新装、大修和长期停用的锅炉，其炉膛和烟道壁都非常潮湿，一旦突然接触高温烟气，就会产生裂纹、变形甚至发生坍塌事故，为防止这种情况，锅炉在上水后启动前需要进行烘炉。

烘炉是在炉膛中用小火缓慢加热锅炉，使炉墙中的水分逐渐蒸发掉。烘炉应根据事先制定的烘炉升温曲线进行，整个烘炉时间要依据锅炉大小、型号不同而定，一般为3～14天不等，烘炉后期可同时进行煮炉。

煮炉是为了清除锅炉蒸发受热面中的铁锈、油污和其他污物，减少其对受热面的腐蚀，提高锅炉内水和蒸汽的品质。

煮炉时在锅炉水中加入碱性药剂，如 Na_2CO_3、$NaOH$、Na_3PO_4 等。其操作步骤为：上水至最高水位；加一定量药剂（2～4kg/t）；燃烧加热锅内水至沸腾但不升压（开启空气阀或抬起安全阀排汽），维持10～12h；减弱燃烧、排污后适当放水；加强燃烧并使锅炉升压到25%～100%工作压力，运行12～24h；停炉冷却，排放锅炉水并清洗受热面。

烘炉和煮炉虽然不是正常启动锅炉，但锅炉的燃烧系统和汽水系统已部分或大部分处于工作状态，锅炉也开始承受压力和温度，故必须认真进行操作。

（4）锅炉点火与升压　锅炉上水后一般就可以点火升压；对于经过烘炉、煮炉的锅炉，待煮炉完毕，排水清洗后重新上水，然后点火升压。

从锅炉点火到锅炉内蒸汽压力升到工作压力是锅炉启动的关键环节，需要特别注意以下几个问题：①防止炉膛内爆炸；②防止热应力和热膨胀造成破坏；③监视和调整各种变化。

（5）锅炉暖管与并汽　锅炉的暖管即是用蒸汽缓慢加热管道上的阀门、法兰等部件，使其温度缓慢上升，避免向冷态或较低温度的管道突然输入蒸汽，防止热应力过大而损害管道、阀门、法兰等部件；在暖管的同时可将管道中的冷凝水排出，防止供汽时发生水击现象，冷态蒸汽管道的暖管时间一般大于2h，热态蒸汽管道暖管时间一般为0.5～1h。

并汽也叫并炉（并列），即是投入运行的锅炉向公用的蒸汽总管供汽。并汽的条件是：燃烧稳定、锅炉运行正常、蒸汽质量合格、蒸汽压力稍低于蒸汽总管内压力（低压锅炉低0.02～0.05MPa；中压锅炉低0.1～0.2MPa）。

2. 锅炉的安全运行

为保证锅炉安全运行，锅炉一般安装在单独建造的锅炉房内，与其他建筑物的距离应符合安全要求，锅炉房每层至少有两个出口，分别设在两侧。锅炉房通向室外的门应向外开，在锅炉运行期间不准锁住或拴住，锅炉房内工作室或生活室的门向外开；使用锅炉的单位必须办理锅炉使用登记手续，设专职或兼职的锅炉管理人员管理锅炉；司炉人员、锅炉水质化验人员必须经过培训考核，持证上岗。建立健全的各项规章制度、建立完整的锅炉技术档案和做好各项记录。

　　锅炉在运行过程中，应不定期地查看锅炉的安全附件是否灵敏可靠、辅机运行是否正常、锅炉本体可见部分有无明显的缺陷，同时应定期对运行工况进行全面的检测，了解各项热损失的大小，及时调整燃烧工况，将各项热损失降至最低。

　　3. 锅炉的安全停炉

　　锅炉停炉包括正常停炉和紧急停炉（也叫事故停炉）两类。

　　（1）锅炉正常停炉　正常停炉是锅炉计划内停炉。锅炉正常停炉应注意的主要问题是：降压降温过快；锅炉各部件因降温收缩不均而产生过大的热应力使其遭到破坏。故停炉应按规定的顺序进行，即停燃料→停送风→降低引风→逐渐降低锅炉负荷，相应减少锅炉上水，但必须维持锅炉水位稍高于正常水位。锅炉停止供汽后，应关闭进蒸汽总管阀门，隔绝与蒸汽总管的连接，并排汽降压；待降至常压时，开启放空阀，避免锅内因降温形成真空。为防止降温过快，必须控制降温速度，在正常停炉的 4～6h 内，应紧闭炉门和烟道接板，之后逐渐打开烟道接板，缓慢加强通风，适当放水；停炉 18～24h，锅内水温降至 70℃ 以下时，方可全部放水。

　　（2）锅炉紧急停炉　锅炉在运行过程中出现不能正常运转时进行的一种停炉操作。锅炉在运行中出现以下任何一种情况，均须进行紧急停炉。

　　① 水位低于水位表的下部可见边缘。

　　② 不断加大向锅炉送水及采取其他措施，仍不能控制水位下降。

　　③ 水位超过最高水位，通过放水仍不能在水位表上看见水位。

　　④ 给水泵失效或给水系统出现故障，不能向锅炉给水。

　　⑤ 水位表或安全阀等锅炉附件全部失效。

　　⑥ 锅炉元件损害严重，已威胁到锅炉的安全运行。

　　锅炉紧急停炉的操作也必须按操作规程进行，当出现上述须紧急停炉的任何情况之一，首先立即停止添加燃料和送风，减少引风，同时设法熄灭炉内的燃料（对于一般层炉采用砂土或湿灰灭火；链条炉可以开快挡使炉排快速运转，把红火送入灰坑）。灭火后即把炉门、灰门及烟道接板打开，以加强通风冷却。锅内可以较快降压并更换锅水，锅水冷却至 70℃ 左右允许排水。但因缺水紧急停炉时，严禁给炉上水，并不得开启空气阀及安全阀快速降压。

四、锅炉给水

　　对锅炉供水，不管是地表水还是地下水，都含有各种杂质，其杂质主要包括固体杂质（如悬浮固体、溶解于水中的盐等）、液体杂质（如各种油类、酸类和工业废液等）和气体杂质（溶解于水中的 O_2、CO_2 等）三种，这些含有杂质的水若不进行处理就进入锅炉，会严重威胁锅炉的安全运行。如溶解在水中的钙、镁的碳酸盐、碳酸氢盐、硫酸盐，在加热过程中会在锅炉受热表面沉淀下来形成坚硬的水垢，水垢的存在会给锅炉的运行带来许多安全隐患：①水垢的热导率小，使受热面传热不均而引起锅炉壁温升高，强度下降，加热管子在一定压力下发生变形或鼓包，最后还会引起爆管；②水垢热导率小，使加热同样的水而消耗更多的燃料。而溶解在水中的一些盐会在锅炉加热时分解出 OH^-，若浓度过高会使锅炉在某些部位发生碱性脆化而影响锅炉的安全运行。溶解在水中的 O_2、CO_2 也会导致锅炉的金属腐蚀而缩短锅炉的使用寿命。

　　所以，为了保证锅炉的安全经济地运行，就必须对锅炉给水进行必要的处理。

1. 锅炉给水标准

锅炉给水标准依据锅炉的类型而不同。为了保证锅炉的安全经济地运行，使用锅炉的单位应根据锅炉的炉型、生产要求及本地区水质情况，按照国家现行的有关《低压锅炉水质标准》或《水汽质量监督规程》，制定本单位的锅炉给水质量标准和锅炉给水管理制度并严格执行。

2. 锅炉给水处理方法

因各地的水质不同，锅炉炉型多，对水的要求也不一样，故对水的处理方法也不尽相同。一般的水处理方法要依据炉型、水质而定。目前对锅炉用水的处理一般从两方面进行，即炉内水处理和炉外水处理。

(1) 炉内水处理　是将自来水或经过沉淀的天然水直接加入汽包内，并向汽包内加入适当的药剂，使其与炉内水中的钙、镁盐类生成松散的泥渣，沉降后经排污装置排出，此法适用于小型锅炉使用，也可作为中、高压锅炉的炉外补充水的处理，以调整锅炉水的质量。用于炉内水处理的药剂常用的有 Na_2CO_3、$NaOH$、Na_3PO_4、NaH_2PO_4 和一些新型有机防垢剂。

(2) 炉外水处理　是给水进入锅炉前通过各种物理、化学方法将对锅炉运行有害的杂质除去，使给水达到标准，避免锅炉的结垢和对锅炉的腐蚀。常用的方法有离子交换法、电渗析法。离子交换法能除去水中的钙、镁离子，使水软化，可防止炉壁结垢，中小型锅炉已普遍采用；阴阳离子交换法能除去水中的盐类，生产纯水（脱盐水），高压锅炉均采用纯水，而超高压锅炉和直流锅炉的用水还需经二次脱盐处理；电渗析法也能除去水中的盐类，但是该法常作为离子交换法用水的预处理。另外有些水还得在软化前经过滤或用石灰法除碱。

溶解在锅炉给水中的 O_2、CO_2 会使锅炉的给水管路和锅炉本体产生电化学腐蚀，特别是二者同时存在时，腐蚀加剧，故给水进入锅炉前必须除去溶解在水中的 O_2、CO_2。常见的除氧的方法有喷雾热力除氧、真空除氧和化学除氧。

五、锅炉常见事故及预防措施

锅炉事故按事故发生的形式分有爆炸事故、爆管事故、严重缺水事故、严重满水事故、汽水共腾事故、水击事故、炉膛及尾部烟道爆炸事故。80%以上的锅炉事故都是由于使用管理不当引起的，其中判断或操作失误、水质管理不善、无证操作是这些事故的主要原因，另外设计不合理也有可能导致锅炉发生事故。

(1) 锅炉爆炸事故　是指锅炉在使用或压力实验时，受压部件发生破坏，锅炉中压力瞬间降到外界大气压力的事故。锅炉爆炸会产生极大的破坏力，据计算，一台 10t 水容量、工作压力为 0.7MPa 的锅炉爆炸能放出相当于 270kg 的硝铵炸药放出的能量。

(2) 锅炉严重缺水事故　是指当锅炉水位已远远低于水位表最低可见边缘而造成的事故。严重缺水事故可能造成受热面变形，胀口泄漏等后果，如果判断不准或错误，在严重缺水时会造成锅炉爆炸。

(3) 锅炉严重满水事故　是指锅炉内水位超过了水位表最高可见水位的事故。严重时蒸汽管道内会发出水冲击声，这会造成过热器结垢而爆管，蒸汽大量带水，发电锅炉则会因蒸汽带水损坏汽轮机。

(4) 汽水共腾事故　是指锅炉内蒸汽和炉水共同升腾产生泡沫，汽水界面模糊不清，使蒸汽大量带水的现象，此时蒸汽品质急剧恶化，使过热器积盐垢而爆管。

（5）锅炉受热面的爆管事故　是指锅炉水冷壁、过热器、省煤器、空气预热器等受热面管子破损造成的事故。锅炉爆管是锅炉运行中性质严重的事故。一旦发生爆管，会损坏临近管壁，冲塌炉墙，并且在很短时间内造成锅炉严重缺水，使事故进一步扩大。

（6）水击事故　是指由于蒸汽或水突然产生的冲击力，使锅炉或管道发生音响和变动的一种现象。水击多数发生在锅筒、省煤器和水汽管道内，如不及时处理，会损坏设备，影响锅炉正常运行。

（7）炉膛及尾部烟道爆炸事故　是指积聚炉膛或烟道内一定数量的、因燃烧不完全等原因残留的可燃物与空气混合，当达到爆炸极限范围时，遇明火或高温瞬间全部起燃爆炸的事故，多发生于燃油、燃气和煤粉锅炉。烟气爆炸会造成炉膛、烟道和炉墙损坏，被迫停产，严重时会使炉墙坍塌，造成重大人员伤亡。

应会操练

一、以下是几起由氧气瓶爆炸引发事故的案例，请仔细研读，根据本章所学内容回答问题。

1996 年 5 月 13 日，烟台气体压缩机总厂一只氧气瓶发生爆炸。事故原因为瓶体受到腐蚀，严重减薄，最薄处仅 1.8mm，没有作定期检验。1997 年 7 月 8 日，青岛市某氧气厂在充氧时，两只氧气瓶突然爆炸，造成 2 人死亡、1 人重伤，直接经济损失约 15 万元。事故的原因为瓶内含有的可燃气体引起化学爆炸。

1997 年 6 月 20 日下午 7：20，安徽宣城市皖南煤矿机械厂制氧站瓶库发生强烈爆炸，整个瓶库房夷为平地，一充装工被砸死，17 只氧气瓶受击爆破，100 多只气瓶不能再用，直接经济损失约三四十万元。事故原因为气瓶无余压（个体户气瓶气全用完），使用终了乙炔倒灌入氧气瓶内，再充氧后达到一定比例致爆，属化学爆炸。

1998 年 5 月 25～27 日三天内，大同市连续发生三起氧气瓶爆炸事故，造成 4 人死亡、8 人受伤。前两次为以绿色氢气瓶再充氧气所致，氢氧瓶混用，引发爆炸（详见 1998 年第 3 期《深冷技术》45 页）。

任务一　检索氧气瓶的漆色、字样以及安全附件。

任务二　了解氧气瓶的危险性，并对以上案例进行分析，找出事故发生的原因。

任务三　检索氧气瓶运输及使用时的安全要求，制定氧气瓶的安全作业措施，并为以上各事故案例中作业人员配备个体防护用品。

【任务提示】氧气属于不燃气体，是强氧化剂，助燃，与可燃蒸气混合可形成燃烧或爆炸性混合物。与空气相比，燃爆性物质在氧气中的点火能量变小，燃烧速度变大，爆炸范围变宽，即更易着火燃烧和爆炸。在一定条件下，一些金属在氧气中也能燃烧。压缩纯氧的压力越高，其助燃性能越强。容器遇明火、高热源有爆炸危险。

二、以下是几起由液氯储罐事故的案例，请仔细研读，根据本章所学内容回答问题。

1977 年 9 月 7 日，浙江温州电化厂发生一起严重的液氯钢瓶爆炸事故，这次事故是由一只半吨重的液氯钢瓶突然发生粉碎性爆炸，引起邻近 5 只钢瓶爆炸，5 只被击穿，同时液氯计量储槽及管线也全被击穿，致使 10.2t 液氯泄漏扩散，波及范围达 7.35km^2，造成 59 人死亡，1200 余人氯气中毒，损失十分惨重。经过调查分析，确定这次爆炸是由于温州市药物化工厂的氯化石蜡倒灌入液氯钢瓶，在电化厂灌装液氯时，发生剧烈反应而引起的化学性爆炸。

1988 年 4 月 11 日，湖北汉阳县氮肥厂发生液氨冲出事故。11 月晚 8 时，该厂 2 号液氨储槽液计玻璃管突然断裂，液氨溢出，现场一片白雾，视线不清，值班主任甲带氧气呼吸器进现场想关储槽阀门堵漏，最后在墙角窒息死亡。

1987 年 6 月 22 日，安徽省亳州市化肥厂发生一起液氨储槽爆炸事故。5 月 31 日停车检修，至 6 月 20 日开车时，发现液氨数量不足，即向市蛋品厂借用液氨储槽去太和化肥厂求援液氨。21 日运回 740kg，22 日又去装 790kg，在返回途中，路经某乡农贸市场时，氨罐尾部冒出白烟，随后发生爆炸，把重 74.4kg 的后封头向后推出 64.4m、直径 0.8m、重约 770kg 的罐体挣断 4 股八号铅丝组成的加固绳，冲断氨罐支架及卡车龙门架，摧毁驾驶室，挤死驾驶员，途中撞死 3 人后停在 97m 远处。喷出的大量白色氨雾造成 87 位农民灼伤中毒，汽车后部 200 棵树和约 7000m² 的庄稼被烧毁。事故最终造成 10 人死亡、19 人有后遗症、47 人中毒。

任务一 检索液氨的危险性，对以上案例进行事故分析，找出事故原因。

任务二 为以上各厂制定液氨安全操作规程，并为操作人员配制安全防护用品。

【任务提示】 氨（NH_3）为无色、有刺激性辛辣味的恶臭气体，相对分子质量 17.03，相对密度 0.597，沸点 −33.33℃。爆炸极限为 15.7%～27%（体积分数）。氨在常温下加压易液化，称为液氨。与水形成水合氨，简称氨水，呈弱碱性，氨水极不稳定，遇热分解。1% 水溶液 pH 值为 11.7。浓氨水含氨 28%～29%。氨在常温下呈气态，比空气轻，易溢出，具有强烈的刺激性和腐蚀性，故易造成急性中毒和灼伤。对上呼吸道有刺激和腐蚀作用，高浓度时可危及中枢神经系统，还可通三叉神经末梢的反射作用而引起心脏停搏和呼吸停止。人对氨的嗅觉阈为 0.5～1.0mg/m³，浓度 50mg/m³ 以上鼻咽部有刺激感和眼部灼痛感，500mg/m³ 上短时内即出现强烈刺激症状，1500mg/m³ 以上可危及生命，3500mg/m³ 以上可即时死亡。缺氧时会加强氨的毒作用。国家卫生标准为 30mg/m³。液氨的危险性表现在两个方面，一是泄漏导致人员中毒、窒息死亡；二是与空气形成混合物，遇明火极易燃烧、爆炸。

应知题练

一、填空题

1. 锅炉在使用或压力实验时，（　　）发生破坏，锅炉中压力瞬间降到（　　）的事故，称之为（　　）。

2. 防止气瓶发生爆炸，在充装时应严格控制气瓶的（　　）。

3. 对压力容器进行内部检修时，（　　）（可以/不可以）使用明火照明。

4. 对气瓶而言，设计压力小于（　　）的为低压气瓶；大于等于（　　）的为高压气瓶。

5. 对于安全泄压排放量大的中低压容器最好采用（　　）安全阀。

6. 安全阀检验调整时，调整压力一般为操作压力的（　　）倍。

二、简答题

1. 压力设备的安全附件有哪些？各起什么作用？

2. 压力设备可按照哪些标准进行分类？

3. 压力设备定期检验项目有哪些？

4. 简述气瓶的漆色和标识。

5. 压力管道哪些地方最容易腐蚀？应如何处理腐蚀问题？

6. 锅炉的安全启动包括哪些内容？请简述锅炉常见事故及预防办法。

7. 何时须对锅炉进行紧急停炉？应如何进行？

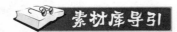 素材库导引

1. 相关法律法规及标准

(1)《职业性接触毒物危害程度分级》（GB 5044）

(2)《在用压力容器检验规程》（中华人民共和国劳动部劳锅字［1990］3 号令）

(3)《气瓶安全监察规程》（国家安全生产监督检验检疫总局令　第 46 号）

(4)《气瓶颜色标志》（GB 7144—1999）

(5)《建筑设计防火规范》（GB 50016—2006）

(6)《压力管道安全管理与监察规定》（中华人民共和国劳动部劳部发［1996］140 号令）

(7)《特种设备安全监察条例》（中华人民共和国国务院令第 549 号）

(8)《压力管道安装安全质量监督检验规则》（国家质量检验检测总局国质检锅［2002］83 号）

(9)《低压锅炉水质标准》（GB 1576—85）

(10)《水汽质量监督规程》（HDQJ/1206-01-05、06-2006）

2. 网络资源

(1) 中国化学品安全网（http：//service. nrcc. com. cn/）

(2) 视频：特种设备安全学习（时长：15 分 03 秒）（http：//v. youku. com/v_show/id_XNTgwMjIyNDIO. html）

(3) 视频：宋继红《特种设备安全法》解析（时长：48 分 14 秒）（http：// v. youku. com/v_show/id_XNjI0NzQxMjA0. html）

第五章

电气安全技术

学习目标

知识目标

1. 了解电流对人体的伤害形式，熟悉触电事故的种类、方式和规律，掌握发生触电事故之后的急救措施。

2. 了解工业静电的产生、类型及影响因素，熟悉静电的危害，掌握消除和防止静电的技术措施。

3. 了解雷电现象及其分类，熟悉内部防雷和外部防雷装置，掌握雷电防护措施。

4. 了解电气发生火灾和爆炸的原因，掌握危险场所的划分，熟悉防爆电气和防爆线路的安全要求。

1. 能根据触电的种类和方式采取正确的急救措施。
2. 能根据静电的类型和影响因素采取合适的防护措施。
3. 能根据主要的雷电类型采取正确的防雷措施。
4. 能根据工厂主要的爆炸因素选用正确的防爆电气和防爆线路。

第一节 触电防护技术

一、电流对人体的伤害

触电对人体所造成的伤害，大多数是由于电流对人体的作用而引起的。电流对人体的伤害程度与通过人体电流的大小、种类、持续时间、通过途径及人体状况等很多因素有关，其中以通过人体的电流大小和触电时间的长短为主要影响因素。

1. 电流值大小

对于工频电流，按照通过人体电流大小的不同以及人体所呈现的不同状态，可将电流划分为以下三级。

（1）感知电流　指人能感觉到的最小电流。感觉为轻微针刺、发麻等。就平均值而言，男性约为 1.1mA；女性约为 0.7mA。

（2）摆脱电流　人触电后能自主摆脱带电体的最大电流。超过摆脱电流时，由于受刺激肌肉收缩或中枢神经失去对手的正常指挥作用，导致无法自主摆脱带电体。就平均值而言，男性约为 16mA；女性约为 10.5mA；就最小值而言，男性约为 9mA，女性约为 6mA。当电流略大于摆脱电流，触电者中枢神经麻痹、呼吸停止时，若立即切断电源则可恢复呼吸。

（3）室颤电流　指引起心室发生心室纤维性颤动的最小电流。动物实验和事故统计资料表明，心室颤动在短时间内导致死亡，室颤电流与电流持续时间关系密切。当电流持续时间超过心脏周期时，室颤电流仅为 50mA 左右；当持续时间短于心脏周期时，室颤电流为数百毫安。当电流持续时间小于 0.1s 时，只有电击发生在心室易损期，500mA 以上乃至数安的电流才能够引起心室颤动。前述电流均指通过人体的电流，而当电流直接通过心脏时，数十微安的电流即可导致心室颤动的发生。直流电流对人体作用的实验资料见表 5-1。

表 5-1　直流电流对人体作用的实验资料

电流/mA	交流电(50~60Hz)	直流电
0.6~1.5	手指开始感觉麻刺	无感觉
2~3	手指感觉强烈麻刺	无感觉
5~7	手指感觉肌肉痉挛	感到灼热和刺痛
8~10	手指关节与手掌感觉痛,手已难于脱离	灼热增加
20~25	手指感觉剧痛、迅速麻痹、不能摆脱电源,呼吸困难	灼热更增,手的肌肉开始痉挛
50~80	呼吸麻痹,心室开始震颤	强烈灼痛,手的肌肉痉挛,呼吸困难
90~100	呼吸麻痹,持续3s或更长时间后心脏麻痹或心房停止跳动	呼吸麻痹

2. 电流持续时间

通过人体的电流持续时间越长，越容易引起心室颤动，危险性就越大。电流持续时间的长短和心室颤动有密切关系。从现有资料来看，最短的电击时间是 8.3ms，超过 5s 的很少。从 5s 到 30s 引起心室颤动的极限电流基本保持稳定，并略有下降。更长的电击时间，对引起心室颤动的影响不明显，而对窒息的危险性有较大的影响，从而使致命电流下降。

另外，电击时间长，人体电阻因出汗等原因而降低，将会导致电击电流进一步增加，使电击的危险性随之增大。

3. 电流途径

电流通过心脏会引起心室颤抖，致使心脏停止跳动，中断血液循环，导致死亡。电流通过中枢神经或有关部位，会引起中枢神经严重失调而导致死亡。电流通过脊髓，可导致半截肢体瘫痪。从左手到胸部，电流途经心脏是最危险的电流途径；从一只手到另一只手，电流也途经心脏，因此也是很危险的电流途径；从一只脚到另一只脚的电流是危险性较小的电流途径，但可能因痉挛而摔倒，导致电流通过全身或摔伤、坠落等二次事故。表 5-2 为电流通过人体的途径与流经心脏电流及比例数的关系。

表 5-2 电流通过人体的途径与流经心脏电流及比例数的关系

电流通过人体的途径	流经心脏电流占通过人体总电流的比例数/%
从一只手到另一只手	3.3
从左手到脚	6.4
从右手到脚	3.7
从一只脚到另一只脚	0.4

4. 电流种类

100Hz 以上交流电流、直流电流、特殊波形电流都对人体具有伤害作用，其伤害程度一般较工频电流为轻。不同频率的电流对人体的危害程度见表 5-3。

表 5-3 不同频率的电流对人体的危害程度

电流频率/Hz	对人体的危害程度	电流频率/Hz	对人体的危害程度
10～25	有 50% 的死亡率	120	有 31% 的死亡率
50	有 95% 的死亡率	200	有 22% 的死亡率
50～100	有 45% 的死亡率	500	有 14% 的死亡率

5. 人体电阻

当人体触电时，通过人体的电流与人体的电阻有关。这里所指的人体电阻实际上并不是纯电阻。人体的电阻主要由体内电阻、皮肤电阻和皮肤电容组成，而皮肤电容很小，可以忽略不计。体内电阻基本上不受外界因素的影响，其数值约为 500Ω。为安全起见，一般将人体电阻可按 1000Ω 考虑，安全电压按 50V 考虑。人体电阻随电压变化值见表 5-4。

表 5-4 人体电阻随电压变化值

接触电压/V	12.5	31.3	62.5	125	220	250	380	500	1000
人体电阻/Ω	16500	11000	6240	3530	2222	2000	1417	1130	640

事故统计表明，每年 6～10 月这 5 个月内产生的人身触电事故占全年的 70%。人体电阻越小，通过人体的电流就越大，就越危险。

【案例 5-1】 1988 年 7 月 31 日上午，某厂职工子弟中学校办工厂，在承包工程的室外地沟里进行对接管道作业的青年管工拉着焊机二次回路线，往焊管上搭接时触电，倒地后将回路线压在身下触电身亡。该管工在雨后有积水的管沟内摆对接管时，脚上穿的塑料底布鞋、手上戴的帆布手套均已湿透。当右手拉电焊机回路线往钢管上搭接时，裸露的线头触到戴手套的左手掌上，使电流在回线、人体、手把线（已放在地上）之间形成回路，电流通过心脏。尤其是触电倒下后，在积水的沟内，人体成了良好的导体，那时人体电阻在 1000Ω 左右，电焊机空载二次电压在 $70V$ 左右，则通过人体的电流 $70mA$。而成人通常的室颤电流为 $50mA$，$70mA$ 电流使其心脏不能再起压送血液的作用，所以血液循环停止造成死亡。

6. 人体情况

随着人体条件的不同，不同的人对电流的敏感程度，以及不同的人在遭受同样电流的电击时其危险程度都不完全相同，参见表 5-5。

表 5-5　人体状况与触电对人体的伤害程度的关系

项目	关系
性别	女性对电流较男性敏感，女性的感知电流和摆脱电流约比男性低 1/3，因此在同等的触电电流下女性比男性更难以摆脱
年龄	小孩的摆脱电流较低，遭受电击时比成人危险
健康状况	凡患有心脏病、神经系统疾病、肺病等严重疾病或体弱多病者，由于自身抵抗能力较差，故比健康人更易受电伤害
心理、精神状态	有无思想准备，对电的敏感程度是有差异的，酒醉、疲劳过度、心情欠佳等情况会增加触电伤害程度

二、触电事故

1. 触电事故的种类

按照触电事故的构成方式，触电事故可分为电击和电伤。

（1）电击　电击是电流对人体内部组织的伤害，是最危险的一种伤害，绝大多数（约 85%）的触电死亡事故都是由电击造成的。按照发生电击时电气设备的状态，电击可分为直接接触电击和间接接触电击。

① 直接接触电击。人体直接触及正常运行的带电体所发生的电击，也称为正常状态下的电击。图 5-1 为直接接触电击示意图。

② 间接接触电击。电气设备发生故障后人体触及意外带电部位所发生的电击，也称为故障状态下的电击。图 5-2 为间接接触电击示意图。

【案例 5-2】 2012 年 6 月 14 日 20 时 30 分，宝安区某玩具制品（深圳）有限公司发生一起触电事故，造成 1 人死亡，直接经济损失约人民币 48 万元。公司员工兰某（死者）等人在啤机部碎料房上班，工作至 21 时 50 分，兰某在清理 4 号碎料机与 6 号碎料机之间地面上的碎料时，不慎碰到墙上的铁皮线槽和 6 号碎料机，随即大声喊叫并倒地。约 10min 后 120 到达现场，兰某经医生抢救无效因触电死亡。事故发生的直接原因是碎料机电源开关箱出线端口处电源相线绝缘层破损，金属导线与电箱金属外壳接触，导致电箱金属外壳、金属线槽和碎料机的金属外壳带电。

（2）电伤　电伤包括电烧伤、电灼伤、电烙印、皮肤金属化等，是由电流的热效应、

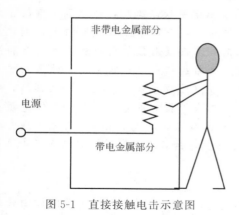

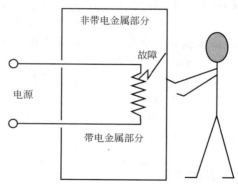

图 5-1　直接接触电击示意图　　　　　　图 5-2　间接接触电击示意图

化学效应、机械效应等对人体造成的局部伤害和表面伤害，其特点是电流很大，但并不流经人体。

① 电烧伤。电烧伤是电流的热效应造成的伤害，分为电流灼伤和电弧烧伤。

电流灼伤是人体与带电体接触，电流通过人体由电能转换成热能造成的伤害，电流灼伤一般发生在低压设备或低压线路上。

电弧烧伤是由弧光放电造成的伤害，分为直接电弧烧伤和间接电弧烧伤。前者是带电体与人体发生电弧，有电流流过人体的烧伤；后者是电弧发生在人体附近对人体的烧伤，包含熔化了的炽热金属溅出所造成的烫伤。直接电弧烧伤是与电击同时发生的。

电弧温度高达 8000℃以上，可造成大面积、大深度的烧伤，甚至烧焦、烧掉四肢及其他部位。大电流通过人体，也可能烘干、烧焦机体组织。高压电弧的烧伤较低压电弧严重，直接电弧的烧伤较工频交流电弧严重。

【案例 5-3】　安徽省某化肥厂合成氨车间碳化工段氨水泵房 1# 碳化泵电机烧坏。工段维修工按照工段长安排，通知值班电工到工段切断电源，拆除电线，并把电机抬下基础运到电机维修班抢修。16 时 30 分左右，电机修好运回泵房。维修组组长林某找来铁锤、扳手、垫铁，准备磨平基础，安放电机。当他正要在基础前蹲下作业时，一道弧光将他击倒。同伴见状，急忙将他拖出现场，送往医院治疗。这次事故使林某左手臂、左大腿部皮肤被电弧烧伤，深及Ⅱ度。

② 电烙印。通常在人体与带电体有良好接触的情况下发生，在皮肤上留下青色或浅黄色斑痕，形状与被接触带电体形状相似，如受雷电击伤的图形颇似闪电状。有时电烙印在触电后并不立即出现，而是相隔一段时间后才会出现。电烙印一般不会发炎或化脓，若长期不处理，皮肤将发生硬变，失去原有弹性和色泽，表层坏死，造成局部麻木和失去知觉。

③ 皮肤金属化。通常使皮肤表面变得粗糙坚硬，金属化后的表皮经过一段时间后会自行脱落，一般不会留下不良后果。

皮肤金属化常发生在带负荷拉断路开关或闸刀开关所形成的弧光短路的情况下。此时，被熔化了的金属微粒四处飞溅，如果撞击到人体裸露部分，则渗入皮肤上层，形成表面粗糙的灼伤。经过一段时间后，损伤的皮肤完全脱落。若在形成皮肤金属化的同时伴有电弧烧伤，情况就会严重些。皮肤金属化的另一种原因是人体某部位长时间紧密接触带电体，使皮肤发生电解作用，一方面电流把金属粒子带入皮肤，另一方面有机组织液被分解为碱性和酸性离子，金属粒子与酸性离子化合成盐，呈现特殊的颜色，根据颜色可知皮肤内含有哪种金属，如金属铅会造成皮肤呈灰黄色、紫铜会造成皮肤呈绿色等。

④ 电光眼。电光性眼炎又称紫外线性眼炎，是因眼睛上的角膜和结膜受到强烈的紫外

线照射而引起的急性炎症。一般来说，凡能发射强烈紫外线的光源都能使眼睛受伤，如电焊光、太阳、紫外线灯、水银灯等。此外，冰雪、沙漠、盐田、广阔水面等处的反光也均含有大量紫外线，在这些地方行走或作业时，若不戴防护眼镜，时间久了也会引起电光性眼炎。

电光性眼炎的症状主要为：两眼同时出现剧痛、畏光、流泪及异物感，并感到头痛，有时眼前有闪光，甚至看东西不太清楚。外观可见眼睑水肿、痉挛及结膜充血。

⑤ 机械性损伤。指电流作用于人体时，由于中枢神经反射和肌肉强烈收缩等作用导致的机体组织断裂、骨折等伤害。

【案例5-4】 某厂动力外线班班长与徒弟一起执行拆除动力线任务。班长骑跨在天窗端墙沿上解横担上第二根动力线时，随着身体移动，其头部进入上方10kV高压线间发生电击，被击倒并从11.5m高窗沿上坠落地面，因颅内出血抢救无效死亡。该动力线距10kV高压线仅0.7m，远小于1.2m安全距离的规定。作业时没有断开上方10kV高压电；作业者又不系安全带；下方监护人员是一名上班才两个月的徒工，不具备工作监护资格。

2. 触电事故的方式

（1）单相触电 是指当人体站在地面上，触及电源的一根相线或漏电设备的外壳而触电。对于高压带电体，人体虽未直接接触，但由于超过了安全距离，高电压对人体放电，造成单相接地而引起的触电也属于单相触电。低压电网通常采用变压器低压测中性点直接接地和中性点不直接接地（通过保护间隙接地）的接线方式。

单相触电时，人体只接触带电的一根相线，由于通过人体的电流路径不同，其危险性也不一样。图5-3为电源变压器的中性点通过接地装置和大地作良好连接的供电系统，在这种系统中发生单相触电时，相当于电源的相电压加在人体电阻与接地电阻的串联电路。由于接地电阻较人体电阻小很多，所以加在人体上的电压值接近于电源的相电压，在低压为380V/220V的供电系统中，人体将承受220V电压，是很危险的。

图5-4所示为电源变压器的中性点不接地的供电系统的单相触电，这种单相触电时，电流通过人体、大地和输电线间的分布电容构成回路。这时如果人体和大地绝缘良好，流经人体的电流就会很小，触电对人体的伤害就会大大减轻。实际上，中性点不接地的供电系统仅局限在游泳池和矿井等处应用，所以单相触电发生在中性点接地的供电系统中最多。

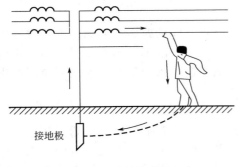

图5-3 中性点接地

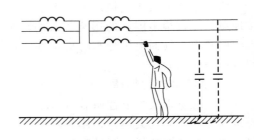

图5-4 中性点不接地

（2）两相触电 当人体的两处，如两手或手和脚，同时触及电源的两根相线发生触电的现象，称为两相触电。在两相触电时，虽然人体与大地有良好的绝缘，但因人同时和两根相线接触，人体处于电源线电压下，在电压为380V/220V的供电系统中，人体受380V电压的作用，并且电流大部分通过心脏，因此是最危险的。图5-5为两相触电示意图。

（3）跨步电压触电 当架空线路的一根带电导线断落在地上时，落地点与带电导线的

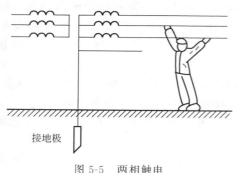

图 5-5 两相触电

电势相同，电流就会从导线的落地点向大地流散，于是地面上以导线落地点为中心，形成了一个电势分布区域，离落地点越远，电流越分散，地面电势也越低。如果人或牲畜站在距离电线落地点 8～10m 以内，就可能发生触电事故，这种触电叫做跨步电压触电。图 5-6 为跨步电压触电示意图。图 5-7 为跨步电压电动势分布示意图。

人受到跨步电压时，电流虽然是沿着人的下身，从脚经腿、胯部又到脚与大地形成通路，没有经过人体的重要器官，好像比较安全，但是实际并非如此。因为人受到较高的跨步电压作用时，双脚会抽筋，使身体倒在地上。这不仅使作用于身体上的电流增加，而且使电流经过人体的路径改变，完全可能流经人体重要器官，如从头到手或脚。经验证明，人倒地后电流在体内持续作用 2s，这种触电就会致命。一旦误入跨步电压区，应迈小步，双脚不要同时落地，最好一只脚跳走，朝接地点相反的地区走，逐步离开跨步电压。

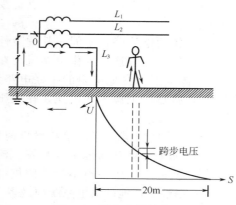

图 5-6 跨步电压触电

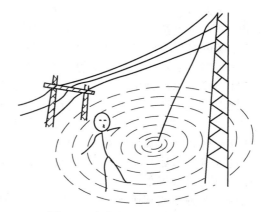

图 5-7 跨步电压电动势分布示意图

跨步电压的大小受接地电流大小、鞋和地面性、两脚之间的跨距、两脚的方位以及离接地点的远近很多因素的影响，人的跨距一般按 0.8m 考虑。由于跨步电压受很多因素的影响以及由于地面电位分布的复杂性，几个人在同一地面遭受到跨步电压触电完全可能出现截然不同的后果。

3. 触电事故的规律

（1）触电事故季节性明显　一般每年二、三季度事故多，特别是 6～9 月份最集中，主要是因为夏秋天气炎热、人体衣着单薄而易出汗，触电危险性大；另外这段时间多雨、潮湿，地面导电性增强，容易构成电流回路，电气设备的绝缘电阻降低，操作人员常因气温高而不穿戴工作服和绝缘护具等，触电危险性增大。

（2）低压设备触电事故多　国内外资料表明，低压触电事故远远多于高压触电事故。主要原因是低压设备远远多于高压设备，低压电网广，与人接触机会多；管理不严，群众缺乏电气安全知识。但是，这与专业电工的触电事故比例相反，即专业电工的高压触电事故比低压触电事故多。

（3）携带式设备和移动式设备触电事故多　主要原因是这些设备需要经常移动，工作条件差，在设备和电源处容易发生故障或损坏，而且经常在人的紧握之下工作，一旦触电就难以摆脱电源。

（4）电气连接触电事故多　触电事故多发生在接线端子、缠接接头、压接接头、焊接接头、电缆头、灯座、插销、插座、控制开关、接触器、熔断器等分支线、接户线处。主要是由于这些连接部机械牢固性较差、接触电阻较大、绝缘强度较低以及可能发生化学反应的缘故。

（5）错误操作和违章作业造成的触电事故多　大量触电事故的统计资料表明，有87%以上的事故是由于错误操作和违章作业造成的。其主要原因是由于安全教育不够、安全制度不严和安全措施不完善、操作素质不高等。

从造成事故的原因上看，由于电气设备或电气线路安装不符合要求，会直接造成触电事故；由于电气设备运行管理不当，使绝缘损坏而漏电，又没有切实有效的安全措施，也会造成触电事故；由于制度不完善或违章作业，特别是非电工擅自处理电气事故，也很容易造成触电事故。应当注意，很多触电事故都不是由单一原因，而是由两个以上的原因造成的。掌握好触电事故的规律对于安全检查和实施安全技术措施以及安排其他电气安全工作有很大的意义。

三、触电事故防护

所有电气装置都必须具备防止电击危害的直接接触电击防护和间接接触电击防护措施，针对不同类型的触电事故的规律性采取相应的安全防护措施。

1. 直接接触电击防护

（1）绝缘　是指利用绝缘材料对带电体进行封闭和隔离。良好的绝缘也是保证电气系统正常运行的基本条件。绝缘材料又称电介质，其导电能力很小，但并非绝对不导电。工程上应用的绝缘材料电阻率一般不低于10^7。

绝缘材料的品种很多，一般分为以下几种。

① 气体绝缘材料。常用的有空气和六氟化硫等。

② 液体绝缘材料。常用的有从石油原油中提炼出来的绝缘矿物油、十二烷基苯、聚丁二烯、硅油和三氯联苯等合成油以及蓖麻油。

③ 固体绝缘材料。常用的有树脂绝缘漆、胶和溶敷粉末；纸、纸板等绝缘纤维制品；漆布、漆管和绑扎带等绝缘浸渍纤维制品；绝缘云母制品；电工用薄膜、复合制品和粘带；电工用层压制品；电工用塑料盒、橡胶；玻璃、陶瓷等。

每种绝缘材料都有其极限耐热温度，当超过这一极限温度时，老化程度将加剧，电气设备的寿命将缩短。在电工技术中，常把电机机器中的绝缘结构和绝缘系统按耐热等级进行分类，表5-6为我国绝缘材料标准规定的绝缘耐热分级和极限温度。

表5-6　绝缘材料耐热分级和极限温度

耐热分级	极限温度/℃
Y	90
A	105
E	120
B	130
F	155

续表

耐热分级	极限温度/℃
H	180
C	>180

（2）屏护 是一种对电击危险因素进行隔离的手段，即采用遮拦、护罩、箱匣等把危险的带电体同外界隔离开来，以防止人体触及或接近带电体所引起的触电事故。屏护还起到防止电弧伤人、防止弧光短路或便利检修工作的作用。

尽管屏护装置是简单装置，但为了保证其有效性，须满足如下条件。

① 屏护装置所用材料应有足够的机械强度和良好的耐火性能。为防止因意外带电而造成触电事故，对金属材料制成的屏护装置必须可靠连接保护线。

② 屏护装置应有足够的尺寸，与带电体之间应保持必要的距离。遮拦高度不应低于 1.7m，下部边缘离地不应超过 0.1m。栅遮拦的高度户内不应小于 1.2m、户外不应小于 1.5m，栏条间距不应大于 0.2m；对于低压设备，遮拦与裸导体之间的距离不应小于 0.8m。户外变配电装置围墙的高度一般不应小于 2.5m。

③ 遮拦、栅栏等屏护装置上，应有"止步，高压危险！"等标志。

④ 必要时应配合采用声光报警信号和联锁装置。

（3）间距 是将带电体置于人和设备所及范围之外的安全措施。带电体与地面之间、带电体与其他设备或设施之间、带电体与带电体之间均应保持必要的安全距离。间距可以用来防止人体、车辆或其他物体触及或过分接近带电体，间距还有利于检修安全和防止电气火灾及短路等各类事故，应该根据电压高低、设备类型、环境条件及安装方式等决定间距大小。

① 线路间距。架空线路导线在弛度最大时与地面和水面的距离不应小于表 5-7 所示距离。

表 5-7 架空线路与地面和水面的距离

路线经过地区	线路电压		
	≤1kV	1~10kV	35kV
居民区	6	6.5	7
非居民区	5	5.5	6
不能通航或浮运的河、湖（冬季水面）	5	5	—
不能通航或浮运的河、湖（50 年一遇的洪水水面）	3	3	—
交通困难地区	4	4.5	5
步行可以达到的山坡	3	4.5	5
步行不能达到的山坡或岩石	1	1.5	3

在未经相关管理部门许可的情况下，架空线路不得跨越建筑物。架空线路与有爆炸火灾危险的厂房之间应保持必要的防火间距，且不应跨越具有可燃材料屋顶的建筑物。

② 用电设备间距。明装的车间低压配电箱底口距地面的高度可取 1.2m，暗装的可取 1.4m，明装电度表板底口距地面的高度可取 1.8m。

常用开关电器的安装高度为 1.3~1.5m；开关手柄与建筑物之间应保留 150mm 的距离，以便于操作。墙用平开关离地面高度可取 1.4m。明装插座离地面高度可取 1.3~1.8m，暗装的可取 0.2~0.3m。

室内灯具高度应大于 2.5m，受实际条件约束达不到时，可减为 2.2m；低于 2.2m 时，应采取适当安全措施。当灯具位于桌面上方等人碰不到的地方时，高度可减为 1.5m。户外灯具高度应大于 3m，安装在墙上时可减为 2.5m。

起重机具至线路导线间的最小距离，1kV 及 1kV 以下者不应小于 1.5m，10kV 者不应小于 2m。

③ 检修间距。为了防止人体接近带电体，带电体安装时必须留有足够的检修间距。在低压操作中，人体及其所带工具与带电体的距离不应小于 0.1m；在高压无遮拦操作中，人体及其所带工具与带电体之间的最小距离视工作电压，不应小于 0.7~1.0m。

高压作业时，各种作业类别所要求的最小距离见表 5-8。

表 5-8　高压作业的最小距离

类别	电压等级	
	10kV	35kV
无遮拦作业，人体及其所携带工具与带电体之间①	0.7	1.0
无遮拦作业，人体及其所携带工具与带电体之间，用绝缘杆操作	0.4	0.6
线路作业，人体及其所携带工具与带电体之间②	1.0	2.5
带电水冲洗，小型喷嘴与带电体之间	0.4	0.6
喷灯或气焊火焰与带电体之间③	1.5	3.0

① 距离不足时，应装设临时遮拦。
② 距离不足时，临近线路应当停电。
③ 火焰不应喷向带电体。

【案例 5-5】　某厂电试班，在理化处分变电所变压器室小修定保，明知 6032 刀闸带电，班长却独自架梯登高作业，梯子离 6032 刀闸过近（小于 0.7m），遭电击从 1.2m 高处坠落撞击变压器，终因开放性颅骨骨折、肋骨排列性骨折、双上肢电灼伤等，抢救无效死亡。老电工忽视了人体与 10kV 带电体间的最小安全距离应不小于 0.7m 之规定，而且一人作业，无工作监护，违章作业葬送了自己。

2. 间接接触电击防护

(1) 保护接地（IT 系统）　IT 系统就是保护接地系统，图 5-8 中 L1、L2、L3 是相线，N 是中性点，R_P 是人体电阻，R_E 是保护接地电阻，I_E 是接地电流。保护接地的做法是将电气设备在故障情况下可能呈现危险电压的金属部位经接地线、接地体同大地紧密地连接起来。IT 系统的字母 I 表示配电网不接地或经高阻抗接地，字母 T 表示电气设备外壳接地。

保护接地适用于各种不接地配电网，如某些 1~10kV 配电网，煤矿井下低压配电网等。在这类配电网中，凡由绝缘损坏或其他原因而可能呈现危险电压的金属部分，除另行规定外，均应接地。

(2) 保护接零（TT 系统）　TT 系统如图 5-9 所示，中性点的接地叫做工作接地，中性点引出的导线叫做中性线（也叫做工作零线）。TT 系统的第一个字母 T 表示配电网直接接地，第二个字母 T 表示电气设备外壳接地。

TT 系统主要用于低压共用用户，即用于未装备配电变压器，从外面引进低压电源的小型用户。

采用 TT 系统时，被保护设备的所有外露导电部分均应同接向接地体的保护导线连接起来；采用 TT 系统应保证在允许故障持续时间内漏电设备的故障对地电压不超过某一限

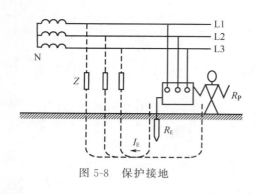

图 5-8　保护接地

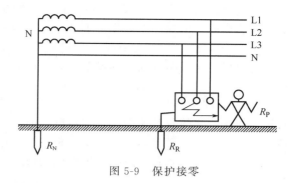

图 5-9　保护接零

值，即

$$U_E = I_E R_E \leqslant U_L$$

在第一种状态下，即在环境干燥或略微潮湿、皮肤干燥、地面电阻率高的状态下，U_L不得超过 50V；在第二种状态下，即在环境潮湿、皮肤潮湿、地面电阻率低的状态下，U_L不得超过 25V，故障最大持续时间原则上不得超过 5s。

为实现上述要求，可在 TT 系统中装设剩余电流保护装置或过电流保护装置，并优先采用前者。

3. 兼防直接接触电击和间接接触电击的措施

（1）安全电压　安全电压是属于兼有直接接触电击和间接接触电击防护的安全措施。其保护原理是通过对系统中可能会作用于人体的电压进行限制，从而使触电时流过人体的电流受到抑制，将触电危险性控制在没有危险的范围内。

我国国家标准规定了对应于特低电压的系列，其额定值（工频有效值）的等级为 42V、36V、24V、12V、6V。

安全电压应根据使用环境、人员和使用方式等因素确定，例如特别危险环境中使用的手持电动工具应采用 42V 特低电压；有电击危险环境中使用的手持照明灯和局部照明灯应采用 36V 或 24V 特低电压；金属容器内、特别潮湿处等特别危险环境中使用的手持照明灯应采用 12V 特低电压；水下作业等场所应采用 6V 特低电压。

（2）剩余电流动作保护　剩余电流动作保护旧称漏电保护，是利用剩余电流动作保护装置来防止电气事故的一种安全技术措施。剩余电流动作保护装置简称 RCD。电气设备漏电时，将呈现出异常的电流和电压信号，保护装置通过检测此异常电流或异常电压信号，经信号处理，促使执行机构动作，借助开关设备迅速切断电流。图 5-10 为漏电保护器。

剩余电流动作保护装置最基本的技术参数包括额定剩余动作电流和分断时间。

额定剩余动作电流反映了剩余电流动作保护装置的灵敏度。我国标准规定的额定漏电动作电流值为 0.006A、0.01A、0.03A、0.05A、0.1A、0.3A、0.5A、1A、3A、5A、10A、20A、30A 共 13 个等级。其中 0.03A 及其以下者属高灵敏度，主要用于防止各种人身触电事故；0.03A 以上至 1A 者属于中灵敏度，用于防止触电事故和漏电火灾；1A 以上者属低敏度，用于防止漏电火灾和监视一相接地事故。

分断时间是指从突然施加剩余动作电流的瞬间起到所有极电弧熄灭瞬间，即被保护电路安全被切断为止所经过的时间。剩余电流动作保护装置根据分断时间的不同，分为一般型和延时型两种。延时型剩余电流动作保护装置的延时时间优选值为：0.2s、0.4s、0.8s、1s、1.5s、2s。分级保护时，延时型剩余电流动作保护装置延时时间的级差为 0.2s。

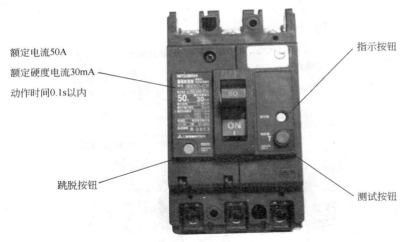

额定电流50A
额定硬度电流30mA
动作时间0.1s以内

指示按钮

跳脱按钮

测试按钮

图 5-10　漏电保护器

为了确保剩余电流动作保护装置的正常运行，必须加强运行管理。剩余电流动作保护装置投入运行后，运行管理单位应建立相应的管理制度，并建立动作记录。

【案例 5-6】　2011 年 07 月 25 日 7 时 30 分，湖南六建公司安排施工人员对 PM32 造成车间造纸化粪池进行模板拆除施工作业。当时相关施工作业人员正对化粪池深沟的积水用水泵进行抽水，而另一名女性施工人员看见此情况，立刻用手去拉他，致使女性施工人员亦触电掉入深沟的积水中，两人经抢救无效死亡。事故发生的主要原因是化粪池深沟积水的水泵发生漏电，以及水泵的电缆接线没有经过漏电保护装置或带漏电保护的三级配电箱，导致施工人员伤亡。

四、现场触电急救

触电急救的基本原则是在现场采取积极措施保护伤员生命，减轻伤情，减少痛苦，并根据伤情需要，迅速联系医疗部门救治。

1. 脱离电源

触电急救，首先要使触电者迅速脱离电源，越快越好。因为电流作用的时间越长，伤害越重。

脱离电源就是要把触电者接触的那一部分带电设备的开关、刀闸或其他断路设备断开；或设法将触电者与带电设备脱离。在脱离电源时，救护人员既要救人，也要注意保护自己。触电者未脱离电源前，救护人员不准直接用手触碰伤员，因为有触电的危险；如触电者处于高处，解脱电源后会自高处坠落。

对各种触电场合，脱离电源可采取如下措施。

（1）低压设备上的触电　触电者触及低压带电设备，救护人员应设法迅速切断电源，如拉开电源开关或刀闸、拔除电源插头等，或使用绝缘工具，如干燥的木棒、木板、绳索等不导电的东西解脱触电者；也可抓住触电者干燥而不贴身的衣服，将其拖开，切记要避免碰到金属物体和触电者的裸露身躯；也可戴绝缘手套或将手用干燥衣物等包起绝缘后解脱触电者；救护人员也可站在绝缘垫上或干木板上，绝缘自己进行救护。

为使触电者与导电体解脱，最好用一只手进行。如果电流通过触电者入地，并且触电者紧握电线，可设法用干木板塞到其身下，与地隔离，也可用干木把斧子或有绝缘柄的钳子等将电线剪断。剪断电线要分相，一根一根地剪断，并尽可能站在绝缘物体或干木板上进行。图 5-11 为低压设备触电急救示意。

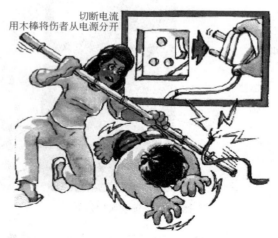

图 5-11　低压设备触电急救示意图

　　（2）高压设备上触电　触电者触及高压带电设备，救护人员应迅速切断电源，或用适合该电压等级的绝缘工具（戴绝缘手套、穿绝缘靴、用绝缘棒）解脱触电者。救护人员在抢救过程中应注意保持自身与周围带电部分必要的安全距离。

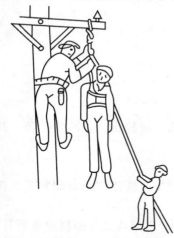

图 5-12　架空线路触电
急救示意图

　　（3）架空线路上触电　对触电发生在架空线杆塔上，如系低压带电线路，能立即切断线路电源的，应迅速切断电源，或者由救护人员迅速登杆，束好自己的安全皮带后，用带绝缘胶柄的钢丝钳、干燥的不导电物体或绝缘物体将触电者拉离电源；如系高压带电线路，又不可能迅速切断开关的，可采用抛挂足够截面的适当长度的金属短路线方法，使电源开关跳闸。抛挂前，将短路线一端固定在铁塔或接地引下线上，另一端系重物，但抛掷短路线时，应注意防止电弧伤人或断线危及人身安全。不论是何线电压线路上触电，救护人员在使触电者脱离电源时均要注意防止发生高处坠落的可能和再次触及其他有电线路的可能。图 5-12 为架空线路触电急救示意。

　　（4）断落在地的高压导线上触电　如果触电者触及断落在地上的带电高压导线，如尚未确证线路无电，救护人员在未做好安全措施（如穿绝缘靴或临时双脚并紧跳跃地接近触电者）前，不能接近断线点至 8～10m 范围内，以防止跨步电压伤人。触电者脱离带电导线后亦应迅速带至 8～10m 以外，并立即开始触电急救。只有在确定线路已经无电时，才可在触电者离开触电导线后，立即就地进行急救。

　　2. 伤员脱离电源后的处理

　　触电伤员如神志清醒者，应使其就地躺平，严密观察，暂时不要站立或走动。

　　触电伤员神志不清者，应就地仰面躺平，确保其气道通畅，并用 5s 时间呼叫伤员或轻拍其肩部，以判定伤员是否意识丧失。禁止摇动伤员头部呼叫伤员。

　　需要抢救的伤员，应立即就地坚持正确抢救，并设法联系医疗部门接替救治。

3. 抢救过程中伤员的移动与转院

心肺复苏应在现场就地坚持进行（具体参见第九章中的应急急救及事故现场救护技术中的相关内容），不要为方便而随意移动伤员，如确有需要移动时，抢救中断时间不应超过 30s。

移动伤员或将伤员送医院时，除应使伤员平躺在担架上并在其背部垫以平硬阔木板外，移动或送医院过程中还应继续抢救。心跳呼吸停止者要继续心肺复苏法抢救，在医务人员未接替救治前不能终止。

如伤员的心跳和呼吸抢救后均已恢复，可暂停心肺复苏方法操作。但心跳呼吸恢复的早期有可能再次骤停，应严密监护，不能麻痹，要随时准备再次抢救。初期恢复后，神志不清或精神恍惚、跳动，应设法使伤员安静。

第二节　静电防护技术

所谓静电，并非绝对静止的电，而是在宏观范围内暂时失去平衡的相对静止的正电荷和负电荷。静电现象是十分普遍的电现象。人们活动中，特别是生产工艺过程中产生的静电可能引起爆炸及其他危险和危害。

一、静电的产生及类型

1. 静电的产生

摩擦能够产生静电是人们早就知道的，但为什么摩擦能够产生静电呢？实验证明，不仅仅是摩擦时，而是只要两种物质紧密接触而后再分离时，就可能产生静电。静电的产生是同接触电位差和接触面上的双电层直接相关的。静电产生的内因有物质的溢出功不同、电阻率不同和介电常数不同；静电产生的外因有物质的紧密接触和迅速分离、附着带电、感应起电、极化起电等。产生静电的方式往往不是单一的，而是几种方式共同作用的结果。

2. 静电的类型

（1）固体静电　固体物质大面积地接触—分离或大面积地摩擦，以及固体物质的粉碎等过程中，都可能产生强烈的静电。橡胶、塑料、纤维等行业工艺过程中的静电高达数万伏，甚至数十万伏，如不采取有效措施，很容易引起火灾。

（2）人体静电　在从毛衣外面脱下合成纤维衣料的衣服时，或经头部脱下毛衣时，在衣服之间或衣服与人体之间，均可能发生放电。这说明人体及衣服在一定条件下是会产生静电的。人在活动过程中，人的衣服、鞋以及所携带的用具与其他材料摩擦或接触—分离时，均可能产生静电。例如，人穿混纺衣料的衣服坐在人造革面的椅子上，如人和椅子的对地绝缘都很高，则当人起立时，由于衣服与椅面之间的摩擦和接触—分离，人体静电高达 10000V 以上。

人体是导体，在静电场中可能感应起电而成为带电体，也可能引起感应放电。如果空间存在带电尘埃、带电水沫或其他带电粒子，并为人体所吸附，人体也能带电。人体静电与衣服料质、操作速度、地面和鞋底电阻、相对湿度、人体对地电容等因素有关。

（3）粉体静电　粉体只不过是处在特殊状态下的固体，其静电的产生也符合双电层的基本原理。粉体物料的研磨、搅拌、筛分或高速运动时，由于粉体颗粒与颗粒之间及粉体颗粒与管道壁、容器壁或其他器具之间的碰撞、摩擦，以及由于破断都会产生有害的静电。塑料粉、药粉、面粉、麻粉、煤粉和金属粉等各种粉体都可能产生静电。粉体静电电压可高达数万伏。

与整块固体相比，粉体具有分散性和悬浮状态的特点。由于分散性，使得粉体表面积比同样材料、同样质量的整块固体的表面积要大很多倍。例如，把直径 100mm 的球状材料分散成等效直径为 0.1mm 的粉体时，表面积增加 1000 倍以上。由于表面积的增加，使得静电更容易产生。表面积增加亦即材料与空气的接触面积增加，使得材料的稳定度降低。因此，虽然整块的聚乙烯是很稳定的，而粉体聚乙烯却可能发生强烈的爆炸。

（4）液体静电　液体在流动、过滤、搅拌、喷雾、喷射、飞溅、冲刷、灌注和剧烈晃动等过程中，可能产生十分危险的静电。由于电渗透、电解、电泳等物理过程，液体与固体的接触面上也会出现双电层。如图 5-13 所示，紧贴分界面的电荷层只有一个复杂直径的厚度，是不随液体流动的固定电荷层；与其相邻的异性电荷层为数十至数百倍分子直径的随液体流动的滑移电荷层。如果液体在管道内呈紊流状态，则滑移的电荷被搅动，不局限在某一范围，而近似地沿管道断面均匀分布。显然，液体流动时，一种极性的电荷随液体流动，形成所谓的流动电流。由于流动电流的出现，管道的终端容器里将积累静电电荷。

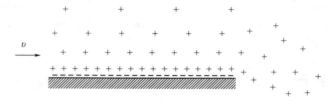

图 5-13　液体双电层

二、静电的影响因素

了解和掌握静电产生和积累的诸多因素，对于控制静电的危害是十分必要的。静电的产生和积累受材质、工艺设备和参数、环境条件等因素的影响。

1. 材质和杂质的影响

材料的电阻率，包括固体材料的表面电阻率对于静电泄漏有很大影响。对于固体材料，电阻率较小时，不容易积累静电。对于液体，电阻率较小时，静电随着电阻率的增加而增加，如生产中常见的乙烯、丙烷、丁烷、原油、汽油、轻油、苯、甲苯、二甲苯、硫酸、橡胶、赛璐珞和塑料等都比较容易产生和积累静电。

杂质对静电有很大的影响，静电在很大程度上取决于所含杂质的成分。一般情况下，杂质有增加静电的趋势；但若杂质能降低原有材料的电阻率，则加入杂质有利于静电的泄漏。

液体内含有高分子材料（如橡胶、沥青）杂质时，会增加静电的产生。液体内含有水分时，在液体流动、搅拌或喷射过程中会产生附加静电；液体宏观运动停止后，液体内水珠的沉降过程要持续相当长一段时间，沉降过程中也会产生静电。如果油管或油槽底部积水，经搅动后容易引起静电事故。

2. 工艺设备和工艺参数的影响

接触面积越大，双电层正、负电荷越多，产生静电越多。管道内壁越粗糙，接触面积越大，冲击和分离的机会也越多，流动电流就越大。对于粉体，颗粒越小者，一定量粉体的表面积越大，产生静电就越多。接触压力越大或摩擦越强烈，会增加电荷的分离，以致产生较多的静电。接触—分离速度越高，产生静电越多。

设备的几何形状也对静电有影响。例如，平皮带与皮带轮之间的滑动位移比三角皮带大，产生的静电也比较强烈。过滤器会大大增加接触和分离程度，可使液体静电电压增加十几倍到 100 倍以上。

3. 环境条件和时间的影响

材料表面电阻率随空气湿度增加而降低，相对湿度越高，材料表面电荷密度越低。但当相对湿度在 40% 以下时，材料表面静电电荷密度几乎不受相对湿度的影响而保持为某一最大值。由于空气湿度受环境温度的影响，以致环境温度的变化可能加剧静电的产生。

导电性地面在很多情况下能加强静电的泄漏，减少静电的积累。带静电体周围导体的面积、距离、方位都影响其间电容，从而影响其间静电电压。例如，传动皮带刚离开皮带轮时电压并不高，但转到两皮带轮中间位置时，由于距离拉大，电容大大减小，电压则大大升高。

三、静电的危害

工艺过程中产生的静电可能引起爆炸和火灾，也可能给人以电击，还可能妨碍生产。其中，爆炸或火灾是最大的危害和危险。

1. 爆炸和火灾

静电能量虽然不大，但因其电压很高而容易发生放电。如果所在场所有易燃物质，又有由易燃物质形成的爆炸性混合物（包括爆炸性气体和蒸气），以及爆炸性粉尘等，即可能由静电火花引起爆炸或火灾。如金属粉末、药品粉末、合成树脂和天然树脂粉末、燃料粉末和农作物粉末等都能与空气形成爆炸性混合物。在这些粉末的磨制、干燥、筛分、收集、输送、倒装及其他有摩擦、撞击、喷射、振动的工艺过程中，都比较容易由静电火花引起爆炸和火灾。

一些轻质油料及化学溶剂，如汽油、煤油、酒精、苯等容易挥发，与空气形成爆炸性混合物。在这些液体的载运、搅拌、过滤、注入、喷出和流出等工艺过程中，容易由静电火花引起爆炸和火灾。与轻质油料相比，重油和渣泊的危险性较小，但其静电的危险依然存在，而且也有爆炸和火灾的事例。

【案例 5-7】 2000 年 10 月 31 日 14 时 45 分，河南某石化厂机修车间一名女职工提着一带塑料柄挂钩的方形铁桶，到炼油三厂 Ⅱ 催化粗汽油阀取样口下，打算放一些汽油作为酸性大泵维修过程清洗工具用。当该女职工将铁桶挂到取样阀门上，打开手阀放油不久，油桶着火。现场炼油二厂一技术员见状，迅速打开一旁的事故消防蒸汽软管。该女职工在消防蒸汽的掩护下，很快关掉了取样阀门，并和该技术员一起用干粉灭火器和消防毛毡将火扑灭。这是一起典型的由于阀门开度过大，汽油流速过快而导致静电荷积聚，产生火花放电而引发的事故。

2. 静电电击

静电电击不是电流持续通过人体的电击，而是静电放电造成的瞬间冲击性电击。这种瞬间冲击性电击，不至于直接使人致命，大多数只是产生痛感和震颤。但是在生产现场却可造成指尖负伤，或因为屡遭静电电击后产生恐惧心理，从而使工作效率下降。此外，还会由于电击的原因，而引起手被轧进滚筒中或造成高处坠落等二次伤害事故发生。

【案例 5-8】 上海某轮胎厂在卧式裁断机上，测得橡胶布静电的电压是 2 万～2.8 万伏（气温 15℃、相对湿度 31%）。当操作人员接近橡胶布时，头发会竖立起来。当手靠近时，会受到强烈的电击而受伤。

3. 妨碍生产

在某些生产过程中，如不消除静电，将会妨碍生产或降低产品质量。

纺织行业及有纤维加工的行业，特别是随着涤纶、腈纶、锦纶等合成纤维材料的应用，静电问题变得十分突出。例如，在抽丝过程中，会使丝飘动、黏合、纠结等而妨碍工作。在纺纱、织布过程中，由于橡胶辗轴与丝、纱摩擦及其他原因产生静电，可能导致乱纱、挂条、缠花、断头等而妨碍工作。在织、印染过程中，由于静电电场力的作用，可能吸附灰尘等而降低产品质量，甚至影响缠卷，使卷绕不紧。

在感光胶片行业，由于胶片与银轴的高速摩擦，胶片静电电压高达数千至数万伏。若在暗室中发生放电，即使是极微弱的放电，胶片将因感光而报废，同时胶卷基片因静电吸附灰尘或纤维会降低胶片质量，还会造成涂膜不匀等。

四、静电防护措施

静电灾害的预防原则有两条，要防止静电的聚集，避免或减少静电放电的产生，或采取"边产生边泄漏"的方法达到预防电荷积聚的目的，将静电荷控制在不致引起产生危害的程度；对已存在的电荷积聚，迅速可靠地消除掉。

防止静电危害的基本途径有：在工艺方面控制静电的发生量；采用泄漏导走的方法，消除静电荷积聚；利用设备生产出异性电荷，来中和生产过程中产生的静电电荷。

1. 环境危险程度的控制

静电引起爆炸和火灾的条件之一是有爆炸性混合物存在。为了防止静电的危害，可采取以下控制所在环境爆炸和火灾危险性的措施。

（1）取代易燃介质　在很多可能产生和积累静电的工艺过程中，要用到有机溶剂和易燃液体，并由此带来爆炸和火灾的危险。在不影响工艺过程的正常运转和产品质量且经济上合理的情况下，用不可燃介质代替易燃介质是防止静电引起的爆炸和火灾的重要措施之一。

比如汽油和煤油对洗涤设备或设备零部件上的油脂污物有着良好的去污性能。但是，汽油和煤油即使在正常温度下也容易产生蒸气，在其表面附近与空气形成爆炸性混合物，而且汽油和煤油的闪点和燃点都很低，加之两者又都比较容易产生静电，使用它们作为洗涤剂会带来很大的危险性。为此，建议采用危险性较小的三氯乙烯和四氯化碳等溶剂作为洗涤剂。

（2）降低爆炸性混合物的浓度　在爆炸和火灾危险环境，采用通风装置或抽气装置及时排出爆炸性混合物，使混合物的浓度不超过爆炸下限，可防止静电引起爆炸的危险。当温度在此下限和上限范围之内时，液体蒸发产生的蒸气爆炸性混合物的浓度正好在该液体的爆炸浓度极限范围之内，液体的爆炸温度下限即该液体的闪点。例如：车用汽油的爆炸温度是$-39\sim-8℃$，显然，把温度控制在爆炸温度极限范围之外也是一条防止静电引起爆炸和火灾的途径。

【案例5-9】　2002年12月，在江苏丹阳某厂浆料车间，工人用真空泵吸醋酸乙烯到反应釜，桶中约剩下30kg时，突然发生了爆炸。工人自行扑灭了大火，1名工人被烧伤。经现场察看，未发现任何曾发生事故的痕迹，电器开关、照明灯具都是全新的防爆电器。此次爆炸事故的原因是醋酸乙烯的物料在快速流经塑料管道时产生静电积聚，当塑料管接触到零电位桶时，形成高低压电位差放电，产生火花引爆了空气中的醋酸乙烯蒸气。醋酸乙烯是无色液体，有挥发性，曝光容易聚合成固体，其蒸气能与空气形成爆炸性混合物。

（3）减少氧化剂含量　这种方法实质上是充填氮、二氧化碳或其他不活泼的气体，减少气体、蒸气或粉尘爆炸性混合物中氧的含量。因为爆炸性混合物中氧的含量不超过8%时不会引起燃烧。此外，对于镁、铝、锆、钛等粉尘爆炸性混合物充填二氧化碳是无效的，这时可充填氮等惰性气体以防止爆炸和火灾。

2. 工艺控制法

工艺控制是从工艺上采取适当的措施，限制和避免静电的产生和积累。工艺控制方法很多，应用很广，是消除静电危害的重要方法之一。

（1）材料的选用　在存在摩擦而且容易产生静电的工艺环节中，生产设备宜使用与生产物料相同的材料或采用位于静电序列中段的金属材料制成生产设备，以减轻静电的危害。例如，为了减少皮带上的静电，除皮带轮采用导电材料制作外，皮带也宜采用导电性较好的材料制作，或者在皮带上涂以导电性涂料。

同一物质和两种不同物质摩擦，可能带有不同数量和极性的电荷。例如，按表5-9所列的情况，用钢铁和聚氯乙烯摩擦，钢铁带有正电荷；若用腈纶和钢铁摩擦，钢铁就会带负电荷，可以利用这种关系消除静电。例如：氧化铝粉经过不锈钢漏斗时静电电位为$-100V$，经过虫胶漏斗时静电电位为$+500V$，如采用适当选配两种材料制成的组合漏斗，则静电电位可降低为零。

表 5-9　不同物质的静电序列

（+）																	（-）
玻璃腈纶	尼龙纤维	尼龙	羊毛	绸	人造丝	棉纱	纸	麻	钢铁	聚苯乙烯	硬橡胶	醋酸纤维素	合成橡胶	聚酯纤维	丙纶	聚乙烯	聚四氟乙烯

（2）限制物料的运动速度　为了限制产生危险的静电，汽车罐车采用顶部装油时，装油鹤管应深入到槽罐的底部200mm。油罐装油时，注油管出口应尽可能接近油罐底部，对于电导率低于50ps/m的液体石油产品，初始流速不应大于1m/s，当注入口浸没200mm后，可逐步提高流速，但最大流速不应超过7m/s。

【案例5-10】　某化学试剂厂生产过程中使用甲苯为原料，该厂向反应釜加甲苯的方法是：先将甲苯灌装在金属筒内，再将金属筒运到反应釜旁边，用压缩空气将甲苯从金属筒经塑料软管压向反应釜内。一次作业过程中发生强烈爆炸，继而猛烈燃烧近2h，造成3人死亡、2人严重烧伤。经分析，确认是静电火花引起的爆炸。经计算，塑料管内甲苯的流速超过静电安全流速的3倍。甲苯带着高密度静电注入反应釜，很容易产生足以引燃甲苯蒸气的静电火花。

（3）加大静电消散过程　在输送工艺过程中，在管道的末端加装一个直径较大的缓和器，可大大降低液体在管道内流动时积累的静电，例如液体石油产品从精细过滤器出口到储液器应留有30s的缓和时间。

为了防止静电放电，在液体灌装、循环或搅拌过程中不得进行取样、检测或测温操作。进行上述操作前，应使液体静置一定的时间，使静电得到足够的消散或松弛。经注油管输入容器和储罐的液体，将带入一定的静电荷。静电荷混杂在液体内，根据电导和同性相斥的原理，电荷将向容器壁及液面集中泄漏消散；而液面上的电荷又要通过液面导向器壁导入大地，显然是需要一段时间才能完成这个过程的。如油罐在注油过程中，从注油停止到油面产生最大静电电位，有一段延迟时间，因此刚停泵时检尺或采样是不安全的。对于容积小的储罐，装车后等2min即可取样；对于大储罐，则由于带电质点的沉降，使电荷不能正常消散，特别是油料里含有少量水分时，有时可能出现很强的电场，检尺工作必须在水完全沉降后才能进行。英国、美国提出停油后需半小时才能进行工作；原苏联规定为 2h 以上；法国专家提出，液面每高 1m 就需等 1h。

【案例 5-11】 某厂环氧乙烷从管道中泄漏，液态环氧乙烷喷出后急剧汽化，使周围空间迅速达到爆炸极限，喷出的物料与裂缝处摩擦产生大量静电，加之设备管道无静电跨接装置，随即发生了一起爆炸事故，造成部分建筑倒塌，2 名操作人员被埋在废墟中。

（4）消除附加静电 在工艺过程中，产生静电的区域（如输送管道）总是不可缺少的环节，要想做到不产生静电是很困难的，甚至是不可能的。但是，对于工艺过程中产生的附加静电，往往是可以设法防止的。在储存容器内，由于注入液流的喷射和分裂，液体或粉体的混合和搅动，气泡通过液体，以及粉体飞扬等均可能产生附加静电。

为了避免液体在容器内喷射或溅射，应将注油管延伸至容器底部，而且其方向应有利于减轻容器底部积水或沉淀物搅动。图 5-14 所示为三种比较合理的注油方式。为了减轻从油罐顶部注油时的冲击，减少注油时产生的静电，改变注油管头（鹤管头）的形状能收到一定的效果。图 5-15 是几种注油管头的示意图，经验表明，T 形、锥形、45°斜口形注油管头都能降低油罐内油面电位。

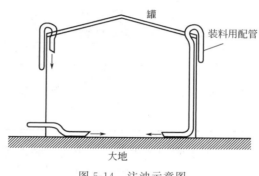

图 5-14 注油示意图

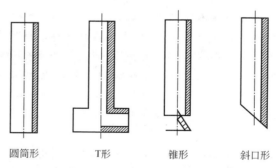

图 5-15 注油管头示意图

3. 泄漏导走法

泄漏导走法即用静电接地法，使带电体上的静电荷能够向大地泄漏消散。静电接地的方式有很多种，如利用工艺手段对空气增湿、添加抗静电剂使带电体的电阻率下降；或规定静置的时间等，使所带电的静电荷得以通过接地系统导入大地。

（1）静电接地 接地是防静电危害的最基本措施，它的目的是使工艺设备与大地之间构成电气上的泄漏通路，使产生在工艺过程中的静电泄漏于大地，防止静电的积聚。当带电体是良导体，这是简单而有效的方法。图 5-16 为接地和跨接示意图。

凡用来加工、储存、运输各种易燃液体、易燃气体和粉体的设备都必须接地。工厂或车间的氧气、乙炔等管道必须连成一个整体，并予以接地。可能产生静电的管道两端和每隔 $200\sim300m$ 处均应接地。平行管道相距 10cm 以内时，每隔 20m 应用连接线相互连接起来。管道与管道或管道与其他金属物体交叉或接近，其间距离小于 10cm 时，也应相互连接起来。

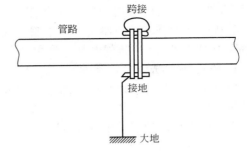

图 5-16 接地和跨接示意图

汽车罐车、铁路罐车在装油之前，应与储油设备跨接并接地；装、卸完毕应先拆除油管，后拆除跨接线和接地线。

因为静电泄漏电流很小，所有单纯为了消除导体上静电的接地，其防静电接地电阻原则上不得超过 $1M\Omega$；但出于检测方便等考虑，规程要求接地电阻不应大于 100Ω。

【案例 5-12】 2004 年 11 月 8 日 16 时左右，辽宁省辽阳市某油库工作人员在把油罐的汽油导入油罐车时，油罐爆炸。在场的 7 人中，2 人当场死亡，2 人重伤，3 人轻伤。据消防战士介绍，当时赶到现场时火势已经很大，油罐车里的汽油流到了地面上，大火随着汽油在地面上燃烧。不远处有另外几个油罐，一旦火势蔓延，必将引起巨大的爆炸。经过几个回合的较量，火势终于得到了控制。17 时 30 分左右，大火彻底被熄灭。据调查，导油过程中使用的罐车是自己组装的，未经安全技术检定，油罐与罐车车体接触不良，导致静电积聚放电，引燃油气而引发爆炸。

(2) 增湿 增湿的作用主要是提高空气的湿度以消除静电荷的积累。有静电危险的场所，在工艺条件允许的条件下，可以安装空调设备、喷雾器或采用挂湿布条等方法，增加空气的相对湿度。从消除静电危害的角度考虑，保持相对湿度在 70% 以上较为适宜。对于有静电危险的场所，相对湿度不应低于 30%。

这里需注意，增湿主要是增强静电沿绝缘体表面的泄漏，而不是增加通过空气的泄漏。因此，对于表面容易形成水膜，即对于表面容易被水润湿的绝缘体，如醋酸纤维素、硝酸纤维素、纸张、橡胶等，增湿对消除静电是有效的；而对于表面不能形成水膜，即表面不能被水润湿的绝缘体，如纯涤体纶、聚四氟乙烯，增湿对消除静电是无效的。对于表面水分蒸发极快的绝缘体，增湿也是无效的。对于孤立的带静电绝缘体，空气增湿以后，虽然其表面能形成水膜，但没有泄漏的途径，对消除静电也是无效的。而且在这种情况下，一旦发生放电，由于能量的释放比较集中，火花还比较强烈。

(3) 加抗静电添加剂 静电添加剂是特制的辅助剂。一般只需加入千分之几或万分之几的微量，即可消除生产过程中的静电。在非导体材料里加入抗静电剂后，能增加材料的吸湿性或离子化倾向，使材料的电阻率降到 $10^4\sim10^6\Omega\cdot m$ 以下。有的抗静电剂本身有良好的导电性，同样可加速静电的泄漏，消除电荷积累的危险。

使用防静电剂是消除静电的有效办法，但是某一种产品或物料是否允许加入和加入何种类型的化学防静电剂，要根据物料的工艺状态及最终使用目的的确定。

在电气制造业中，一般不使用化学抗静电剂，纺织行业则大量使用各种化学抗静电剂。

化工、石油储运中，根据成本、毒性、腐蚀性、使用有效性和对物料产品性质的影响等来考虑抗静电剂的使用。如橡胶行业只允许使用炭黑作抗静电剂，因为其他类型的化学抗静电剂会使橡胶黏合不牢及产生气泡，也有一些抗静电制品采用直接掺入金属粉末、炭黑等导电性材料的方法制成。

对于塑料来说，内加型的表面活性剂保持其防静电的效果较为理想。它可以掺到合成物质中，位于表面的一层起防静电作用。表面层被洗掉之后，由于亲油亲水的平衡作用，仍然能从内部渗至表面。如酰胺基季胺硝酸盐用于聚氯乙烯软质塑料已经商品化，它的商业名称为卡特纳克 SN 防静电剂，防静电剂效果特别是防止吸尘作用很显著。

4. 静电中和法

静电中和法就是利用静电消除器产生的离子对异性电荷进行中和，此方法广泛应用于生产薄膜、纸、布、粉体等行业的生产中。目前的静电消除器主要有 5 种，但是如果使用方法不当或失误会使消静电效果减弱，甚至导致灾害的发生，所以必须掌握静电消除器的特性和使用方法。

（1）自感应式静电消除器　自感应式静电消除器是一种最简单的消除静电装置，它没有外加电源，由接地的若干支非常尖的针、电刷或作消电电极用的细电线及其支架等附件组成。

使用时静电消除器针尖对准带电介质，放在距表面 1～2cm 的地方，或者将针插入带电液体介质内部，都可以得到消除静电的目的。自感应式静电消除器的性能，通常用两个指标来衡量：一是电晕电流，电晕电流越大，表面单位时间内消除掉的静电荷的数目越多，消除器效果就越好；另一个是临界电压，所谓临界电压，是指能够使消除器针尖起电晕作用的最低电压。这个数值越小，最后剩余的静电电压就越小，因此消除器的效果也越好。

如专用于油管上的感应式静电消除器（简称消电器，如图 5-17 所示），可以使罐车油面电压由 25kV 下降为 3～4kV，效果显著，目前在我国石油化工企业中已被广泛使用。该消除器主要由三部分组成：接地钢管及法兰部分、内部绝缘管、放电针及镶针螺栓等。为了均匀地在油内产生相反的电荷，放电针沿长度方向交错布置 4～5 排，每排沿圆周均匀布置 3～4 根针。为了方便检查和维修，放电针用螺栓做成可拆卸式。放电针选用耐高温、耐磨的钨合金等金属材料制作。针体的直径为 1～1.5mm，其末端经处理成尖形，长度一般突出管内壁 10mm 左右为宜。绝缘管采用高绝缘低介电常数耐油塑料如聚乙烯、聚四氟乙烯等制作。它可以做成整体的，也可以分层衬在钢管内壁，而其厚度和长度依据试验确定。图 5-18 为油管用感应式静电消除器的消电原理示意。

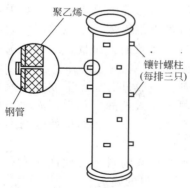
图 5-17　油管用感应式静电消除器结构

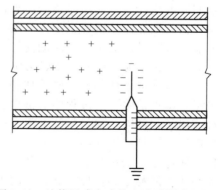
图 5-18　油管用感应式静电消除器消电原理

（2）外接电源式静电消除器　外接电源式静电消除器是由高压电源和消电电极组成，其工作原理是：利用高电压消除器离子极（即针尖）与接地极之间形成强电场而使空气电离。但直流装置与交流装置消电的机理不完全一样，直流装置是产生与带电体电荷相反符号的离子，直接中和带电体上的电荷；而交流装置是在放电针尖端附近产生离子时（正、负离子），其中与带电体极性相反的离子向带电体移动，并与带电体上的电荷进行中和，其结果是带电体上的电荷被消除掉。图 5-19 为外接电源式静电消除器的工作原理示意。

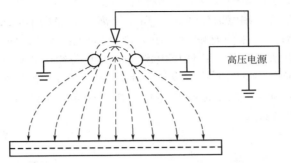

图 5-19　外接电源式静电消除器的工作原理

　　（3）放射线式静电消除器　放射线式静电消除器是利用放射性同位素使空气电离，产生正离子和负离子，消除生产物料上静电的装置。放射线式静电消除器可用于化工、橡胶、造纸、印刷等行业。

　　放射线式静电消除器的结构简单，如图 5-20 所示。放射线式静电消除器由放射源、屏蔽框和保护网等部分组成。放射源是厚 0.3～0.5mm 的片状元件，用紧固件固定在屏蔽框底部，屏蔽框应有足够的厚度，以防止射线危害。消除器前面装有保护网，以防止工作人员意外地直接接触到放射源。镭（Ra）、钋（Po）、钚（Pu）等元素的同位素能放射 α 射线；铊（Tl）、锶（Sr）、氪（Kr）等元素的同位素能放射 β 射线，都可以作放射式静电消除器的放射性同位素。

　　放射线式静电消除器离带电体越近，消电效能越好，一般取 10～20mm。根据工艺要求，消电器至带电体之间的距离可以适当增大。

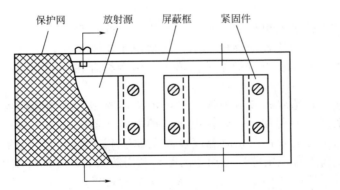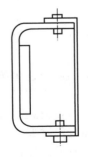

图 5-20　放射线式静电消除器结构示意图

　　使用放射线式静电消除器，一定要控制放射线对人体的伤害和对产品的污染。由于要求照射剂量小于 0.5rem/a，为此放射线式静电消除器的放射性同位素元件应有铅制屏蔽装置或其他屏蔽装置，使消除器只能在其特定方向上使空气电离，发挥中和作用。放射线式静电消除器应有坚固的外壳，防止机械损伤。

　　放射线式静电消除器结构简单，不要求有外接电源，而且工作时又不产生火花，适用于有火灾和爆炸危险的场所。

　　（4）离子流式静电消除器　离子流式静电消除器是在直流外接电源式静电消除器工作

原理的基础上，用干净的压缩空气通过消电电极喷向带电体，将离子极产生的离子源源不断、有方向地喷到带电体表面，达到中和静电的效果。它能远距离消电（0.6～1m），安全、防爆、防火，能用低压配线，离子流极性可选择。

离子流静电消除器的工作原理如图5-21所示。离子流静电消除器的工作过程是将压缩空气径自送往离子流喷头，压力足够时，压力检测器给出信号，使时间继电器延时动作，并由时间继电器自动启动电源开关；低压电源经电源开关给高压电源供电，高压电源工作后即带动离子流喷头工作。当发生故障或压力不足时，压力检测器发出相反的信号，时间继电器释放，电源开关断开，离子流喷头停止工作。这样的工作过程保证了消除器只有在对外保持正压的情况下才能工作。

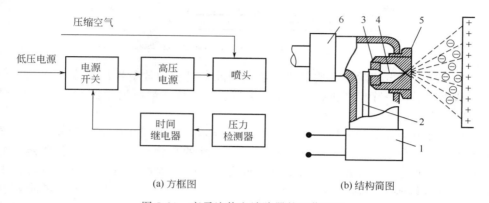

(a) 方框图　　　　　　　　　(b) 结构简图

图 5-21　离子流静电消除器的工作原理

1—高压电源；2—高压导杆；3—绝缘；4—放电针；5—导引环；6—压力检测器

（5）组合式静电消除器　组合式静电消除器可以是自感应作用和放射线作用或具有高压电场作用和放射线作用的静电消除器的组合，它能兼有两者消电的优点，故有很好的消电效果。

感应式静电消除器在带电体表面电位比较低时不能进行工作，只有在电位高时才能发挥较高的效率。而放射线式静电消除器能在电位不大的情况下正常工作，但其效率受到电离电流的限制，电离电流不随介质上电位的增大而增大。两者组合在一起，就能弥补各自的缺点。

从静电消除器适用角度，自感应式和放射线式静电消除器原则上适用于任何级别的场所。当危及安全工作时放射线式不得使用。外接电源式静电消除器应按场所级别选用，如在防爆场所内，应选用有防爆性能者；在相对湿度经常在80%以上的环境，尽量不使用外接电源式静电消除器；离子流型静电消除器适用于远距离和需防火、防爆的环境中。

从消电对象角度，防爆场所选用离子流式，有保证安全的自感应式或有防爆性能的外接电源式静电消除器；对带电极性一定，带电量大或高速移动的带电体选用直流外接电源式静电消除器；对静置不动的防火防爆环境，可考虑使用放射线式静电消除器。

5. 人体防静电措施

预防人体带电有两个目的：其一是预防静电电击或由此引起的高处坠落等二次事故，预防人体的"不快感和恐怖感"而导致工作效率降低；其二是防止人体静电带电的放电引起可燃性物质的爆炸和火灾。

（1）人体接地　在特殊危险场所的操作工人，为了避免由于人体带电后对地放电所造成的危害，一般情况下操作工人应先接触设置在安全区内的金属接地棒，以消除人体电位，再继续操作。

对于坐着工作的人员，防静电手腕带是最为普遍使用的必备品，不但在架设及操作上十分方便，在价格上亦最为经济实惠。其原理为通过腕带及接地线，将人体身上的静电排入至大地，故使用时腕带必须确实与皮肤接触，接地线亦需直接接地，并确保接地线畅通无阻才能发挥最大功效。普通防静电手腕带使用柔软而富有弹性的材料配以导电丝混编而成。此手腕带导电性能好，长度可任意调节，弹簧接地线能经受 30000 次以上环境试验不断裂。

（2）穿防静电鞋　防静电鞋的电阻值应为 $1 \times 10^5 \sim 1 \times 10^8 \Omega$，目的是将人体接地，防止人体和鞋本身带电和防止人体万一接触到带电的低压线而发生触电事故。在下列场所应穿防静电鞋：危险场所及其附近；处理可燃性物质；接触带电物体或在其附近工作；静电能产生生产故障的电子部件和薄膜等岗位。穿防静电鞋时必须考虑所穿袜子为薄尼龙袜还是导电性袜子，严禁在鞋底上粘贴绝缘胶片，并应作定期检查。

【案例 5-13】　某化工厂一操作工用 10L 金属罐在阀门接丙酮，当时穿着生胶鞋，在装完样品去关阀门时发生了火花放电和闪爆事故，火势蔓延到楼的其他部分。

（3）穿防静电工作服　防静电工作服不仅可以降低人体电位，同时可以避免服装带高电位所引起的灾害。防静电工作服的带电量必须小于 $7 \times 10^{-6} C/m^2$，每件上衣的带电量必须小于 $1 \times 10^{-6} C/m^2$。防静电工作服的穿用场所与防静电鞋应用的场所相同，对于手套和帽子在有些场合也应考虑用导电性的。

【案例 5-14】　某厂操作工对一个 1200gal（约 4542L）溶解槽用的排气系统鼓风机进行检修，向鼓风机的转轴加了润滑油。操作工回到排气塔时发现鼓风机不能转动，于是将人体靠着排气口，伸手转动风扇，这时发生了火花放电和闪爆，操作工头部、脸和手被烧伤。当时排气口周围有甲醇和苯混合物，操作工穿化纤工作服。

（4）工作地面导电化　特殊危险场所的工作地面应是导电性的或造成导电性条件，如洒水或铺设导电地板。

工作地面泄漏电阻的阻值既要小到能防止人体静电的积累，又要防止人体触电时不致受到严重伤害，故电阻值应适当。目前国内外定为一般场合为 $10^8 \Omega$，有火灾爆炸危险的场所为 $10^6 \Omega$；国内一般要求为 $3 \times 10^4 \Omega \leqslant R \leqslant 10^6 \Omega$。

目前工厂中比较常用的如导静电地板，由于人们行走时鞋子会和地板摩擦产生静电，带电的离子会在地板表面对空气中的灰尘产生吸引，对计算机房、电子厂房等单位会造成一定的影响。导静电地板就是地板是导电的，地板中含有导电纤维。施工时地板下面铺设铜箔，铜箔连接到地下预埋导体，让地板产生的静电直接进入大地，从而使地板没有静电离子。

第三节　雷电防护技术

我国是世界上受雷电严重危害的国家之一，每年春末我国大部分地区进入雨季，降雨时时常会伴有雷电发生。近几年我国各地年平均雷电日数为 40 余天，并且呈上升趋势，每平方公里每年有 6 次以上落地雷。2013 年山东烟台 7、8 月份发生 300 起雷击事故，给市民和部分单位造成了严重的经济损失。

一、雷电的形成和分类

1. 雷电的形成

雷电是伴有雷击和闪电的局地对流性天气。它必定产生在强烈的积雨云中，因此常伴有强烈的阵雨或暴雨。总的说来，云的上部以正电荷为主，云的中、下部以负电荷为主，云的下部前方的强烈上升气流中还有一小范围的正电区。因此，云的上、下之间形成一个电位差，当电位差达到一定程度后，就产生放电，这就是平常所见的闪电现象。放电过程中，闪道中的温度骤增，使空气体积急剧膨胀，从而产生冲击波，导致强烈的雷鸣。当云层很低时，有时可形成云地间放电，这就是雷击。

2. 雷电的分类

（1）直接雷 带电的云层与大地上某一点之间发生迅猛的放电现象，叫做"直击雷"，一般是直接击在建筑物上。

（2）感应雷

① 静电感应雷。带有大量负电荷的雷云所产生的电场将会在架空明线上感生出被电场束缚的正电荷。当雷云对地放电或对云间放电时，云层中的负电荷在一瞬间消失了（严格说是大大减弱），在线路上感应出的这些被束缚的正电荷也就在一瞬间失去了束缚。在电势能的作用下，这些正电荷将沿着线路产生大电流冲击，从而对电气设备产生不同程度的影响。图 5-22 为静电感应雷示意图。

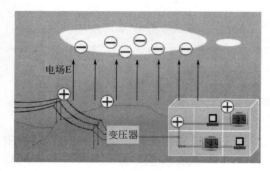

图 5-22　静电感应雷示意图

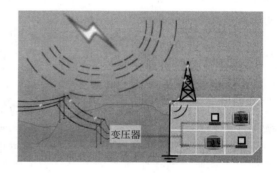

图 5-23　电磁感应雷示意图

② 电磁感应雷。雷击发生在供电线路附近，或击在避雷针上会产生强大的交变电磁场，此交变电磁场的能量将感应于线路并最终作用到设备上（由于避雷针的存在，建筑物上落雷机会反而增加，内部设备遭感应雷危害的机会和程度一般来说也增加了），对用电设备造成极大危害。图 5-23 为电磁感应雷示意图。

感应雷的雷击发生率和破坏力比直击雷更大，造成的负面影响也更为严重。

（3）球形雷 球形雷是一种气体的漩涡，产生于闪电通路的急转弯处，是一团带有高电荷的气体混合物，主要由氧、氮、氢以及少量的氧化氢组成。球形雷较为罕见，因而研究它十分困难，至今仍然是自然界中的一个谜。

球形雷平均直径为 25cm，球体大小在高尔夫球和足球之间，球状闪电，偶尔也有环状或中心向外延伸的蓝色光晕，发出火花或射线。颜色常见的为橙红色或红色，当它以特别明亮并使人目眩的强光出现时，也可看到黄色、蓝色和绿色。其寿命只有 1~5s，最长的可达数分钟。

球形雷的行走路线，一般是从高空直接下降，接近地面时突然改向，作水平移动；有的突然在地面出现，弯曲前进；也有的沿着地表滚动并迅速旋转，运动速度常为 1~2m/s。它可以穿过门窗，常见的是穿过烟囱进入建筑物。它甚至可以在导线上滑动，有时还发出"嘶嘶"响声。多数火球无声消失，有的在消失时有爆炸声，可以造成破坏，甚至使建筑物倒塌，使人和家畜死亡。

3. 雷电参数

雷电参数主要有雷暴日、雷电流幅值、雷电流陡度、冲击过电压等。

（1）雷暴日　只要一天之内能听到雷声就算一个雷暴日。年雷暴日数用来衡量雷电活动的频繁程度。雷暴日通常指一年内的平均雷暴日数，即年平均雷暴日，单位 d/a。

雷暴日数越大，说明雷电活动越频繁。例如：我国广东省的雷州半岛和海南岛一带雷暴日在 80d/a 以上，北京一些地区、上海约为 40d/a，天津、济南约为 30d/a 等。我国把年平均雷暴日不超过 15d/a 的地区划为少雷区，超过 40d/a 划为多雷区。在防雷设计时，需要考虑当地雷暴日条件。

（2）雷电流幅值　指雷云主放电时冲击电流的最大值。雷电流幅值可达数十千安至数百千安。

（3）雷电流陡度　指雷电流随时间上升的速度，雷电流冲击波波头陡度可达 50kA/s，平均陡度约为 30kA/s。雷电流陡度越大，对电气设备造成的危害也越大。

（4）雷电冲击过电压　直击雷冲击过电压很高，可达数千千伏。

二、建筑物防雷的分类

防雷的分类是指建筑物按其重要性、生产性质、遭受雷击的可能性和后果的严重性所进行的分类，参照 GB 50057—2010《建筑物防雷设计规范》，其划分区域如下。

1. 第一类防雷建筑物

① 凡制造、使用或储存火炸药及其制品的危险建筑物，因电火花而引起爆炸、爆轰，会造成巨大破坏和人身伤亡者。

② 具有 0 区或 20 区爆炸危险场所的建筑物（参见本章第四节电气防爆中爆炸危险场所的划分，同下）。

③ 具有 1 区或 21 区爆炸危险场所的建筑物，因电火花而引起爆炸，会造成巨大破坏和人身伤亡者。例如火药制造车间、乙炔站、电石库、汽油提炼车间等。

2. 第二类防雷建筑物

① 国家级重点文物保护的建筑物。

② 国家级的会堂、办公建筑物、大型展览和博览建筑物、大型火车站和飞机场、国宾馆、国家级档案馆、大型城市的重要给水水泵房等特别重要的建筑物。

③ 国家级计算中心、国际通讯枢纽等对国民经济有重要意义的建筑物。

④ 国家特级和甲级大型体育馆。

⑤ 制造、使用或储存火炸药及其制品的危险建筑物，且电火花不易引起爆炸或不致造成巨大破坏和人身伤亡者。

⑥ 具有 1 区或 21 区爆炸危险场所的建筑物，且电火花不易引起爆炸或不致造成巨大破坏和人身伤亡者。

⑦ 具有 2 区或 22 区爆炸危险场所的建筑物。

⑧ 有爆炸危险的露天钢质封闭气罐。

⑨ 预计雷击次数大于 0.05 次/年的部、省级办公建筑物和其他重要或人员密集的公共建筑物以及火灾危险场所。

⑩ 预计雷击次数大于 0.25 次/年的住宅、办公楼等一般性民用建筑物或一般性工业建筑物。

3. 第三类防雷建筑物

① 省级重点文物保护的建筑物及省级档案馆。

② 预计雷击次数大于或等于 0.01 次/年且小于或等于 0.05 次/年的部、省级办公建筑物和其他重要或人员密集的公共建筑物以及火灾危险场所。

③ 预计雷击次数大于或等于 0.05 次/年且小于或等于 0.25 次/年的住宅、办公楼等一般性民用建筑物或一般性工业建筑物。

④ 在平均雷暴日大于 15d/年的地区，高度在 15m 及以上的烟囱、水塔等孤立的高耸建筑物；在平均雷暴日小于或等于 15d/年的地区，高度在 20m 及以上的烟囱、水塔等孤立的高耸建筑物。

三、防雷装置

建筑物防雷装置是指用于对建筑物进行雷电防护的整套装置，由外部防雷装置和内部防雷装置组成，其示意图如图 5-24 所示。

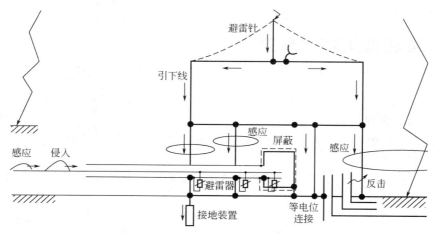

图 5-24　建筑物防雷装置结构示意图

1. 外部防雷装置

用于防直击雷的防雷装置由接闪器、引下线和接地装置组成。

（1）接闪器　接闪杆（以前称为避雷针）、接闪带（以前称为避雷带）、接闪线（以前称为避雷线）、接闪网（以前称为避雷网）以及金属屋面、金属构件等均为常用的接闪器，其保护示意图如图 5-25 所示。

接闪器是利用其高出被保护物的地位，把雷电引向自身，起到拦截闪击的作用，通过引下线和接地装置，把雷电流泄入大地，保护被保护物免受雷击。

接闪器的保护范围按滚球法确定，该法是假设以一定半径的球体，沿需要防直击雷的部位滚动，当球体只触及接闪器（包括被利用作为接闪器的金属物）和地面（包括与大地接触并能承受雷击的金属物），而不触及需要保护的部位时，则该部分就得到接闪器的保护。此时对应的球面线即保护范围的轮廓线。滚球的半径按建筑物防雷类别确定，一类为 30m、二类为 45m、三类为 60m。图 5-26 为滚球法计算示意图。

（2）引下线　是连接接闪器与接地装置的圆钢或扁钢等金属导体，用于将雷电流从接闪器传导至接地装置。引下线应满足机械强度、耐腐蚀和热稳定性的要求。防直击雷的专设引下线距建筑物出入口或人行道边沿不宜小于 3m。

（3）接地装置　是接地体和接地线的总合，用于传导雷电流并将其流入大地。除独立

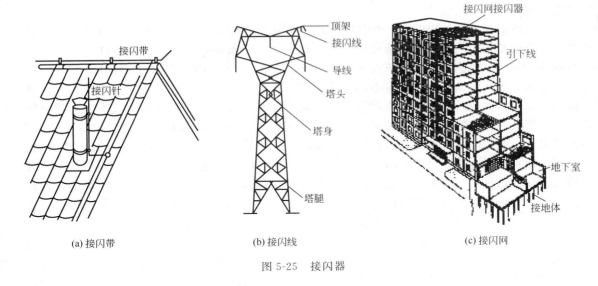

(a) 接闪带 (b) 接闪线 (c) 接闪网

图 5-25　接闪器

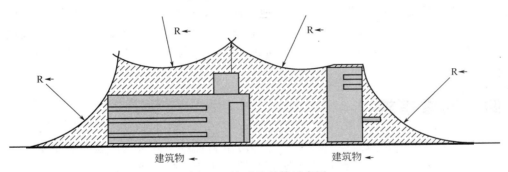

图 5-26　滚球法计算示意图

接闪杆外，在接地电阻满足要求的前提下，防雷接地装置可以和其他接地装置共用。

防雷接地电阻通常指冲击接地电阻。冲击接地电阻一般不等于工频接地电阻，这是因为极大的雷电流自接地体流入土壤时，接地体附近形成很强的电场，击穿土壤并产生火花，相当于增大了接地体的泄放电流面积，减小了接地电阻。冲击接地电阻一般都小于工频接地电阻。土壤电阻率越高，雷电流越大；接地体和接地线越短，则冲击接地电阻越小。就接地电阻值而言，独立接闪杆的冲击接地电阻不宜大于 10Ω；附设接闪器每根引下线的冲击接地电阻不应大于 10Ω。为了防止跨步电压伤人，防直击雷的人工接地体距建筑物出入口和人行道不应小于 3m。

2. 内部防雷装置

由屏蔽导体、等电位连接件和电涌保护器等组成。对于变配电设备，常采用避雷器作为防止雷电波侵入的装置。

（1）**屏蔽导体**　通常指电阻率小的良导体材料，如建筑物的钢筋及金属构件；电气设备及电子装置金属外壳；电气及信号线路的外设金属管、线槽、外皮、网、膜等。由屏蔽导体可构成屏蔽层，当空间干扰电磁波入射到屏蔽层金属体表面时，会产生反射和吸收，电磁能量被衰减，从而起到屏蔽作用。

（2）**等电位连接件**　在雷电防范中，等电位连接是关键。等电位连接件包括等电位连接带、等电位连接导体等。利用其可将分开的装置、诸导电物体连接起来，以减小雷电流在它们之间产生的电位差。

（3）电涌保护器（SPD） 也叫防雷器，指用于限制瞬态过电压和分泄电涌电流的器件。其作用是把窜入电力线、信号传输线的瞬态过电压限制在设备或系统所能承受的电压范围内，或将强大的雷电流泄流入地，防止设备或系统遭受闪电电涌冲击而损坏。

电涌保护器的类型和结构按不同的用途有所不同，但它至少包含一个非线性元件。放电间隙、充气放电管、晶体闸流管等非线性元器件在无电涌出现时为高阻抗，当出现电压电涌时突变为低阻抗。由这类非线性元件作为基本元件的电涌保护器称为"电压开关型"或"克罗巴型"电涌保护器。压敏电阻和抑制二极管等非线性元器件在无电涌出现时为高阻抗，随着电涌电流和电压的增加，阻抗跟着连续变小，由这类非线性元件作为基本元件的电涌保护器称为"限压型"或"箝压型"电涌保护器。由电压开关型元件和限压型元件组合而成的电涌保护器，其特性随所加电压的特性可以表现为电压开关型、限压型或两者皆有，被称为"组合型"电涌保护器。

（4）避雷器 是用来防护雷电产生的过电压沿线路侵入变配电所或建筑物内，以免危及被保护电气设备的绝缘。按结构，避雷器主要分为阀型避雷器和氧化锌避雷器等。阀型避雷器上端接在架空线路上，下端接地。正常时，避雷器对地保持绝缘状态；当雷电冲击波到来时，避雷器被击穿，将雷电引入大地；冲击波过去后，避雷器自动恢复绝缘状态。氧化锌避雷器利用了氧化锌阀片理想的非线性伏安特性，即在正常工频电压下呈高电阻特性，而在大电流时呈低电阻特性，限制了避雷器上的电压，具有无间隙、无续流、残压低等优点，被广泛使用。

四、防雷措施

各类防雷建筑物均应设置防直击雷的外部防雷装置，并应采取防止闪电电涌侵入的措施。此外，各类防雷建筑物还应设内部防雷装置。在建筑物的地下室或地面层处，建筑物金属体或金属装置、建筑物内系统，进出建筑物的金属管线等物体应与防雷装置做防雷等电位连接，并且应考虑外部防雷装置与建筑物金属体或金属装置、建筑物内系统之间的间隔距离。根据不同雷电种类，各类防雷建筑物所应采取的主要防雷措施如下。

1. 直击雷防护

第一类防雷建筑物、第二类防雷建筑物和第三类防雷建筑物均应设置防直击雷的外部防雷装置；高压架空电力线路、变电站等也应采取防直击雷的措施。

直击雷防护的主要措施是装设接闪杆、架空接闪线或网。接闪杆分独立接闪杆和附设接闪杆。独立接闪杆是离开建筑物单独装设的，接地装置应当单设。

第一类防雷建筑物的直击雷防护，要求装设独立接闪杆、架空接闪线或网。第二类和第三类防雷建筑物的直击雷防护措施，宜采用装设在建筑物上的接闪网、接闪带或接闪杆，或由其混合组成的接闪器。

2. 闪电感应防护

第一类防雷建筑物和具有爆炸危险的第二类防雷建筑物均应采取防闪电感应的防护措施。闪电感应的防护主要有静电感应防护和电磁感应防护两方面。

（1）静电感应防护 为了防止静电感应产生的过电压，应将建筑物内的设备、管道、构架、钢屋架、钢窗、电缆金属外皮等较大金属物和突出屋面的放散管、风管等金属物，均应与防闪电感应的接地装置相连。对第二类防雷建筑物可就近接至防直击雷接地装置或电气设备的保护接地装置上，可不单接接地装置。

（2）电磁感应防护　为了防止电磁感应，平行敷设的管道、构架和电缆金属外皮等长金属物，其净距小于 100mm 时，应采用金属线跨接，跨接点之间的距离不应超过 30m；交叉净距小于 100mm 时，其交叉处也应跨接。当长金属物的弯头、阀门、法兰盘等连接处的过渡电阻大于 0.03Ω 时，连接处也应用金属线跨接。在非腐蚀环境下，对于不少于 5 根螺栓连接的法兰盘可不跨接。防电磁感应的接地装置也可与其他接地装置共用。

3. 闪电电涌侵入防护

第一类防雷建筑物、第二类防雷建筑物和第三类防雷建筑物均应采取防闪电电涌侵入的防护措施。属于闪电电涌侵入造成的雷害事故很多。在低压系统，这种事故占总雷害事故的 70% 以上。

室外低压配电线路宜全线采用电缆直接埋地敷设，在入户处应将电缆的金属外皮、钢管接到等电位连接带或防闪电感应的接地装置上，入户处的总配电箱是否装设电涌保护器应根据具体情况按雷击电磁脉冲防护的有关规定确定。

当难以全线采用电缆时，不得将架空线路直接引入屋内，允许从架空线上换接一段有金属铠装（埋地部分的金属铠装要直接与周围土壤接触）的电缆或护套电缆穿钢管直接埋地引入。这时，电缆首端必须装设户外型电涌保护器，并与绝缘子铁脚、金具、电缆金属外皮等共同接地，入户端的电缆金属外皮、钢管必须接到防闪电感应接地装置上。

4. 人身防雷

雷雨天气情况下，人身防雷应注意的要点如下。

① 为了防止直击雷伤人，应减少在户外活动时间，尽量避免在野外逗留。雷电期间，最好不要骑自行车、驾驶拖拉机或摩托车；不要携带金属物体在露天行走；不要靠近避雷设备的任何部分；不要拨打移动电话。如果一时找不到合适的避雷场所，千万不能靠近空旷地带或山顶上的树木，也不要呆在电线杆和高压电线下，否则很易受到雷击。此时人们应尽量降低重心，并减少人体与地面的接触面积，即下蹲，但不能躺在地上，如果披上雨衣，防雷效果就会更好。

此外，现在汽车逐渐进入了千家万户，汽车本身就是一个比较好的避雷场所。因为汽车本身就是一个金属壳体，相当于一个屏蔽室，即便雷击到汽车上，电流也会沿着汽车壳体表面流动并将电流释放到地面，躲在汽车里面是相对安全的。

【案例 5-15】 2010 年 8 月 22 日，804 国道莱西市顺平驾校附近一养鸡场内，市民徐某正持一把雨伞站在雨中，等待父亲出来，当时只见一个很强的亮光击中雨伞，徐某倒在地上，然后才听到一声巨响在院子里炸响。站在鸡棚内侧的两个养鸡工人也受伤，其中一人颈部被雷电灼伤、一人左脚大拇指灼伤。等 120 赶到时，徐某已经停止呼吸。

② 为了防止二次放电和跨步电压伤人，要远离建筑物的接闪杆及其接地引下线；远离各种天线、电线杆、高塔、烟囱、旗杆、孤独的树木和没有防雷装置的孤立小建筑等。

【案例 5-16】 2009 年 6 月 4 日，广东省顺德高黎社区一住宅工地，8 名工人在临时搭建的工棚内避雨时，突遭雷击当场致 4 人死亡、1 人重伤、1 人轻伤。

③ 雷雨天气情况下，室内人身防雷应注意人体最好离开可能传来雷电侵入波的照明线、动力线、电话线、广播线、收音机和电视机电源线、收音机和电视机天线 1m 以上，

尽量暂时不用电器，最好拔掉电源插头；不要靠近室内的金属管线，如暖气片、自来水管、下水管等，以防止这些导体对人体的二次放电；关好门窗，防止球形雷窜入室内造成危害。

【案例 5-17】 2007 年 5 月 10 日下午，福建省连江县出现强雷暴天气，15 时许在 104 国道旁的农校修车场内一名修理工躺在地上修车时被雷击死。这次雷击造成城关地区 6h 的停电，城关中医院调制解调器损坏和部分电器损坏；龙和食品公司的路由器、程控交换机、刷卡器、电视放大器等损坏；玉华山农场的水位控制器被感应雷击坏，生活和生产用水受到影响；中石油江南加油站的监控器、液位仪、电视机两部和 VCD 机等损坏，并将 40kA 金盾避雷器全部击坏；附近的高压线击断两条，造成大面积停电。

第四节　电气防爆

一、电气火灾和爆炸的原因

电气火灾和爆炸是由电气引燃源引起的火灾和爆炸。电气装置在运行中产生的危险温度、电火花和电弧是电气引燃源主要形式。在爆炸性气体、爆炸性粉尘环境及火灾危险环境、电气线路、开关、熔断器、照明器具等均可能引起火灾和爆炸。

1. 危险温度

危险温度是由电气设备或电气线路过热造成的。当温度达到可燃物的引燃温度时，即可能引燃火灾、电气设备和电气线路。产生危险温度的具体原因如下。

(1) 短路　指不同电位的导体部分之间包括导电部分对地之间的低阻性短接。发生短路时，线路中电流增大为正常时的数倍乃至数十倍，由于载体导体来不及散热，温度急剧上升，除对电气线路和电气设备产生危害外，还形成危险温度。

(2) 过载　设计裕量不够或非法接用电气设备太多均可能造成严重过载。

(3) 漏电　电气设备或线路发生漏电时，因其电流一般较小，不能促使线路上的熔断器的熔丝动作。一般当漏电电流沿线路比较均匀地分布，发热量分散时，火灾危险性不大，而当漏电电流集中在某一点时，可能引起比较严重的局部发热，引燃火灾。

(4) 接触不良　电气线路或电气装置中的电路连接部件是系统中的薄弱环节，是产生危险温度的主要部件之一。电气接头连接不牢、焊接不良或接头处夹有杂物，都会增加接触电阻而导致接头过热。对于铜、铝接头，由于铜和铝的理化性能不同，接触状态会逐渐恶化，导致接头过热。

(5) 铁心过热　对于电动机、变压器、接触器等带有铁心的电气设备，如果铁心短路或线圈电压过高，由于涡流损耗和磁滞耗损增加，使铁损增大，将造成铁心过热并产生危险温度。

(6) 散热不良　电气设备在运行时必须确保具有一定的散热或通风措施。如果这些措施失效，如通风道堵塞等，可能会导致电气设备和线路过热。

(7) 机械故障　由交流异步电动机拖动的设备，如果转动部分被卡死或轴承损坏，造成堵转或负载转矩过大，都会因电流显著增大而导致电动机过热。

(8) 电压异常　相对于额定值，电压过高或电压过低均属电压异常。电压过高时，除铁心发热增加外，对于恒阻抗设备，还会使电流增大而发热。电压过低时，除可能造成电动机堵转、电磁铁衔铁吸合不上，使线圈电流大大增加而发热外，对于恒功率设备，还会使电流增大而发热。

(9) 电热器具和照明器具　其正常情况下的工作温度就可能造成危险温度，如电炉电阻丝工作温度为 800℃，电熨斗为 500～600℃，白炽灯灯丝为 2000～3000℃，100W 白炽灯泡表面为 170～200℃。

(10) 电磁辐射能量　在连续发射或脉冲发射的射频（9kHz～60GHz）源的作用下，可燃物质吸收辐射能量可能形成危险温度。

2. 电火花和电弧

电火花和电弧温度高达数千摄氏度，极易引起火灾或爆炸。产生电火花或电弧的具体原因如下。

(1) 工作电火花及电弧　指电气设备正常工作或正常操作下产生的电火花。例如，刀开关、断路器、接触器接通和断开线路时会产生电火花；直流电动机的电刷与换向器的滑动接触处也会产生电火花。切断感性电路时，断口处火花能量较大，当该火花能量超过周围爆炸性混合物的最小引燃能量时，即可能引起爆炸。

(2) 事故电火花及电弧　包括线路或设备发生故障时出现的火花，如绝缘损坏、导线断线或链接松动导致短路或接地时产生的火花；电路发生故障，熔丝熔断时产生的火花；沿绝缘表面发生的闪络等。

电力线路和电气设备在投切过程中由于受感性和容性负荷的影响，可能会产生铁磁谐振和高次谐振，并引起过电压，这个过电压也会破坏电气设备绝缘造成击穿，并产生电弧。

除上述外，电动机转子与定子发生摩擦，或风扇与其他部件相碰也会产生火花，这是由碰撞引起的机械性质的火花。

二、危险场所的划分

危险场所是指由于存在易燃易爆气体、蒸气、液体、可燃性粉尘或者可燃性纤维而具有引起火灾或者爆炸危险的场所。典型的危险场所，如石油化工行业中爆炸性物质的生产、加工和储存过程中所形成的环境、煤矿井等。

1. 危险物质的分类及分组

(1) 爆炸危险物质的分类　爆炸危险物质可以分为以下三类。

① Ⅰ类：矿井甲烷。

② Ⅱ类：爆炸性气体、蒸气。

③ Ⅲ类：爆炸性粉尘、纤维或飞絮。

对于Ⅱ类爆炸性气体，按最大试验安全间隙（MESG）和最小引燃电流比（MICR）进一步划分为ⅡA、ⅡB、ⅡC 三类。ⅡA、ⅡB 和ⅡC 各类对应的典型气体分别是丙烷、乙烯和氢气。其中，ⅡB 危险性大于ⅡA 类；ⅡC 类危险性大于前两者，最为危险。爆炸性气体 MESG 和 MICR 对应关系见表 5-10。

表 5-10　各类爆炸性气体 MESG 和 MICR 对应表

类别	MESG/mm	MICR
ⅡA	≥0.9	≥0.8
ⅡB	0.5～0.9	0.45～0.8
ⅡC	≤0.5	<0.45

上述最大试验安全间隙是指两个容器由长度 25mm 的间隙连通，在规定试验条件下，

一个容器内燃爆时，不会使另一个容器内燃爆的最大连通间隙的宽度。此参数是衡量爆炸性物品传爆能力的性能参数，上述最小点燃电流比是指在规定试验条件下，气体、蒸气等爆炸性混合物的最小点燃电流与甲烷爆炸性混合物的最小点燃电流之比。

对于Ⅲ类爆炸性粉尘、纤维或飞絮，进一步划分为ⅢA、ⅢB、ⅢC三类。

ⅢA：可燃性飞絮，指正常规格大于 $500\mu m$ 的固体颗粒包括纤维，可悬浮在空气中，也可依靠自身重量沉淀下来。飞絮对应的实例包括人造纤维、棉花（包括棉绒纤维、棉纱头）、剑麻、黄麻、麻屑、可可纤维、麻絮、废大包、木丝绵。

ⅢB：非带电粉尘，指电阻系数大于 $10^3 \Omega \cdot \mu m$ 的可燃性粉尘。

ⅢC：导电粉尘，指电阻系数大于或小于 $10^3 \Omega \cdot \mu m$ 的可燃性粉尘。

所谓可燃性粉尘是正常规格为 $500\mu m$ 或更小的固体颗粒，可悬浮在空气中，也可依靠自身重量沉淀下来，可在空气中燃烧或焖烧，在大气压力和常温条件下可与空气形成爆炸性混合物。

其中，ⅢB类粉尘危险性大于ⅢA类，而ⅢC类导电粉尘一旦进入电气装置外壳可直接产生电火花形成引燃源，其危险性又大于ⅢB类，是最为危险的粉尘。

（2）Ⅱ类、Ⅲ类爆炸性物质的分组　Ⅱ类爆炸性气体、蒸气和Ⅲ类爆炸性粉尘、纤维或飞絮按引燃温度（自燃点）分为6组：T1、T2、T3、T4、T5、T6。各组别对应的引燃温度见表5-11，部分爆炸性气体的分类和分组见表5-12。

表5-11　引燃温度分组

组别	引燃温度 $T/℃$
T1	$450 < T$
T2	$300 < T \leqslant 450$
T3	$200 < T \leqslant 300$
T4	$135 < T \leqslant 200$
T5	$100 < T \leqslant 135$
T6	$85 < T \leqslant 100$

表5-12　部分爆炸性气体的分类和分组

分类	最大安全实验间隙	最小点燃电流比	引燃温度及组别/℃					
			T1	T2	T3	T4	T5	T6
			$T > 450$	$300 < T \leqslant 450$	$200 < T \leqslant 300$	$135 < T \leqslant 200$	$100 < T \leqslant 135$	$85 < T \leqslant 100$
ⅡA	$\geqslant 0.9$	$\geqslant 0.8$	甲烷、乙烷、丙烷、丙酮、氯苯、甲苯	丁烷、乙醇、丙烯、丁醇、乙酸乙酯、乙酸戊酯、乙酸酐	戊烷、己烷、庚烷、辛烷、汽油、硫化氢、环己烷	乙烯、乙醛	—	亚硝酸乙酯
ⅡB	$0.5 \sim 0.9$	$0.45 \sim 0.8$	乙甲醚、民用煤气、环丙烷	乙烯、环氧乙烷、环氧丙烷、丁二烯	异戊二烯	—	—	—
ⅡC	$\leqslant 0.5$	< 0.45	氢、水煤气、焦炉煤气	乙炔	—	—	二硫化碳	硝酸乙酯

2. 危险场所的分区

对不同危险环境进行分区，目的是便于根据危险环境的特点正确选用电气设备、电气线路及照明装置等的防护措施。

(1) 爆炸性气体环境　是指在一定条件下，气体或蒸气可燃性物质与空气形成的混合物。该混合物被点燃后，能够保持燃烧并自行传播的环境。

① 爆炸性气体环境危险场所分区。根据爆炸性气体混合物出现的频繁程度和持续时间，对危险场所分区，分为 0 区、1 区、2 区。

0 区：指正常运行时连续或长时间出现或短时间频繁出现爆炸性气体、蒸气或薄雾的区域。例如：油罐内部液面上的空间。

1 区：指正常运行时可能出现（预计周期性出现或偶然出现）爆炸性气体、蒸气或薄雾的区域。例如：油罐顶上呼吸阀附近。

2 区：指正常运行时不出现，即使出现也只可能是短时间偶然出现爆炸性气体、蒸气或薄雾的区域。例如：油罐外 3m 内。

② 释放源的等级。可分为以下三种。

连续级释放源：连续释放、长时间释放或短时间频繁释放。

一级释放源：正常运行时周期性释放或偶然释放。

二级释放源：正常运行时不释放或不经常且只能短时间释放。

③ 通风的等级。IEC 和我国有关标准将通风分为高、中、低三个等级。

高级通风（VH）：能够在释放源处瞬间降低其浓度，使其低于爆炸下限，区域范围很小甚至可以忽略不计。

中级通风（VM）：能够控制浓度，使得区域界限外部的浓度稳定地低于爆炸下限，虽然释放源正在释放中，并且释放停止后，爆炸性环境持续存在时间不会过长。

低级通风（VL）：在释放源释放过程中，不能控制其浓度，并且在释放源停止释放后，也不能阻止爆炸性环境持续存在。

④ 爆炸性气体场所危险区域的划分。划分危险区域时，应综合考虑释放源和通风条件，应遵循以下原则。首先，应按下列释放源级别划分区域：存在连续级释放源的区域可划为 0 区；存在第一级释放源区域，可划为 1 区；存在第二级释放源的区域，可划为 2 区。其次，应根据通风条件调整区域划分：当通风良好时，应降低爆炸危险区域的等级。良好的通风标志是混合物中危险物质的浓度被释放到爆炸下限的 25% 以下。局部机械通风在降低爆炸性气体混合物浓度方面比自然通风和一般机械通风更为有效时，可采用局部机械通风降低爆炸性危险区域等级。当通风不良时，应提高爆炸危险区域等级。在障碍物、凹坑、死角等处，由于通风不良，应局部提高的爆炸危险区域等级。利用堤或墙等障碍物，可限制比空气重的爆炸性气体混合物的扩散，缩小爆炸危险范围。

(2) 爆炸性粉尘环境　爆炸性粉尘环境是指一定条件下，粉尘、纤维或飞絮的可燃性物质与空气形成的混合物被点燃后，能够保持燃烧自行传播的环境。

根据粉尘、纤维或飞絮的可燃性物质与空气形成的混合物出现的频率和持续时间及粉尘厚度进行分类，将爆炸性粉尘环境分为 20 区、21 区和 22 区。

20 区：在正常运行过程中可燃性粉尘连续出现或经常出现，其数量足以形成可燃性粉尘与空气混合物和/或可能形成无法控制和极厚的粉尘层的场所及容器内部。

21 区：在正常运行过程中，可能出现粉尘数量足以形成可燃性粉尘与空气混合物但未划入 20 区的场所。该区域包括与充入排放粉尘点直接相邻的场所、出现粉尘层和正常操作情况下可能产生可燃浓度的可燃性粉尘与空气混合物的场所。

22 区：在异常条件下，可燃性粉尘云偶尔出现并且只是短时间存在、或可燃性粉尘偶尔堆积或可能存在粉尘层并且产生可燃性粉尘空气混合物的场所。如果不能保证排除可燃性粉尘堆积或粉尘层时，则应划分为 21 区。

（3）火灾危险环境　火灾危险环境按下列规定分为 21 区、22 区和 23 区。

① 火灾危险 21 区：具有闪点高于环境温度的可燃液体，在数量和配置上能引起火灾危险的环境。

② 火灾危险 22 区：具有悬浮状、堆积状的可燃粉尘或纤维，虽不能形成爆炸混合物，但在数量和配置上能引起火灾危险的环境。

③ 火灾危险 23 区：具有固体状可燃物质，在数量和配置上能引起火灾危险的环境。

三、防爆电气设备

1. 防爆电气设备类型

爆炸性环境用电设备与爆炸危险物质的分类相对应，被分为Ⅰ类、Ⅱ类、Ⅲ类。

Ⅰ类电气设备：用于煤矿瓦斯气体环境。Ⅰ类防爆型考虑了甲烷和煤粉的点燃以及地下用设备增加的物理保护措施。用于煤矿的电气设备，当其环境中除甲烷外还可能含有其他爆炸性气体时，应按照Ⅰ类和Ⅱ类相应可燃性气体的要求进行制造和试验。

Ⅱ类电气设备：用于煤矿甲烷以外的其他爆炸性气体环境。具体分为ⅡA、ⅡB、ⅡC三类。ⅡB类的设备可适用于ⅡA类设备的使用条件，ⅡC类的设备可用于ⅡA或ⅡB类设备的使用条件。

Ⅲ类电气设备：用于除煤矿以外的爆炸性粉尘环境。具体分为ⅢA、ⅢB、ⅢC三类。ⅢB类的设备可适用于ⅢA设备的使用条件，ⅢC类的设备可用于ⅢA或ⅢB类设备的使用条件。

【案例 5-18】　2011 年 6 月 17 日广东省番禺区油船爆炸事故，造成 8 人死亡、1 人受伤、3 人失踪，直接经济损失 939.5 万元。事故发生的直接原因是使用自制非防爆简易电气装置（即非防爆的插线板），产生电火花，引起南大油 22 号船油舱大量积聚的可燃气体爆炸。

2. 设备保护等级（EPL）

引入设备保护等级目的在于指出设备的固有点燃风险，区别爆炸性气体环境、爆炸性粉尘环境和煤矿有甲烷的爆炸性环境的超别。

用于煤矿有甲烷的爆炸性环境中的Ⅰ类设备 EPL 分为 Ma、Mb 两级。

用于爆炸性气体环境的Ⅱ类设备的 EPL 分为 Ga、Gb、Gc 三级。

用于爆炸性粉尘环境的Ⅲ类设备的 EPL 分为 Da、Db、Dc 三级。

其中，Ma、Ga、Da 级的设备具有"很高"的保护等级，该等级具有足够的安全程度，使设备在正常运行过程中、在预期的故障条件下或者罕见的故障条件下不会成为点燃源。对 Ma 级来说，甚至在气体突出时设备带电的情况下也不可能成为点燃源。

Mb、Gb、Db 级的设备具有"高"的保护等级，在正常运行过程中，在预期的故障条件下不会成为点燃源。对 Mb 级来说，在从气体突出到设备断电的时间范围内预期的故障条件下不可能成为点燃源。

Gc、Dc 级的设备具有爆炸性气体环境用设备。具有"加强"的保护等级，在正常运行过程中不会成为点燃源，也可采取附加保护，保证在点燃源有规律预期出现的情况下，不会点燃。

3. 防爆电气设备防爆结构型式

爆炸危险场所使用的防爆电气设备，在运行中必须具备不引燃周围爆炸性混合物的性能，满足上述要求的电气设备可制成隔爆型、增安型、本质安全型、正压型、充油型、充砂型、无火花型和浇封型，其原理见表5-13。

表 5-13　防爆电气设备的防爆原理

爆炸类型	防爆原理	图解法
隔爆型 d	将设备在正常运行时,能产生火花电弧的部件置于隔爆外壳内,隔爆外壳能承受内部的爆炸压力而不致损坏,并能保证内部的火焰气体通过间隙传播时降低能量,不足以引爆壳外的气体	
增安型 e	在正常运行时不会产生电弧、火花和危险高温,在结构上再进一步采取保护措施,提高设备的安全性和可靠性	
本质安全型 i	设备内部的电路在规定的条件下,正常工作或规定的故障状态下产生的电火花和热效应均不能点燃爆炸性混合物	
正压型 p	保证内部保护气体的压力高于周围以免爆炸性混合物进入外壳,或保证足量的保护气体通过使内部的爆炸性混合物的浓度降至爆炸下限以下	
油浸型 o	将电气设备的部件整个浸在保护液中,使设备不能够点燃液面上或外壳外面的爆炸性气体	
充砂型 q	将能点燃爆炸性气体的被固定导电部件完全埋入填充材料中,以防止点燃外部爆炸性气体环境	
无火花型 n	电气设备不能点燃周围的爆炸性气体(在正常的工作条件下和在确定的非正常工作条件下)	
浇封型 m	将可能产生点燃爆炸性混合物的电弧,火花或高温的部分进行浇封,使它不能点燃周围的爆炸性混合物	

4. 防爆电气设备的选型

爆炸性气体环境防爆电气设备见表5-14，在0区只准许选用ia级本质安全型设备和其他特别为0区设计的电气设备（特殊型）。但应指出为了将来对工程造价，在防爆电气设备选型时，只要满足环境要求和爆炸性混合气体级别组别的要求即可，不宜为了提高安全度，而选用更高一级的防爆电气设备。值得一提的是化学的、机械的、热的、霉菌等不同周围环境条件，在防爆电气设备选型时应同时考虑。

表 5-14 防爆电气设备类型的选型

爆炸危险区域	适用的防爆电气设备类型	符号
0 区	1. 本质安全型(ia 级)	ia
	2. 其他特别为 0 区设计的电气设备(特殊型)	s
1 区	1. 适用于 0 区的防护类型	—
	2. 隔爆型	a
	3. 增安型	e
	4. 本质安全型(ib 级)	ib
	5. 充油型	o
	6. 正压型	p
	7. 冲砂型	q
	8. 其他特别为 1 区设计的电气设备(特殊型)	s
2 区	1. 适用于 0 区或 1 区的防护类型	n
	2. 无火花型	—

5. 防爆电气设备的标志

防爆电气设备的标志应设置在设备外部主体部分的明显地方，且应设置在设备安装之后能看到的位置。标志应包括：制造商的名称或注册商标、制造商规定的型号标识、产品编号或批号、颁发防爆合格证的检验机构名称或代码、防爆合格证号、Ex 标志、防爆结构型式符号、类别符号、表示温度组别的符号（对于 II 类电气设备）或最高表面温度及单位℃，前面加符号 T（对于类电气设备）、设备的保护等级（EPL）、防护等级（仅对于 III 类，例如 IP54）。

表示 Ex 标志、防爆结构型式符号、类别符号、温度组别或最高表面温度、保护等级、防护等级的示例：

Ex d II B T3 Gb 表示该设备为隔爆型"d"，保护等级为 Gb，用于 II B 类 T3 组爆炸性气体环境的防爆电气设备。

Ex p III C T120℃ Db IP65 表示该设备为正压型"p"，保护等级为 Db，用于有 III C 导电性粉尘的爆炸性粉尘环境的防爆电气设备，其最高表面温度低于 120℃，外壳防护等级为 IP65。

用于煤矿的电气设备，其环境中除了甲烷外还可能含有其他爆炸性气体（即除甲烷外）时，应按照 I 类和 II 类相应可燃性气体的要求进行制造和检验。该类电气设备应有相应的标志，例如 Ex d I / II B T3 或者 Ex d I / II （NH_3）。

应会操练

案例分析 1

2012 年 11 月 25 日 8 时 25 分，某企业员工甲驾驶一辆重型油罐车油罐车进入油库加装汽油，用自带的铁丝将油罐车接地端子与自动装载系统的接地端子连接起来，随后打开油罐车人孔盖，放下加油鹤管。自动加载系统操作员丙开始给油罐车加油。为使油鹤管保持在工作位置，甲将人孔盖关小。

9时15分，甲办完相关手续后返回，在观察油罐车液位时将手放在正在加油的鹤管外壁上，由于甲穿着化纤服和橡胶鞋，手接触到鹤管外壁时产生静电火花，引燃了人孔盖口挥发的汽油，进而引燃了人孔盖周围油污，甲手部烧伤。听异常声响，丙立即切断油料输送管道的阀门；乙将加油鹤管从油罐车取下，用干粉灭火器将加油鹤管上的火扑灭。

甲欲关闭油罐车人孔盖时，火焰已延烧到人孔盖附近。乙和丙设法灭火，但火势较大，无法扑灭。甲急忙进入驾驶室将油罐车驶出库区，开出25m左右，油罐车发生爆炸，事故造成甲死亡、乙和丙重伤。

任务一 分析该起事故发生的间接原因。

【任务提示】 本起事故涉及的人员包括甲、乙、丙三人，主要是由于甲的违章操作引起的。在本案例中甲方有以下行为：①甲驾驶油罐车进入库区，用自带的铁丝将油罐车接地端子与自动装载系统的接地端子连接起来；②甲为了保持加油管的位置，将人孔盖关小；③甲穿着化纤服装和橡胶鞋，手接触加油管外壁产生电火花。因此可从以上三方面分析事故发生的间接原因。

任务二 为防止此类事故的再次发生，该企业应采取哪些安全技术措施？

【任务提示】 可以从工艺控制和人体防静电两个方面采取措施，具体可参见本章第二节静电防护技术中的相关内容。

案例分析2

2004年8月26日，济南市某化工厂一台4M20−75/320型压缩机放空管因遭雷击发生着火事故。当时正值雷雨天气，厂内设备运行正常。忽然一声雷鸣过后，厂内巡视检查工人发现厂区内8号氮氢气压缩机放空管着火。在消防救援队和闻信赶来的厂干部及职工的共同努力下，扑灭了着火，没有酿成重大火灾，避免了更大的损失。

事故原因如下。

① 氮氢气压缩机各级放空用截止阀，在长期的使用过程中磨损严重，没能及时发现进行维修和更换，造成个别放空截止阀内漏严重，使氮氢气通过放空管进入大气遭遇雷击而发生着火事故。

② 氮氢气压缩机各级油水分离器在排放油水时，所排出的油水都进入到集油器内，而集油器放空管连接到放空管上。操作工人在进行排放油水的过程中，没能按照操作规程进行操作，使氮氢气进入到集油器后随放空管进入大气。在排放过程中遭遇雷击而发生着火事故。

③ 由于放空管没有单独的避雷设施而遭受雷击也是此次着火事故的重要原因。由于该厂采取的避雷措施是在压缩机厂房上安装避雷带，而放空管的高度超过了避雷带，其它的避雷针又不能覆盖放空管，因此引发此次着火事故。

任务一 根据该厂存在的危险有害因素，确定该建筑物的防雷等级以及防雷要求。

【任务提示】 现场存在大量的氮氢气，属于可燃气体，可根据危险区域的划分方法，确定防雷等级以及防雷要求。

任务二 请根据本次事故发生的原因，提出防范措施。

【任务提示】 该起事故发生的主要原因是大量的氮氢气进入大气以及防雷措施的不合理造成的。因此一方面可以从防止氮氢气泄漏的源头着手，如定期检验截止阀，及时维修或更换磨损严重等。另一方面可从防雷方面入手，如是否按标准正确设置避雷装置等。

应知题练

一、选择题

1. 大部分的触电死亡事故是（　　）造成的。

   A. 电伤　　　　　B. 摆脱电流　　　　　C. 电击　　　　　D. 电烧伤

2. 从防触电的角度来说，绝缘、屏护和间距是防止（　　）的安全措施。

   A. 电磁场伤害　　B. 间接接触电击　　C. 静电电击　　D. 直接接触电击

3. 生产过程中产生的静电电压的最高值能达到（　　）以上。

   A. 数十伏　　　　B. 数百伏　　　　　C. 数千伏　　　　D. 数万伏

4. 电子工业采用增湿的措施防止静电产生，环境相对湿度应控制在（　　）范围。

   A. 相对湿度应控制在 $10\%\sim20\%$ 范围　　　B. 相对湿度应控制在 40% 以下范围

   C. 相对湿度应控制在 $45\%\sim75\%$ 范围

5. 人体静电防护用品消除静电原理是（　　）。

   A. 泄漏、消散静电、防尘　　　　　B. 静电中和　　　　C. 吸收静电

6. 电气设备的避雷器是防止（　　）危险的防雷装置。

   A. 直击雷　　　　B. 静电感应雷　　　C. 电磁感应雷　　D. 雷电波入侵

7. 携带式电气设备的接地线应采用软铜绞线，其截面不小于（　　）mm^2。

   A. 1　　　　　　B. 1.5　　　　　　C. 2

8. 国家重点文物保护的建筑物按防雷类别应属第（　　）类。

   A. 一　　　　　　B. 二　　　　　　C. 三

9. 汽车加油站爆炸与火灾危险区应是（　　）区，防雷类别为二类。

   A. 1　　　　　　B. 2　　　　　　C. 3　　　　　　D. 4

10. （　　）电气设备是具有能承受内部的爆炸性混合物的爆炸而不致受到损坏，而且通过外壳任何结合面或结构孔洞，不致使内部爆炸引起外部爆炸性混合物爆炸的电气设备。

    A. 增安型　　　　B. 安全型　　　　　C. 隔爆型　　　　D. 充油型

二、简答题

1. 简述单相触电、两相触电和跨步电压触电的特点。

2. 简述保护接地和保护接零的方式选择依据。

3. 简述触电时脱离低压电源的主要方法。

4. 简述哪些设备和场所必须安装漏电保护器。

5. 化工企业如何进行触电急救？

6. 简述静电的危害。

7. 在化工生产中的静电危害主要发生在哪些环节？

8. 简述雷电的种类。

9. 简述雷暴日、雷电流幅值的涵义。

10. 简述避雷针的作用及保护范围？

11. 简述防止直接雷的保护措施。

12. 有火灾和爆炸危险的建筑物防雷措施有哪些？

13. 电气火灾爆炸的产生原因有哪些？

14. 防爆电气设备定义了哪些等级？与爆炸危险物质等级有何关系？

15. 电气设备的防爆标识格式如何？防爆标志为 EX ia Ⅱ AT5 的防爆电气代表什么意义？

16. 电气线路防火防爆要求应从哪些方面考虑？

素材库导引

1. 法律法规及标准

(1)《建筑物防雷设计规范》GB 50057—2010

(2) 防爆电气设备《爆炸性环境》GB 3836—2010

(3) 中华人民共和国消防法 主席令第 6 号

(4)《建筑设计防火规范》GB 50016—2012

(5)《爆炸和火灾危险环境电力装置设计规范》GB 50058—92

(6)《用电安全导则》GB/T 13869—2008

(7)《防止静电事故通用导则》GB 12158—2006

(8)《电气设备安全设计导则》GB 4064—2011

(9)《国家电气设备安全技术规范 》GB 19517—2009

2. 网络资源

(1) 化学品事故信息网 http：//accident. nrcc. com. cn

(2) 西安科技大学网络教学课件《机电安全技术》

(3) 防雷电伤害 安全须知 BTV 北京卫视 110617

(4) 关于安全教育预防雷电灾害视频的专题 搜狐视频

(5) 不容忽视的静电安全 第一视频

(6) 经典静电事故视频 安全文化网

(7) 实用电气安全技术培训教程 钮英建

3. 案例素材

【案例 1】2006 年 4 月 30 日，某油运公司油罐汽车在某油库用鹤管灌装 E10 车用 90 号乙醇汽油过程中，油罐车灌装口突然起火。灌装工和油罐汽车驾驶员迅速利用放在灌装口附近及微机控制显示器房内的石棉被将火扑灭，未造成任何损失。

这是一起静电荷积聚引发的火灾事故，具体分析如下。

① 油罐汽车罐体较高，鹤管出油口至油罐底部距离大于 20 cm，为喷溅式装油，造成静电积聚。

② 混合器内平行于组分汽油流向的变性乙醇管道出口，未按图纸要求制成长方形喇叭口，而一是用铁板封堵钻孔，促使变性乙醇流出管壁的速度加快，产生大量静电荷。

③ 过滤器安装在发货台下面，到鹤管出口的缓和时间不足 30s，静电不易泄漏。

④ 过滤器未单独接地，而与发油控制器的外壳串联接地，不利于静电释放。一旦发油控制器漏电，整个工艺管道带电，后果将不堪设想。

⑤ 微机发货系统防静电、溢油联锁保护装置因工作性能不稳定，经常溢油或发不出油，影响油品正常灌装，2003 年下半年被油库停用，代之以固定式静电接地报警器防静电。2005 年 12 月乙醇汽油配套改造工程施工时因前后两个系统不兼容无法恢复防静电、溢油联锁保护功能，对于乙醇汽油灌装而言防静电联锁保护装置完全失效（但柴油部分联锁保护装置仍有效）。

⑥ 鹤管转向节有三处等电位跨接线固定螺丝松动，系驾驶员怕油品弄脏手用跨接线拎鹤管所致，在一定程度上影响静电导除。

⑦ 静电接地报警器夹错位置，无法导除静电荷或导除效果较差。

⑧ 灌装工和驾驶员穿绝缘鞋在油罐顶上操作，可产生 0.45mJ 的能量，超过点燃可燃

气体的最小放电能量（0.2mJ）。

【案例 2】 2010 年 4 月 22 日，维修队试验人员××在××站进行电气春检试验时，误入 35KVP52 Ⅱ段电压互感器柜内避雷器带电间隔，在准备搭挂接地线时，35kV 高压对人体放电，造成右手及右腿膝关节部位电击伤，35kV·A 相套管下侧伞裙外侧也被弧光烧损，现场为了解决，及时拉开了进线 312 开关，简单救护后被及时赶到的 120 救护车送往医院。该起事故造成全站停电 1h。

该起事故原因分析如下。

① 春检人员对变电所运行方式不清楚，哪些设备带电，哪些设备不带电没有搞清楚，误以为拉开电压互感器手车就断开了避雷器电源，35KVP52 Ⅱ段电压互感器柜内避雷器当时运行方式下属于带电设备。

② 第一种工作票中所列工作内容没有 35KVP52 Ⅱ段电压互感器柜内避雷器试验任务。

③ 在设备带电，柜后门电磁锁打不开的情况下，误以为电磁锁有故障损坏，擅自做主用紧急钥匙打开后门，进入有电设备。

④ 接触避雷器前，没有对设备进行验电。

⑤ 没有使用专用接地线而是使用个人试验接地线进行放电。

⑥ 工作负责人监护不到位，没有及时发现和制止违章作业行为。

⑦ 试验人员没有佩戴手表式近电报警器，失去最后一道安全关口。

⑧ 现场安全措施不完备，有电的 35KVP52 Ⅱ段电压互感器柜后门没有设警戒线。

⑨ 紧急钥匙管理存在一定漏洞，在没有问清试验人员借用紧急钥匙用途的情况下，没有办理相关手续和得到批准，让其随意取走，存在监管不到位的责任。

第三部分

化工职业健康篇

第六章

职业健康监护

学习目标

知识目标

1. 建立职业健康概念；了解职业病种类及其特点；熟悉职业危害因素及其类型；掌握职业病的预防原则及职业健康监护措施。

2. 熟悉劳动防护用品的分类、性能及标准；掌握劳动防护用品的选择、使用与维护。

能力目标

1. 通过学习职业危害与职业健康知识，具备职业病尤其化工职业病致害因素分析与防控能力，增强职业保护和健康监护意识，预防职业病的发生。

2. 通过学习劳动防护用品相关知识，具备正确选用个人防护用品的能力。

第一节 职业健康概述

职业健康的研究对象是从事生产劳动及其他职业活动的人群；主要任务是识别、控制和消除职业性危害因素，预防职业性疾病的发生，保护和增强劳动者健康及其劳动能力。

人们的生产劳动与劳动条件密不可分，劳动条件包括生产过程、劳动过程和生产环境等。生产过程主要指生产所用材（物）料、生产设备和生产工艺；劳动过程主要指生产过程的劳动组织、操作方式（工具）和技术手段；生产环境主要指自然环境和为生产目的建立的人工环境。在生产、劳动过程及环境中，可能存在（或潜在）对劳动者的机能和健康产生不良影响的因素，这些因素被称为生产性有害因素，亦称职业性危害因素，当其达到一定程度时，有可能损害劳动者健康，甚至引起职业性疾病。

一般来说，与生产事故造成的突发性、直接性伤亡相比，职业性危害因素有三个特点。①慢性危害。危害一般是慢性的、渐进式的，积累到一定程度才表现出来。②群体危害。危害可以涉及生产现场的所有作业人员。③遗传危害。不仅危害劳动者本人，还可能危及下一代，如畸形、基因变异等，这一点特别对女工影响较大。因此，预防职业危害，是对劳动者从业健康的基本保障。

一、职业病及其致害因素

1. 职业病及其范围

（1）职业病定义 《中华人民共和国职业病防治法》规定，职业病是指企业、事业单位和个体经济组织等用人单位的劳动者在职业活动中，因接触粉尘、放射性物质和其他有毒、有害因素而引起的疾病。

要构成我国《职业病防治法》中所规定的职业病，必须具备四个条件：①患病主体是企业、事业单位或个体经济组织的劳动者；②必须是在从事职业活动的过程中产生的；③必须是因接触粉尘、放射性物质和其他有毒、有害物质等职业病危害因素引起的；④必须是国家公布的职业病分类和目录所列的职业病。四个条件缺一不可。

（2）职业病特点 与其他职业伤害相比，职业病有以下特点。

① 职业病的起因是由于劳动者在职业性活动过程中长期受到来自化学的、物理的、生物的危害因素侵蚀，或长期受不良的作业方法、恶劣的作业条件的影响。这些因素及影响可能直接或间接地、个别或共同地发生着作用。

② 职业病不同于突发的事故或疾病，其病症要经过一个较长的逐渐形成期或潜伏期后才能显现，属于缓发性伤残。

③ 由于职业病多表现为体内器官或生理功能的损伤，因而是只见"疾病"，不见"外伤"。

④ 职业病属于不可逆性损伤，可以通过从业者的注意、作业环境条件的改善和作业方法的改进等管理手段减少患病率。

因此，职业病虽然被列入因工伤残的范围，但它同工伤伤残又是有区别的。

（3）国家规定的职业病范围 我国最新公布的《职业病分类和目录》（国卫疾控发〔2013〕48号）中，明确的职业病是10大类132种。其中：职业性尘肺病及其他呼吸系统疾病19种；职业性皮肤病9种；职业性眼病3种；职业性耳鼻喉口腔疾病4种；职业性化学中毒60种；物理因素所致职业病7种；职业性放射性疾病11种；职业性传染病5种；职业性肿瘤11种；其他职业病3种。这些列入国家《职业病分类和目录》中的职业病，称法定职业病。职业病的诊断、鉴定和治疗由专门的医疗卫生机构按照我国《职业病防治法》的有关规定及程序进行。

2. 职业病危害因素

职业病危害，是指对从事职业活动的劳动者可能导致职业病的各种危害。职业病危害因素包括：职业活动中存在的各种有害的化学、物理、生物因素以及在作业过程中产生的其他有害因素。职业病危害分布很广，其中以煤炭、冶金、建材、机械、化工等行业职业病危害最为突出。

职业病危害因素按其来源可概括为三类。

（1）生产过程中的职业危害因素

① 化学因素。包括毒物，如铅、苯、汞、氯气、硫化氢等；粉尘，如矽尘、煤尘、塑料粉尘等；灼伤物，如硫酸、氨水、黄磷、甲醛等。

② 物理因素。包括异常气候条件和不良工作环境，如高温、低温、高湿、高压、辐射、噪声、振动等。

③ 生物因素。包括作业场所存在的微生物、病菌，如炭疽杆菌、布氏杆菌、霉菌等。

（2）劳动过程中的职业危害因素

① 劳动组织不当。如超时工作，作业方式不合理，劳动作息时间安排不当等。

② 劳动强度过大。如超负荷工作，作业强度超过劳动者机能，未考虑性别因素等。

③ 个体差异或非职业性疾病因素影响。如视力差、血压高、有恐高症，或受烟酒、药物、心理因素刺激等。

④ 不良的人机匹配。如劳动体位不妥，人与机器间距不当，工具不合适等。

（3）生产环境中的职业危害因素

① 生产场所设计不合理。如厂房布局上把有粉尘源的车间放在常年上风口，建筑物容积或建筑构件与生产性质不相适应等。

② 缺乏安全卫生防护设施。如作业场所采光、照明不足，地面湿滑，没有通风设备等；防尘、防爆、防暑、防冻等设施缺乏或不足；个人防护用品不足或有缺陷等。

③ 特殊工场的不良作业条件。如由于生产工艺需要而设置的冷库低温、烘房高温等。

二、职业病预防

我国从 2002 年 5 月 1 日起施行的《职业病防治法》，为控制和消除职业病危害，预防、诊断和治疗职业病提供了法律依据。在法定的职业病中，有不少病种特别是职业中毒与化工危害因素有关，因此职业病预防对于化工行业的从业人员来说尤其重要。

（一）职业病预防原则

职业病的发生，取决于职业性危害因素、职业性接触作用、劳动者个体因素等"三要素"，即与危害因素的理化性质、浓度大小；人和危害因素的接触机会、时间、强度；个体因素差异（年龄、性别、遗传因素、身体素质、卫生习惯等）有关。因此，采取综合措施杜绝职业性危害因素，创造良好劳动条件，提高个人防护意识和能力，是职业病预防的关键。在具体的预防工作中，应坚持"三级预防"原则。

第一级预防——病因预防。生产环境（作业场所）符合国家职业卫生标准，控制和消除各种有害因素，加强劳动保护和安全技术管理，从根本上使劳动者不发生职业病。

第二级预防——阻断预防。实行作业环境监测，坚持职业健康监护，早期发现职业病隐患；进行职业性危害因素阻断或降低其作用强度，如采取通风、隔振、降噪、个体防护等接触阻断措施，有效防范职业性损害。若发现有人已有职业病体征，应调离有毒有害岗位，并及早治疗。

第三级预防——诊治预防。对职业病患者，应正确诊断、积极治疗、防止恶化、促进康复；并注意医疗保健，预防发生并发症。

阻断预防中的"二监"即作业环境监测、职业健康监护是职业卫生经常性的工作，应坚持不懈，做好做实。

（二）职业病预防措施

1. 作业环境监测

（1）化学毒物监测

① 空气采样。可分为区域采样和个体采样两种方式，定点定时对空气质量进行监控，测定有害物质浓度，掌握空气质量准确数据。

② 皮肤污染测定。对有机磷农药、苯胺、四乙铅这类能通过皮肤吸收的化学品的接触人员，测定其皮肤、衣服、手套等的污染量。

③ 生物学监测。采集人的生物样品如尿液、血液、头发、指甲、唾液等，进行化学毒物化验检查，包括反映毒物吸收（如血铅、尿酚、发汞等）、毒作用、毒物所致病损三项指标，以判断毒物对人体组织器官是否产生了损害以及损害的程度。

（2）物理因素监测　物理因素的监测大多采用仪器测定，如评价作业地点的噪声强度和噪声分布情况等。物理因素对人体的作用强度，主要取决于发生源的特性、数量、分布和距离等，监测时应确定监测点、监测时间和次数，并做好监测记录。

（3）生产性粉尘监测　生产性粉尘监测的项目主要有粉尘浓度、粉尘分散度、粉尘中游离二氧化硅含量等。通过对作业场所空气中粉尘的分析检测，了解粉尘含量及其变化情况，以便及时采取相应的控制措施。

2. 职业健康监护

职业健康监护主要是通过预防性健康检查，早期发现职业性危害，以便及时采取措施减少或消除致害因素，同时对接触过致害因素的人员及早进行观察或治疗。

（1）健康检查

① 就业前健康检查。这是对准备就业的人员进行的健康检查。一般检查其体质和健康状况是否适合从事某职业，对危险作业是否有职业禁忌症和危及他人的疾病，如心脏病、精神病等；同时取得基础健康状况第一手资料，供日后定期检查或进行动态观察时用作对比分析。

② 从业人员定期体检。这是按一定时间间隔（通常为一年），主要针对接触职业危害因素的作业人员进行的健康检查。目的是及早发现和诊治职业病患者或其他疾病患者，并对高危易感人群作重点监护；发现有早期可疑症状者，进行职业病筛查，查出不适合从事某职业或某工种的人员，应调离或变换工种。

③ 离岗健康检查。这是对即将调离或退职离开存在职业危害的岗位人员进行的健康检查。通过检查确认其在岗工作期间是否受到职业性危害，以消除离岗人员的心理担忧；若有危害，则应根据病情助其诊治。退休人员也应定期进行体检，以利于对某些潜伏期较长的职业病（如晚发型矽肺）能及时进行治疗。

（2）建立健康监护档案　健康监护档案包括：职业史、疾病史、家族病史、职业危害因素的接触状况、个人健康基础资料等，应予建立和健全。

（3）跟踪监护　对接触过职业危害因素的人员，或职业病疑似患者，应进行健康跟踪观察监护，并对其健康监护资料进行积累、统计和分析，以期早预防、早治疗。

3. 管理与技术措施

用人单位必须严格执行《作业场所职业健康监督管理暂行规定》（国家安全生产监督管理总局令第 23 号），同时预防职业病，也要从设备和技术方面来考虑。例如，改革工艺、隔离密闭、通风排气等。有一点必须强调指出，防尘、防毒和有关防护设备安装后，要注意维护和检修，以保证它起到应有的防护效果。

第二节　劳动防护用品及选用

一、劳动防护用品及分类

1. 劳动防护用品的定义

劳动防护用品又称个体防护装备，简称防护用品或护品，是专门为作业人员配备，使其免遭或减轻事故伤害和职业危害的个人防护装备，属于生产劳动过程中个人随身穿（佩）戴防护用品。

2. 劳动防护用品的作用

劳动防护用品在生产劳动过程中是必不可少的生产性装备。劳动者在生产作业场所，应根据生产环境和作业特点，穿（佩）戴能保护自己生命安全和健康的护品。如果贪图一时的喜好和方便，忽视防护用品的作用，从某种意义上讲也就是忽视自己的生命。由于没有使用防护用品（或使用失误）造成的事故，已有不少血的教训。

【案例 6-1】 2006 年 7 月 12 日，在大连开发区金石滩主题公园进行送配电工程施工的大连某机电安装公司，1 名没戴安全帽的电工在没有断开配电柜电源的情况下，违规在配电柜下方连接娱乐游戏机电源接线，头部不慎碰到配电柜上部 380V 电源母线，被电击致死。

【案例 6-2】 2008 年 1 月 25 日，湖北省襄阳市某化工公司能源车间进行洗气塔检修，2 名检修工于 14 时入塔，15:30 前来检查的负责人发现塔内无响应，急忙施救，结果 3 人均中毒，最先进塔的 2 人经抢救无效死亡。造成这起中毒事故的直接原因是，入塔人员均未戴防毒面具，而塔内存在大量一氧化碳、二氧化碳气体。

【案例 6-3】 2002 年 9 月某日，正在施工的某建筑公司在拆除塔吊时，起重臂、平衡臂已拆完，回转体上的操作室已拆下，塔吊拆装工从塔身的东侧向北侧移动时，由于未挂牢安全带，不慎坠落，穿过不合格安全网后挂在脚手架上而丧生。

在生产劳动过程中，由于作业环境条件异常，或安全装置缺乏和有缺陷，或操作失误，或突发其他意外情况，往往会引发工伤事故或职业危害。为了防止工伤事故和职业危害，劳动者必须使用劳动防护用品，一旦遭遇意外事故或发生职业危害，所穿（佩）戴的护品就会起到至关重要的作用。

劳动防护用品主要体现以下作用。

（1）隔离和屏蔽作用　使用一定的隔离或屏蔽物，将人体全部或局部与外界隔开或减少接触，能有效防御职业性损伤。譬如防护服装，穿戴齐全工作服、帽、鞋、手套等，能隔绝和减少生产性粉尘和酸雾气体的刺激，预防职业性皮肤病，避免直接性灼伤等；对于糜烂性毒剂使用隔绝式防毒服，对于放射性物质使用防辐射服，都能起到很好的防护作用。

（2）过滤和吸附作用　利用活性炭或某些化学吸附剂对毒物的吸附作用，将有毒气体（或蒸气）经过滤装置净化为无毒空气，就能避免呼吸中毒。如在有毒环境中作业时，作业人员必须根据作业状况、个体差异正确佩戴防毒面具，即有很好的防毒作用。

（3）保险和分散作用　在登高、井下或悬空作业时，利用绳、带、网等器械或佩戴安全帽，能对作业人员起到安全保护的作用。如戴安全帽、系安全带或挂安全网等，在受到高空坠物冲击或失足坠落时，就是比较保险的安全措施，特别是安全帽能分散头部冲击力度。

劳动防护用品又分为一般劳动防护用品和特殊劳动防护用品。一般劳动防护用品只是劳动保护的辅助性措施，它区别于劳动保护的根本性措施——改善生产劳动条件、实施卫生技术措施等，而且防护用品对人的保护作用是有限度的，当伤害超过允许的防护范围时，护品就会失去作用。尽管如此，防护用品仍是劳动保护必不可少的装备，是劳动者安全作业的最后一道防线。一般情况下都把对人体的危害因素包含在防护用品的安全限度内，各种护品已具有消除或减轻事故伤害和职业危害的作用。特别在劳动条件差、危害程度高或突发意外事故时，如抢修设备、露天作业、现场急救或排查隐患等，防护用品尤其是特种防护用品会成为劳动保护的主要措施，能在很大程度上对人体起到保护作用。

3. 劳动防护用品的特点

（1）特殊性　劳动防护用品不同于一般的商品，它是保障劳动者安全与健康的特殊用品，使用在特定的生产作业场所。我国自 2005 年 9 月 1 日起施行的《劳动防护用品监督管理规定》（国家安全生产监督管理总局令第 1 号），对劳动防护用品的生产、检验、经营、配备与使用都有明确的规定，相关单位及个人都应严格遵守。比如，从业人员未按规定正确穿（佩）戴和使用劳动防护用品的，不得上岗作业；特种劳动防护用品实行生产许可证和安全标志管理，即生产企业必须取得特种劳动防护用品生产资质，经营单位不得经销无安全标志的特种劳动防护用品，使用单位对购买的特种劳动防护用品须经本单位的安全生产技术部门检查验收等。

（2）适用性　劳动防护用品的适用性，包括防护用品选择的适用性和使用的适用性。选择的适用性是指必须根据不同的工种、作业环境以及使用者自身特点，选择适合的护品，如防护鞋（靴），就须根据生产场合防静电、防高温、防酸碱等不同特殊需求分类选择，并按使用者尺寸配发。使用的适用性是指护品不仅防护性能可靠，而且使用性能要好，且方便、灵活，作业者乐于使用，如防噪声耳塞有大小型号之分，若使用的型号不合适，既有可能起不到很好的防护作用，又可能让人戴上很不舒服。

（3）时效性　劳动防护用品要求有一定的使用寿命，其本身的质量以及维护和保养十分重要。如橡胶、塑料制作的护品，长时间受紫外线或冷热温度影响会逐渐老化而易折损；有些护目镜和面罩，受光线照射和擦拭影响，或酸碱蒸气腐蚀，镜片的透光率会逐渐下降而失效；绝缘、防静电和导电鞋（靴），会随着鞋底的磨损改变其性能；一般的防护用品受保存条件如温度、湿度影响，也会缩短其使用年限等。在使用或保存期内遭到损坏或超过有效使用期的防护用品，应实行报废。

4. 劳动防护用品的分类

劳动防护用品的分类方法较多，有按原材料分类的，也有按使用性质或防护功能分类的，而从劳动卫生学的角度，通常按人体防护部位分类。我国制定的标准《劳动防护用品分类与代码》（LD/T 75—1995），即以人体防护部位分类，共分 9 大类。该分类方法既保持了劳动防护用品分类的科学性，同国际标准化分类统一，又兼顾了防护功能和材料、用途分类的合理性。这 9 大类劳动防护用品，分别是以阿拉伯数字从 1～9 代表头部、呼吸器官、眼（面）部、听觉器官、手部、足部、躯体、皮肤等部位防护用品和防坠落及其他护品。

劳动防护用品具体分类如下。

（1）头部防护用品（代码 1）　用于保护头部免遭或减轻外力冲击、碰撞、挤压和其他危害。通常是工作帽和安全帽，主要有普通工作帽、防冲击安全帽和防尘、防水、防寒、防静电、防高温、防电磁辐射、防昆虫帽九类产品。

（2）呼吸器官防护用品（代码 2）　用于保护呼吸器官免遭或减轻有毒有害气体、蒸汽、粉尘、烟、雾等的危害。按用途分为防尘、防毒、供氧三类；按功能又分为过滤式、隔离式两类，是保障作业者在有尘、有毒或缺氧环境中能正常呼吸的用具。主要有防尘口罩、防毒面具（口罩或面罩）、过滤式自救器、防酸碱口罩、氧气呼吸器、生氧面具、给氧式自救器等产品。其中，隔离式防毒面具和直接式半面罩防毒口罩见图6-1和图6-2。

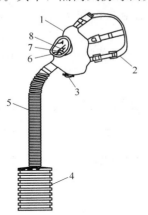

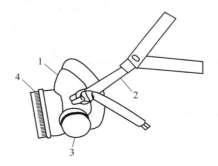

图6-1　隔离式防毒面具

1—面罩；2—头部系带；3—排气阀；4—吸收罐；

5—导管；6—吸气阀；7—隔障；8—目镜

图6-2　直接式半面罩防毒口罩

1—面罩；2—头部系带；

3—排气阀；4—滤毒盒

（3）眼（面）部防护用品（代码3）　用于保护眼（面）部免遭或减轻飞溅异物、高温、辐射、风沙、化学溶液或烟雾等的侵害。主要有防尘、防水、防冲击、防毒、防高温、防电磁辐射（射线）、防酸碱、防风沙、防强光九类产品（包括各类眼镜、眼罩、面罩、护目镜等）。

（4）听觉器官防护用品（代码4）　用于保护听觉器官免遭或减轻噪声、爆震声和其他危害。主要有防水、防寒、防噪声三类护耳产品（包括耳塞、耳罩、防噪声帽等）。

（5）手部防护用品（代码5）　用于保护手、臂部免遭或减轻意外伤害和其他危害。通常是手套，主要有普通防护手套（袖套）和防水、防寒、防毒、防静电、防高温、防射线、防酸碱、防油、防振、防切割手套及电绝缘手套十二类产品。每类手套按制作的材质和式样不同又分为许多品种，分别使用在不同的场合。

（6）足部防护用品（代码6）　用于保护足、腿部免遭或减轻各种损伤和其他危害。通常是鞋和靴，主要有防尘、防寒、防滑、防振、防静电鞋和防高温、防酸碱、防油、防刺穿鞋（靴）以及防水靴、电绝缘鞋（靴）、防烫脚盖、防冲击安全鞋（鞋护盖）十三类产品。每类鞋（靴）按制作的材质和式样不同又分为许多品种，分别使用在不同的场合。

（7）躯体防护用品（代码7）　用于保护躯体免遭或减轻作业场所物理、化学、生物等因素的危害。通常是服装，主要有普通工作服（衣裤或大褂）、防水服（雨衣或围裙）、防寒服（棉大衣或皮夹克）、防毒服（连体衣）、阻燃服、潜水服、耐酸碱服（围裙）、防油服（围裙）、水上救生衣和防静电、防高温、防辐射、防昆虫、防风沙服以及带电作业屏蔽服、防冲击背心、反光标志服（背心）等产品。每类服装按制作的材质和式样的不同又分为许多品种，分别使用在不同的场合。

（8）皮肤防护用品（代码8）　用于保护脸、手等裸露皮肤免遭或减轻有毒有害物质的侵蚀。主要有防毒、防照射（放射线或暴晒）、防涂料、防冻（皲裂）、防污（蚀）五类护肤产品（包括洗涤剂、毛巾、肥皂、护肤油膏、驱蚊剂等）。

（9）防坠落及其他护品（代码9）　防坠落护品用于保护高处作业者免遭或减轻坠落伤

害，属整体及个体防护用具。主要分为安全网和安全带（绳）两类，安全网有平网和立网，安全带有围杆安全带、悬挂安全带和攀登安全带。通常在高处作业场所的边侧立装或下方平张安全网，以阻挡人或物体坠落；而作业人员（电工、架子工、维修工、洗墙工、调车员等）运用安全绳带将身体系于牢固的物体上，以防自身不慎坠落。

其他护品有遮阳伞、登高板、脚扣、水上救生圈、电绝缘板和防滑垫等，属不能按防护部位分类的劳动防护用品。

上述九类劳动防护用品中的特种劳动防护用品，已列入《特种劳动防护用品目录》，见表 6-1。未列入目录中的为一般劳动防护用品。

表 6-1　特种劳动防护用品目录（6 类 22 种）

类　别	产　品
头部护具	安全帽
呼吸护具	防尘口罩、过滤式防毒面具、自给式空气呼吸器、长导管面具
眼（面）护具	焊接眼（面）防护具、防冲击眼护具
防护服	阻燃防护服、防酸工作服、防静电工作服
足部护具	保护足趾安全鞋、防静电鞋、导电鞋、防刺穿鞋、胶面防砸安全靴、电绝缘鞋、耐酸碱皮鞋、耐酸碱胶靴、耐酸碱塑料模压靴
防坠落护具	安全带、安全网、密目式安全立网

二、劳动防护用品的选用

1. 劳动防护用品的选择

防护用品选择的正确与否，关系到以下两方面的问题。

① 防护功能能否发挥。选择的护品必须具备必要的防护功能，才能起到保护人体（或某部位）的作用。

② 是否影响工作效率。穿（佩）戴上护品后，不应妨碍操作的正常进行，其防护性能与操作的灵活度、使用的舒适度三者之间要合适、协调。如气密性防化服具有较好的防护功能，但在穿脱时都很不方便，还会产生热效应，若穿上大小不合适，更会给人带来不适感，并影响作业效率。

所以，正确选用劳动防护用品的原则是，首先保证劳动者安全与健康，同时又不影响正常操作。防护用品若选用不当，有可能导致伤亡事故的发生。

【案例 6-4】　2005 年 9 月 2 日，在北京市朝阳区某施工现场，一工人佩戴过滤式防毒面具进行井下作业时发生意外死亡。而在井下这类相对封闭、空气污浊的空间作业，应选择隔离式防毒面具（长导管面具），它可通过一根导气管使作业者呼吸井外新鲜空气，故能确保作业安全。

如何正确选用劳动防护用品，我国最新公布的《个体防护装备选用规范》（GB/T 11651—2008）为我们提供了依据。此标准规定在生产作业场所穿戴、配备和使用的劳动防护用品也称个体防护装备，并划分了基本作业类别（共 39 种，编号 A01～A39），明确了常用防护性能（共 72 项，编号 B01～B72），规定了选用的原则和要求。劳动者可根据作业类别、危险特性与防护用品的配伍关系，按编号查找选用劳动防护用品。

2. 劳动防护用品的使用

生产劳动现场的管理者和作业者，都应重视劳动防护用品的正确使用，做到：在使用防护用品前，必须认真检查其防护性能及外观质量是否合格；使用的护品与防御的有害因素是否匹配；必须正确穿（佩）戴个人防护用品；严禁使用过期或失效的护品；对防护用品要有专人保管，并定期检查与维护等，以确保安全和卫生。

因使用不合格的防护用品而致人死亡的事故，发人深省。

【案例 6-5】 1996 年 7 月某日，河南某化工厂清洗 600m³ 硝基苯大罐，工段长从车间借来三个防毒面罩、两套长导管面具作清洗防护用。经泵工试用后有一个防毒面罩不符合要求（出气阀因老化黏死），便随手放在了值班室里。大罐清洗完毕，清洗人员收拾长导管面具后下班，却未就防毒面罩不合格一事对接班人员有所交代。大约 17:00，另一名泵工发现苯库原料泵房蒸气往复泵上盖石棉垫冲开约 4cm 长的一道缝，苯正从缝隙处喷出，慌乱之中竟戴上那个不合格的防毒面罩进泵房去关蒸汽阀，结果导致呼吸不畅、窒息而死。

3. 劳动防护用品的配发

我国《劳动防护用品配备标准（试行）》（国经贸安全［2000］189 号），参照《中华人民共和国工种分类目录》选择 116 个工种为典型工种，明确了这些工种的劳动防护用品配备标准，并规定其他工种的劳动防护用品可参照相近工种配备。用人单位应当按照劳动防护用品《配备标准》和《选用规范》对不同工种、不同劳动条件的作业人员免费配发合格的劳动防护用品。

生产现场的管理者应重视员工的劳动防护用品的配发，以避免工伤事故的发生和职业性危害。

【案例 6-6】 2003 年 8 月 10 日，某机械厂电焊车间承接了一批急需焊接的零部件。当时车间有专业焊工 3 名，因交货时间紧迫，3 台手工焊机要同时开工。由于有的部件较大，有的需要定位焊接，电焊工不能单独作业，需要他人协助。车间主任临时安排 3 名钣金工辅助焊工操作，却没有配发任何电焊作业的防护用品。3 台焊机同时操作，3 名辅助工在焊工焊接时负责扶着焊件，电弧光直接照射他们的眼睛和皮肤（距离光源大约 1m），每人每次上前辅助约 30min 或 60min 不等。工作仅半日，下班后不到 4h，3 名辅助工先后出现电光灼伤症状：眼睛剧痛、怕光、流泪；皮肤有灼热感，痛苦难忍。经医院检查，3 人的双眼结膜均充血、水肿；面部、颈部等暴露部位的皮肤呈现水肿性红斑，其中 1 人因穿背心短裤操作，肩部、两臂及两腿内侧均出现大面积水疱，并有局部脱皮。

显而易见，造成该起多人灼伤事故的主要原因是管理者不重视劳动保护，因临时作业就不配发防护用品，致使 3 人受强烈电弧光照射而患电光性皮炎、眼炎。此外，工人的自我防护意识差，明知电弧光危险，又没有防护用品，却不采取补救措施而上岗违章操作，也是造成该事故的原因之一。

应会操练

1. 根据《个体防护装备选用规范》（GB/T 11651—2008），检索、归纳与化工危险作业有关的劳动防护用品的选用种类。

2. 针对塔中一氧化碳中毒者的紧急施救，选择适合的防毒面具。

应知题练

一、填空题

1.《中华人民共和国职业病防治法》规定，职业病是指企业、事业单位和个体经济组织的劳动者在（　　　）中，因接触粉尘、放射性物质和其他有毒、有害因素所引起的疾病。

2. 未列入《特种劳动防护用品目录》的劳动防护用品为（　　　）劳动防护用品。

二、选择题

1. 在生产劳动过程和作业环境中存在的危害劳动者健康的因素，称为（　　　）。

A. 职业性危害因素　　　　　　　　B. 劳动生理危害因素

C. 劳动心理危害因素　　　　　　　D. 劳动环境危害因素

2. 下列职业危害因素，属于化学因素的是（　　　）。

A. 病毒　　　　　B. 高温　　　　　C. 工业毒物　　　　　D. 辐射

三、简答题

1. 什么是职业健康？如何进行职业健康监护？

2. 化工生产现场的职业危害因素主要有哪些？

3. 职业病的种类及特点？

4. 在化工场所作业如何选用个体防护用品？

5. 如何理解职业危害防护的重要意义？

素材库导引

案例素材

2010 年 2 月 21 日中央电视台《焦点访谈》报道：江苏省苏州工业园区某公司生产手机显示屏的无尘车间，生产中需用溶剂清洗表面膜板，原来是用酒精擦洗，后管理者为节约生产成本改用正己烷擦洗，造成 40 多名员工慢性中毒，出现不同程度的肢体麻木、手无力和头晕、恶心、皮肤有针刺感等症状，甚至有 2 人晕倒在车间里。厂方给员工只配发普通口罩，根本起不到劳动保护作用。该车间员工强烈要求体检，经疾控中心联系医院查出，上述症状者属于慢性中毒引起的"周围神经炎"，随后住院治疗才有所缓解。

这是一起典型的职业中毒事件。请同学们作案例分析，以提高自身从业安全意识和职业危害防护能力。

第七章

化工职业卫生技术

学习目标

知识目标

1. 了解生产性粉尘的种类及来源；熟悉粉尘对人体的危害以及肺尘埃沉着病类型；掌握工业防尘技术与措施。

2. 熟悉工业毒物的种类及侵入人体的途径；熟悉化工职业中毒类型、症状及其危害程度；掌握中毒急救方法和防中毒技术与措施。

3. 了解工业噪声的危害及分类；掌握噪声控制与防护技术；熟悉职业性辐射的危害及分类；掌握电磁辐射防护技术与措施；了解高温、低温作业危害及防控措施。

4. 了解职业性灼伤及其分类；掌握化学灼伤急救要点；熟悉灼伤的伤害等级和防治方法。

能力目标

1. 通过学习粉尘及其危害相关知识，获得工业防尘常识，具备防尘除尘技术能力。

2. 通过学习工业毒物与职业中毒相关知识，增强化工场所防中毒意识和能力，具备急性中毒现场抢救和慢性中毒防治的基本能力。

3. 通过学习职业性噪声、辐射和高温、低温作业及其危害相关知识，具备对噪声、辐射、中暑和冷损伤等进行防护的技术能力。

4. 通过学习灼伤及致伤相关知识，获得灼伤防治常识，具备化学灼伤的现场救护能力。

职业卫生技术即是预防、控制和消除职业性危害，保护和增强劳动者健康及劳动能力的卫生技术措施。针对化工生产的特点及其可能发生的危害，本章主要介绍防尘、防毒和防噪声、辐射、灼伤等一系列具有化工职业特征的卫生技术措施。

第一节　防尘技术

一、生产性粉尘及其危害

（一）生产性粉尘来源及分类

能够较长时间悬浮于空气中的固体微（尘）粒称为粉尘。在生产过程中产生的粉尘称为生产性粉尘，其种类和性质随生产过程的不同而异。

1. 生产性粉尘的来源

① 机械加工和物料粉碎时产生的固体微粒。如金属的切削、研磨；铸件的成型、喷砂；矿石的破碎、碾压；谷物的脱壳、粉碎等，均能产生微粒在空气中扬散。这类微粒的直径大都在 $0.25 \sim 20 \mu m$，其中绝大部分粒径为 $0.5 \sim 5 \mu m$。

② 物质燃烧或金属熔炼过程中产生的固体尘粒。如木材、煤炭不完全燃烧时产生含有灰分的烟气；熔炼黄铜时，锌蒸气在空气中凝结和氧化形成氧化锌烟尘。这类随热气流飘散在空气中的尘粒，其粒径一般小于 $1 \mu m$，其中多数粒径为 $0.01 \sim 0.1 \mu m$。

③ 生产中使用和产出的粉末状物质，在进行混合、筛分、包装、搬运等操作时产生的粉尘。如用皮带运输机和提升机转运或装卸粉料，有粉末逸散在空气中则形成粉尘。

上述生产过程中沉积下来的粉尘由于振荡原因或气流影响还会造成二次扬尘。

2. 生产性粉尘的分类

（1）按成分性质分

① 无机性粉尘。矿物粉尘，如硅石、石棉、滑石、煤、石灰石、黏土粉尘等；金属粉尘，如铁、铜、锌、锡、铝、铅、锰粉尘等；人工无机粉尘，如水泥、石墨、金刚砂、玻璃粉尘等。

② 有机性粉尘。动物粉尘，如兽毛、禽毛、角质、骨质、毛发粉尘等；植物粉尘，如谷、棉、麻、木材、烟草、茶叶粉尘等；人工有机粉尘，如有机染料、塑料、树脂、合成纤维粉尘等。

③ 混合性粉尘。上述两种或多种粉尘的混合物。化工作业场所常见混合性粉尘。

（2）按燃爆性质分

① 易燃易爆粉尘，如煤粉尘、硫黄粉尘等。

② 非易燃易爆粉尘，如石灰石粉尘。

（3）按病理性质分

① 全身中毒性，如铅、锰、砷化物等粉尘。

② 局部刺激性，如生石灰、漂白粉、水泥、烟草等粉尘。

③ 变态反应性，如黄麻、羽毛、锌烟、对苯二胺等粉尘。

④ 感染性，如兽毛、骨质等粉尘（有时附有病原菌）。

⑤ 致癌性，如铬、镍、砷、石棉、沥青、雄黄等粉尘。

（二）生产性粉尘的危害

1. 粉尘爆炸

粉尘爆炸多发生于煤矿井下或隧道，往往造成摧毁性破坏和重大人员伤亡。化工作业场所也有发生粉尘爆炸的，其后果同样惨重。

【案例 7-1】　2008 年 1 月 13 日 3：25 左右，云南省昆明市某硫酸厂仓库正在装卸硫黄，突然发生硫黄粉尘爆炸并引起燃烧，至 8 时大火才被全部扑灭。这次重大事故共造成 7 人死亡，32 人受伤，伤者主要是吸入性硫黄损伤。分析事故原因，一是天气干燥，空气湿度低，粉料在装卸过程中容易产生扬尘；二是深夜静风阶段，空气流动小，容易造成局部空间硫黄粉尘富积，此次爆燃就是在皮带运输机地坑内引发的。硫黄为黄色固体或粉末状，硫黄粉尘与空气混合即形成爆炸性混合物，当气体中硫含量达 2.8g/m³ 时达到爆炸极限范围，遇明火和高温即爆炸，并燃烧释放出有毒二氧化硫气体。然而，作业现场并未就上述易燃爆因素采取防范措施，比如在地坑内进行机械通风等，因而在劫难逃。

2. 影响生产

粉尘影响正常生产，主要表现在对产品质量、设备磨损、工场能见度及环境卫生的不利影响上。

3. 职业危害

粉尘影响人体健康，严重时能引起肺尘埃沉着病（尘肺，下文简称尘肺病）。本节主要介绍生产性粉尘对人的呼吸系统的危害。

粉尘可随人的呼吸进入呼吸道，并部分沉积在从鼻腔到肺泡的呼吸道内，其余进入肺泡。粉尘在呼吸系统的沉积可分为三个区域：①上呼吸道区（包括鼻、咽、喉部）；②气管、支气管区；③肺泡区（无纤毛的细支气管及肺泡）。一般，吸入性粉尘是指从鼻、口吸入到整个呼吸道的粉尘，其中粒径在 $10\mu m$ 以上的粉尘（肉眼可见粉尘），大部分沉积在鼻咽部；$10\mu m$ 以下的粉尘进入呼吸道深部；在肺泡内沉积的大多是 $5\mu m$ 以下的粉尘，称呼吸性粉尘，是引起尘肺的病因。

人的呼吸系统有将吸入粉尘排出体外的自净能力。绝大部分粉尘的排出是借助于呼吸道气管黏液纤毛摆动很快清除（大部分在 24h 内），称为气管清除；但进入肺泡的微细粉尘则排出较慢，是由肺泡中的巨噬细胞吞噬粉尘成为尘细胞，然后坏死、崩解、游离，再至细支气管末端经呼吸道排出，称为肺清除。如此循环，可使进入呼吸道 97％～99％的粉尘排出体外。虽然只有 1%～3% 的微尘沉积在体内，但长期吸入粉尘可致沉积过量，引发呼吸系统疾病。

（1）尘肺——肺尘埃沉着病　肺尘埃沉着病简称尘肺，是指由于吸入较高浓度的粉尘而引起的全身性疾病，该病以肺组织弥漫性纤维化病变为主要特征。目前，确认能引起尘肺的粉尘有硅尘、煤尘、铝尘等 13 种以上的粉尘。尘肺病的发病不仅与粉尘种类、粒径、浓度、形态和表面活性等有关，还与接尘剂量（即粉尘浓度和接尘时间的乘积）以及人体抵抗力有关。常见的尘肺病按其病理成因有以下四种。

① 硅肺——硅沉着病。硅肺（矽肺）是尘肺中最严重的一种，又称硅沉着病，是因吸入含有游离二氧化硅的粉尘所引起。

自然界中游离的二氧化硅分布很广，几乎 95% 的硅石中均含有数量不等的游离二氧化硅。游离二氧化硅分结晶形和无定形，纯净结晶状态的硅石称为石英。在冶金、煤炭等矿山的爆破、采掘作业，修路、水利等工程的开凿、采石作业，常产生大量石英岩尘；在石粉厂、玻璃厂、水泥厂、氮肥厂的原料破碎、碾磨、筛分、配料等工序，均可产生大量粉尘。这些生产场所如果长期粉尘浓度超标，就可能使人患上硅肺病，而结晶形游离二氧化硅的致病作用大于无定形游离二氧化硅。

硅肺病是一种慢性进行性疾病，发病比较缓慢，发病工龄一般在 5～10 年，有的可长达 15～20 年。但在吸入高浓度硅尘时，可在 1～2 年内发病，称为"速发型硅沉着病"。另有部分病例，有接触较高浓度硅尘职业史，所拍 X 射线胸片未发现明显异常，而在离开硅尘作业若干年后患上硅肺病，称为"晚发型硅沉着病"。

早期硅肺病人在体力劳动或上坡走路时就会感到气短；多数病人随病情发展或有并发症时，出现胸闷、胸痛、咳嗽、咳痰等症状，严重时即出现肺组织纤维化。

【案例 7-2】云南省水富县向家坝镇有 3 个村子，在 2006 年 10 月至 2008 年 12 月的两年多时间里，先后有 12 名在外务过工的青壮年因患一种村民们认为的"怪病"相继死亡，另有数十名农民工出现咳嗽、胸闷、呼吸困难等症状。国家及云南省疾病预防控制中心组成专家组对其 63 名返乡农民工进行了体检排查，确诊矽肺病患者 30 例并收治；对其余 33 名尚无矽肺症状的农民工，专家认为不能完全排除今后发展为矽肺的可能。探究"怪病"原因，是自 2003 年起，这 3 个村子先后有 70 多人自发到安徽省凤阳县官沟乡多家石英砂加工厂做工，而这些加工厂多为家庭作坊式企业，采用的都是干法生产，作业场所粉尘很大，却几乎没有劳动卫生防护设施及装备，农民工又缺乏维权和自我保护意识，得了职业病都全然不知。目前这类石英砂加工厂已被当地政府停产整顿或取缔。

② 硅酸盐肺。硅酸盐肺是由于长期吸入含有结合二氧化硅（即硅酸盐）的粉尘所引起的尘肺病。其中常见的有石棉肺、滑石肺、水泥肺、云母肺等。

③ 碳素尘肺。碳素尘肺是由于长期吸入碳素粉尘所引起的尘肺病，包括煤尘肺、炭黑尘肺、石墨尘肺、活性炭尘肺等。

④ 金属尘肺。长期吸入某些金属粉尘也可引起尘肺病，如铝尘肺。由于铝尘种类和性质的不同，引起人体病变的程度也有所不同，金属铝尘与合金铝尘的致病作用比氧化铝尘强。

（2）肺粉尘沉着病　人体吸入铁尘、锡尘、钡尘等粉尘并不引起肺尘埃沉着病，而是引起肺粉尘沉着病。铁、锡、钡等粉尘，长期吸入后可沉积在肺组织中，主要产生一般的异物反应，也可继发轻微的纤维化病变，对人体的危害比硅肺、硅酸盐肺小。在脱离这些粉尘作业后，有些病人的病变可以有逐渐减轻的趋势。

（3）其他疾患

① 有机粉尘引起的肺部疾患。许多有机性粉尘被吸入肺泡后可引起过敏反应，如吸入

发霉干草、蘑菇孢子、甘蔗等粉尘可引起过敏性肺泡炎。另外，长期吸入棉尘、亚麻粉尘等可引起棉尘病；吸入禽类排泄物粉尘可引起饲养工尘肺。有些有机粉尘如烟草、茶叶、皮毛、棉花等粉尘中常混有砂土及其他无机杂质，长期吸入这类粉尘可引起肺组织的间质纤维化，叫做混合性尘肺。

②中毒、哮喘及眼睛、皮肤病变。吸入铅、砷、锰等粉尘，会在呼吸道溶解进入血液循环引起中毒。吸入茶、麻、咖啡、羽毛、皮毛、对苯二胺等粉尘，能引起变态反应性疾病如支气管哮喘、偏头痛等。在阳光下接触沥青粉尘可引起光感性结膜炎和皮炎。有些纤维状矿物性粉尘如玻璃纤维、矿渣棉粉尘等，长期接触可引起皮炎。接触砷、铬、石灰等粉尘，可引起某些皮肤病变或溃疡性皮炎。

二、防尘措施

1. 工厂防尘综合措施

（1）厂房位置和朝向的选择　有尘车间在厂房的位置，应位于全年主导风向的下风侧。厂房主要进风面应与厂房纵轴成60°～90°角；对L、Ⅱ形平面的厂房，开口部分应朝向夏季主导风向，并在0°～45°角之间。车间内的主要操作点应位于通风良好和空气清洁的地方。

（2）工艺和设备的合理布置　在考虑工艺方法和设备布局时，尽量采用新工艺、新设备、新材料，提高机械化、自动化、电子化程度。生产中为达到消除尘源或减少粉尘的目的，首先应采用不产生或少产生粉尘的工艺和设备，这是防尘的根本措施；而对于有尘作业应通过治理措施尽量减少其危害。例如，用石灰石砂代替石英砂制作型砂；用压力铸造、金属模铸造取代型砂铸造；用磨液喷射加工取代磨料喷射加工；用有气力输送设备的密闭罐车储运粉粒状物料；在装卸、输送和分级过程中用风选代替筛选；用高效轮碾设备替代砂处理设备；用高压静电技术对开放性尘源实行就地抑制；粉料的称量、配料、混合等工序采用电子计算机控制等，都可以有效地防止粉尘的产生和扩散。同时，尽可能合理布置除尘系统，包括管道敷设、粉尘集送及污泥处理等，使其更好地发挥除尘作用。

（3）密闭装置控制粉尘逸散　为了将产尘设备的粉尘逸散控制在最小，常采用密闭控制，通常与通风除尘装置配套使用。所有粉碎、混碾、筛分设备和粉状物料的运输、装卸、储存过程均应尽量密闭，并根据不同的扬尘特点，采取不同的密闭方式和装置，一般有局部密闭、整体密闭和采用密闭小室。对于密闭装置，为避免其诱导空气造成逸尘，常采取消除正压即对密闭罩泄压的方法，包括从设备结构上降低落料高差、减少溜槽倾斜角、加导料槽缓冲箱、设溜槽隔流挡板等，使空气可以迅速排出，从而泄压避免逸尘。对于设备因转动、振动产生的空气扰动扬尘，不得把密闭装置的排风口设在直接扬尘处，而且密闭罩的气密性要好。

（4）作业场所粉尘监测　为了正确评价生产环境中粉尘对劳动者健康的影响，鉴定防尘技术设施的效果，需要定期对作业场所的生产性粉尘进行监测。根据对粉尘浓度、粒径分布、游离二氧化硅含量等进行检测的准确结果，按照《车间空气中呼吸性矽尘卫生标准》（GB 16225—1996）、《工作场所有害因素职业接触限值》（GBZ 2—2002）等国家标准进行综合分析，提出改善劳动条件的措施，进行防尘降尘科学管理，从而确保劳动者健康。

2. 防尘技术方法

传统的工业防尘方法有湿法降尘、通风除尘，至今仍被广泛使用；新型防尘方法有静电消尘。它们各有其特点，可使用在不同场合。

(1) 湿法降尘　只要工艺条件允许，可以首先选用湿法降尘，一般采用喷水雾或喷蒸汽加湿，是比较简便和有效的降尘方法。水对大多数粉尘具有"亲和力"，比如将物料的干法破碎、筛分改为湿法操作，或在物料的装卸、转运过程中喷水，可以极大地减少粉尘的产生和飞扬。

① 喷水雾降尘。此法是采用压力水经喷嘴雾化进行除尘。

采用喷水雾降尘时，应注意喷水雾方向与物料流动方向顺向平行，喷嘴到物料层面的距离不小于 0.3m，喷嘴和排风罩之间安装橡皮挡帘。布置喷嘴应注意防止水滴或水雾被吸到排风系统中，或溅到设备的运转部分上。喷水管可配置在物料加湿点，水阀应和生产设备的运行实行连锁。还要注意供水不含有病原菌和腐蚀性物质，水中固体悬浮物不致堵塞喷嘴。

对于物料加湿，一般采用丁字形多孔眼喷水管或砸扁了的鸭嘴形喷水管，简单而不易堵塞。丁字形喷水管适用于固定加水点，其喷水管长度、孔眼数量和直径可根据加水宽度和用水量决定；鸭嘴形喷水管可用软胶管连接，作移动加湿之用。对于矿槽和露天堆放场等大面积产尘地点，可采用压气喷嘴。

② 喷蒸汽降尘。此法是采用水蒸气为介质进行除尘。具体作法是将低压饱和蒸汽喷射到产尘点的密闭罩，依靠蒸汽本身的扩散作用，一部分凝结在尘粒表面，增加尘粒间的凝聚力；一部分凝结成水滴与尘粒凝并，从而减少粉尘飞扬，加速粉尘沉降。蒸汽除尘的喷汽量可按物料质量的 0.1%～0.2%计算，采用 (1.6～2)×10^{5}Pa（绝压）的饱和蒸汽为宜。

喷蒸汽降尘一般采用多孔蒸汽喷管，蒸汽管直径为 20～25mm，喷孔直径为 2～3mm，孔距为 30～50mm。喷汽管距物料表面一般要求 0.15～0.2m。喷蒸汽降尘适用于煤、焦炭等弱黏性粉尘的产尘点，但因受季节和地区气象条件影响较大，一般不作为常年的独立降尘措施，而往往与其他除尘措施交替使用或辅助使用，如夏季喷水雾除尘、冬季用喷蒸汽除尘等。另外，蒸汽除尘不宜与通风除尘同时使用。

(2) 通风除尘　通风除尘是工业防尘常用的方法，主要针对干法生产。通常采取安装通风管、吸尘罩、除尘器等进行局部排风除尘，也有辅以机械的全面排风或自然排风。一般采用以下三种方式。

① 就地式。就地式通风除尘系统是将除尘器或除尘机直接设置在产尘设备上，就地捕集和回收粉尘。这种系统布置紧凑、结构简单、维护方便，能同时达到防止粉尘外逸和净化含尘空气的双重目的，常用在混砂机、皮带运输机转运点或料仓上。

② 分散式。分散式通风除尘系统是将一个或数个产尘点作为一个系统，除尘器和风机安装在产尘设备附近。这种系统具有管路短、布置简单、风量调节方便等优点，但粉尘后处理比较麻烦，适用于产尘设备比较分散且厂房可安装除尘设备的场所。

③ 集中式。集中式通风除尘系统是将多个产尘点或整个车间、甚至全厂的产尘点集中为一个系统，设专门除尘室，由专人负责管理。这种系统处理风量大，便于集中管理，粉尘后处理比较容易，但管路长而复杂，风量调节比较困难，适用于产尘设备比较集中并且有条件设置除尘室的场所。

(3) 静电消尘　静电消尘装置主要包括高压供电设备和电收尘装置两部分。含尘气流通过电场，在高压（60～100kV）静电场中，气体被电离成正、负离子，这些离子碰到尘粒便使之带电。带正电的尘粒很快回到负极电晕线上，带负电的尘粒趋向正极密闭罩和排风管内，经简易振动或自行脱落，掉入皮带上或料仓中，而净化后的气体经排风管排出。

静电消尘装置的特点是除尘效率高（一般都在99%以上），设备简单，运行可靠，且粉尘容易回收，适用于产尘点分散的场合。它无需管网复杂的除尘系统，但必须有一套整流升压的供电设备，造价较高。

3. 个体防尘措施

在有尘环境中工作，作业人员应注意自我防护，具体防尘措施有：作业时戴防尘口罩、防尘眼镜，穿防尘服、防尘鞋，使用防尘用具等，以阻挡粉尘侵入呼吸器官，并尽量使皮肤少接触粉尘，从而减少或避免粉尘的危害。

第二节　防毒技术

一、工业毒物及其危害

（一）工业毒物及分类

凡进入人体（或动物体）会破坏机体的正常生理功能甚至造成死亡的物质称为毒性物质，简称毒物。中毒即指机体因毒物作用出现暂时性或永久性病变的状态，其临床表现、严重程度及预后状况随毒物种类、吸入剂量、个体因素和救治处理的不同而异。

工业生产过程中使用和产生的有毒物质称为工业毒物或生产性毒物。工业毒物常见于化工产品的生产过程，它包括原料、辅料、中间体、成品、废弃物和夹杂物中的有毒物质，并以不同形态存在于生产环境中。譬如，散发于空气中的氯、溴、氨、甲烷、硫化氢、一氧化碳气体；悬浮于空气中的由粉尘、烟、雾混合形成的气溶胶尘，又称"霾"；镀铬和蓄电池充电时逸出的铬酸雾和硫酸雾；熔镉和电焊时产生的氧化镉烟尘和电焊烟尘；生产中排放的废水、废气、废渣等。工业毒物有以下分类：①按物理形态分类，固体、液体、气体（或蒸汽）、气溶胶毒物；②按化学性质分类，无机、有机（含高分子化合物、农药）毒物；③按毒理性质分类，窒息性、刺激性、麻醉性、全身性毒物；④按金属性质分类，金属、非金属毒物。

（二）工业毒物对人体的危害

（1）职业中毒　劳动者在从事生产劳动及其他职业活动的过程中，由于接触毒性物质而发生的中毒称为职业中毒。职业中毒是化工行业典型的职业危害之一。

工业毒物大多为化学物质，所引起的职业中毒按其发病状态可分为急性中毒、慢性中毒、亚急性中毒。急性中毒是由毒物一次性或短时间内大剂量进入人体所致，多数因生产事故或违规操作引起；慢性中毒是小剂量毒物长期进入人体所致，绝大多数是因毒物的蓄积作用引起；亚急性中毒介于这两者之间。有些毒物一般只引起慢性中毒，只有在浓度很大时，才引起急性中毒，如铅、锰等金属；而有些毒物一般只引起急性中毒，如一氧化碳、氯气等气体。

职业中毒的临床表现如下。

① 呼吸系统。出现鼻腔、咽喉充血或水肿，引起鼻炎、咽喉炎、气管炎甚至中毒性肺炎或肺水肿，皆因吸入氨、氯、二氧化硫等刺激性气体所致；急性中毒时，则出现呼吸困难、口唇青紫甚至窒息死亡。某些毒物可导致哮喘发作，如二异氰酸甲苯酯。长期接触低浓度刺激性气体可引起慢性支气管炎、肺气肿等疾病。

② 神经系统。出现大脑皮质功能紊乱、兴奋与抑制过程失调等神经衰弱症状，多为慢性中毒表现。铊、砷、铅等急性中毒，会引起周围神经炎，出现神经功能障碍。更严重的

是中毒性脑病及脑水肿，使脑部出现器质性或机能性病变，如头晕、嗜睡、幻视、震颤、意识障碍甚至昏迷、抽搐等，常因四乙基铅、汞、苯、二硫化碳等毒物所致。

③ 血液系统。出现血液中白细胞和血小板减少，甚至引起中性粒细胞减少症，多由有机溶剂特别是苯以及放射性物质所致。苯胺、硝基苯能引起高铁血红蛋白症，急性中毒时会出现缺氧症状甚至昏迷。砷化氢可引起急性溶血，出现血红蛋白尿。苯、汞、砷、四氯化碳等可引起再生障碍性贫血和心肌损害等疾患。

④ 消化系统。出现牙龈肿胀出血、黏膜糜烂、牙酸蚀、氟斑牙等口腔炎症，系汞、砷、铅、氟等急性中毒；这些毒物还可引起急性胃肠炎，出现剧烈呕吐和严重腹泻等症状。磷、锑、氯仿等能引起中毒性肝炎，严重损害肝脏功能。一些亲肝性毒物，如四氯化碳、三硝基甲苯等，可引起急性或慢性肝病。

⑤ 泌尿系统。出现肾脏损害，尤以汞、四氯化碳等造成的急性坏死性肾病最为严重；砷化氢急性中毒也可引起坏死性肾病。乙二醇、铋等亦可引起中毒性肾病。除汞、砷化氢、四氯化碳以外，镉、铀、铅等也能引起肾损害，甚至造成急性肾功能衰竭。

（2）带毒状态　人体接触工业毒物，但无中毒症状和体征，而尿检所含毒物量（或代谢产物）超过正常值上限，或驱除试验（如驱铅、驱汞）呈阳性时，称带毒状态或毒物吸收状态。

（3）致畸形、致突变、致癌　有的毒物可引起人体遗传的变异，如对胚胎有毒性作用的致畸物可引起胎儿畸形；致突变物会对人体产生基因突变作用而影响下一代。有的毒物可使人患癌，如苯就是典型的致癌物。致畸形、致突变、致癌是工业毒物对人体的最严重危害。

工业毒物对人体的危害，多见于职业中毒，而且往往是群体性中毒，血的教训是惨痛的。

【案例7-3】　2007年5月4～10日，贵州省安龙县某锑铂厂陆续发现部分工人呈头昏、恶心、呕吐、四肢无力等症状，经初步诊断为急性砷化氢中毒。当地医院共收治该厂中毒人员26人，其中1人经抢救无效死亡，其余人员住院观察和治疗；截至5月14日，4名重度中毒者中又有2人死亡。这起砷化氢中毒事故，共死亡3人，另有2名重度中毒者出现肾功能急性衰竭症状，属重症职业病患者。分析这起严重的群体性中毒事件的原因是：①厂方对安全生产极不重视。据悉，就在一个多月前即2007年3月30日，该厂就发生过一起3人中毒事故，中毒人员经治疗后痊愈。但此事故并未引起该厂方警惕，也就未采取相应的查漏防毒措施，直接导致了第二次更严重的中毒事故发生。鉴于事故的严重性，该厂已被安全生产监管部门责令停产，有关负责人也受到查处。②现场生产人员防毒知识欠缺。砷化氢是一种剧毒气体，在空气中的浓度达到$0.5mg/m^3$就会引起急性中毒，引起溶血性尿毒症、中毒性心肌炎、肝炎、脑病以及消化道大出血等危重病症。而这些工人未经过严格的安全生产培训，对砷化氢的毒性和应具备的防毒知识知之甚少，未能主动采取力所能及的防范措施。

【案例7-4】　2008年1月9日14时左右，重庆市某化工厂铁氧体颗粒生产车间发生高浓度二氧化碳中毒窒息事故，5人死亡，13人受伤。这起严重事故的起因是，该车间在使用磷锰矿（主要成分为碳酸锰）和稀硫酸进行中试时，生成了大量的二氧化碳气体并长时间溢出，下沉聚集到反应罐下部的循环冷却水池周围，当1名工人到水池检查时即发生窒息，其他工人见状陆续去抢救，3人当场死亡，2人送医院后死亡。试验现场没有采取必要的通风散气措施，施救人员又缺乏应有的救护常识（连防护面具都未戴），也是造成并加重这起事故危害的原因。

（三）常见的职业中毒

1. 职业中毒成因

（1）毒物的存在状态 工业毒物在化工生产中比较常见。化工生产性毒物常存在于原料、辅料、半成品（中间体）、成品（产品）、副产品或废弃物（废水、废气、废渣）中，并以固体、液体、气体（蒸汽）、气溶胶等形态存在于生产环境中。但就作业场所而言，存在有毒气体对人体的危害最直接，中毒也最快。

（2）人与毒物的接触 在化工生产劳动过程中，人可能接触到毒物的生产和操作环节主要有：原料的开采、提炼、加工；物料的搬运、加料、出料；产品的收集、包装、储存；采集样品、检修设备以及产品的销售、使用等。在这些生产或操作环节中，有很多因素都会促使人体接触毒物，而是否中毒则与所接触毒物的种类、浓度和个体防护等密切相关。

（3）毒物进入人体的途径 毒物一般通过呼吸道、食道和皮肤（或黏膜）这三个途径进入人体。

① 呼吸道吸入最为常见，凡是气体、蒸汽和气溶胶形态的毒物都可经呼吸道进入人体，且多由血液循环分布到全身的各个器官或组织，呈现不同的临床表现。进入呼吸道的毒物，往往毒性发作很快，大部分职业中毒系由此途径引起。

② 皮肤（或黏膜）吸收毒物亦不可忽视，虽然人体完整的皮肤是很好的防毒屏障，但一些脂溶性毒物如苯、硝基化合物、有机磷化合物等，可被皮肤吸收导致中毒；汞和较高浓度的氰化氢也可通过皮肤吸收；眼部长期接触刺激性气体可引起结膜炎。若皮肤有伤口或在高温、高湿情况下，还可加剧毒物的吸收。

③ 毒物经食道进入人体导致中毒的事例在生产场所甚少，也有因个人饮食卫生习惯不好发生意外中毒的，不可大意。

2. 职业中毒类型及症状

（1）窒息性气体中毒 化工生产中，常见的窒息性气体有一氧化碳、二氧化碳、硫化氢等，如合成氨的原料气中就含有这些气体。窒息性气体中毒，直接危害是造成人体缺氧，表现为如下三种状况。

① 单纯窒息性气体中毒。这类气体本身毒性很低或属惰性气体，如氮气、甲烷、乙烷、二氧化碳、水蒸气等。但若它们大量存在，会使空气中的氧含量大为降低，导致人体缺氧而窒息。常压下空气中的氧含量约为 21%，当氧含量低于 16% 即可引起缺氧，低于 10% 时则引起昏迷甚至死亡。譬如，在生产碳酸钠、尿素的场所，不通风的发酵池、下水道处，就有较高浓度的二氧化碳蓄积。二氧化碳中毒常为急性中毒，轻者出现昏迷、大小便失禁等，重者出现休克或死亡；经抢救，轻者可在数小时内逐渐清醒，但仍有头痛、眩晕、乏力等症状，重者可昏迷较长时间，出现高热、惊厥等严重中毒性脑病症状。

② 血液窒息性气体中毒。这类气体阻碍血红蛋白对氧气的化学结合能力，导致组织供氧障碍而使人发生窒息，如一氧化碳、一氧化氮以及苯胺、硝基苯蒸气等。其中，一氧化碳中毒无论在生产中还是在生活中都时有发生，因其无色、无味、无刺激，使人往往在不知不觉中中毒，是一种高危险的窒息性气体。一氧化碳轻度中毒可出现眩晕、心悸、胸闷、耳鸣、恶心、呕吐、剧烈头痛等症状；重度中毒能迅速致人死亡，部分重度中毒者可患迟发性脑病；长期低浓度接触也可引起神经功能紊乱、心律失常等。

③ 细胞窒息性气体中毒。这类气体使细胞内的呼吸酶失活，即造成人的机体发生细胞内的"窒息"，如氰化氢、硫化氢等。其中，硫化氢具有腐败鸡蛋的臭味，多为生产过程中

的废气，如石油炼制、含硫化合物的生产和含硫矿石冶炼等；含硫的有机物发酵也可产生硫化氢。硫化氢中毒，轻则眼睛及上呼吸道呈刺激状，重则使人立即昏迷，甚至死亡。

【案例 7-5】 2007 年 1 月 26 日，某化工集团气体公司发生一起氮气中毒窒息事故。该公司因空气分离装置液化系统故障，安排人员紧急抢修，于 19 时左右将保温箱内设备检修完毕。大约 19：30 设备员把保温箱侧边的方形人孔封死，未通知任何人便带一名工人从上部装料口进入保温箱检漏。20：10 另一工人发现有人倒在箱内，忙喊人抢救，自己随即进入想把人拽出，结果也倒在箱内。抢救人员赶到后，立即用空气带往箱内送风，同时打开方形人孔，随后将 3 人救出送上 120 救护车。但先进入箱内的俩人还是因窒息时间较长而死亡，后进入箱内的工人经抢救脱险。造成这起事故的直接原因是，保温箱内液化膨胀机法兰处泄漏氮气，而设备员违章操作，在设备检漏前将人孔封死，致使箱内空气不流通，氮气浓度很快超标，并在没有采取任何防护措施的情况下，连防护面具也没戴就贸然进箱检漏；间接原因是不严格执行安全检修制度，没有办理施工票证，也没有安排 2 人作业时 1 人监护，以致 2 人缺氧窒息后没能得到及时救助。

（2）刺激性气体中毒 刺激性气体是化工生产中常遇到的一类有毒气体，但大多是化学工业有用的重要原料和副产品，主要有氯气、光气、氨气、臭氧、溴甲烷、二氧化氮、二氧化硫、甲醛气体等。刺激性气体多有腐蚀性，生产过程中能使设备、管道腐蚀而发生冒、漏气现象，也有因意外事故导致刺激性气体大量外泄的情况，均能酿成中毒事件。刺激性气体中毒会明显损害人的呼吸系统，表现为急性刺激和慢性中毒等症状。急性刺激是眼睛黏膜、上呼吸道出现刺激状，严重的可致喉头痉挛、水肿和中毒性气管炎、支气管炎、肺炎，甚至发生肺水肿。慢性中毒是因长期接触低浓度刺激性气体，导致慢性结膜炎、鼻炎、咽炎、支气管炎及牙齿酸蚀症，同时伴有神经衰弱和消化不良等症状。由于刺激性气体特有的气味和刺激状如流泪、呛咳等，生产中遇泄漏时容易被人感觉，若能及时沿上风向或空气流通处逃生，能很大程度上减小中毒危险。

【案例 7-6】 2005 年 5 月 16 日凌晨，某化工公司合成车间发生一起液氨泄漏中毒事故。起因是 15 日深夜阵雨且连续电闪雷击，造成压缩机系统跳车，恢复开车后于 0：20 发现氨库小氨罐导淋排放阀泄漏，操作工佩戴氧气呼吸器用大扳手终于将其关严。处于下风向的三聚氰胺车间和电气车间的 26 名员工在疏散过程中不同程度地吸入氨气，一名值班钳工中毒死亡，其他人员经救护后缓解。经查，错误地将小氨罐导淋阀（用于检查上水、排水情况的）打开，是上一班操作工在恢复开启小氨泵时发生的误操作，这是造成中毒事故的直接原因；而本班操作工在接班时未能及时发现漏氨，且钳工虽佩戴了过滤式防毒面具，但未能及时沿上风向或侧上风向正确逃生，是造成其中毒身亡的间接原因。

（3）有机溶剂中毒 有机溶剂易挥发，难溶于水，大多易燃易爆，各自有其独特气味，但具有的毒性是共同的。其一是刺激毒害，其蒸气可致人流泪、流涕、呛咳；酯类、卤代烃类、酮类等溶剂可引起中毒性肺炎、肺水肿。其二是麻醉毒害，不慎急性大量吸入可使人产生先兴奋后抑制的麻醉作用，严重者可迅速昏迷、死亡；长期低浓度吸入可引起神经衰弱，严重者则患中毒性脑病（常见毒物为二硫化碳、溴乙烷、汽油、苯等）。

苯是重要的基本有机化工原料。人能接触苯的场合较多，如在生产酚、硝基苯、橡胶、塑料、化学纤维的过程中；建筑装修或设备维修中使用油漆、涂料和稀释剂等。制鞋厂工人发生群体急、慢性苯中毒的事件，媒体也时有报道。苯中毒主要危害人的中枢神经系统、造血系统乃至引发癌症，部分患者可引起肺炎、肺水肿及肝肾损害。

苯的氨基、硝基化合物挥发性低，易溶于酯、醇、醚、氯仿及其他有机溶剂。这类化合物在生产条件下，主要以粉尘或蒸气的形态存在于空气中，人体既可经呼吸道吸入，也可经皮肤吸收。轻度中毒表现为头晕、头痛、无力，在口唇、指甲、面颊、耳壳等处呈现紫绀；中度中毒可出现气短、心悸、耳鸣、手指麻木、步态不稳、恶心、呕吐等症状，引发轻度溶血性贫血、中毒性膀胱炎；重度中毒则出现呼吸急促、心率加快、意识障碍、昏迷、休克等，可伴有重度溶血性贫血、较严重的肝肾损害及重度发绀（皮肤、黏膜呈铅灰色）等。

（4）金属中毒　生产性毒物中有相当一部分是金属及其化合物，如汞、铅、锰、镉、铊、铀、钒、钡、铝等，分别能导致人体的呼吸、神经、血液、消化、泌尿系统疾病。其中，汞中毒可能发生的场合有：汞矿开采及汞加工；电解法生产烧碱、氯气；甘汞、升汞等含汞药物或试剂的生产；使用和维修有汞仪表等。急性汞中毒表现为口腔炎、全身性皮疹等；慢性汞中毒是职业性汞中毒中最常见的，主要表现为脑中毒、肾坏死、血液和心肌疾患等。铅中毒可能发生的场合有：铅矿开采及铅加工；塑料、农药的生产；铅油漆的砂磨、刮铲、焊割（会产生铅烟和铅尘）等。铅中毒分急性中毒或慢性中毒，表现为对肝、肾、脑等器官不同程度的损害。

（5）农药中毒　农药包括杀虫剂、杀螨剂、杀鼠剂、除草剂等很多种类，致人中毒一般来自两个方面。一是生产性中毒，即在农药的生产、运输、销售、储存以及使用（如配制、喷洒农药）过程中，由于污染、泄漏、操作不慎、防护不当等引起；二是生活性中毒，主要是误用、误食（包括误食被农药污染过的食物、蔬菜、水果）等造成。农药中毒对人体的危害较严重，比如有机氟杀虫剂中毒，轻者表现为头痛、头晕、烦躁、阵发性抽搐，重者则出现昏迷、强直性痉挛、心律失常、心跳骤停等症状。

二、防毒措施

1. 防止职业中毒的技术措施

所有防毒技术措施，都是基于根除毒物、控制毒物扩散、防止人体接触几方面来考虑的。

（1）替代和排除有毒或高毒物料　化工生产中，原料和辅料应尽量采用无毒或低毒物质，即用无毒物料替代有毒物料，用低毒物料替代高毒或剧毒物料，这是根除或减轻毒物对人体危害的有效措施。如在合成氨工业中，原料气的脱硫剂采用蒽醌二磺酸钠溶液替代原用的砷碱液，就彻底排除了砷的毒害。又如采用乙烯直接氧化替代乙炔水合制取乙醛，避免了使用硫酸汞催化剂；用云母氧化铁防锈漆替代含铅的红丹漆防腐，则消除了铅的危害；用酒精、甲苯替代苯溶剂，毒性亦减少。

（2）选择无毒或低毒工艺　改进工艺流程，选择无毒或毒性小的生产工艺，是根除或减轻毒物对人体危害的根本性措施。零污染、无害化的绿色化学工艺是现代化工的发展方向，采用无毒或低毒的新工艺已是目前化工行业的共识，并得到积极的推广和应用。如采用乙烯直接氧化制取环氧乙烷，就比原用乙烯、氯气和水制取环氧乙烷安全，消除了原料氯及中间产物氯化氢的毒害。又如采用无氰电镀新工艺，可避免氰化物的毒害；生产蓄电池的工艺中将灌注铅粉改为灌注铅膏，则可减少铅的危害。

（3）通风排毒和净化处理　按照《工作场所有害因素职业接触限值》（GBZ 2—2002）的标准，降低生产现场空气中的毒物浓度，使之符合国家规定的职业接触限值，是预防职业中毒的关键。首先是控制毒物不逸散，消除工人接触毒物的机会；其次对已逸出的毒物要设法排除，常用的方法是安装通风设备和净化装置进行通风排毒和净化处理。化工作业场所大多采用机械通风，往往除尘与排毒共用。一般在毒物比较集中或人员经常活动区域采取局部通风，包括局部排风（用排气罩或通风橱排出有害气体）和局部送风

（用风机或其他通风设施送入新鲜空气）；而在毒源不固定或低毒有害气体扩散面积较大的区域，则采取全面通风，用大量新鲜空气将作业场所的有害气体冲淡或置换，达到通风排毒的目的。

为了防止污染大气环境，作业场所排出的有毒气体须经过净化或回收处理才能排入大气。常用的方法有：

① 冷凝净化。采用冷凝器回收空气中的有机溶剂蒸气，或对高湿废气进行净化处理。

② 吸收净化。采用吸收塔对气体中的有害组分进行吸收，并将吸收液进行回收处理，例如用水吸收混合气中的氨以净化气体，再用蒸馏溶液的方法回收氨。

③ 吸附净化。气体吸附可清除空气中浓度相当低的某些有害物质，常用吸附剂有活性炭、分子筛、硅胶等。

（4）密闭化、连续化生产　在化工生产中，很多有毒物料和中间产物呈气、液状态，一般都是采用密闭式加料、出料和密闭式反应、输送。除了设备、管道要求密闭，机、泵等转动装置须加轴密封，并杜绝跑、冒、滴、漏现象，同时结合减压操作和通风措施，有效防止毒物的散发和外逸。另外，测温、测压、取样等装置应透明无泄漏，避免操作人员接触有毒介质。

连续化已是一般大中型无机、有机化工生产的特征，但目前在精细化工如染料、涂料的生产中，还有一些间歇式操作。比如采用板框压滤机进行物料过滤，人机接触较近，并需频繁加料、取料和清装滤布，若采用连续操作的真空吸滤机，则可减少毒物对人体的不良影响。

（5）隔离操作和自动控制　由于条件限制和生产性质决定了需要有毒作业，则必须采取隔离操作，将操作人员与生产设备隔离开来，避免散逸毒物对人体产生危害。常用的方法有两种，一种是将设备放置在隔离室内，通过排风使室内呈负压状态；另一种是将人员操作点安置在隔离室内，通过输送空气使室内呈正压状态，均能实现人与毒物的隔离。

现代化工企业，其机械化、自动化程度已很高，运用各种机械替代人工操作，或采用遥控和程控方法，可极大地减少人与物料的直接接触，从而减轻或避免有毒物对人体的危害。自动控制还可对生产现场的异常情况进行自动调控，比如安全阀一类的安全泄压和报警装置，给化工生产带来更大的安全系数。另外，采用自动控制的生产工艺，或采用防爆、防火、防漏气的储运过程，都对防止毒物扩散非常有利。

2. 个体防毒措施

毒物对人体的致害程度，取决于毒物的性质、浓度以及作用方式、时间长短等因素，而且并不是有毒环境都一定使人中毒，其中毒程度还与个体差异有关。例如，接触同一毒物，不同个体会因年龄、性别、生理特性（如孕期）、健康状态、免疫功能的不同，对毒物有不同的反应敏感度。因此，从事有毒作业，不必盲目恐慌。企业只要严格执行国家《使用有毒物品作业场所劳动保护条例》（国务院令第 352 号），个人遵守安全操作规程，注意自身劳动保护，职业中毒是可以避免的。在接触有毒物的生产场所作业，应注意以下个体防护。

（1）服装防护　应穿戴特殊质地和式样的防护服、鞋、手套、口罩；对毒物有可能溅入眼睛或有灼伤危险的作业，必须戴防护眼镜。在有刺激性气体的场所，为防止皮肤污染，可选用适宜防护油膏，如防酸用 3%氧化锌油膏，防碱用 5%硼酸油膏等。

（2）面具防护　包括防毒口罩与防毒面具。应根据现场不同情况合理使用防毒面具：有毒物质呈气溶胶形态时，使用机械过滤式防毒口罩；呈气体、蒸汽状态时，使用化学过滤式防毒口罩或防毒面具；在毒物浓度过高或氧气含量过低的特殊情况下，则采用隔离式防护面具；入釜、罐检修时应戴送风式防毒面具。有毒作业场所除必须配备防毒面具外，还应配备必要的冲洗设备及冲洗液等。

（3）个人卫生　生产作业场所内禁止进食、饮水、饮酒和吸烟；工作服、帽和手套应勤洗换；下班后要淋浴，且不得将工作服、帽带回家等。在使用和保管化学品和农药时，禁止与食物或其他用品同处存放，防止有毒物质污染或不慎误食。

3. 急性中毒的现场抢救

急性中毒往往发生于事故场合，如生产突发异常情况或设备损坏毒物外泄等。争取在第一时间及时、正确地实施现场抢救，对于减轻中毒症状、挽救患者生命具有十分重要的意义。

（1）现场急救准备　首先是救护人员做好自身防护准备，穿防护服、佩戴防毒面具或氧气呼吸器，准备好急救器械和药品；然后迅速进入现场切断毒物来源，关闭、堵塞泄漏的管道、阀门和设备，打开门窗或启动通风设施进行排毒。同时，尽快将中毒者移至空气流通处，开始实施抢救。

（2）现场抢救技术　心脏复苏术，呼吸复苏术，解毒、排毒术等。这些现场抢救技术，均系医护急救专门技术，应由医护人员或受过急救专门训练的人员实施。生产现场的作业人员也须经过安全技术培训，具备应急抢救的基本常识和能力，遇突发中毒事故时可自救和互救。

（3）现场救护要点

① 尽快使患者脱离中毒环境，在新鲜空气处解开或剪去衣服进行抢救，必要时给予氧气吸入或人工呼吸。对呼吸、心搏停止者实施心肺复苏术抢救，务必争分夺秒，越快越好。

② 保持患者呼吸道通畅，密切观察其意识状态、瞳孔大小及血压、呼吸、脉搏情况，及时给予相应处理，并注意保暖。

③ 群体中毒时，必须对患者受伤性质和严重程度做好"检伤分类"，按轻重缓急进行分级治疗和分别处理。首先寻找神志不清的患者，若不止一名时应先求援，再对其中最严重者进行急救，其顺序为心跳呼吸停止者最先，深度昏迷者其次，最后是轻度患者。

④ 对于经口进入的毒物，尽快采取催吐、洗胃和导泄等方法排出；对于气体或蒸汽吸入中毒者，可给予吸氧或进行人工呼吸；对于由皮肤和黏膜吸收的中毒者，立即将其衣服脱去，用冷的清水彻底清洗体表、毛发及甲缝内毒物；对于由伤口进入的毒物，应在伤口的近心端扎止血带，局部用冰敷，并用吸引器或局部引流排毒；对于眼睛溅入毒物，立即用流动清水反复冲洗，时间不得少于 15min，若有固体毒物颗粒，要用镊子取出。

⑤ 解毒剂的使用一是要尽早，在急性中毒的早期即用；二是要合理，某些毒物如砷、汞、有机磷等各有其特定的解毒剂，但不可滥用。通常使用较广泛的解毒剂是活性炭，几乎对所有毒物均有一定吸附效果。

急性中毒的现场抢救，既要迅速也要正确，实施科学救护，才能避免次生伤害和加重伤亡。

【案例 7-7】　2004 年 4 月 20 日 21：00 左右，江西某油脂化工厂发生一起液氯泄漏事故，缘于一个长期置于露天场地的液氯钢瓶阀门腐蚀造成残液泄漏，导致 282 人出现中毒反应。由于当时现场应急反应迅速，紧急组织疏散得当，自救互救措施有效，在 2h 内就排除了险情，没有造成人员伤亡。

第三节　其他职业危害及防控

一、噪声危害及控制

1. 噪声的危害

声音由物体振动所引起，并以声波的形式在一定的介质（固体、液体、气体）中进行传播。人们平常听到的声音大多是通过空气传播的。人耳感受声音的大小，主要与声频和声压、声强、响度、声功率等有关。声频即声音频率，表示音调的高低，单位是 Hz；声压、声强、响度、声功率均表示声响的强弱。为了方便对声音强弱的度量，声学上采用了声压级的概念，单位是 B（贝尔），通常以其值的 1/10 即 dB（分贝）来计量声音的大小。一般，人们普通说话的声压级是 50～60dB，而轻声耳语是 30dB；人在休息时，要求环境声音小于 45dB，若超过 65dB 就很难入睡，这说明人对声音的承受力是有限的，声音过大或过于嘈杂，会使人感到不适应、不舒服。

从物理学的观点来看，乐声是和谐的声音，而由不同频率、不同强度的声音杂乱、无序的组合即成不和谐的声音，称为噪声；另从生理学的观点来看，凡是干扰人们正常活动、令人感到厌烦或不需要的声音，统称为噪声。所以，应综合判断一个声音是否属于噪声，如美妙的乐声对于正在静心思考中的人来说，可能就是一种噪声。一般的噪声干扰人们的学习、工作、生活和语言交谈，强噪声则影响人体健康特别是损害听力。有检测表明，当人连续听摩托车声 8h 后可使听力受损；在摇滚音乐厅半小时后也有听力受损的。

由于机器转动、气体排放、工件撞击、机械摩擦等产生的噪声，称为工业噪声或生产性噪声。噪声大小的测量，常用 A 声级表示，记作 dB(A)。生产性噪声又分为三类：一是空气动力性噪声，如风机、压缩机、发动机等产生的噪声；二是机械性噪声，如车床、电锯、球磨机等产生的噪声；三是电磁性噪声，如振荡器、发电机、变压器等产生的噪声。生产性噪声的危害如下。

（1）职业性耳聋　噪声对人体的危害主要是损害听力，特别是工作场所长时间的噪声会使耳朵的敏感度下降，由听觉适应到听觉疲劳，最终导致职业性耳聋——噪声性耳聋，又称噪声聋。

噪声聋的发病原因与噪声强度、频率及噪声的作用时间有关，噪声强度越大，噪声频率越高，噪声作用时间越长，噪声聋的发病率越高。通常，以单耳或双耳的语言频率听损均值（即 500Hz、1000Hz、2000Hz 频率下的平均听力损失）≥25dB，作为判定职业性听力损伤的依据。所以，耳聋的划分有三个等级：语言频率听损在 25～40dB，属轻度聋；语言频率听损在 40～70dB，属中度聋；语言频率听损＞70dB，属重度聋。

化工作业场所受强烈噪声影响的工种有泵房操作工、风机（或压缩机）操作工、铆工、钻工等，这些工种还常常同时受到振动的影响。例如，风机操作工在工作一天之后，受噪声和振动的影响会感到头晕目眩，身心疲惫。一般来说，长期在 90dB(A) 以上的强噪声环境中工作，极有可能发生噪声聋。

除了上述慢性噪声性耳聋外，还有一种突发性的爆震性耳聋，称爆震聋，是在突然听到极其强烈的爆炸、爆破或炸弹声（声压级高达 140dB 以上）时，人耳受到的极为强烈的震伤，可谓"震耳欲聋"，一次就可能使听觉器官发生病变，造成听力大幅度下降，甚至发生全聋。

（2）其他疾病　噪声除了对人的听觉系统造成损坏外，还会对神经系统、心血管系统造成危害。如长期在噪声的刺激下，人的中枢神经系统会受到损害，造成大脑皮层兴奋和抑制平衡失调，进而形成牢固的兴奋灶，累及植物神经系统，引起神经衰弱综合征，患者有头晕、头痛、失眠、多梦、耳鸣、乏力、心悸、记忆力减退等症状；强噪声刺激中枢神经系统，还会造成消化不良、食欲减退、体质减弱等；特别强烈的噪声还能引起精神失常、休克乃至危及生命。

（3）干扰视听　噪声影响人们的正常生活，常表现在妨碍休息、睡眠，干扰谈话、开会、听课等。城市街道的交通噪声，有达 80～85dB(A) 的；工厂附近住宅的生产噪声，有达 70～80dB(A) 的；市区建筑工地的施工噪声，有达 80～90dB(A) 的，已成为严重的城市公害。所以，近年来有些大中城市纷纷对汽车鸣笛作了一些限制规定，在全国高考期间也对噪声源作了暂时性的限制要求，均是体现一种公益关怀。

强噪声还会分散人的注意力，影响人的工作情绪，既降低工作效率，又容易导致差错，特别是对那些要求注意力高度集中的作业影响更大，如车间行车工、起重工等，稍有不慎就难免发生事故。另外，危险警报信号和行车安全信号在强噪声干扰下不易引起人们注意，也容易诱发车祸酿成伤亡事故。

2. 噪声的控制

根据声音的传播规律，噪声控制须从声源、传播途径、接收者这三方面综合考虑。所以，第一是降低声源噪声。可通过改进设备结构、改革工艺操作、改变传动装置，采用发声小的材料制造机件，并提高机件加工精度和装配质量等措施，从源头上降低噪声。第二是控制噪声传播。可利用地形、绿化带的自然降声特点，考虑建筑群落与生产区域的"闹静分开"，合理布置声源位置，并采取噪声控制技术如消声器、隔声室（罩、屏）等，减少或消除噪声的传播。第三是接收者自我防护。个体防护即要习惯使用耳塞、耳罩、防声棉、防噪声帽等，以阻挡噪声传入耳朵。这些都是控制噪声的有效手段，下面具体介绍有关噪声控制技术。

（1）吸声材料减噪　生产中常用吸声材料，如玻璃棉、矿渣棉、泡沫塑料、石棉绒、毛毡、稻草板、软质纤维板以及微孔吸声砖等，进行吸声减噪。这些多孔材料的吸声历程，是在声波进入材料的纵横交错的孔隙中完成的。吸声材料与隔声材料不同，常用的吸声材料能够吸收大部分入射声能，因其多孔、透气，但隔声性能很差；而隔声材料是密实性的（不透气）。多孔吸声材料具有价廉、吸声性能好的特点，主要有以下几类：无机纤维类，玻璃丝、玻璃棉、岩棉和矿渣棉等；有机纤维类，稻草、海草、椰衣、棕丝、纺织棉（麻）下脚料，用边角木料、甘蔗渣、麻丝、纸浆制成的软质纤维板，用木丝、水泥、水玻璃压成的木丝板等；建筑材料类，泡沫微孔吸声砖、泡沫吸声混凝土等；泡沫塑料类，聚氨酯泡沫塑料。

（2）消声器　消声器是一种允许气流通过但能阻止或减弱声能传播的装置。它是解决空气动力性噪声的主要技术措施。消声器的种类和结构形式很多，根据消声原理和用途，主要有阻性消声器、抗性消声器、阻抗复合消声器、微穿孔板消声器、排气喷流消声器以及电子消声器等。对消声器的基本要求是：消声性能好，具有较高的消声值和较宽的消声频率范围，即消声量足够大；消声器阻力损失小；结构简单，体积小，使用寿命长。

（3）降噪措施选择　为达到吸声降噪实效，需合理选择降噪技术措施。常用的噪声控制技术措施的适用场合及降噪效果见表 7-1。

表 7-1　常用噪声控制技术措施的适用场合及降噪效果

现场噪声情况	合理的控制技术措施	降噪效果/dB(A)
车间噪声设备多且分散	吸声处理	4～12
车间工人多噪声设备少	隔声罩	20～30
车间工人少噪声设备多	隔声室(间)	20～40
进气、排气噪声	消声器	10～30
机器或管道振动并辐射噪声	阻尼措施	5～15
车辆噪声	消声器、声屏障	15～25

　　工业企业可通过采用噪声小的操作方式，或对生产现场安装消声装置，对建筑设施采用隔音材料等各种措施，使噪声降低到对作业人员无害的程度。我国《工业企业设计卫生标准》(GB Z1—2002) 规定的工作场所噪声声级卫生限值为85dB (A)，这是以操作人员每个工作日连续接触噪声8h计的允许值；若工作时间按 4h、2h、1h、1/2h 依次减半，则依次提高允许值3dB (A)，但最高不得超过115dB (A)。工业企业的有噪声作业均应按此标准执行。

二、辐射危害及预防

　　辐射分高温辐射和电磁辐射。现代工业越来越多地应用各种电磁辐射能，从高频变压器、耦合电容器到无线通讯设备、感应加热设备，包括化工过程的测量和控制、无损探伤等，很多都是利用电磁场产生的能量来工作的；现代人们的生活也离不开各种电子产品，如电脑、电视、手机、电磁炉等。电磁辐射波在给人们的生产、生活带来进步的同时，也不可避免地带来电磁污染，电磁污染是继水、大气、噪声之后的第四大环境污染，能对人体造成电磁辐射危害。因此，本节主要介绍电磁辐射。电磁辐射又分非电离辐射和电离辐射。

(一) 非电离辐射的危害及防护

　　非电离辐射是指不能引起物质的原子或分子电离的辐射，如紫外线、红外线、射频电磁波、激光等，存在于灭菌、电气焊、高频熔炼、微波干燥、激光切割等不同场合。

1. 紫外线

　　紫外线在电磁波谱中介于 X 射线和可见光之间的频带。自然界中的紫外线主要来自太阳辐射，生产场所的火焰、电弧光、紫外线灯也是紫外线发生源。凡温度超过 1200℃ 以上的炽热体如冶炼炉、煤气炉、电炉等，辐射光谱中即可出现紫外线，物体温度越高，紫外线波长越短，强度越大。紫外线辐射按其生物作用可分为以下三个阶段：长波紫外线辐射，波长 $3.20 \times 10^{-7} \sim 4.00 \times 10^{-7}$m，又称晒黑线；中波紫外线辐射，波长 $2.75 \times 10^{-7} \sim 3.20 \times 10^{-7}$m，又称红斑线；短波紫外线辐射，波长 $1.80 \times 10^{-7} \sim 2.75 \times 10^{-7}$m，又称杀菌线。

　　紫外线可直接伤害人体皮肤，尤以中波紫外线对皮肤的刺激强烈，红斑潜伏期为数小时至数天。紫外线也可直接伤害眼睛，当眼睛暴露于强烈的短波紫外线时，能引起结膜炎和角膜溃疡，潜伏期一般在 0.5～24h；往往在照射后 4～24h，两眼出现充血怕光、流泪、刺痛、异物感，并带有头痛、视觉模糊、水肿等症状。长期受小剂量紫外线照射，亦可发生慢性结膜炎。在电焊、气焊、氩弧焊、等离子焊接作业时，强烈的紫外线辐射可致焊工患电光性皮炎和电光性眼炎。长期在杀菌消毒用紫外线灯光下工作，或在室外作业受日光过度照射，也可能发生电光性眼炎。

对紫外线危害的防护措施是：①在从事有强紫外线照射的作业时，必须佩戴专用防护面罩、手套及眼镜，如使用黄绿色镜片或贴上金属薄膜，均有较好的防护效果；②在紫外线发生源附近设立屏障，或在室内墙壁和屏障上涂以黑色，可吸收部分紫外线，减少辐射危害。

2. 射频电磁波

射频电磁辐射包括 $1.0 \times 10^2 \sim 3.0 \times 10^7 \, kHz$ 的宽广频带，按其频率大小分为中频、高频、甚高频、特高频、超高频、极高频六个频段。在化工生产场所，能接触到诸如高频焊接、微波加热以及多种电气设备产生的射频电磁波危害，这些高频设备使用的频率多为 $3.0 \times 10^2 \sim 3.0 \times 10^3 \, kHz$。高频设备的辐射源常是作业区的主要辐射源，与微波作业中遇微波能量外泄同属射频辐射污染。

高频电磁波与微波的辐射危害在本质上没有区别，只有程度上的不同。一般，在高频辐射作用下，人的体温会明显升高，出现神经衰弱、神经功能紊乱症状，表现为头痛、头晕、失眠、嗜睡、心悸、记忆力衰退等；而微波属于特高频电磁波，其波长很短，对人体的危害更为明显，除有表面致热作用外，对机体还有较大的穿透性，导致组织深部发热和记忆力、视力、嗅觉衰退。微波还对人体心血管系统有影响，主要表现为血管痉挛、张力障碍和血压不正常等。长期受高强度微波辐射，会造成眼睛晶体"老化"及视网膜病变。

对射频电磁波危害的防护措施是：①采用金属屏蔽（屏蔽罩或屏蔽室），减少高频、微波辐射源的直接辐射；②采用自动化远距离操作，工作点安置在辐射强度最小位置；③采用安全联锁装置，如微波炉的炉门安全联锁开关，能确保炉门打开微波炉即不工作，而当炉门关上微波炉才能工作；④微波作业时，应穿戴专用防护衣、帽和防护眼镜。

3. 其他非电离辐射

长期受红外线辐射的作业者如焊工、司炉工，可引发职业性白内障，一般发病工龄较长，往往双眼同时发生，患者晶体损伤，出现进行性视力减退，晚期仅有光感。对红外线辐射的防护，重点是保护眼睛，作业时应戴绿色玻璃防护镜，严禁裸眼直视强光源。另外，激光作业如激光焊接、切割，会对作业者造成皮肤、眼睛损伤，尤其眼部出现眩光感或视力模糊，严重时丧失视觉，因此作业时应穿戴专门的防护服、手套和防护眼镜。

（二）电离辐射的危害及防护

电离辐射是指能引起物质的原子或分子电离的辐射，如 α 粒子、β 粒子、X 射线、γ 射线、中子射线等。电离辐射物质主要指放射性物质，利用放射线照射原理，医学上可进行透视检查、肿瘤放疗，工业上可进行管道焊接、铸件探伤等。

1. 电离辐射的危害

电离辐射的危害主要是指超过允许剂量的放射线作用于人体造成的危害，分为体外危害和体内危害。体外危害是放射线由体外穿入人体造成的危害，X 射线、γ 射线、β 粒子和中子射线都能造成体外危害；体内危害是由于吞食、吸入放射性物质，或通过受伤的皮肤直接侵入体内造成的危害。放射性物质可导致的职业病有外照射急性放射病、慢性放射病；内照射放射病；放射性肿瘤；放射性甲状腺、骨损伤、皮肤和性腺病变等，多达 11 种。

电离辐射对人体的伤害主要表现在阻碍和损伤细胞的活动机能乃至细胞死亡。人在短期内受到超过允许剂量的放射线照射，会引发急性放射病，开始出现头晕、乏力、食欲下降等症状，随后出现造血、消化功能破坏和脑损伤，甚至死亡；而人长期或反复受到低于或接近允许剂量的放射线照射，也能使细胞改变机能，出现眼球晶体浑浊、皮肤干燥、毛发脱落和内分泌失调等症状，引起慢性放射病，严重时出现贫血、白血球减少、白内障、胃肠道溃疡、皮肤坏死等病变。另外，电离辐射损伤对于孕妇来说，还会危及胎儿，造成畸形、死胎或新生儿死亡。

2. 电离辐射的防护

（1）"三防护"技术 "三防护"即时间防护、距离防护和屏蔽防护，目的都是减少人体受放射线照射的时间和剂量。

① 时间防护——缩短接触时间。在有电离辐射的作业场所，人体受到放射线照射的累计剂量与接触时间成正比，即受照射的时间越长，累计的照射剂量越大。所以，应合理安排作业方式，缩短作业人员与放射性物质的接触时间，特别在照射剂量较大、防护条件较差的情况下，应采取分批轮流作业，减少个体照射时间，并禁止在作业场所有不必要的停留，避免照射累计剂量超过允许剂量。

② 距离防护——加大操作距离。电离辐射强度与距离的平方成反比，所以加大操作人员与辐射源之间的距离十分有效，人体在一定时间内所受到的照射剂量会随距离的增大而明显减少。加大操作距离的方法很多，例如在拆卸同位素液位计的探测器（辐射源）时，使用长臂夹钳就是一种加大距离的操作。先进的距离防护方式是实行遥控操作，能更大程度地减少甚至消除辐射的危害。

③ 屏蔽防护——遮蔽放射物质。在从事放射作业（如 X 射线探伤作业）时，在有放射源或储存放射物质的场所，必须设置屏蔽，以减少或消除放射性危害。屏蔽的形式、材质和厚度，应根据放射线的性质和强度确定。比如：屏蔽 γ 射线常用铅、铁、水泥、砖、石等材料；屏蔽 β 射线常用有机玻璃、塑胶、铝板等，对强 β 放射性物质，须用 1cm 厚的塑胶或玻璃板遮蔽；γ 射线和 X 射线的放射源要在有铅或混凝土屏蔽的条件下储存，如放射性同位素仪表的辐射源就要放在铅罐内，仪表工作时只有一束射线射到被测物上，操作人员在距放射源 1m 外的屏蔽后便无伤害；水、石蜡等物质，对遮蔽中子射线有效，而遮蔽中子可产生二次 γ 射线，在计算屏蔽厚度时，应一并考虑。

（2）个体防护措施

① 严格执行辐射作业场所的安全操作规程和卫生防护制度；定期进行职业医学检查，建立个人辐射剂量档案和健康档案，认真进行剂量监督，做好自我防护。

② 坚持良好的卫生习惯，减少放射性物质的伤害。即：进入任何有辐射污染的场所，必须穿戴防辐射的工作服、手套、鞋套、口罩和目镜，若辐射污染严重则戴防护面罩或穿气衣（充空气的衣套）；在有吸入放射性粒子危险的场所，要携带氧气呼吸器；在有辐射的作业场所，禁止吸烟、饮水、进食等，离开时彻底清洗身体的暴露部分，特别是手要用肥皂洗净，杜绝一切放射性物质侵入人体的可能。

（3）信号和报警装置 对于有辐射区域，或在搬运、储存、使用超过规定量的放射物质时，都应严格设置明显的警告标志或标签。在所有高辐射区域，都应设置控制设施，使进入者可能接触的剂量在安全允许范围内；并设置明显的警戒信号和自动报警装置，当发生意外时，所有人员都能听到撤离警报并能立即撤离。

三、高温、低温作业危害及防护

1. 高温作业

工业高温作业并非仅指在高气温条件下作业，更主要的还是指在生产过程中存在热源或热工件，其散热量超过了限定的作业。化工生产中的生产性热源较多，如各种熔炉、锅炉、反应釜、换热器以及机械高速运转，都能产生或交换大量热，若隔热效果不好或热能回收利用差，都可以通过热传导、热对流和热辐射等方式使空气升温，形成高温作业环境，尤其在夏季更为明显。一般来说，作业场所的气温在30℃以上时即属高温作业，如烘房、冶炼车间等。

从事高温作业，最常见的是机体出现热蓄积，热蓄积的表观现象是体温升高。一般而言，人的体温不超过37.5℃不会有热损害的危险；当体温升高超过38℃时，可出现过热症状，严重时将发生"中暑"。中暑是高温作业典型的疾病，是人体散热机制发生障碍的结果，按发病机理可分为热射病、热痉挛、热衰竭；按病情轻重可分为先兆中暑、轻症中暑、重症中暑等。

通常，高温作业能引起机体水盐代谢紊乱，尤其在干热环境中，大量出汗会使人体内的水分、盐分丢失。如在炎热季节从事高温重体力劳动，一个工作日（8h）内的水分损失量可达自身体重的10%～15%，出汗量1L则盐分的损失量为36～40g，而人们每日随食物摄入的盐分一般为10～20g。水盐代谢的长期不平衡，会对人的消化、泌尿、心血管系统造成不良影响，如高温作业人群的血压升高者就较为多见，一般高出常温作业人群的10%左右。高温还能影响作业效率，如在35℃条件下的劳动能力较之常温下平均降低30%～50%。

工厂防暑，首先是工艺流程设计应使作业人员远离热源，同时根据作业场所情况采取隔热降温措施。如热加工厂房的平面布置应呈L或Ⅱ形，开口部分位于夏季主导风向的迎风面，各翼的纵轴与主导风向呈0°～45°夹角；而高温厂房应有天窗，其朝向有利于形成自然通风，厂房的迎风面与夏季主导风向宜成60°～90°夹角。当作业点气温≥37℃时即应防暑降温，设置工间休息室（其室温保持在25～27℃）等。对特殊高温作业场所，如高温车间天车驾驶室、监控操作室或炼焦车间等，应有良好的隔热措施，使热辐射强度小于700W/m²，室内（或场内）气温不超过28℃。

对于高温作业的防护，根本途径是实现自动化远距离操作或隔热操作。一般的防暑降温措施主要有作业场所的隔热、通风和个体防护，具体为：①设置隔热屏蔽，如隔热保温层、水幕、隔热水夹套、隔热操作室及其他隔热屏蔽装置；②充分利用、合理调节自然气流通风，或安装空调、设置送风装置等，以降低作业环境温度；③限制操作人员连续接触高温时间，并在高温现场备有水或清凉饮料饮用，必要时还可补充盐分以防中暑；④高温作业应使用个体防护用品，如隔热服、帽、鞋、手套、眼镜等。

2. 低温作业

工业低温环境（如冷库、冷冻车间）作业，冷水作业，冬季室外或室内无采暖作业，冷冻剂的储存或运输作业等，都能使人接触低温而使身体受到不良影响。不论是人工环境还是自然环境的低温，均会使人的体温逐渐降低，长时间的低温还会使人全身发冷甚至过冷，导致机体免疫力、抵抗力降低或发生冻伤。长期在低温环境中工作，易患感冒、肺炎、肾炎、肌痛、神经痛、关节炎等疾病，而身体局部的冻伤多发生于手、足、耳、鼻、面颊等部位，又称冷损伤。因此，对于低温作业，加强个人防护，穿戴防寒服、鞋和手套、耳套，身体暴露部位涂抹防冻膏，可有效预防冻伤；生产上控制低温作业或冷水作业时间，设置保暖室、烘干室等，可减轻低温对作业人员的职业危害。冷库等低温封闭场所应提高自动化、机械化作业程度，尽量减少人工操作，并设置通信、报警装置，防止误将进入人员关锁。

接触低温液化气体，必须注意安全防护。某些低温液体在常压下的沸点极低，如液氮为-196℃、液氧为-183℃、液氩为-186℃，若人体与之接触，会对皮肤、眼睛造成严重冻伤。低温液体少量泄漏或管阀内漏时，会吸收周围环境热量，泄漏点会迅速结露凝霜，严重时会结冰。若管阀冻结，宜用70℃左右热水解冻，禁用电热烘烤或强行敲击。

第四节 灼伤及其防治

一、灼伤及其分类

人体（或动物体）由于接触热源或化学物质引起的皮肤、黏膜等局部组织损伤，称为灼伤，俗称"烧伤"。灼伤按起因的不同，分为化学灼伤、热力灼伤和复合性灼伤。

（1）化学灼伤 由于接触化学物质造成的皮肤、黏膜损伤，称为化学灼伤。化学灼伤的致伤机理是化学物质与皮肤或黏膜直接接触，发生化学反应导致细胞组织破坏，并进一步影响生理机能。

化学灼伤是化工行业典型的职业危害之一。在化工生产中，若设备和管道发生化学物质的泄漏、溢流、外喷、溅落，或作业人员违规操作、误操作，都容易发生化学灼伤。以甘肃兰州某石化公司化肥厂硝酸装置为例，自1959年至2008年的50年间，曾发生硝酸灼伤事故78起，基本发生在工艺处理和检修过程中，其中化工操作工45起，分析工10起，检修工23起，列举三例如下。

【案例7-8】 一名分析工取完硝酸样品后，因采样瓶把被勾到手套上，便随手用力一拉，胳膊却意外碰到管道上，致使瓶内硝酸喷出溅伤其眼睛及脸部，造成右眼角膜坏死，右脸烧去一层皮。

【案例7-9】 一检修工在作业时感觉头上滴水，随即抬头一看，导致硝酸滴入眼睛造成灼伤。经查是二次空气吸入管漏酸。

【案例7-10】 在处理下水管道堵塞时，一电焊工在管道上开了一个洞，另一名操作工便使用锤子敲打管道，先流出来一些泥沙，随即喷出硝酸废液，造成操作工脖子、手及足部灼伤。

常见的能造成化学灼伤的物质有以下几类。

① 酸类物质。无机酸类，如硫酸、硝酸、盐酸、氢氟酸、氯磺酸等；有机酸类，如甲酸、乙酸、氯乙酸、过氧乙酸、丙烯酸、草酸等；酸酐类，如乙酸酐、丁酸酐、硫酸酐等。

② 碱类物质。无机碱类，如氢氧化钾、氢氧化钠、氨水、生石灰等；有机碱类，如甲胺、乙二胺、乙醇胺等。

③ 金属化合物。如重铬酸钾、重铬酸钠等。

④ 其他化学物质。磷类，如黄磷、三氯化磷等；酚类，如苯酚、甲酚等；醛类，如甲醛、乙醛、丙烯醛等；酰胺类，如二甲基甲酰胺。

化学灼伤由于热效应、化学刺激或腐蚀，容易对人的皮肤造成伤害，还能对呼吸道、消化道和眼睛造成灼伤。化学物质对皮肤、黏膜等的损害作用，与物质本身的理化性状以及人体接触部位等因素有关。有的物质如氢氟酸、漂白粉等，对皮肤的灼伤有一定的潜伏期（约数小时后才能表现）；有的物质如磷可从创面吸收导致全身性中毒；有的物质如氨对皮肤的损坏作用较弱，但溅入眼睛能造成失明。鉴于化学灼伤的特殊性，应有别于沸水、蒸汽烫伤或火焰烧伤予以预防和救治。

（2）热力灼伤 由于接触火焰、炽热物体、高温表面、过热蒸汽等造成的皮肤、黏膜损伤，称为热力灼伤，又称热灼伤。电焊、气焊、氩弧焊的紫外线辐射灼伤，亦归为热力灼伤。此外，由于液化气体、干冰接触皮肤后迅速蒸发或升华，需大量吸热导致皮肤表面

"冻伤"，实质也是一种热力灼伤。

（3）复合性灼伤 由化学灼伤和热力灼伤同时造成的伤害，或化学灼伤兼有灼伤中毒反应等，均属于复合性灼伤。如磷溅落在皮肤上时，磷发生燃烧先造成热灼伤，而后磷燃烧生成的磷酸又造成化学灼伤，磷再通过灼伤部位侵入血液和肝脏，又可能引起全身性中毒，这是一个复合性灼伤的典型例子。化学灼伤的症状与热灼伤大致相同，但化学灼伤有其中毒反应特性，如硫化氢、苯及苯的化合物都有灼伤的中毒反应，形成复合性灼伤，应注意区别处置。

二、化学灼伤的现场急救

化学灼伤的程度与化学物质的种类、灼伤方式和接触时间的长短密切相关。因此，当发生灼伤事故时，迅速、正确地进行现场急救，尽可能降低灼伤程度，避免发生严重后果是唯一的选择。化工生产人员应具备应急抢救的基本常识和能力，遇突发灼伤事故时可自救和互救。现场急救的方法如下。

① 在第一时间迅速脱去被化学污染的衣服和防护用品，立即用大量清水冲洗创面（若眼睛受伤则首先冲洗），冲洗时间不得少于15min，以避免残留物继续腐蚀创面；对严重灼伤者，还应尽快将其脱离事故现场，送至空气流通处，由到场的医护人员进行抢救或送医院救治。小面积灼伤经冲洗后，如确实灼伤物已清除，可采取相应包扎疗法或暴露疗法；大面积灼伤经现场紧急处理后送医院继续医治。

② 现场急救应判明灼伤物种类、灼伤面积和深度以及灼伤病程特点，以利正确处理灼伤创面。酸性物质引起的灼伤，其腐蚀作用只在当时，经急救处理后伤势往往不再加重；碱性物质引起的灼伤，会逐渐向周围和深部组织蔓延和渗透；有的化学物质如氢氟酸，在灼伤初期并无明显疼痛，但却不可大意贻误处治的最佳时机。有些化学灼伤，可从被灼伤的皮肤颜色加以判别，如苛性钠和石炭酸灼伤表现为白色；硝酸灼伤表现为黄色；氯磺酸灼伤表现为灰白色；硫酸灼伤表现为黑色；磷灼伤使局部皮肤呈现特殊气味，在暗处可见磷光等。把握好这些灼伤的救治特点，才能有效地降低灼伤程度。

③ 对灼伤者清洗时要遍及所有受害部位，尤其要注意眼、耳、鼻、口腔处是否清洗彻底。清洗还应方法得当，如对眼睛的冲洗，一般用生理盐水或清洁的自来水，冲洗时水流不宜正对角膜方向，不要搓揉眼睛，应将面部浸在清洁的水盆（池）里，用手把上下眼皮撑开，用力睁大两眼，头部在水中左右摆动以助清洗；其他部位的灼伤，先用大量清水冲洗，然后用中和剂洗涤或湿敷（用中和剂的时间不宜过长），并且再次用清水冲洗，最后对创面予以适当处理。

常见化学灼伤的急救处理方法，见表7-2。

表 7-2　常见化学灼伤的急救处理

灼伤物质名称	急救处理方法
氢氧化钠、氢氧化钾、氨、碳酸钠、碳酸钾、氧化钙　　　　　　　　（碱类）	立即用大量水冲洗，然后用2%醋酸溶液洗涤中和，也可用2%以上的硼酸水湿敷；氧化钙灼伤时，可用植物油洗涤
硫酸、盐酸、硝酸、高氯酸、磷酸、醋酸、甲酸、草酸　　　　　　　（酸类）	立即用大量水冲洗，然后用5%碳酸氢钠溶液洗涤中和，再用净水冲洗
碱金属、氰化物、氢氰酸	用大量水冲洗，然后用0.1%高锰酸钾水溶液冲洗，再用5%硫化铵溶液湿敷
三氯化砷	用大量水冲洗，然后用2.5%氯化铵溶液湿敷，再涂上2%二巯基丙醇软膏
溴	用水冲洗后，再以10%硫代硫酸钠溶液洗涤，然后涂碳酸氢钠糊剂或用其1体积（25%）+1体积松节油+10体积乙醇（95%）的混合液处理

灼伤物质名称	急 救 处 理 方 法
铬酸	先用大量水冲洗,然后用5%硫代硫酸钠溶液或1%硫酸钠溶液洗涤
氢氟酸	立即用大量水冲洗,直至伤口表面发红,再用5%碳酸氢钠溶液洗涤,涂以甘油与氧化镁(2:1)悬浮剂,或调上如意金黄散,然后用消毒纱布包扎
磷	如有磷颗粒附着皮肤上,应将局部浸入水中,用刷子清除,不可将创面暴露在空气中或用油脂涂抹;然后用1%～2%硫酸铜溶液冲洗数分钟,再以5%碳酸氢钠溶液洗去残留的硫酸铜,最后用生理盐水湿敷,用绷带扎好
苯酚	用大量水冲洗,或用4体积乙醇(7%)与1体积氯化铁(0.33mol/L)混合液洗涤,再用5%碳酸氢钠溶液湿敷
氯化锌、硝酸银	用水冲洗,再用5%碳酸氢钠溶液洗涤,涂油膏及磺胺粉
焦油、沥青(热烫伤)	以棉花沾乙醚或二甲苯,消除粘在皮肤上的焦油或沥青,然后涂上羊毛脂

三、化学灼伤的预防措施

1. 灼伤的临床表现

(1) 局部症状　化学灼伤因致伤物质种类、损伤形式和个体防护的不同,其灼伤面的形状、深度和分布均有差异。一般在灼伤后6～36h可表现出明显的局部水肿、水疱、红斑和体液渗出等症状,并伴有刺激性炎症及毒性反应;灼伤后3～5天,创面周围的水肿可消退。通常,酸碱类灼伤有剧烈刺痛感,萘、苯、焦油类灼伤呈痛痒反应,而酚类灼伤仅显轻微疼痛。

(2) 全身体征

① 休克期。灼伤者在灼伤面积大于10%的情况下,会由于创面失液、组织缺氧和精神紧张发生休克。灼伤愈严重,休克愈早(有可能在受伤半小时后即发生),且休克期愈长。

② 感染及中毒反应期。大面积化学灼伤由于体液渗出、组织水肿或坏死,使得机体抵抗力减弱,随有发生感染的可能。大面积深度灼伤的败血症发病率很高,一般于水肿回收期创面感染时发生,大多数发生于伤后4～10天内。中毒反应与致伤物质的毒理特性有关,如被磷灼伤者会出现高烧、皮肤及眼膜黄染、骨髓抑制等反应。

③ 恢复期。灼伤者经治疗后逐渐痊愈,应注意防止感染,保护创面完全愈合。大面积或深度灼伤,创面愈合较慢并可能引起并发症。所以,在恢复期应避免残留小创面的再度感染,对创面炎症、创面上的肉芽及焦痂脱落过程都应密切关注,出现问题及时处理。

2. 灼伤深度等级的划分与鉴别

由于灼伤物的种类、性质及灼伤方式、个体防护的不同,所造成的灼伤程度亦不同,通常将灼伤深度划分为三度四级,即:一度灼伤(Ⅰ°)、浅二度灼伤(浅Ⅱ°)、深二度灼伤(深Ⅱ°)、三度灼伤(Ⅲ°)。灼伤深度的鉴别见表7-3。

表7-3　灼伤深度鉴别要点

深度分类	损伤深度	临 床 表 现	创面愈合过程
一度(红斑性)	表皮层	红斑,轻度红肿疼痛,发热,感觉过敏,干燥无水泡	3～5天痊愈,脱屑,红斑消退,不留疤痕
浅二度(水泡性)	真皮浅层	创面温度高,水泡形成,体液渗出,水肿,剧痛,感觉过敏,基底淡红见细网状血管	脱痂,如无感染10～14天痊愈,不留疤痕,色素沉着

续表

深度分类	损伤深度	临床表现	创面愈合过程
深二度（水泡性）	真皮深层，生发层被毁	创面温度微低，湿润、水泡少，疼痛，白中透红，有小红斑点，水肿，组织坏死较易感染	如无感染 3～4 周痊愈，残存皮肤可再生覆盖创面，留有轻度疤痕
三度（焦痂性）	全层皮肤，累及皮下组织或肌腱骨骼	创面皮革样，苍白或焦黄、炭化，较硬，凹陷，感觉消失，无水泡，可见皮下栓塞静脉网	3～4 周后焦痂脱落，大范围灼伤时需植皮，留有疤痕，甚至畸形

3. 灼伤的预防措施

（1）防腐防漏技术措施　化工生产中，由于酸、碱等强腐蚀物质的作用及生产过程中高温、高压、高流速等条件的影响，对设备、管道会造成腐蚀或损坏，化学物质往往通过腐蚀裂缝、孔眼或破损处向外泄漏、溢流、喷出或溅落，人体不慎接触即可导致灼伤。所以，对有腐蚀介质的生产过程，应使用耐腐蚀材质的设备及管道，并在生产过程中杜绝跑、冒、滴、漏现象，可有效预防灼伤的发生。另外，加强设备、管道的维护和检查，定期使用超声波测厚仪、探伤仪进行安全检测，及时发现损伤部位并加以修复，也是消除泄漏等隐患的措施。

（2）安全防范技术措施　化工设备和作业场所装设以下安全控制和保护装置，可有效防范灼伤事故的发生。

① 安全溢流装置。如对储罐、塔设备等，采用安全溢流结构，并使用液面自动控制装置和仪表显示，防控液体外泛或飞溅。

② 安全联锁装置。如硫酸与水混合的操作，必须先加水再注入硫酸，否则将发生喷溅，把加水阀与注酸阀依次连锁即可避免操作失误；又如对压力反应容器，将先卸压与后开孔盖实行安全联锁，亦可避免发生带压喷溅危险。

③ 安全防护装置。所有储槽的敞开部分应高于车间地面 1m 以上，若储槽口与地面平齐则周围应设护栏并加盖，以免工人跌入；所有储酸槽须加盖，并修筑耐酸基础，以防酸液渗出；酸碱类腐蚀性溶液须用有标志的专用容器盛装，以免误拿误食；作业场所应留有充足的安全通道，并设有盥洗室或洗手池，最好能备有相关的灼伤中和剂，以便应急时使用。

（3）个体防护措施　违章操作或疏忽大意误操作，没有穿戴必要的防护用具，都是造成灼伤或加重灼伤的原因。所以，应严格遵守安全生产操作规程，并在进行有灼伤危险的作业时，先做好个人保护，穿戴齐全工作服、帽、鞋、手套等，并备好面罩、毛巾和眼镜，随时取用。

应会操练

1. 检索、归纳生产性粉尘危害类型及预防措施。
2. 模拟硝基苯蒸气窒息救助过程，分析、归纳中毒急救要点。
3. 案例分析：某石化公司汽车队在原料车间储酸罐卸盐酸时，驾驶员还未将汽车卸酸管头与储酸罐出酸法兰连接好，车间工人就打开了出酸阀门，导致盐酸从法兰处喷出溅到驾驶员脸上，并造成其右眼深Ⅱ°灼伤。试分析、比较脸部和眼部的灼伤程度及预后效果，并写出现场紧急救护的具体步骤。

应知题练

一、填空题

1. 能导致职业中毒的气体有单纯窒息性气体、血液窒息性气体和（   ）窒息性气体。

2. 化工作业场所除了化学灼伤以外，还会发生热力灼伤和（   ）性灼伤。

3. 长时间（   ）作业可能对人体局部造成冷损伤。

二、选择题

1. 因长期吸入含有游离二氧化硅的粉尘所引起的尘肺，称为（   ）。

A. 铝尘肺　　　　B. 矽肺　　　　　　C. 石棉肺　　　　　D. 水泥尘肺

2. 下列电磁辐射，能产生非电离辐射危害的是（   ）。

A. X射线　　　　B. γ射线　　　　　C. 中子射线　　　　D. 紫外线

3. 控制风机进、排气噪声，一般采用的方法是安装（   ）。

A. 消声器　　　　B. 隔声罩　　　　　C. 隔声室　　　　　D. 声屏障

三、简答题

1. 生产性粉尘的来源与危害有哪些？工业除尘主要有哪几类技术措施？

2. 尘肺病类型及其防护方法？

3. 工业毒物如何分类？毒物侵入人体的途径有哪些？

4. 化工常见中毒类型及其临床表现？职业中毒如何预防？

5. 发生急性中毒时，如何进行现场抢救？

6. 生产性噪声的主要危害是什么？如何预防噪声聋？

7. 电磁辐射的危害有哪些？如何对电离和非电离辐射进行技术防护？

8. 什么是灼伤？化学灼伤的现场救护要点？

素材库导引

案例素材

两起液氨泄漏重特大事故案例分析

【案例1】吉林宝源丰"6·3"特大火灾爆炸事故

2013年6月3日6：10左右，吉林省德惠市宝源丰禽业公司发生特别重大火灾爆炸事故，造成121人遇难、76人受伤；约1.7万平方米厂房和设备被毁，直接经济损失达1.8亿元。一场大火，夺走了121条鲜活的生命，教训惨痛，引起全社会的高度关注。（注：当日清晨6：00员工进场上班，现场作业人员有395人。）

事故性质：一起特别重大的生产安全责任事故。

事故原因如下。

（1）直接起因　由于车间配电室电气线路短路，引燃周围可燃物（聚氨酯泡沫塑料、聚苯乙烯夹芯板等建筑装饰材料），火势迅速在厂房内蔓延，燃烧产生的高温导致氨设备和氨管道发生爆炸，大量氨气泄漏介入燃烧，火势愈加凶猛。

（注：该公司屠宰场冷库用液氨制冷，现场设有13个氨罐，装有45t液氨。此次事故液氨泄漏约15t。）

（2）间接原因　①厂方漠视安全生产管理，安全责任不落实，安全规章制度不健全，对防火防爆防泄漏缺乏有效措施。②厂房设计、施工以及该厂设备安装、生产工艺各环节，都存在安全隐患。③生产管理混乱，作业场所人员密集，相应安全保障欠缺。④应急救援组织不力，事故初期人员疏散不当。

（3）造成重大伤亡的主要原因　①大面积火灾产生高温有毒烟气；爆炸造成大量氨气泄漏。②消防通道、安全出口不通畅。厂房内通道复杂，又有大火阻隔，且有两个安全出口被紧锁，部分员工无法尽快逃生，有些就死在门口。③厂房内没有报警装置，部分员工对火情知晓太晚，丧失了最佳逃生时机。④厂方对员工未进行过安全培训，未组织过应急疏散演练。事故发生时员工缺乏自救互救意识和能力，慌乱中互相挤压、踩踏，不少是因窒息倒地后被烧死的。

资料来源：国家安全生产监督管理总局网站 2013.7.11 发布的《事故调查报告》

【案例 2】 上海翁牌冷藏"8·31"重大液氨泄漏事故

2013 年 8 月 31 日 10：50 左右，位于上海市丰翔路的翁牌冷藏公司发生重大液氨泄漏事故，造成 15 人死亡、25 人受伤（其中 7 人重伤）。事故原因：操作人员严重违规，采用热氨融霜方式导致发生液锤现象，引起压力瞬间升高，致使存有严重焊接缺陷的单冻机回气集管管帽脱落，造成氨泄漏。这次事故的伤员多为吸入氨气后造成的呼吸道灼伤，体表也伴有烧伤。

资料来源：2013.9.1《人民日报》

第四部分

化工安全生产意识、能力拓展篇

第八章

化工安全检修

学习目标

知识目标

1. 熟悉化工装置检修的分类与特点。
2. 熟悉化工装置停车检修前的准备工作。
3. 了解化工检修中装置停车的过程及注意事项。
4. 熟悉抽堵盲板、置换与清洗作业的操作规程及安全要求。
5. 了解化工检修完成后的验收项目及各项目要求。
6. 了解检修后开车的安全要点。
7. 熟悉动火作业、动土作业、密闭空间作业、高处作业和电气作业的危害及具体安全控制措施。
8. 掌握化工检修中个体防护用品的种类及使用方法。

能力目标

1. 通过学习化工检修前准备的相关内容，认清化工检修准备的基本流程，具备在检修岗位工作的能力，并具有职业安全的基本素质。
2. 能够运用化工检修中抽堵盲板、置换与清洗作业的相关知识，完成相应的化工检修操作，并具有工作中防止伤害发生的基本能力。
3. 能用动火作业、动土作业、密闭空间作业、高处作业和电气作业等相关知识，完成相关作业的基本工作，并具有防火、防坠、防毒、防窒息、防触电等基本能力。
4. 通过学习个人防护用品等相关知识，具备正确使用、检查及维护防护用品的能力。

化工企业中机械设备均是连续运行，并且大多是在腐蚀性强、高温、高压、低温等条件下使用，所以，就更需要加强对机械设备安全运行管理和日常使用的维护保养，以及小、中、大的计划检修，来保持机械设备的原有精度和效能，实现企业的安全生产和最佳经济效益。

第一节 化工安全检修的分类与特点

一、化工装置检修的分类

化工装置和设备的检修分为计划检修和非计划检修。

企业根据设备管理、使用的经验以及设备状况，制定设备检修计划，对设备进行有组织、有准备、有安排的检修称为计划检修。根据计划检修内容、周期和要求不同，计划检修可分为小修、中修、大修。目前，大多数化工生产装置都定为一年一次大修。随着新材料、新工艺、新技术、新设备的应用，检修质量的提高和预测技术的发展，一部分化工生产装置则实现了两年进行一次大修。

在生产过程中设备突然发生故障或事故，必须进行不停工或临时停工的检修称为计划外检修。这种检修事先难以预料，无法安排检修计划，而且要求检修时间短，检修质量高，检修的环境及工况复杂，故难度较大。但是，在目前的石油化工生产中，这种检修仍然是不可避免的。

二、化工装置检修的特点

化工装置检修具有频繁、复杂、危险性大的特点。

所谓频繁是指计划检修、计划外检修的次数多。其复杂性表现为由于检修项目多、检修内容复杂、施工作业量大、任务集中而检修时间又短，人员多，作业形式和作业人数经常变动，为了赶工期经常加班加点，且化工设备种类繁多，结构和性能各异，塔上塔下、容器内外各工种上下立体交叉作业，检修中又受环境和气候条件的限制，所有这些都给装置检修增加了复杂性，容易发生人身伤害事故。

另一方面，化工生产的危险性决定了化工检修的危险性。由于化工装置设备和管道中存在着易燃、易爆和有毒物质，装置检修又离不开动火、动土、进罐入塔作业，在客观上具备了火灾、爆炸和中毒等事故发生的因素，处理不当，就容易发生重大事故。

做好装置停工、检修和开工中的安全工作，学习检修中的有关安全知识，了解检修过程中存在的危险因素，认真采取各项安全措施，防止各种事故发生，保护员工的安全和健康，对搞好安全检修是很有必要的。

实践证明，装置停车、检修及开工过程中是最容易发生事故的，据统计，在中国石油化工集团公司系统发生的重大事故中，装置检修过程中发生的事故占事故总起数的 42.46%。

【案例 8-1】 某公司净化工段变压吸附岗位气动切断球阀出现异常情况（管道内输送介质为一氧化碳），当班操作工打开旁路，切断变压吸附系统，随后电话通知仪表工段，一名仪表工来变压吸附岗位询问情况后，独自一人到现场去查找问题，操作人员在操作室操作开关配合，过了一会，仪表工告诉操作人员说阀门出现故障，需要维修。十几分钟后，操作人员到外面看，没有看到人，以为仪表工回去了，便没有在意。大约 3h 后，仪表工段当班的另一名仪表工发现去变压吸附岗位维修的仪表工还未回来，就立即赶到维修现场寻找，发现他躺在变压吸附平台上，随后立即将他送往医院抢救，经诊断确认已死亡。事故发生后经过对其他仪表维修人员的询问发现，维修人员对吸附岗位存在的危险因素和应采取的防范措施都不清楚，也未有人告知。

该公司未向仪表维修人员告知在变压吸附岗位维修仪表时存在的危险因素、防范措施，造成仪表维修人员的安全防范意识不强，事故发生时虽然系统已紧急切断，但系统内仍有压力，由于切断球阀阀杆密封垫片密封不严，造成高浓度的一氧化碳泄漏，致使正在现场维修又未采取任何防范措施的仪表维修人员中毒死亡。

第二节 化工安全检修的一般要求

一、检修前的安全工作

1. 检维修前的安全要求
为保证检修工作安全顺利进行，应做好以下几方面的工作：
① 进行危险、有害因素识别。
② 编制检维修方案。
③ 办理工艺、设备设施交付检维修手续。
④ 对检维修人员进行安全培训教育。
⑤ 检维修前对安全控制措施进行确认。
⑥ 为检维修作业人员配备适当的劳动保护用品。
⑦ 办理各种作业许可证。

2. 化工检修的准备管理工作
化工生产装置检修的安全管理始终贯穿于检修的全过程，包括检修前的准备、装置的停车、吹扫置换、检修、开工前的确认以及开工的全过程。因此，化工生产装置检修必须严格遵守检修工作的各项规章制度、规定，办理各种安全检修许可票（如设备交出、设备检修、用火、破土、进入有限空间、临时用电票、高处作业、起吊作业等）的申请、审核和批准手续，这是化工装置实现安全检修的重要管理工作。

3. 检修方案的制定
装置停车检修必须制定停车、检修、开车方案及其安全措施。全厂性停车大检修、系统大修、车间大修，其检修方案应由总工程师或厂长（或兼职机动的副厂长或厂技术负责人）审批。审批负责人应对检修过程中的安全负全面责任。

车间的中、小检修方案（或检修任务书、检修许可证），可根据具体的实际情况，由相应的责任单位审批。审批负责人应对检修过程中的安全负责。

单项工程或单个设备的检修方案（或检修任务书），由机动部门审批，并对检修过程中的安全负责。

生产过程中的抢修，应根据其内容和性质，确定检修任务的级别（大、中、小），及其检修方案或检修任务书的编制和审批。

4. 检修前的安全交接
检修前，安全检修方案的编制人负责向参加进行的全体人员进行检修方案技术交底，使其明确检修内容、步骤、方法、质量标准、人员分工、注意事项、存在的危险因素和由此而采取的安全技术措施等，达到分工明确、责任到人。同时还要组织检修人员到检修现场，了解和熟悉现场环境，进一步核实安全措施的可靠性。

检修前现场的安全要求如下。

① 检修时使用的备品配件、机具、材料，应按指定地点存放，堆放应整齐，以不影响安全和检修现场道路通行为原则。检修现场应保持道路通畅，路面平整，路基牢固及良好的照明措施。夜间施工时，应装设亮度足够的照明灯。

② 在易燃易爆和有毒物品输送管道附近不得设置临时检修办公室、休息室、仓库、施工棚等建筑物。易燃易爆生产区、储罐区、仓库区内或附近的路段，应设立明显的标志，限制或禁止某类车辆通行。检修现场必须保持排水沟通畅，不得有积水。

③ 影响检修安全的坑、井、洼、沟、陡坡等均应填平或铺设与地面平齐的盖板，或设置围栏和警告标志，夜间应设警告信号灯。

做好停车前与生产系统的协调工作，按停车方案规定的程序要求进行停车。主要内容如下。

① 系统卸压：由高压至低压进行。

② 降温：按规定的降温速率进行，达到规定要求。

③ 排净：排净生产系统（设备、管道）内储存的气、液和固体物料。如设备内的物料确实不能排净，应在"安全检修交接书"中详细交代，并做好安全措施。

④ 吹扫和洗净残存物料。

⑤ 置换：先用氮气、后用空气，分别置换在检修范围内所有设备和管线中的可燃气体和有毒有害气体，直至分析结果符合安全检修的要求。

⑥ 隔绝：按抽加盲板图的先后顺序抽、加盲板。抽、加盲板的部位要有挂牌标志。盲板必须符合安全要求，并进行编号和登记。

⑦ 清理检修场地、检修通道。

⑧ 切断所有需要检修设备的水、电、汽、气。

⑨ 分析测定在检修环境空气中的有毒和可燃气体的含量，必须符合 TJ36 的要求。

对参加重要、关键部位或特殊技术要求的项目检修人员，还要进行专门的安全技术教育和考核，身体检查合格后方可参加检修工作。

5. 检修机具、个体防护器具、救急器具和消防器材的安全管理

各类检修机械（包括木工机械、金工机械等）、防护装置、制动装置应符合安全规定。气焊使用的各类气瓶应配有瓶帽和防震圈。起重机具、电（手）动葫芦、滑车、钢丝绳、千斤顶、索具等应无损伤、腐蚀，并符合规定要求。登高用具：安全带、安全网、梯子等在使用前必须分别按 GB 6095（安全带）、GB 5725（安全网）和 GB 7059（移动式木直梯安全标准、移动式木折梯安全标准、移动式轻金属折梯安全标准）的要求进行检查，不合格的不得使用。

检修现场应根据大、中修和抢修的具体情况，配备一定数量的个体防护器具（如空气呼吸器、长管防毒面具）、救护器具和消防器材，并做好检查，保证安全使用。系统大检修时，消防车应处于警备状态。

6. 检修前安全教育的要求

参加大检修的人员，必须进行检修前的安全教育。根据本次进行的难易程度、存在的危险因素、可能出现的问题和工作中容易疏忽的地方，结合典型事故案例，进行系统的、全面的安全技术和安全思想教育，以提高执行各种规章制度的自觉性和对落实安全技术措施重要性的认识，使其从思想上、劳动组织上、规章制度上、安全技术措施上进一步落实，从而为安全检修创造必要的条件。

对于重大项目、危险项目的检修或抢修，其安全教育应重点安排。特种作业人员除学习了解检修前的安全教育内容外，还需进行本工种的专业安全教育。教育的形式可根据具体情况采用现场教育、安全录像、幻灯片教育、课堂讲课等形式，同时可利用黑板报、图片、广播进行宣传教育。

7. 检修人员行为的安全要求

所有检修人员必须持有本单位安全部门颁发的安全作业证才能上岗检修。特种作业人员必须同时持有当地有关部门发给的特种作业证，才能上岗作业。从事夜间检修作业或零星项目检修作业，必须有两人以上，其中一人为安全监护。进入检修现场人员必须穿戴好安全帽、工作服和必要的防护用品。禁止穿拖鞋、凉鞋、高跟鞋，赤膊、短裤、裙子上岗。提倡文明检修，保持检修环境整治，清理出来的废渣和废旧设备、管道，应及时清理。在检修现场严禁吸烟。未成年人及无关人员不准进入检修现场。

二、化工检修的实施

停车方案一经确定，应严格按照停车方案确定的时间、停车步骤、工艺变化幅度，以及确认的停车操作顺序图标，有秩序地进行。

装置在停车过程中，要进行降温、降压、降低进料，一直到切断原料进料，然后进行设备倒空、吹扫、置换等大量工作，操作变化频繁。各工序和各岗位之间联系密切，如果组织不好，指挥不当或联系不周，操作失误，都很容易发生事故。

1. 停车前的准备工作

① 编写好停车方案。结合停车的特点和要求，制定出一个正确指导停车操作的"停车方案"。装置停车初期，要组织有关技术人员，对设备内部进行检查鉴定，以尽早提出新发现的检修项目，便于备料施工，消除设备内部缺陷，保证下个开工周期的安全生产。

② 做好检修期间的劳动组织及分工。根据装置的特点，检修工作量大小，停车时的季节及员工的技术水平，合理调配人员。要分工明确，任务到人，措施到位，防止忙乱中出现漏洞。

③ 做好停车检修前的组织动员。在停车前要进行一次大检修的动员，使全体人员都明确检修的任务、进度，熟悉停开车方案，重温有关安全制度和规定，对照过去的经验教训，提出停车可能出现的问题，制定防范措施，进行事故预想，克服麻痹思想，为安全停车和检修打下扎实的基础。

2. 停车安全要求

按照停车方案确定的时间、停车步骤、工艺条件变化幅度进行有秩序的停车，不得违反。在停工操作中应注意下列问题。

① 控制好降温、降投料量的速度不宜过快。尤其在高温条件下，以防金属设备温度变化剧烈，热胀冷缩造成设备泄漏。易燃易爆介质漏出遇到空气，易造成火灾爆炸事故；有毒物料漏出还容易引起急性中毒事故。

② 开关阀门操作一定要缓慢进行。尤其开阀门时，打开头两扣后要稍停片刻，使物料少量通过，观察物料畅通情况（对热物料来说，可使设备管道有个预热过程），然后再逐渐开大直至达到要求为止。开水蒸气的阀门时，开阀前应先打开排凝阀，将设备或管道内冷凝水排净，关闭排凝阀，然后由小到大逐渐把蒸汽阀打开。如没有排凝阀，应先小开，将水排出后再把阀开大，以防止蒸汽带水造成水击现象，产生振动而损坏设备和管道。

③ 加热炉的停炉操作，应按停车方案规定的降温曲线逐渐减少火嘴。炉子负荷较大，

火嘴较多，且进料非一路的，应考虑几路进料均匀降温，因此熄灭火嘴时应叉开进行。加热炉未全部熄火或者炉膛温度很高时，有引燃可燃气体的危险，此时装置不得进行排空和低点排凝，以防引起爆炸着火。

④ 高温真空设备的停车，必须先卸掉真空恢复常压，待设备内介质温度降到自燃点以下时方可与大气相通，以防设备内的燃爆。否则在负压下介质温度达到或高于自燃点，空气吸入会引起爆炸事故。

⑤ 装置停车时，设备管道内的液体物料应尽可能抽空，送出装置外。可燃、有毒气体物料应排到火炬烧掉。对残存的物料排放时，应采取相应的措施，不得就地排放或排放到下水道中，装置周围应杜绝一切火源。

⑥ 应对检修现场的爬梯、栏杆、平台、铁篦子、盖板等进行检查，保证安全可靠。

⑦ 对检修用的盲板逐个检查，高压盲板须经探伤后方可使用。对检修所使用的移动式电气工器具，必须配有漏电保护装置。对有腐蚀性介质的检修场所须备有冲洗用水源。

⑧ 对检修现场的坑、井、洼、沟、陡坡等应填平或铺设与地面平齐的盖板，也可设置围栏和警告标志，并设夜间警示红灯。检查、清理检修现场的消防通道、行车通道，保证畅通无阻。需夜间检修的作业场所，应设有足够亮度的照明装置。

⑨ 应将检修现场的易燃易爆物品、障碍物、油污、冰雪、积水、废弃物等影响检修安全的杂物清理干净。

【案例 8-2】　河南濮阳中原大化集团有限责任公司"2·23"较大中毒窒息事故。

2008 年 2 月 23 日上午 8 时左右，山东华显安装建设有限公司安排对气化装置的煤灰过滤器（S1504）内部进行除锈作业。在没有对作业设备进行有效隔离、没有对作业容器内氧含量进行分析、没有办理进入受限空间作业许可证的情况下，作业人员进入煤灰过滤器进行作业，约 10 点 30 分，1 名作业人员窒息晕倒坠落作业容器底部，在施救过程中另外 3 名作业人员相继窒息晕倒在作业容器内。随后赶来的救援人员在向该煤灰过滤器中注入空气后，将 4 名受伤人员救出，其中 3 人经抢救无效死亡，1 人经抢救脱离生命危险。

事故发生的直接原因：煤灰过滤器（S1504）下部与煤灰储罐（V1505）连接管线上有一膨胀节，膨胀节设有吹扫氮气管线。2 月 22 日装置外购液氮气化用于磨煤机单机试车。液氮用完后，氮气储罐（V3052，容积为 200m³）中仍有 0.9MPa 的压力。2 月 23 日在调试氮气储罐（V3052）的控制系统时，连接管线上的电磁阀误动作打开，使氮气储罐内氮气串入煤灰过滤器（S1504）下部膨胀节吹扫氮气管线，由于该吹扫氮气管线的两个阀门中的一个没有关闭，另一个因阀内存有施工遗留杂物而关闭不严，氮气窜入煤灰过滤器中，导致煤灰过滤器内氧含量迅速减少，造成正在进行除锈作业的人员窒息晕倒。由于盲目施救，导致伤亡扩大。

三、抽堵盲板、置换与清洗等作业安全

化工装置在停车后应进行抽堵盲板、设备吹扫、置换等工作。停车和吹扫、置换工作进行的好坏，直接关系到装置的安全检修。因此，装置停车后的处理对于安全检修工作有着特殊的意义。

1. 抽堵盲板作业

在设备抢修或检修过程中，设备、管道内存有物料（气、液、固态）及一定温度、压力情况时的盲板抽堵，或设备、管道内物料经吹扫、置换、清洗后的盲板抽堵。

化工生产，特别是大型化工联合企业，厂际之间、各装置之间，装置与储罐区之间有许多管道互相连通输送物料。装置停车检修的设备必须与运行系统或有物料系统进行隔离，而这种隔离只靠阀门是不行的。因为许多阀门经过长期的介质冲刷、腐蚀、结垢或杂质的积存等因素，很难保证严密，一旦有易燃易爆、有毒、有腐蚀、高温、窒息性介质窜入检修设备中，遇到施工用火便会引起爆炸着火事故；如果是有毒或窒息性物料，人在设备内工作，便会造成中毒或窒息死亡。最保险的办法是将与检修设备相连的管道用盲板相隔离。装置开车前再将盲板抽掉。抽堵盲板工作既有很大的危险性，又有较复杂的技术性，因此需办理盲板抽堵安全作业证（见表8-1），且必须由熟悉生产工艺的人员负责，严加管理。具体抽加盲板时应注意以下几点。

① 盲板抽堵作业实施作业证管理，作业前应办理《盲板抽堵安全作业证》（以下简称《作业证》）。盲板抽堵作业人员应经过安全教育和专门的安全培训，并经考核合格。

② 生产车间（分厂）应预先绘制盲板位置图，对盲板进行统一编号，并设专人负责。盲板抽堵作业单位应按图作业。盲板抽堵作业应设专人监护，监护人不得离开作业现场。

③ 作业人员应对现场作业环境进行有害因素辨识并制定相应的安全措施。在作业复杂、危险性大的场所进行盲板抽堵作业，应制订应急预案。

④ 在有毒介质的管道、设备上进行盲板抽堵作业时，系统压力应降到尽可能低的程度，作业人员应穿戴适合的防护用具。在强腐蚀性介质的管道、设备上进行抽堵盲板作业时，作业人员应采取防止酸碱灼伤的措施。

⑤ 在易燃易爆场所进行盲板抽堵作业时，作业人员应穿防静电工作服、工作鞋；距作业地点30m内不得有动火作业；工作照明应使用防爆灯具；作业时应使用防爆工具，禁止用铁器敲打管线、法兰等。

表8-1　盲板抽堵安全作业证

生产车间（分厂）：
车间或部门：　　　　　　　　　　　　　　　　编号：

设备、管线名称	介质	温度	压力	盲　　板		
				材质	规格	编号

实施时间		作业人		监护人	
装	拆	装	拆	装	拆

盲板位置示意图：

编制人：　　　年　　月　　日

安全措施：

生产车间负责人：　　　年　　月　　日

盲板抽堵作业单位或人员确认意见：

作业单位负责人：　　　年　　月　　日

审批意见：

批准人：　　　年　　月　　日

⑥ 不得在同一管道上同时进行两处及两处以上的盲板抽堵作业。每个盲板应设标牌进行标识，标牌编号应与盲板位置图上的盲板编号一致。作业结束，由盲板抽堵作业单位、生产车间（分厂）专人共同确认。

⑦ 加盲板的位置，应加在有物料来源的阀门后部法兰处，盲板两侧均应有垫片，并把紧螺栓，以保持严密性。不带垫片，就不严密，也会损坏法兰。

2. 设备吹扫和置换

为了保证检修动火和罐内作业的安全，检修前要对设备内的易燃易爆、有毒气体进行置换；对易燃、有毒液体要在排空后，用惰性气体吹扫；对积附在器壁上的易燃、有毒介质的残渣、油垢或沉积物要进行认真的清理，必要时要人工刮铲、热水煮洗等；对酸碱等腐蚀性液体及经过酸洗或碱洗过的设备，则应进行中和处理。

（1）吹扫 对设备和管道内没有排净的易燃有毒液体，一般采用以蒸汽或惰性气体进行吹扫的方法来清除，这种方法也叫扫线。扫线作业应该根据停车方案中规定的扫线流程图，按管段号和设备位号逐一进行，并填写登记表。在登记表上注明管段号、设备位号、吹扫压力、进气点、排放点、负责人等。

扫线结束时应先关闭物料阀，再停气，以防止管路系统介质倒回。

设备和管道吹扫完毕并分析合格后，应及时加盲板与运行系统隔离。

（2）置换 对易燃、有毒气体的置换，大多采用蒸汽、氮气等惰性气体为置换介质，也可采用注水推气法，将易燃、有毒气体排出。用注水排气法置换气体时，一定要保证设备内充满水，以确保将被置换气体全部排出。对用惰性气体置换过的设备，若需进罐作业，还必须用空气将惰性气体置换掉，以防止窒息。根据置换和被置换介质相对密度的不同，选择确定置换和被置换介质的进出口和取样部位。

换出的易燃、有毒气体，应排至火炬或安全场所，且换后应对设备内的气体进行分析，测验易燃易爆气体浓度和含氧量，至合格为止：氧含量≥18%，可燃气体浓度≤0.2%。

3. 清洗和铲除

对置换和吹扫都无法清除的黏结在设备内壁的易燃、有毒物质的沉积物及结垢等，还必须采用清洗和铲除的办法进行处理。以免因为动火时沉积物或结垢遇高温迅速分解或挥发，使空气中可燃物质或有毒有害物质浓度大大增加而发生燃烧、爆炸或中毒事故。

清洗一般有蒸煮和化学清洗两种。

（1）蒸煮 一般来说，较大的设备和容器在清除物料后，都应用蒸汽、高压热水喷扫或用碱液（氢氧化钠溶液）通入蒸汽煮沸，采用蒸汽宜用低压饱和蒸汽；对不溶于水、常温下不易气化的黏稠物料，可以用蒸汽冲的办法进行清洗。蒸汽冲过的设备还应用热水煮洗。被喷扫设备应有静电接地，防止产生静电火花引起燃烧、爆炸事故，防止烫伤及碱液灼伤。

（2）化学清洗 常用碱洗与酸洗交替使用等办法。碱洗和酸洗交替使用法适于单纯对设备内氧化铁沉淀物的清洗，若设备内有油垢，应先用碱洗去油垢，然后清水洗涤，接着进行酸洗，氧化铁沉积即溶解。

对设备内的沉积物，也可用人工铲刮的方法予以清除。进行此项作业时，应符合进入设备作业安全规定，特别应注意的是，对于可燃物的沉积物的铲刮应使用铜质、木质等不产生火花的工具，并对铲刮下来的沉积物妥善处理。

4. 其他要求

按停车方案在完成了装置的停车、排空物料、中和、置换、清洗和可靠的隔离等工作后，装置停车即告完成。在转入装置检修之前还应对地面、明沟内的油污进行清理，封闭全装置的下水井盖和地漏。

对于有传动设备或其他有电源的设备，检修前必须切断一切电源，并在开关处挂上标志牌。

对要实施检修的区域或重要部位，应设置安全界标或栅栏，并有专人负责监护，非检修人员不得入内。

操作人员与检修人员要做好交接和配合。设备停车并经操作人员进行物料倒空、吹扫等处理，经分析合格后方可交检修人员进行检修。在检修过程中动火、动土、罐内作业等均按有关规定进行，操作人员要积极配合。

四、化工检修的验收

1. 装置开车前安全检查

生产装置经过停工检修后，在开车运行前要进行一次全面的安全检查验收。目的是检查检修项目是否全部完工，质量是否全部合格，劳动保护安全卫生设施是否全部恢复完善，设备、容器、管道内部是否全部吹扫干净、封闭，盲板是否按要求抽加完毕，确保无遗漏，检修现场是否工完、料净场地清，检修人员、工具是否撤出现场，达到了安全开工条件。

（1）现场清理　检修完毕，检修人员要检查自己的工作有无遗漏，要清理现场，将火种、油渍垃圾、边角废料等全部清除，不得在现场遗留任何材料、器具和废料。

大修结束后，施工单位撤离现场前，要做到"三清"：①清查设备内有无遗忘的工具和零件；②清扫管路通道，查看有无应拆除的盲板等；③清除设备、屋顶、地面上的杂物垃圾。

（2）焊接、试压和气密试验　焊接产品的完成，要经过原材料划线、切割、坡口加工、装配、焊接等多种工序，并要使用多种设备、工艺装备和焊接材料，受操作者的技术水平等许多因素影响，因此，极易出现各种各样的焊接缺陷。这就要求对焊接部位进行检验。

任何设备、管线在检修复位后，为检验施工质量，应严格按有关规定进行试压和气密试验，防止生产时跑、冒、滴、漏，造成各种事故。在试压过程中发现泄漏，不得带压紧固螺栓、补焊或修理。

（3）吹扫、清洗　在新建装置开工前应对全部管线和设备彻底清洗，把施工过程中遗留在管线和设备内的焊渣、泥砂、锈皮等杂质清除掉，使所有管线都贯通。

一般处理液体的管线用水冲洗，处理气体的管线用空气或氮肥气吹扫，蒸汽等特殊管道除外。如仪表风管道应用净化风吹扫；蒸汽管道应按压力等级的不同，使用相应的蒸汽吹扫。

安全监督要点如下。

① 拆除易堵卡物件（如孔板、调节阀、阻火器、过滤器等），安全阀加盲板隔离，关闭压力表手阀及液位计连通阀。

② 严格按方案执行，吹扫、清洗要严。按系统、介质的种类、压力等级分别进行，并应符合现行规范要求。

③ 在吹扫过程中，要有防止噪声和静电产生的措施，冬季用水清洗应有防冻结措施，以防阀门、管道冻坏。

④ 放空口要设置在安全地方或有专人监视，操作人员应配齐个人防护用具，与吹扫无关的部位要关闭或加盲板隔离。

⑤ 用蒸汽吹扫管线时，要先慢慢暖管，冷凝水引到安全位置排放干净，以防水击，并有防止检查人员烫伤的措施。对低点排凝和高点放空要顺吹扫方向逐个打开和关闭，吹扫达到规定时间要求时，要先关阀后停汽，吹扫后要用空气或氮气吹干，防止蒸汽冷凝造成

真空而损坏管线。

⑥ 输送气体管道如用液体清洗时，要核对支承物强度是否按液体设计。清洗过程要用最大安全体积和流量。

（4）烘炉　各种反应炉在检修后开车前，应按烘炉规程要求进行烘炉。在车间主管生产的负责人指导下，根据编制的烘炉方案，进行烘炉。

（5）传动设备试车　化工生产装置中机、泵起着输送液体、气体、固体介质的作用，由于操作环境复杂，一旦单机发生故障，就会影响全局。因此要通过试车，对机、泵检修后能否保证安全投料一次开车成功进行考核。

（6）联动试车　编制联动试车方案，指定专人对装置进行全面认真的检查，并对系统内盲板的抽加情况，登记建档，签字认可，严防遗漏。要保证供水、供汽、供电等辅助系统运行正常，符合工艺要求。整个装置要具备开车条件。

2. 装置开车

装置开车要在开车指挥部的领导下，统一安排，并由装置所属的车间领导负责指挥开车。岗位操作工人要严格按工艺操作规程操作。

（1）贯通流程　用蒸汽、氮气通入装置系统，一方面扫去装置检修时可能残留的部分焊渣、焊条头、铁屑、氧化皮、破布等，防止这些杂物堵塞管线，另一方面验证流程是否贯通。这时应按工艺流程逐个检查，确认无误，做到开车时不窜料、不憋压。按规定用蒸汽、氮气对装置系统置换，分析系统氧含量达到安全值以下的标准。

（2）装置进料　进料前，在升温、预冷等工艺调整操作中，检修工与操作工配合做好螺栓紧固部位的热把、冷把工作，防止物料泄漏。岗位应备有防毒面具。油系统要加强脱水操作，深冷系统要加强干燥操作，为投料奠定基础。

装置进料前，要关闭所有的放空、排污、倒淋等阀门，然后按规定流程，经操作工、班长、车间值班领导检查无误，启动机泵进料。进料过程中，操作工沿管线进行检查，防止物料泄漏或物料走错流程；装置开车过程中，严禁乱排乱放各种物料。装置升温、升压、加量，按规定缓慢进行；操作调整阶段，应注意检查阀门开度是否合适，逐步提高处理量，使其达到正常生产为止。

生产装置经过停工检修后，在开工运行前要进行一次全面的检查验收。目的是检查检修项目是否全部完工，质量是否全部合格，劳动安全卫生设施是否全部恢复、完善，设备、容器、管道内部是否全部吹扫干净、封闭，检修现场是否工完、料净、场地清，检修人员、工具是否撤出现场，达到安全开工条件。

在检修过程中要始终发挥安全保证体系的作用，各级安全检查人员要深入到检修现场的每一个角落，严格检查各检修现场是否认真执行安全检修的各项规定，发现问题及时纠正。对严重违章违纪者，安全检查人员有权令其停止作业。也可采用经济或行政手段予以制裁，以保证检修现场安全、有序。

第三节　化工检修作业安全

一、动火作业

【案例8-3】　某化学品生产公司利用全厂停车机会进行检修，其中一个检修项目是用气割割断煤气总管后加装阀门。为此，公司专门制定了停车检修方案。检修当天对室外煤气总管（距地面高度约6m）及相关设备先进行氮气置换处理，约1h后从煤气总管与煤气气柜间管道的最低取样口取样分析，合格后就关闭氮气阀门，认为氮气置换结束，分析报告上写着"氢气＋一氧化碳＜7％，不爆"。接着按停车检修方案对煤气总管进行空气置换，2h后空气置换结束。车间主任开始开《动火安全作业证》，独自制定了安全措施后，监火人、动火负责人、动火人、动火前岗位当班班长、动火作业的审批人（未到现场）先后在动火证上签字，约20min后（距分析时间已间隔3h左右），焊工开始用气割枪对煤气总管进行切割（检修现场没有专人进行安全管理），在割穿的瞬间煤气总管内的气体发生爆炸，其冲击波顺着煤气总管冲出，击中距动火点50m外正在管架上已完成另一检修作业准备下架的一名包机工，使其从管架上坠落死亡。

该公司在进行动火危险作业时未安排专人进行现场安全管理，动火作业过程中未严格执行《化学品生产单位动火作业安全规范》（AQ3022—2008），在选取动火分析的取样点、确定动火分析的合格判定标准、分析时间与动火时间的间隔、动火证的办理过程中都存在着严重违章行为，致使煤气总管中残留的易燃易爆性气体，在煤气管道被割穿的瞬间遇点火源而引发管内气体爆炸，导致一名作业人员高处坠落后死亡。

办理动火证流于形式，取样与动火间隔不得超过30min，如超过此间隔或动火作业中断时间超过30min，应重新取样分析。动火分析的合格判定标准应为：当被测气体或蒸气的爆炸下限大于等于4％时，其被测浓度应不大于0.5％（体积分数）；当被测气体或蒸气的爆炸下限小于4％时，其被测浓度应不大于0.2％（体积分数）。

1. 动火作业的定义及分类

（1）定义 在化工企业中，能直接或间接产生明火的工艺设置以外的非常规专业，如使用电焊、气焊（割）、喷灯、电钻、砂轮等进行可能产生火焰、火花和炽热表面的非常规作业。

凡在禁火区从事上述高温或易产生火花的作业，都要办理动火证手续，落实安全动火措施。

（2）分类 动火作业分为特殊危险动火作业、一级动火作业和二级动火作业三类。

特殊危险动火作业是指在生产运行状态下的易燃易爆物品生产装置、输送管道、储罐、容器等部位上及其他特殊危险场所的动火作业；带压不置换动火作业按特殊动火作业管理。

一级动火作业是指在易燃易爆场所进行的除特殊动火作业以外的动火作业。厂区管廊上的动火作业按一级动火作业管理。

二级动火作业是指除特殊危险动火作业和一级动火作业以外的动火作业。凡生产装置或系统全部停车，装置经清洗、置换、取样分析合格并采取安全隔离措施后，可根据其火灾、爆炸危险性大小，经厂安全（防火）部门批准，动火作业可按二级动火作业管理；遇节日、假日或其他特殊情况时，动火作业应升级管理。

2. 禁火区与动火区的划分

在生产正常或不正常情况下都有可能形成爆炸性混合物的场所和存在易燃、可燃物质的场所都应划为禁火区。在禁火区内，根据发生火灾、爆炸危险性的大小，所在场所的重要性以及一旦发生火灾爆炸事故可能造成的危害大小，划分为一般危险区和危险区两类。在不同的区域内动火，其安全管理制度有所不同。

在化工单位里，为了正常的设备维修需要，在禁火区外，可在符合安全条件的地域设立固定动火区，在固定动火区内可进行动火作业。

设立固定动火区的条件如下。

① 固定动火区距可燃、易爆物质的堆场、仓库、储罐及设备的距离应符合防火规范的规定。

② 在任何气象条件下，固定动火区域内的可燃气体含量在允许范围以内。生产装置在正常运行时，可燃气体应扩散不到动火区内。

③ 动火区若设在室内，应与防爆区隔开，不准有门窗串通。允许开的窗、门都要向外开，各种通道必须畅通。

④ 固定动火区周围不得存放易燃易爆及其他可燃物质。少量的有盖桶装电石、乙炔气瓶等在采取可靠措施后，可以存放。

⑤ 固定动火区应备有适用的、足够数量的灭火器材。

⑥ 动火区要有明显的标志。

3. 动火作业安全防火要求

动火作业应办理《动火安全作业证》（以下简称《作业证》见表 8-2），进入受限空间、高处等进行动火作业时，还须执行 AQ3028—2008《化学品生产单位受限空间作业安全规范》和 AQ3025—2008《化学品生产单位高处作业安全规范》的规定。

动火作业应满足如下要求。

① 动火作业应有专人监火，动火作业前应清除动火现场及周围的易燃物品，或采取其他有效的安全防火措施，配备足够适用的消防器材。

表 8-2 动火安全作业证

车间或部门：　　　　　　　　　　　　　　　　　　　编号：

动火地点：
动火方式：
动火执行人：
动火负责人：
动火时间：

年　　月　　日　　时　　分始至　　年　　月　　日　　时　　分止

动火分析时间	采样地点	分析数据	分析人
年 月 日 时			
年 月 日 时			

危害识别： 确认人签名：
安全措施：   编制人：
监火人：
动火部位负责人：
动火初审人：
动火审批人：
特殊动火会签：

② 凡在盛有或盛过危险化学品的容器、设备、管道等生产、储存装置及处于甲乙类区域的生产设备上动火作业，应将其与生产系统彻底隔离，并进行清洗、置换，取样分析合格后方可动火作业；因条件限制无法进行清洗、置换而确需动火作业时，按特殊动火作业的规定执行。

③ 凡处于甲乙类区域的动火作业，地面如有可燃物、空洞、井、地沟、水封等，应检查分析，距用火点15m以内的，应采取清理或封盖等措施；对于用火点周围有可能泄漏易燃、可燃物料的设备，应采取有效的空间隔离措施。

④ 拆除管线的动火作业，应先查明其内部介质及其走向，制订相应的安全防火措施。

⑤ 在生产、使用、储存氧气的设备上进行动火作业，氧含量不得超过21%。

⑥ 五级风以上（含五级风）天气，原则上禁止露天动火作业。因生产需要确需动火作业时，动火作业升级管理。

⑦ 在铁路沿线（25m以内）进行动火作业时，遇装有危险化学品的火车通过或停留时，应立即停止作业。

⑧ 凡在有可燃物构件的凉水塔、脱气塔、水洗塔等内部进行动火作业时，应采取防火隔绝措施。

⑨ 动火期间距动火点30m内不得排放各类可燃气体；距动火点15m内不得排放各类可燃液体；不得在动火点10m范围内及用火点下方同时进行可燃溶剂清洗或喷漆等作业。

⑩ 动火作业前，应检查电焊、气焊、手持电动工具等动火工器具本身安全程度，保证安全可靠。

⑪ 使用气焊、气割动火作业时，乙炔瓶应直立放置；氧气瓶与乙炔气瓶间距不应小于5m，二者与动火作业地点不应小于10m，并不得在烈日下曝晒。

⑫ 动火作业完毕，动火人和监火人以及参与动火作业的人员应清理现场，监火人确认无残留火种后方可离开。

⑬《作业证》实行一个动火点、一张动火证的动火作业管理；特殊动火作业和一级动火作业的《作业证》有效期不超过8h。二级动火作业的《作业证》有效期不超过72h，每日动火前应进行动火分析。

4. 动火分析及合格标准

动火作业前应进行安全分析，动火分析的取样点要有代表性。在较大的设备内动火作业，应采取上、中、下取样；在较长的物料管线上动火，应在彻底隔绝区域内分段取样；在设备外部动火作业，应进行环境分析，且分析范围不小于动火点10m。

取样与动火间隔不得超过30min，如超过此间隔或动火作业中断时间超过30min，应重新取样分析，特殊动火作业期间还应随时进行监测。使用便携式可燃气体检测仪或其他类似手段进行分析时，检测设备应经标准气体样品标定合格。动火分析合格判定见表8-3。

表8-3　动火分析控制标准

可燃气爆炸下限（体积分数）/%	用火处空气中可燃气合格浓度（体积分数）/%
<4	<0.2
≥4	<0.5

二、动土作业

1. 动土作业的定义及危险性

（1）定义　挖土、打桩、钻探、坑探、地锚入土深度在 0.5m 以上；使用推土机、压路机等施工机械进行填土或平整场地等可能对地下隐蔽设施产生影响的作业。

（2）危险性　化工企业内外地下有与动力、通信和仪表等不同用途及不同规格的电缆，有上水、下水、循环水、冷却水、软水和消防水等口径不一，材料各异的生产、生活用水管，还有煤气管、蒸汽管、各种化学物料管、电缆的管道纵横交错，编织成网。如果不明地下设施情况而进行动土作业，可能挖穿电缆、击穿管道、土石塌方、人员坠落，造成人员伤亡或全厂停电等重大事故。

所以动土作业必须按照 AQ3023—2008《化学品生产单位动土作业安全规范》的规定来执行。

2. 动土作业的安全要求

动土作业应办理《动土安全作业证》，以下简称《作业证》，没有《作业证》严禁动土作业。《作业证》经单位有关水、电、汽、工艺、设备、消防、安全、工程等部门会签，由单位动土作业主管部门审批。《作业证》见表 8-4。

作业前，项目负责人应对作业人员进行安全教育。作业人员应检查工具、现场支撑是否牢固、完好，发现问题应及时处理。应按规定着装并佩戴合适的个体防护用品。动土作业施工现场应根据需要设置护栏、盖板和警告标志，夜间应悬挂红灯示警。施工单位应进行施工现场危害辨识，并逐条落实安全措施。

动土临近地下隐蔽设施时，应使用适当工具挖掘，避免损坏地下隐蔽设施。动土中如暴露出电缆、管线以及不能辨认的物品时，应立即停止作业，妥善加以保护，报告动土审批单位处理，经采取措施后方可继续动土作业。挖掘坑、槽、井、沟等作业，应遵守下列规定：

① 挖掘土方应自上而下进行，不准采用挖底脚的办法挖掘，挖出的土石严禁堵塞下水道和窨井。

② 在挖较深的坑、槽、井、沟时，严禁在土壁上挖洞攀登，当使用便携式木梯或便携式金属梯时，应符合 GB 7059 和 GB 12142 要求。作业时应戴安全帽，安全帽应符合 GB 2811 的要求。坑、槽、井、沟上端边沿不准人员站立、行走。

③ 要视土壤性质、湿度和挖掘深度设置安全边坡或固壁支撑。挖出的泥土堆放处和堆放的材料至少应距坑、槽、井、沟边沿 0.8m，高度不得超过 1.5m。对坑、槽、井、沟边坡或固壁支撑架应随时检查，特别是雨雪后和解冻时期，如发现边坡有裂缝、疏松或支撑有折断、走位等异常危险征兆，应立即停止工作，并采取可靠的安全措施。

④ 在坑、槽、井、沟的边缘安放机械、铺设轨道及通行车辆时，应保持适当距离，采取有效的固壁措施，确保安全。

⑤ 在拆除固壁支撑时，应从下而上进行。更换支撑时，应先装新的，后拆旧的。

⑥ 作业现场应保持通风良好，并对可能存在有毒有害物质的区域进行监测。发现有毒有害气体时，应立即停止作业，待采取了可靠的安全措施后方可作业。

⑦ 所有人员不准在坑、槽、井、沟内休息。

在危险场所动土时，应有专业人员现场监护，当所在生产区域发生突然排放有害物质时，现场监护人员应立即通知动土作业人员停止作业，迅速撤离现场，并采取必要的应急措施。施工结束后应及时回填土，并恢复地面设施。

　　动土申请单位应将办理好的《动土安全作业证》留存，分别送档案室、有关部门、施工单位各一份。《动土安全作业证》一式三联，第一联交审批单位留存，第二联交申请单位，第三联由现场作业人员随身携带。一个施工点、一个施工周期内办理一张作业许可证。《动土安全作业证》保存期为一年。

表 8-4　动土安全作业证
（正面）

车间或部门：　　　　　　　　　　　　　　　　　　　　　　　编号：

申请单位		申请人	
作业单位		作业地点	
电源接入点		电压	
填写人			

作业时间：自　　年　月　日　时　分始至　　年　月　日　时　分止

动土范围、内容、方式（包括深度、面积，并附简图）：

项目负责人：　　　年　月　日　时　　分

危害辨识：

确认人签名：　　　年　月　日　时　　分

动土安全措施（执行背面）：

作业负责人：　　　年　月　日　时　　分

作业地段负责人意见：

负责人：　　　年　月　日　时　　分

有关水、电、汽、工艺、设备、消防、安全等部门会签意见：

总图负责人意见：　　　年　月　日　时　　分

完工验收检查：

验收人签字：　　　年　月　日　时　　分

（背面）

序号	安　全　措　施	打√
1	作业人员作业前已进行了安全教育	
2	作业地点处于易燃易爆场所，需要动火时是否办理了动火证	
3	地下电力电缆已确认保护措施已落实	
4	地下通信电（光）缆、局域网络电（光）缆已确认保护措施已落实	

序号	安 全 措 施	打√
5	地下供排水、消防管线、工艺管线已确认保护措施已落实	
6	已按作业方案图划线和立桩	
7	动土地点有电线、管道等地下设施,应向作业单位交待并派人监护;作业时轻挖,禁止使用铁棒、铁镐或抓斗等机械工具	
8	作业现场围栏、警戒线、警告牌夜间警示灯已按要求设置	
9	已进行放坡处理和固壁支撑	
10	人员出入口和撤离安全措施已落实:A.梯子;B.修坡道	
11	道路施工作业已报:交通、消防、安全监督部门、应急中心	
12	备有可燃气体检测仪、有毒介质检测仪	
13	现场夜间有充足照明:A.36V、24V、12V 防水型灯 B. 36V、24V、12V 防爆型灯	
14	作业人员已佩戴安全帽等防护器具	
15	动土范围(包括深度、面积、并附简图)无障碍物:已在总图上做标记	

三、受限空间作业

【案例 8-4】 北京污水处理厂,污水处理过程中过滤罐滤料采用石英砂和无烟煤,罐体直径 5m、高 8m,正常操作中罐为密闭状态,由于在过滤罐下部安装有许多过滤滤帽,在滤帽发生漏料时需要停水检修。2002 年 2 月 4 日,四台过滤罐因滤帽漏滤料而停水检修。2月 8 日(过滤罐停水 72h 后),操作工人在打开其中一个过滤罐罐顶人孔及罐侧开口(为卸滤料而设的)仅 20min,且无任何保护措施的情况下,入罐进行作业时发生了死亡 4 人的重大死亡事故。

事故发生后,经检验结果显示,事故发生后 5h 罐中气体中的氧气含量为 5.05%(正常值为 21%),二氧化碳为 1.78%(正常值为 0.03%)。从分析结果可以明确得出,死亡事故的直接原因为罐中气体成分中严重缺氧,造成工人窒息死亡。

1. 受限空间作业的定义

受限空间:化学品生产单位的各类塔、釜、槽、罐、炉膛、锅筒、管道、容器以及地下室、窨井、坑(池)、下水道或其他封闭、半封闭场所。

受限空间作业:进入或探入化学品生产单位的受限空间进行的作业。

2. 受限空间作业的安全要求

由于受限空间作业的危险性较大,明确受限空间作业程序,对于保障作业安全十分有益。按照"先准备、先检查、后作业"的原则,凡要进入受限空间危险作业场所作业,必须办理《受限空间安全作业证》,(以下简称《作业证》,格式见表 8-5),达到如下要求。

(1)安全隔绝 受限空间与其他系统连通的可能危及安全作业的管道应采取有效隔离措施。绝不允许其他系统中的介质进入检修的罐内。

管道安全隔绝可采用插入盲板或拆除一段管道进行隔绝,不能用水封或关闭阀门等代替盲板或拆除管道。

与受限空间相连通的可能危及安全作业的孔、洞应进行严密的封堵。

受限空间带有搅拌器等用电设备时,应在停机后切断电源,上锁并加挂警示牌。

（2）清洗或置换　受限空间作业前，应根据受限空间盛装（过）的物料的特性，对受限空间进行清洗或置换，并达到下列要求。

氧含量一般为 18%～21%，在富氧环境下不得大于 23.5%。

有毒气体（物质）浓度应符合 GBZ 2 的规定。

可燃气体浓度：当被测气体或蒸气的爆炸下限大于等于 4% 时，其被测浓度不大于0.5%（体积分数）；当被测气体或蒸气的爆炸下限小于 4% 时，其被测浓度不大于 0.2%（体积分数）。

化工企业的检修中，密闭空间作业是较多的，尤其是罐内作业更为频繁，其作业危险性也大，如果安全技术措施落实不好，极易造成人身伤亡事故。人在氧含量为 18%～21%的空气中，表现正常；降到 13%～16%，人就会突然晕倒；降到 13% 以下，就会死亡。所以加强罐内作业安全技术措施是企业检修中一个不容忽视的重要环节。

表 8-5　受限空间安全作业证

车间或部门：　　　　　　　　　　　　　　　　　　　　　　　　编号：

受限空间所在单位负责项目栏	受限空间所在单位：					
	受限空间名称：					
	检修作业内容：					
	受限空间主要介质：					
	作业时间：　年　月　日　时起至　　年　月　日　时止					
	隔绝安全措施： 　　　　　　　　　　　　　确认人签字：　　　　　　　　　　年　月　日					
	负责人意见： 　　　　　　　　　　　　　负责人：　　　　　　　　　　　年　月　日					
作业单位负责项目栏	作业单位：					
	作业负责人：					
	作业监护人：					
	作业中可能产生的有害物质：					
	作业安全措施(包括抢救后备措施)：					
	负责人意见： 　　　　　　　　　　　　　负责人：　　　　　　　　　　　年　月　日					
采样分析	分析项目	有毒有害介质	可燃气	氧含量	取样时间	取样部位	分析人
	分析标准						
	分析数据						
审批意见： 　　　　　　　　　　　　　批准人：　　　　　　　　　　　年　月　日							

（3）通风　应采取措施，保持受限空间空气良好流通。打开人孔、手孔、料孔、风门、烟门等与大气相通的设施进行自然通风。必要时，可采取强制通风，采用管道送风时，送

风前应对管道内介质和风源进行分析确认。禁止向受限空间充氧气或富氧空气。

（4）监测 作业前30min内，应对受限空间进行气体采样分析，分析合格后方可进入。

分析仪器应在校验有效期内，使用前应保证其处于正常工作状态。采样点应有代表性，容积较大的受限空间，应采取上、中、下各部位取样，采样人员深入或探入受限空间采样时应采取适当的防护措施。作业中应定时监测，至少每2h监测一次，如监测分析结果有明显变化，则应加大监测频率；作业中断超过30min应重新进行监测分析，对可能释放有害物质的受限空间，应连续监测。情况异常时应立即停止作业，撤离人员，经对现场处理，并取样分析合格后方可恢复作业。

涂刷具有挥发性溶剂的涂料时，应做连续分析，并采取强制通风措施。

（5）个体防护措施 受限空间经清洗或置换不能达到相关要求时，应采取相应的防护措施方可作业；在缺氧或有毒的受限空间作业时，应佩戴隔离式防护面具，必要时作业人员应拴带救生绳；在易燃易爆的受限空间作业时，应穿防静电工作服、工作鞋，使用防爆型低压灯具及不发生火花的工具；在有酸碱等腐蚀性介质的受限空间作业时，应穿戴好防酸碱工作服、工作鞋、手套等护品；在产生噪声的受限空间作业时，还应佩戴耳塞或耳罩等防噪声护具。

（6）照明及用电安全 受限空间照明电压应小于等于36V，在潮湿容器、狭小容器内作业电压应小于等于12V；使用超过安全电压的手持电动工具作业或进行电焊作业时，应配备漏电保护器。在潮湿容器中，作业人员应站在绝缘板上，同时保证金属容器接地可靠；临时用电应办理用电手续，按GB/T 13869规定架设和拆除。

（7）监护 罐内作业一般应指派2人以上作罐外监护。监护人应了解介质的理化性质、毒性、中毒症状和火灾、爆炸性；监护人应位于能经常看见罐内作业全部人员的位置，目光不得离开作业人员；除了向罐内作业人员递送工具、材料外，不得从事其他工作，更不准擅离岗位，发现罐内异常，应立即召集急救人员。监护人只应从事罐外的急救工作，在无人代理监护的情况下，监护人不得进入罐内。抢救人员绝不允许不采取任何防护措施而冒险救人。

（8）其他安全要求

① 在受限空间作业时应在受限空间外设置安全警示标志。

② 受限空间出入口应保持畅通。

③ 多工种、多层交叉作业应采取互相之间避免伤害的措施。

④ 作业人员不得携带与作业无关的物品进入受限空间，作业中不得抛掷材料、工器具等物品。

⑤ 受限空间外应备有空气呼吸器（氧气呼吸器）、消防器材和清水等相应的应急用品。

⑥ 严禁作业人员在有毒、窒息环境下摘下防毒面具。

⑦ 难度大、劳动强度大、时间长的受限空间作业应采取轮换作业。

⑧ 在受限空间进行高处作业应按 AQ 3025—2008《化学品生产单位高处作业安全规范》的规定进行，应搭设安全梯或安全平台。

⑨ 在受限空间进行动火作业应按 AQ 3022—2008《化学品生产单位动火作业安全规范》的规定进行。

⑩ 作业前后应清点作业人员和作业工器具。作业人员离开受限空间作业点时，应将作业工器具带出。

作业结束后，由受限空间所在单位和作业单位共同检查受限空间内外，确认无问题后方可封闭受限空间。

同一处受限空间、同一作业内容办理一张《作业证》，当受限空间工艺条件、作业环境条件改变时，应重新办理《作业证》。《作业证》一式三联，一、二联分别由作业负责人、监护人持有，第三联由受限空间所在单位存查，《作业证》保存期限至少为 1 年。

四、高处作业

化工装置多数为多层布局，高处作业的机会比较多。如设备、管线拆装，阀门检修更换，防腐刷漆保温，仪表调校，电缆架空敷设等。高处作业，事故发生率高，伤亡率也高。

1. 高处作业的定义

凡距坠落高度基准面（作业位置到最低坠落着落点的水平面，称为坠落基准面）2m 及其以上，有可能坠落的高处进行的作业，称为高处作业。

高处作业都应该按照 AQ 3025—2008《化学品生产单位高处作业安全规范》规定执行。

2. 高处作业的分级

高处作业分为一级、二级、三级和特级高处作业，符合 GB/T 3608 的规定。

作业高度在 $2m \leqslant h < 5m$ 时，称为一级高处作业。

作业高度在 $5m \leqslant h < 15m$ 时，称为二级高处作业。

作业高度在 $15m \leqslant h < 30m$ 时，称为三级高处作业。

作业高度在 $h \geqslant 30m$ 时，称为特级高处作业。

3. 高处作业前的安全要求

高处作业在企业的生产过程和施工过程中经常遇到，而危险普遍存在于高处作业整个施工过程中，看似平常的小事、小活，里面都存在着危险。高处作业事故多数都是员工违章引起的，受害者多数思想麻痹，安全意识淡薄，常常事故的受害者也是事故的肇事者。而违章专业的根源是职工缺乏必要的安全教育培训，自我保护意识和安全技能水平不高，对安全事故存在侥幸心理，是导致高处坠落事故发生的直接原因。高处作业前，作业单位现场负责人应对高处作业人员进行必要的安全教育，交代现场环境和作业安全要求以及作业中可能遇到意外时的处理和救护方法。为保障高处作业的安全，必须做到如下要求。

① 进行高处作业前，应针对作业内容，进行危险辨识，制定相应的作业程序及安全措施。将辨识出的危害因素写入《高处安全作业证》（以下简称《作业证》），并制定出对应的安全措施。从事高处作业的单位应办理《作业证》，落实安全防护措施后方可作业。《高处安全作业证》式样见表 8-6。

② 高处作业人员及搭设高处作业安全设施的人员，应经过专业技术培训及专业考试合格，持证上岗，并应定期进行体格检查。对患有职业禁忌证（如高血压、心脏病、贫血病、癫痫病、精神疾病等）、年老体弱、疲劳过度、视力不佳及其他不适于高处作业的人员，不得进行高处作业。

③《作业证》审批人员应赴高处作业现场检查确认安全措施后，方可批准高处作业。

④ 高处作业中的安全标志、工具、仪表、电气设施和各种设备，应在作业前加以检查，确认其完好后投入使用。

⑤ 高处作业前要制定高处作业应急预案，内容包括：作业人员紧急状况时的逃生路线和救护方法，现场应配备的救生设施和灭火器材等。有关人员应熟知应急预案的内容。在紧急状态下（有下列情况下进行的高处作业）应执行单位的应急预案。遇有 6 级以上强风、浓雾等恶劣气候下的露天攀登与悬空高处作业；在临近有排放有毒、有害气体、粉尘的放空管线或烟囱的场所进行高处作业时，作业点的有毒物浓度不明。

⑥ 高处作业人员应按照规定穿戴符合国家标准的劳动保护用品，安全带符合 GB 6095

的要求,安全帽符合 GB 2811 的要求等。高处作业人员应系用与作业内容相适应的安全带,安全带应系挂在作业处上方的牢固构件上或专为挂安全带用的钢架或钢丝绳上,不得系挂在移动或不牢固的物件上;不得系挂在有尖锐棱角的部位。安全带不得低挂高用。系安全带后应检查扣环是否扣牢。

⑦ 作业中应正确使用防坠落用品与登高器具、设备。作业场所有坠落可能的物件,应一律先行撤除或加以固定。

⑧ 在临近有排放有毒、有害气体、粉尘的放空管线或烟囱的场所进行高处作业时,作业点的有毒物浓度应在允许浓度范围内,并采取有效的防护措施。在应急状态下,按应急预案执行。

⑨ 高处作业应与地面保持联系,根据现场配备必要的联络工具,并指定专人负责联系。尤其是在危险化学品生产、储存场所或附近有放空管线的位置高处作业时,应为作业人员配备必要的防护器材(如空气呼吸器、过滤式防毒面具或口罩等),应事先与车间负责人或工长(值班主任)取得联系,确定联络方式,并将联络方式填入《作业证》的补充措施栏内。高处作业应设监护人对高处作业人员进行监护,监护人应坚守岗位。

⑩ 带电高处作业应符合 GB/T 13869 的有关要求。高处作业涉及临时用电时应符合 JCJ 46的有关要求。在采取地(零)电位或等(同)电位作业方式进行带电高处作业时。应使用绝缘工具或穿均压服。

表 8-6 《高处安全作业证》
(正面)

编号		申请单位		申请人	
作业时间	自 年 月 日 时 分始至 年 月 日 时 分止				
作业地点					
作业内容					
作业高度			作业类别		
作业单位			作业人		
危害辨识:					
安全措施(执行背面):					
监护人职责	检查安全措施是否完全落实到位,并做好监护		监护人	签字: 年 月 日 时 分	
作业单位负责人意见	签字: 年 月 日 时 分				
审核部门意见					
审批部门意见					
完工验收人	签字:				

（背面）

序号	高处作业安全措施	打√
1	作业人员身体条件符合要求	
2	作业人员着装符合工作要求	
3	作业人员佩戴合格的安全帽	
4	作业人员佩戴安全带,安全带要高挂低用	
5	作业人员携带有工具袋	
6	作业人员佩戴:A. 过滤式防毒面具或口罩 B. 空气呼吸器	
7	现场搭设的脚手架、防护网、围栏符合安全规定	
8	垂直分层作业中间有隔离设施	
9	梯子、绳子符合安全规定	
10	石棉瓦等轻型棚的承重梁、柱能承重负荷的要求	
11	作业人员在石棉瓦等不承重物作业所搭设的承重板稳定牢固	
12	采光不足、夜间作业有充足的照明,安装临时灯、防爆灯	
13	30m 以上高处作业配备通信、联络工具	
14	补充措施	
15	其他	

⑪ 在登瓦棱板等轻型材料等上作业时,应铺设牢固的脚手板,并加以固定,脚手板上要有防滑措施。

⑫ 高处作业与其他作业交叉进行时,必须按指定的路线上下,禁止上下垂直作业,若必须垂直进行作业时,须采取可靠的隔离措施。

⑬ 高处作业完工后,作业现场清扫干净,作业用的工具、拆卸下的物件及余料和废料应清理运走。脚手架、防护棚拆除时,应设警戒区,并派专人监护。拆除脚手架、防护棚时不得上部和下部同时施工。

⑭ 高处作业完工后,临时用电的线路应由具有特种作业操作证书的电工拆除。高处作业完工后,作业人员要安全撤离现场,验收人在《作业证》上签字。

【案例 8-5】 2001 年 6 月 18 日,云南某化工厂临时工×某在普钙厂化成皮带周围做清理卫生工作,当×某打扫完化成皮带周围卫生后,看到提升机周围石棉瓦上还有物料。由于在防护栏杆(栏杆高度为 0.9m,栏杆距提升机的距离为 0.26m,提升机的宽度为 0.8m)内扫不到石棉瓦上的物料,就翻越栏杆到石棉瓦(石棉瓦上未搭跳板)上铲料,已经铲了部分物料,在继续铲料的过程中,石棉瓦被踩断,发生坠落,造成重伤(坠落高度为 5.4m)。

事故原因分析与教训:① 临时工×某在没有采取任何安全防范措施的情况下就翻越栏杆到石棉瓦上作业,即在石棉瓦上作业未搭跳板,违反"石棉瓦上不固定好跳板,不准作业"的规定,是导致事故发生的直接原因。② 临时工队负责人安全教育培训工作跟不上,导致所雇临时工安全意识淡薄,自我保护能力差。

五、电气作业和临时用电安全

【案例 8-6】 2009 年 8 月 12 日,江苏某化工公司动力厂大修,根据检修计划下达了 3 号工作票,除 312 号开关外,对其余开关进行清擦处理。分管负责人对操作人员进行了工作及安全事项交待后，随即离开现场。工作安排时一位员工不在现场，回来后看到别人在清擦开关，自己也跟着干起来。而就在该员工清擦312号开关时，不幸触电，经抢救无效死亡。事故分析认为：该员工在不了解工作要求情况下，且未按规定验电确认便盲目操作；带电的312号开关未悬挂带电警示标志和放置隔离护栏；作业现场安全监护人员参与维修，监护不力、相互协调不够。

显然，此例事故有操作人员的过失，也与该企业安全措施不到位有关。如果严格按照企业《电器操作规程》执行，事故是完全可以避免的。

1. 电气作业的安全要求

由于化工生产和检修过程中，接触的多为易燃易爆、腐蚀性强的物质，环境条件与一般环境条件相比较要求更高，因此，给用电和电气检修增加了危险性。触电事故常在极短的时间内造成不可逆转的严重后果，不但威胁人的生命安全，还会严重影响生产、检修的正常进行。因此，采取预防为主的方针，做好电气检修，加强运行和检修中的安全管理，防止触电事故的发生，对任何一个化工行业都是十分重要的。

电气作业人员必须持特种作业操作证上岗，非电工或无证人员，严禁从事电气作业。作业时，必须按照安全生产防护的规定穿戴防护用品，使用合格的绝缘工具。

电气检修必须按《电业安全操作规程》的规定执行。电气检修必须严格执行电气检修工作票制度，经工作许可人许可后方可进行作业。

电气检修注意事项如下。

① 当进行停电作业时，应严格按照规定确认停电和验电后，在有专人负责安全监护的情况下展开作业，并在电源控制开关处悬挂"有人工作，禁止合闸"的警示牌。

② 在产生大量蒸汽、气体、粉尘的作业场所，应使用密闭电气设备。有爆炸危险的气体或粉尘的作业场所，应采用防爆型电气设备。

③ 检修工作大体可分为全部停电检修、部分停电检修和不停电检修三种情况。为了保证检修工作的安全，必须根据有关规定要求，区别情况，采取有效的技术、组织措施，严格执行工作票制度和监护制度。停电、放电、验电和检修作业，必须由作业负责人指派有实践经验的人员但任监护，否则不得进行作业。

④ 在带电设备附近动火，火焰与带电部位的距离，10kV及以下的为1.5m；10kV以上的为3m。

⑤ 更换熔断器，要严格按照规定选用熔丝，不得任意用其他金属丝代替。检修场所用电，必须有计划设置电源点（配电箱），不得任意拆用生产车间原来的电气设备的电源。如必须拆用，应经生产车间和电气车间负责人批准后，由电工拆接，才能使用。

⑥ 电气检修必须严格执行电气检修工作票制度。防爆电气设备的检修应由专业检修人员（或单位）负责。

⑦ 电气设备和线路的绝缘必须良好，应定期检查维护；裸露的带电体应安装在人体碰不着的地方，并设置安全围栏和明显的警告标志。电气设备应安装漏电保护器。

⑧ 当手提照明灯或使用行灯高度不足2.5m，以及在危险环境的局部照明或使用携带式电动工具时，应采用36V安全电压；进入狭小潮湿的环境作业时采用的安全照明电压为24V安全电压；在金属容器内使用手提照明灯或行灯，应采用12V安全电压。电焊机、水泵等电动机具的金属外壳必须可靠接地。电工具应由专职人员定期检查和维护，定期测量电工具的绝缘电阻。电动工具的防护装置（如防护罩、盖）不得任意拆卸。

⑨ 电气设备着火，应使用干粉灭火器、二氧化碳灭火器、1211灭火器灭火。如发现人员触电时，应立即切断电源；若一时不能切断电源，则应立即用绝缘物具把触电者脱离导电体，并采取正确的方法积极抢救。

2. 临时用电安全使用要求

临时用电是指在生产或施工作业区域范围内进行基建、检维修及日常维护的临时性用电。临时用电线路除按标准成套配置的，由插头、连线、插座的专用接线排和接线盘以外的，所有其他用于临时性用电的电气线路，包括电缆、电线、电气开关、设备等简称临时用电线路。临时用电安全要求如下。

① 架设临时线要严格遵守有关规定办理"临时接线装置申请单"。380V 电压、绝缘良好的橡皮临时线悬空架设距地面：室内不少于 2.5m，室外不少于 3.5m，横过马路时不低于 5m。检修用的临时配电箱，应坚固、严密，有防水、防雨设施，箱门上要涂有红色"电"符号和文字警告标志，由专人负责，并加锁。临时用电单位不得擅自增加用电负荷、变更用电地点、用途。

② 临时电源线的架接，或接用电焊机、水泵、电机、临时照明等一切临时电源，必须填写临时用电作业票，经检修现场负责人和电气车间负责人批准同意后，由电工进行架接。临时电源线和临时电气设备，使用完毕后，应立即拆除。

③ 在易燃易爆岗位进行检修时，装设的临时电气设备和线路开关，应符合防爆规定。

各种电气安全用具（护具）必须有良好的绝缘性能，应有专人保管，放在指定地点，防止受潮或受酸碱腐蚀。

④ 在水下或潮湿环境中使用电气设备或电动工具，作业前应对其绝缘进行测试，带电零件与壳体之间，基本绝缘不得小于 2MΩ，加强绝缘不得小于 7MΩ，达不到要求不准使用。

移动工具、手持工具等用电设备应有各自的电源开关，必须实行"一机一闸一保护"，严禁两台或两台以上用电设备（含插座）使用同一开关直接控制。

⑤ 所有临时用电开关应贴有标签，注明供电回路和临时用电设备。所有开关箱、配电箱（盘）应有安全标识，在其安装区域内，在其前方 1m 处用黄色涂料或警戒带做警示。

应会操练

案例分析 1

大庆石化分公司炼油厂机动处根据大庆石化《关联交易合同》，将抢修作业委托给大庆石化总厂工程公司第一安装公司。该公司接到大庆石化分公司炼油厂硫黄回收车间 V403 原料水罐维修计划书后，安排下属的四分公司承担该次修复施工作业任务。修复过程中，为了加入盲板，需要将 V406 与 V407 两个水封罐，以及原料水罐 V402 与 V403 的连接平台吊下。

2004 年 10 月 27 日上午 8 时，大庆石化分公司炼油厂硫黄回收车间四分公司施工员带领 16 名施工人员到达现场。8 时 20 分，施工员带领两名管工开始在 V402 罐顶安装第 17 块盲板。8 时 25 分，吊车起吊 V406 罐和 V402 罐连接管线，管工将盲板放入法兰内，并准备吹扫。8 时 45 分，吹扫完毕后，管工将法兰螺栓紧固。9 时 20 分左右，施工员到硫黄回收车间安全员处取回动火票，并将动火票送给 V402 罐顶气焊工，同时硫黄回收车间设备主任、设备员、监火员和操作工也到 V402 罐顶。9 时 40 分左右，在生产单位的指导配合下，气焊工开始在 V402 罐顶排气线 0.8m 处动火切割。9 时 44 分，管线切割约一半时，V402 罐发生爆炸着火。10 时 45 分，火被彻底扑灭。爆炸导致 2 人当场死亡、5 人失踪。10 月 29 日 13 时许，5 名失踪人员遗体全部找到。死亡的 7 人中，3 人为大庆石化总厂临时用工，4 人为大庆石化分公司员工。

事故直接原因：V402 原料水罐内的爆炸性混合气体，从与 V402 罐相连接的 DN200

管线根部焊缝，或 V402 罐壁与罐顶板连接焊缝开裂处泄漏，遇到在 V402 罐上气割 DN200 管线作业的明火或飞溅的熔渣，引起爆炸。

任务一　分析本次事故发生的主要原因。

【任务提示】 从人、机两个方面考虑是否存在"三违"（违章指挥，违章操作，违反劳动纪律）。

任务二　对动火作业、特种作业有什么安全要求？

【任务提示】 从动火作业证的要求及特种作业证管理方面入手，提出整改措施。

案例分析 2

2007 年 4 月 15 日 7 时 50 分左右，滨州市天安机电设备工程有限公司在山东滨化集团化工公司石化车间计量罐区进行检修施工时，发生氮气窒息事故，造成 1 人死亡，2 人受伤。天安公司 4 月 14 日上午完成了环氧丙烷计量罐盘管更换项目的施工作业。随后，石化车间根据工艺需要向环氧丙烷计量罐充氮并进行水压试验，水压试验过程中发现短节有漏点。在 16 时 30 分左右召开的检修例会上，车间决定更换短节并由周某、郝某负责安排落实。17 时 30 分左右，周某、郝某通知刘某，要求对计量罐内一段法兰短节进行更换。刘某在未办理《进入受限空间作业许可证》的情况下就指示职工打开环氧丙烷计量罐人孔盖，王某未采取相应安全措施，通过人孔进入罐内发生窒息，另有 2 人在施救过程中又先后中毒窒息。其中王某经抢救无效死亡。

任务一　分析该起事故发生的原因。

【任务提示】 该起事故主要是由于违章指挥、违章作业引起的。

任务二　为防止此类事故的再次发生，该企业应采取哪些安全技术措施？

【任务提示】 从加强安全检修培训入手。

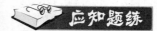 **应知题练**

一、填空题

1. 化工装置和设备的检修分为（　　　　）和（　　　　）。

2. 化工装置检修具有频繁、（　　　　）、（　　　　）的特点。

3. 对检修现场的坑、井、洼、沟、陡坡等应填平或铺设与地面平齐的盖板，也可设置（　　　　），并设夜间警示红灯。检查、清理检修现场的消防通道、行车通道，保证畅通无阻。

4. 化工装置在停车后应进行（　　　　）、（　　　　）、（　　　　）等工作。

5. 加盲板的位置，应加在有物料来源的阀门（　　　　），盲板两侧均应有垫片，并把紧螺栓，以保持严密性。不带垫片，就不严密，也会损坏法兰。

6. 对易燃、有毒气体的置换，大多采用（　　　　）、（　　　　）为置换介质，也可采用（　　　　）推气法，将易燃、有毒气体排出。对不溶于水、常温下不易气化的黏稠物料，可以用蒸汽冲的办法进行清洗。蒸汽冲过的设备还应用（　　　　）煮洗。

7. 大修结束后，施工单位撤离现场前，要做到"三清"：（　　　　）、（　　　　）、（　　　　）。

8. 动火作业分为（　　　　）、一级动火作业和（　　　　）三类。

9. 动火分析的合格判定标准应为：当被测气体或蒸气的爆炸下限大于等于（　　　　）时，其被测浓度应不大于（　　　　）（体积分数）；当被测气体或蒸气的爆炸下限小于（　　　　）时，其被测浓度应不大于 0.2%（体积分数）；取样与动火间隔不得超过（　　　　）min，如超过此间隔或动火作业中断时间超过（　　　）min，应重新取样分析。

10. 特殊动火作业和一级动火作业的《作业证》有效期不超过（　　　）；二级动火作业的《作业证》有效期不超过（　　　），每日动火前应进行动火分析。

11. 动土作业施工现场应根据需要设置（　　　）、盖板和（　　　），夜间应悬挂红灯示警；施工结束后要及时回填土，并恢复地面设施。挖掘坑、槽、井、沟等作业的安全要求。挖掘土方应自（　　）而（　　）进行，不准采用挖底脚的办法挖掘，挖出的土石不准堵塞下水道和阴井。

12. 化工企业的检修中，密闭空间作业是较多的，尤其是罐内作业更为频繁，其作业危险性也大，如果安全技术措施落实不好，极易造成人身伤亡事故。人在氧含量为（　　　）的空气中，表现正常；降到（　　　）人就会突然晕倒；降到（　　　）以下，就会死亡。所以加强罐内作业安全技术措施是企业检修中一个不容忽视的重要环节。

13. 罐内作业一般应指派（　　）作罐外监护。监护者发现罐内有异常时，立即召集急救人员，设法将罐内受害人员救出，监护人应从事（　　　）的急救工作；如果没有代理监护人，即使在非常时候，监护人也（　　）自己进入罐内；在进入罐前（　　）min 必须取样分析，严格控制可燃气体、有毒气体浓度及氧含量在安全指标范围内，分析合格后才允许进入罐内作业。

14. 凡在坠落高度基准面（　　　）以上有可能坠落的高处进行作业；高处作业分为 4 级：一级高处作业、二级高处作业、（　　　）、（　　　）。

15. （　　）级以上的大风与雷暴雨天，禁止在露天进行悬空作业。

16. 安全电压分别为 42V、36V、（　　）、（　　）、（　　）五个等级，进入狭小潮湿的环境作业时采用的安全照明电压为（　　　），在金属容器内使用手提照明灯或行灯，应采用（　　）安全电压。

17. 进行电焊、气焊等具有火灾危险的作业人员和自动消防系统的操作人员，必须（　　　）上岗。

18. 在空气不流通的狭小地方使用二氧化碳灭火器可能造成的危险是（　　　）。

二、简答题

1. 化工装置检修有何特点？

2. 如何制定检修方案？

3. 化工装置停车前的准备工作有哪些？停车后的处理顺序是什么？

4. 动火作业的安全要点有哪些？

5. 简述搞好化工企业检修安全的特殊重要性。

6. 化工企业开车前做好哪些准备，才能保证安全？

7. 化工企业哪几项作业在检修中最常见？它们各自的安全要求是什么？

8. 检修中如何选择合适的安全电压？

素材库导引

1. 相关法律法规及标准

(1)《化学品生产单位动火作业安全规范》（AQ 3022—2008）

(2)《化学品生产单位动土作业安全规范》（AQ 3023—2008）

(3)《化学品生产单位高处作业安全规范》（AQ 3025—2008）

(4)《化学品生产单位设备检修作业安全规范》（AQ 3026—2008）

(5)《化学品生产单位盲板抽堵作业安全规范》（AQ 3027—2008）

(6)《化工检修现场安全管理检查标准》(HG/T 23008—92)

(7)《用电安全导则》(GB/T 13869—2008)

(8)《临时用电规范》(JCJ 46—2005)

(9)《便携式木折梯安全要求》(GB 7059—2007)

(10)《便携式金属梯安全要求》(GB 12142—2007)

(11)《安全帽》(GB 2811—2007)

(12)《工作场所有害因素职业接触限值》(GBZ 2—2002)

(13)《生产安全事故报告和调查处理条例》(国务院令第 493 号)

2. 案例素材

【案例 1】 违章操作 水洗塔爆鸣 三人灼伤

(1) 事故经过 2003 年 5 月 23 日 13：30 时左右，某检修公司检修人员在一生产车间水洗塔进行更换出口管线作业，生产车间化工在现场监护，13：56 时在填装铁拉西环过程中发生爆鸣，将正现场作业的检修公司两人及生产车间在场监护的人员面部灼伤。

(2) 事故原因 ①水洗塔充装填料距反洗结束，时间间隔 2h，水中 $CO+H_2$ 析出与塔内空气形成爆炸性混合气体，在向塔内填加铁质拉西环时，铁质拉西环相互碰撞产生火花，引起水洗塔内爆鸣。②生产车间在检修前的工艺处理未按《岗位工艺技术规程》规定执行，与系统隔绝方式未采用加盲板法。③检修人员作业前没有按预定的风险削减措施逐项确认、落实。④间隔 2h 重新作业，没有重新进行动火分析。

(3) 事故教训及防范措施 ①落实各级人员职责，检修作业要严格执行《工艺规程》、《安全技术规程》等规章制度。②规范作业，严格执行"书票证"制度，检修前要对安全防范措施逐项确认、落实。③要加大对现场安全监督检查力度，坚决制止"三违"现象。④加强员工安全责任意识的教育，确保员工组织作业或参与都能"知责、尽责、执责"。

【案例 2】 违章交叉作业 酿成火险

(1) 火险经过 2004 年 5 月 28 日 16：35 时，某检修公司在一生产车间安装管线，当进行到生产车间一管廊柱时，由于风向变化，致使位于上风向安装管线的打磨作业的火花引燃了下风头的置换放空气，酿成火险。经现场人员及时处理，没有造成任何人员受伤和财产损失。

(2) 原因分析 ①生产车间进行系统置换的不合格气体在打磨作业周围 2.5m 处放空，没有通知施工单位停止动火作业。②生产车间生产主管领导、工艺技术管理人员、生产值班长对置换作业现场的交叉作业情况不清。③双方看火人对周围环境掌握不清，没有尽到看火人职责。

(3) 吸取教训及防范措施 ①要落实各级人员安全生产职责，进一步完善现场作业管理，做到在保证安全的前提下，实施各项检维修作业和基建作业。②指挥作业的各级人员要深入现场靠前指挥，对交叉施工作业做好各类事故预案，认真落实现场施工安全措施。③加大对现场的安全监督力度，全面掌握和有效控制现场各项作业。

【案例 3】 山东博丰大地工贸有限公司"7·27"爆炸事故

(1) 事故经过 2007 年 7 月 27 日 8 时 55 分左右，山东博丰大地工贸有限公司发生爆炸事故，造成 2 人死亡。山东博丰大地工贸有限公司位于敬仲镇工业区，职工人数 100 人，主要产品为甲醛、乙醛、季戊四醇，副产甲酸钠、甲酸钙。2007 年 7 月 23 日，公司生产经理齐建军联系无资质施工队负责人许金年为本公司一新建的季戊四醇母液沉降罐进行除锈防腐。双方签订安全合同后，7 月 25 日下午许金年带领操作工陈光亮、陈长军开始除锈作业。7 月 27 日早上，许金年安排陈光亮、陈长军轮流进罐作业，二人在未启用罐底部空气压缩机的情况下进行防腐作业。8 时 55 分左右，该罐突然发生爆炸，造成 2 人受伤，后经抢救无效死亡。

（2）事故原因　山东博丰大地工贸有限公司在防腐施工前及防腐作业过程中，未按规定对罐内前期涂刷的防腐涂料挥发的可燃气体进行检测分析，且施工人员违规使用非防爆照明灯具、抽风机等电器，致使罐内达到爆炸极限的可燃气体遇电火花发生爆炸。

（3）防范措施。①进入受限空间作业前，应按规定对受限空间的可燃气体进行检测分析。②施工人员在爆炸性作业场所必须使用防爆电气设备和照明灯具。③加强职工安全教育培训，增强安全意识，提高安全技能。

第九章

危险化学品事故应急救援

学习目标

知识目标

1. 熟悉危险化学品事故及其特点。
2. 熟悉危险化学品事故应急救援的基本原则、基本程序及预防措施。
3. 了解危险化学品事故应急救援的基本任务、基本形式。
4. 熟悉危险化学品火灾事故、爆炸事故、泄漏事故、中毒窒息事故、化学灼伤事故的危害及处理措施。
5. 了解危险化学品环境污染事故的危害及处理措施。
6. 熟悉心肺复苏术、止血术、包扎术、固定术、搬运术等急救知识及实施方法。
7. 掌握个体防护用品的种类、使用、维护等内容。

能力目标

1. 通过学习危险化学品事故的类型和特点，能认识到危险化学品事故的严重性，能做好职业安全防护工作。
2. 通过学习危险化学品事故救援的相关知识，具备相应的危险化学品事故预防、救援的基本意识及能力。
3. 通过学习危险化学品火灾事故、爆炸事故、泄漏事故、中毒窒息事故、化学灼伤事故、环境污染事故的应急处理相关内容，具备当化学事故发生时能够正确、合理、及时、安全地处理事故，降低损失，救治生命的能力。
4. 通过学习心肺复苏术、止血术、包扎术、固定术、搬运术等相关知识，获得在突发事故伤害时能有自我保护、自我救护及救护他人的能力。
5. 通过学习个人防护用品等相关知识，具备正确使用、检查及维护防护用品的能力。

第一节　危险化学品事故

一、危险化学品事故类型

危险化学品事故指由一种或数种危险化学品或其能量意外释放造成的人身伤亡、财产损失或环境污染事故。危险化学品事故后果通常表现为人员伤亡、财产损失或环境污染以及它们的组合。是不是危险化学品造成的事故，主要看事故中产生危害的物质是否主要是危险化学品，危险化学品是否是事故发生前已经存在的，而不是事故中产生的。

根据危险化学品的易燃、易爆、有毒、腐蚀等危险特性，以及危险化学品事故定义的研究，确定危险化学品事故的类型分为以下6类。

1. 危险化学品火灾事故

危险化学品火灾事故指燃烧物质主要是危险化学品的火灾事故。具体又分若干小类，包括易燃液体火灾、易燃固体火灾、自燃物品火灾、遇湿易燃物品火灾、其他危险化学品火灾。

易燃液体火灾往往发展到爆炸事故，造成重大的人员伤亡。单纯的液体火灾一般不会造成重大的人员伤亡。由于大多数危险化学品在燃烧时会放出有毒气体或烟雾，因此危险化学品火灾事故中，人员伤亡的原因往往是中毒和窒息。

【案例9-1】 2004年10月10日，云南省普吉某公司炼油厂突然起火，近20t的油料被大火吞噬。50多名消防战士，冒着危险与大火搏斗1.5h，在油料罐即将爆炸前，将大火扑灭。由于扑救及时，油罐未出现爆炸，大火没有造成人员伤亡，但直接经济损失达数十万元。

2. 危险化学品爆炸事故

危险化学品爆炸事故指危险化学品发生化学反应的爆炸事故或液化气体和压缩气体的物理爆炸事故。具体又分若干小类，包括：爆炸品的爆炸（又可分为烟花爆竹爆炸、民用爆炸器材爆炸、军工爆炸品爆炸等）；易燃固体、自燃物品、遇湿易燃物品的火灾爆炸；易燃液体的火灾爆炸；易燃气体爆炸；危险化学品产生的粉尘、气体、挥发物的爆炸；液化气体和压缩气体的物理爆炸；其他化学反应爆炸。

【案例9-2】 2007年5月11日13时28分，中国化工集团公司沧州大化TDI有限责任公司TDI车间硝化装置发生爆炸事故，造成5人死亡、80人受伤，其中14人重伤，厂区内供电系统严重损坏，附近村庄几千名群众转移。

3. 危险化学品中毒和窒息事故

危险化学品中毒和窒息事故主要指人体吸入、食入或接触有毒有害化学品或者化学品反应的产物，而导致的中毒和窒息事故。具体又分若干小类，包括：吸入中毒事故（中毒途径为呼吸道）、接触中毒事故（中毒途径为皮肤、眼睛等）、误食中毒事故（中毒途径为消化道）、其他中毒和窒息事故。

【案例9-3】 1999年5月1日，上海某工厂利用放假之际，组织5名职工清洗沉淀池。4人下去清洗，5min后相继倒下，池口监护人员立即报警。在救援过程中又有3名职工和1名消防队员中毒倒在池中。面对这样的惨状，有人才意识到池内存在有毒气体（硫化氢），后经佩带过滤式防毒面具后才把所有的人救上来。这起事故造成3人死亡，5人中毒。

4. 危险化学品灼伤事故

危险化学品灼伤事故主要指腐蚀性危险化学品意外地与人体接触，在短时间内即在人体被接触表面发生化学反应，造成明显破坏的事故。腐蚀品包括酸性腐蚀品、碱性腐蚀品和其他不显酸碱性的腐蚀品。

化学品灼伤与物理灼伤（如火焰烧伤、高温固体或液体烫伤等）不同。物理灼伤是高温造成的伤害，会使人体立即感到强烈的疼痛，人体肌肤会本能地立即避开。化学品灼伤有一个化学反应过程，开始并不感到疼痛，要经过几分钟、几小时甚至几天才表现出严重的伤害，并且伤害还会不断地加深。因此化学品灼伤比物理灼伤危害更大。

【案例9-4】 2000年夏，安徽省某铁路货运场，3名装卸工卸危险化学品硫酸。在疏通槽内出料管堵塞时管内喷出白色泡沫状液体，溅到站在槽上的3人身上和面部。由于3人均没戴防护面罩，经用水清洗后送往医院，检查为酸伤害。经半年多的治疗，3人视力均低于0.2不等，且泪腺受损。

5. 危险化学品泄漏事故

危险化学品泄漏事故主要指气体或液体危险化学品发生了一定规模的泄漏，虽然没有发展成为火灾、爆炸或中毒事故，但造成了严重的财产损失或环境污染等后果的危险化学品事故。危险化学品泄漏事故一旦失控，往往造成重大火灾、爆炸或中毒事故。

【案例9-5】 2003年9月5日上午，河南省某运输公司一辆液氨罐车到江西某化肥厂充装液氨，在充装过程中，因充装软管不相配套，装卸软管的液相管突然爆裂，大量液氨外泄，瞬间液氨汽化，白雾顿时向周围扩散。事故发生后，罐车车主因躲避不及，中毒倒地，后经送医院抢救无效身亡。

6. 其他危险化学品事故

其他危险化学品事故指不能归入上述五类危险化学品事故之外的其他危险化学品事故。主要指危险化学品的险肇事故，即危险化学品发生了人们不希望的意外事件，如危险化学品罐体倾倒、车辆倾覆等，但没有发生火灾、爆炸、中毒、窒息、灼伤、泄漏等事故。

二、危险化学品事故特点

（1）突发性　危险化学品作用迅速，危及范围大，常常带来社会不稳定因素。它的发生往往是突发的和难以预料的。中毒途径主要是染毒空气、土壤、食物和水，经呼吸道、消化道、皮肤和黏膜摄入吸收毒物而中毒。

【案例9-6】 1995年7月4日，成都市化工总厂液氯车间发生氯气泄漏，当场死3人，伤6人，且仅约1h，市区数十平方公里范围内都能闻到刺激性的氯气味。

（2）群体性　由于危险化学品事故多发生于公共场所，来源于同一污染源，因此容易出现同一区域的群体性中毒等。瞬间可能出现大批化学中毒、爆炸、烧伤伤员，需要同时救护，按常规医疗办法无法完成任务。这时应采用军事医学原则，根据伤情对伤病员进行鉴别分类，实行分级救护后送医疗，紧急疏散中毒区内的重伤员。

【案例9-7】 1979年9月浙江省温州电化厂液氯钢瓶爆炸，泄漏氯10.2吨，1208人住院，779人中毒，59人死亡。

【案例9-8】 2003年12月23日，重庆市开县发生天然气井喷事故，一夜间造成硫化氢中毒死亡243人。

（3）紧迫性　虽然危险化学品事故导致中毒的很多化学物质毒性较大，可导致突然死亡，但大部分毒物中毒过程往往呈进行性加重，有的可造成亚急性中毒或具有潜伏期。因此，若在短时间内实施救治和毒物清除，救治成功的希望较大。

（4）快速性和高度致命性　硫化氢、氮气、二氧化碳在较高浓度下均可于数秒钟内使人发生"电击样"死亡。其机制一般认为与急性反应性喉痉挛、反应性延髓中枢麻痹或呼吸中枢麻痹等有关。

(5) 复杂性　危险化学品事故有时初期很难确定何种毒物中毒，毒物检验鉴定需要一定的设备和时间，大部分中毒是根据现场情况和临床表现而进行判断，容易出现误诊误治。中毒现场救治又需要具有防护能力的医学救治队伍，否则容易造成医务人员的中毒。而且，绝大多数化学毒物没有特效解毒剂，往往需要较强的综合救治能力，如生命体征监护、呼吸支持、高压氧和血液净化等特殊手段。即使有特效解毒剂，由于平时使用较少，一般医院不储备，国家和地方也储备不足，因而经常出现千里送药或动用国家仅有的少量药品，甚至是临时生产。

(6) 危害极大　危险化学品事故在危害程度上远远大于其他一般事故。危险化学品事故的实际杀伤威力，与危险化学品的种类和当时气候条件有很大的关系。

(7) 作用时间长　危险化学品事故后化学毒物的作用时间比较长，消失较为困难，有持久性的特点。其表现为毒物毒性内在的持久效应、合并的精神作用和造成的社会影响。由于造成中毒的染毒空气、土壤和水中存在的毒物，以及进入人体内的毒物，稀释、排泄或解毒需要一定的手段和时间，因此在未有效处置和防护的情况下，可能会出现二次中毒。如东京沙林事件救治过程中，救援人员接触沾有沙林中毒人员的衣物，而出现症状；也曾出现过食入因中毒死亡的动物，而造成动物或人员中毒。

(8) 带来的心理恐怖大　突发危险化学品事故的强烈刺激使部分人精神难以适应，据统计约有 3/4 的人出现轻重不同的所谓恐怖综合征。有时失去常态，表现有恐惧感，很容易轻信谣言等，突发危险化学品事故给伤员造成的精神创伤是明显的。对伤员的救治除现场救护及早期治疗外，及时送医的伤员在某种程度上往往可能减轻这种精神上的创伤。

第二节　危险化学品事故应急救援概述

危险化学品事故应急救援是指化学危险物品由于各种原因造成或可能造成众多人员伤亡及其他较大社会危害时，为及时控制危险源，抢救受害人员，指导群众防护和组织撤离，消除危害后果而组织的救援活动。其中工程救援和医学救援是应急救援中最主要的两项基本救援任务。

一、危险化学品事故应急救援的基本原则

危险化学品事故应急救援工作应在预防为主的前提下，贯彻统一指挥，分级负责，区域为主，单位自救与社会救援相结合等原则。

(1) 统一指挥的原则　危险化学品事故的抢险救灾工作必须在危险化学品生产安全应急救援指挥中心的统一领导、指挥下开展。应急预案应当贯彻统一指挥的原则。各类事故具有意外性、突发性、扩展迅速、危害严重的特点，因此，救援工作必须坚持集中领导、统一指挥的原则。因为在紧急情况下，多头领导会导致一线救援人员无所适从，贻误战机。

(2) 充分准备、快速反应、高效救援的原则　针对可能发生的危险化学品事故，做好充分的准备；一旦发生危险化学品事故，快速做出反应，尽可能减少应急救援组织的层次，以利于事故和救援信息的快速传递，减少信息的失真，提高救援的效率。

(3) 生命至上的原则　应急救援的首要任务是不惜一切代价，维护人员生命安全。事故发生后，应当首先保护学校学生、医院病人、体育场馆游客和所有无关人员安全撤离现

场，转移到安全地点，并全力抢救受伤人员，寻找失踪人员，同时保护应急救援人员的安全同样重要。

（4）单位自救和社会救援相结合的原则　在确保单位人员安全的前提下，应急救援应当体现单位自救和社会救援相结合的原则。单位熟悉自身各方面情况，又身处事故现场，有利于初起事故的救援，将事故消灭在初始状态。单位救援人员即使不能完全控制事故的蔓延，也可以为外部的救援赢得时间。事故发生初期，事故单位应按照灾害预防和处理规范（预案）积极组织抢险，并迅速组织遇险人员沿避灾路线撤离，防止事故扩大。

（5）分级负责、协同作战的原则　各级地方政府、有关部门和危险化学品单位及相关的单位按照各自的职责分工实行分级负责、各尽其能、各司其职，做到协调有序、资源共享、快速反应，积极做好应急救援工作。

（6）科学分析、规范运行、措施果断的原则　科学分析是做好应急救援的前提，规范运行是应急预案能够有效实施的保证，针对事故现场果断决策采取不同的应对措施是保证救援成效的关键。

（7）安全抢险的原则　在事故抢险过程中，应采取切实有效措施，确保抢险救护人员的安全，严防抢险过程中发生二次事故。

二、危险化学品事故应急救援的基本任务

（1）控制危险源　及时控制造成事故的危险源是应急救援工作的首要任务，只有及时控制住危险源，防止事故的继续扩展，才能及时、有效地进行救援。特别对发生在城市或人口稠密地区的化学事故，应尽快组织工程抢险队与事故单位技术人员一起及时堵源，控制事故继续扩展。

（2）抢救受害人员　抢救受害人员是应急救援的重要任务。在应急救援行动中，及时、有序、有效地实施现场急救与安全转送伤员是降低伤亡率，减少事故损失的关键。

（3）指导群众防护，组织群众撤离　由于化学事故发生突然、扩散迅速、涉及范围广、危害大，应及时指导和组织群众采取各种措施进行自身防护，并向上风方向迅速撤离出危险区或可能受到危害的区域。在撤离过程中应积极组织群众开展自救和互救工作。

（4）做好现场清消，消除危害后果　对事故外逸的有毒有害物质和可能对人和环境继续造成危害的物质，应及时组织人员予以清除，消除危害后果，防止对人的继续危害和对环境的污染。

（5）查清事故原因，估算危害程度，向有关部门和社会媒介提供详实情报　事故发生后应及时调查事故的发生原因和事故性质，估算出事故的危害波及范围和危险程度，查明人员伤亡情况，做好事故调查。

三、危险化学品事故应急救援的基本形式

危险化学品事故应急救援工作按事故波及范围及其危害程度，可采取三种不同的救援形式。

（1）事故单位自救　事故单位自救是化学事故应急救援最基本、最重要的救援形式，这是因为事故单位最了解事故的现场情况，即使事故危害已经扩大到事故单位以外区域，事故单位仍须全力组织自救，特别是尽快控制危险源。

（2）对事故单位的社会救援　对事故单位的社会救援主要是指重大或灾害性化学事故，事故危害虽然局限于事故单位内，但危害程度较大或危害范围已经影响周围邻近地区，依

靠本单位以及消防部门的力量不能控制事故或不能及时消除事故后果而组织的社会救援。

（3）对事故单位以外危害区域的社会救援　主要是对灾害性化学事故而言，指事故危害超出本事故单位区域，其危害程度较大或事故危害跨区、县或需要各救援力量协同作战而组织的社会救援。

四、应急救援工作的特点与基本要求

危险化学品应急救援工作的特点主要体现在救援困难，组织指挥任务艰巨。化学事故发生后，救援行动将围绕切断（控制）事故源、控制污染区、抢救中毒人员、采样检测、组织污染区居民防护或撤离、对污染区实施洗消等任务展开，难度大，要求高。同时，为了有效地实施救援，还必须对参加抢险救援的队伍实行统一的组织指挥，并认真搞好通信、交通、运输、急救、物资、气象、生活等各项保障。组织指挥难度很大，稍有不慎极易造成严重的后果。

【案例 9-9】 印度博帕尔市农药厂事故发生后，政府调动了 4000 余名警察帮助受害者撤离，并在市郊架设大片帐篷，解决 12.5 万人的临时居住。还从新德里和孟买调来数百名医务人员参加抢救伤病员。为了避免再次发生泄漏，印度中央联邦政府又于 12 月 16 日开始，组织大批技术人员将剩余的 25t 异氰酸甲酯全部作销毁处理，在处理过程中，政府采取了特别保安措施，该农药厂周围岗哨林立，沙袋墙高筑，并用大型褐色帆布包围，印度空军还派遣 3 架能装 5000L 水的直升机，在现场上空向下不停喷洒水雾，仅此一项即持续了 7 天时间。

第三节　典型危险化学品事故应急处置

一、火灾事故

【案例 9-10】 1992 年 6 月 30 日，北京有机化工厂中试车间 T-1804 工段投料开车，在启动压缩机向高压乙烯球罐充压乙烯时，球罐安全阀启跳，乙烯气泄漏爆燃着火。事故发生后，当班操作工人立即通知厂总调度室及有关部门，关闭了乙烯气总阀。有关人员立即向市消防局 119 火警台报警，同时通知厂卫生科派救护车将烧伤同志送积水潭医院抢救，值班厂长组织现场人员，积极配合公安消防队，全力扑救，将火扑灭。此次事故烧伤 3 人，其中 1 人死亡，2 人重伤。

1. 扑救危险化学品火灾事故总的处置措施

（1）迅速扑救初期火灾，关闭火灾部位的上下游阀门，切断进入火灾事故地点的一切物料；在火灾尚未扩大到不可控制之前，应使用移动式灭火器，或现场其他各种消防设备、器材扑灭初期火灾和控制火源。

（2）应迅速查明燃烧范围、燃烧物品及其周围物品的品名和主要危险特性，火势蔓延的主要途径，燃烧的危险化学品及燃烧产物是否有毒。

（3）先控制，后消灭　针对危险化学品火灾的火势发展蔓延快和燃烧面积大的特点，为防止火灾危及相邻设施，可采取以下保护措施：①对周围设施及时采取冷却保护措施；②迅速疏散受火势威胁的物资；③有的火灾可能造成易燃液体外流，这时可用沙袋或其他材料筑堤拦截飘散流淌的液体或挖沟导流将物料导向安全地点；④用毛毡、海草帘堵住下水井、阴井口等处，防止火焰蔓延。

（4）扑救人员应占领上风或侧风阵地进行灭火，并有针对性地采取自我防护措施，如佩戴防护面具、穿戴专用防护服等。

（5）对有可能发生爆炸、爆裂、喷溅等特别危险需紧急撤退的情况，应按照统一的撤退信号和撤退方法及时撤退（撤退信号应格外醒目，能使现场所有人员都看到或听到，并应经常演练）。

（6）火灾扑灭后，仍然要派人监护现场，消灭余火。起火单位应当保护现场，接受事故调查，协助公安消防部门和安全管理部门调查火灾原因，核定火灾损失，查明火灾责任，未经公安消防部门和安全监督管理部门的同意，不得擅自清理火灾现场。

扑救化学品火灾时，特别注意的是：扑救危险化学品火灾决不可盲目行动，应针对每一类化学品，选择正确的灭火剂和灭火方法来安全地控制火灾。化学品火灾的扑救应由专业消防队来进行，其他人员不可盲目行动，待消防队到达后，介绍物料性质，配合扑救。

2. 不同种类危险化学品火灾的扑救方法

（1）扑救易燃液体火灾的方法

① 首先应切断火势蔓延的途径，冷却和疏散受火势威胁的压力及密闭容器和可燃物，控制燃烧范围，并积极抢救受伤和被困人员。

② 及时了解和掌握着火液体的品名、相对密度、水溶性以及有无毒害、腐蚀、沸溢、喷溅等危险性，以便采取相应的灭火和防护措施。

③ 对较大的储罐或流淌火灾，应准确判断着火面积。小面积（一般 $50m^2$ 以内）液体火灾，一般可用雾状水扑灭。用泡沫、干粉、二氧化碳、卤代烷（1211，1301）灭火一般更有效。大面积液体火灾则必须根据其相对密度、水溶性和燃烧面积大小，选择正确的灭火剂扑救。

④ 比水轻又不溶于水的液体（如汽油、苯等），用普通蛋白泡沫或轻水泡沫灭火。比水重又不溶于水的液体（如二硫化碳）起火时可用水扑救，水能覆盖在液面上灭火。

⑤ 具有水溶性的液体（如醇类、酮类等），最好用抗溶性泡沫扑救，用干粉或卤代烷扑救时，灭火效果要视燃烧面积大小和燃烧条件而定，也需用水冷却罐壁。

⑥ 扑救毒害性、腐蚀性或燃烧产物毒害性较强的易燃液体火灾，扑救人员必须佩戴防护面具，采取防护措施。

（2）扑救毒害品和腐蚀品火灾的方法　灭火人员必须穿防护服，佩戴防护面具。一般情况下采取全身防护即可，对有特殊要求的物品火灾，应使用专用防护服。扑救时应尽量使用低压水流或雾状水，避免腐蚀品、毒害品溅出。遇酸类或碱类腐蚀品最好调制相应的中和剂稀释中和。浓硫酸遇水能放出大量的热，会导致沸腾飞溅，需特别注意防护。扑救浓硫酸与其他可燃物品接触发生的火灾，浓硫酸数量不多时，可用大量低压水快速扑救。如果浓硫酸量很大，应先用二氧化碳、干粉、卤代烷等灭火，然后再把着火物品与浓硫酸分开。

（3）扑救易燃固体、易燃物品火灾的方法　易燃固体、易燃物品一般都可用水或泡沫扑救，相对其他种类的化学危险物品而言是比较容易扑救的，只要控制住燃烧范围，逐步扑灭即可。但也有少数易燃固体、自燃物品的扑救方法比较特殊，如 2,4-二硝基苯甲醚、二硝基萘、萘、黄磷等。

2,4-二硝基苯甲醚、二硝基萘、萘等是能升华的易燃固体，受热产生易燃蒸气，在扑救过程中应不时向燃烧区域上空及周围喷射雾状水，并用水浇灭燃烧区域及其周围的一切火源。遇黄磷火灾时，用低压水或雾状水扑救，用泥土、砂袋等筑堤拦截黄磷熔融液体并用雾状水冷却，对磷块和冷却后已固化的黄磷，应用钳子夹入储水容器中。

（4）扑救遇湿易燃物品火灾的方法　遇湿易燃物品能与潮湿和水发生化学反应，产生可燃气体和热量，有时即使没有明火也能自动着火或爆炸，如金属钾、钠以及三乙基铝

（液态）等。因此，这类物品有一定数量时，绝对禁止用水、泡沫、酸碱灭火器等湿性灭火剂扑救，应用干粉、二氧化碳、卤代烷扑救，只有金属钾、钠、铝、镁等个别物品用二氧化碳、卤代烷无效。固体遇湿易燃物品应用水泥、干砂、干粉、硅藻土和蛭石等覆盖。

二、爆炸事故

1. 爆炸事故扑救要点

由于爆炸事故都是瞬间发生，而其往往同时引发火灾，危险性、破坏性极大，给扑救带来很大困难。因此，在保证扑救人员安全的前提下，把握以下要点：

① 采取一切可能的措施，全力制止再次爆炸；

② 应迅速组织力量及时疏散火场周围的易爆、易燃品，使火区周边出现一个隔离带；

③ 切忌用砂、土遮盖、压埋爆炸物品，以免增加爆炸时的爆炸威力；

④ 灭火人员要利用现场的有利地形或采取卧姿行动，尽可能采取自我保护措施；

⑤ 如果发生再次爆炸征兆或危险时，指挥员应迅速做出正确判断，下达命令，组织人员撤退。

2. 扑救爆炸物品火灾的基本方法

遇爆炸物品火灾时，一般应采取以下基本对策。

① 迅速判断和查明再次发生爆炸的可能性和危险性，紧紧抓住爆炸后和再次发生爆炸之前的有利时机，采取一切可能的措施，全力制止再次爆炸的发生。

② 切忌用沙土盖压，以免增强爆炸物品爆炸时的威力。

③ 如果有疏散可能，人身安全上确有可靠保障，应迅速组织力量及时疏散着火区域周围的爆炸物品，使着火区周围形成一个隔离带。

④ 扑救爆炸物品堆垛时，水流应采用吊射，避免强力水流直接冲击堆垛，以免堆垛倒塌引起再次爆炸。

⑤ 灭火人员应尽量利用现场现成的掩蔽体或尽量采用卧姿等低姿射水，尽可能地采取自我保护措施。消防车辆不要停靠离爆炸物品太近的水源。

⑥ 灭火人员发现有发生再次爆炸的危险时，应立即向现场指挥报告，现场指挥应迅速作出准确判断，确有发生再次爆炸征兆或危险时，应立即下达撤退命令。灭火人员看到或听到撤退信号后，应迅速撤至安全地带，来不及撤退时，应就地卧倒。

3. 扑救压缩或液化气体火灾的基本方法

压缩或液化气体总是被储存在不同的容器内，或通过管道输送。其中储存在较小钢瓶内的气体压力较高，受热或受火焰熏烤容易发生爆裂。气体泄漏后遇火源已形成稳定燃烧时，其发生爆炸或再次爆炸的危险性与可燃气体泄漏未燃时相比要小得多。遇压缩或液化气体火灾一般应采取以下基本对策。

① 首先应扑灭外围被火源引燃的可燃物火势，控制燃烧范围，切忌盲目扑灭主体火势，在没有采取堵漏措施的情况下，必须保持稳定燃烧。否则，大量可燃气体泄漏出来与空气混合，遇着火源就会发生爆炸，后果将不堪设想。

② 如果火势中有压力容器或有受到火焰辐射热威胁的压力容器，能疏散的应尽量在水枪的掩护下疏散到安全地带，不能疏散的应部署足够的水枪进行冷却保护。为防止容器爆裂伤人，进行冷却的人员应尽量采用低姿射水或利用现场坚实的掩蔽体防护。对卧式储罐，冷却人员应选择储罐四侧角作为射水阵地。

③ 如果是输气管道泄漏着火，应设法找到气源阀门。阀门完好时，只要关闭气体的进

出阀门，火势就会自动熄灭。关阀无效时，应根据火势判断气体压力和泄漏口的大小及其形状，准备好相应的堵漏材料（如软木塞、橡皮塞、气囊塞、黏合剂、弯管工具等）。

④ 堵漏工作准备就绪后，即可用水扑救火势，也用干粉、二氧化碳、卤代烷灭火，但仍需用水冷却烧烫的罐或管壁。火扑灭后，应立即用堵漏材料堵漏，同时用雾状水稀释和驱散泄漏出来的气体。如果确认泄漏口非常大，根本无法堵漏，只需冷却着火容器及其周围容器和可燃物品，控制着火范围，直到燃气燃尽，火势自动熄灭。

⑤ 现场指挥应密切注意各种危险征兆，遇有火势熄灭后较长时间未能恢复稳定燃烧或受热辐射的容器安全阀火焰变亮耀眼、尖叫、晃动等爆裂征兆时，指挥员必须适时作出准确判断，及时下达撤退命令。现场人员看到或听到事先规定的撤退信号后，应迅速撤退至安全地带。

三、泄漏事故

在化学品的生产、储存和使用过程中，盛装化学品的容器常常发生一些意外的破裂、洒漏等事故，造成化学危险品的外漏，因此需要采取简单、有效的安全技术措施来消除或减少泄漏危险。下面介绍一下化学品泄漏必须采取的应急处理措施。

1. 疏散与隔离

在化学品生产、储存和使用过程中一旦发生泄漏，首先要疏散无关人员，隔离泄漏污染区。如果是易燃易爆化学品大量泄漏，这时一定要打"119"报警，请求消防专业人员救援，同时要保护、控制好现场。

2. 泄漏源控制

（1）泄漏控制

① 如果在生产使用过程中发生泄漏，要在统一指挥下，通过关闭有关阀门，切断与之相连的设备、管线，停止作业，或改变工艺流程等方法来控制化学品的泄漏。

② 对容器壁、管道壁堵漏，可使用专用的软橡胶封堵物（圆锥状、楔子状等多种形状和规格的塞子）、木塞子、胶泥、棉纱和肥皂封堵，对于较大的孔洞，还可用湿棉絮封堵、捆扎。需要注意的是，在化工工艺流程中的容器泄漏处直接堵漏时，一般不要先轻易关闭阀门或开关，而应先根据具体情况，在事故单位工程技术人员的指导下，正确地采取降温降压措施（我们消防部队可在技术人员的指导下，实施均匀的开花水流冷却），然后再关闭阀门、开关止漏，以防因容器内压力和温度突然升高而发生爆炸。

③ 对不能立即止漏而继续外泄的有毒有害物质，可根据其性质，与水或相应的溶液混合，使其迅速解毒或稀释。

④ 泄漏物正在燃烧时，只要是稳定型燃烧，一般不要急于灭火，而应首先用水枪对泄漏燃烧的容器、管道及其周围的容器、管道、阀门等设备以及受到火焰、高温威胁的建筑物进行冷却保护，在充分准备并确有把握处置事故的情况下，方才灭火。

（2）切断火源　切断火源对化学品的泄漏处理特别重要，如果泄漏物品是易燃品，必须立即消除泄漏污染区域的各种火源。

（3）个人防护　进入泄漏现场进行处理时，应注意安全防护，进入现场救援人员必须配备必要的个人防护器具。

参加泄漏处理人员应对泄漏品的化学性质和反应特征有充分的了解，要于高处和上风处进行处理，严禁单独行动，要有监护人。必要时要用水枪（雾状水）掩护。要根据泄漏品的性质和毒物接触形式，选择适当的防护用品，防止事故处理过程中发生伤亡、中毒事故。

如果泄漏物是有毒的，应使用专用防护服、隔绝式空气面具，立即在事故中心区边界设置警戒线，根据事故情况和事故发展，确定事故波及区人员的撤离。为了在现场上能正确使用和适应，平时应进行严格的适应性训练。

3. 泄漏物的处理

（1）围堤堵截　如果化学品为液体，泄漏到地面上时会四处蔓延扩散，难以收集处理。为此需要筑堤堵截或者引流到安全地点。储罐区发生液体泄漏时，要及时关闭雨水阀，防止物料沿明沟外流。

（2）稀释与覆盖　向有害物蒸气云喷射雾状水，加速气体向高空扩散。对于可燃物，也可以在现场施放大量水蒸气或氮气，破坏燃烧条件。对于液体泄漏，为降低物料向大气中的蒸发速度，可用泡沫或其他覆盖物品覆盖外泄的物料，在其表面形成覆盖层，抑制其蒸发。

（3）收容（集）　对于大型泄漏，可选择用隔膜泵将泄漏出的物料抽入容器内或罐车内；当泄漏量小时，可用沙子、吸附材料、中和材料等吸收中和。

（4）废弃　将收集的泄漏物运至废物处理场所处置。用消防水冲洗剩下的少量物料，冲洗水排入污水系统处理。

需特别注意的是，对参与化学事故抢险救援的消防车辆及其他车辆、装备、器材也必须进行消毒处理，否则会成为扩散源。对参与抢险救援的人员除必须对其穿戴的防化服、战斗服、作训服和使用的防毒设施、检测仪器、设备进行消毒外，还必须彻底地淋浴冲洗躯体、皮肤，并注意观察身体状况，进行健康检查。

【案例9-11】 2007年3月29日晚，一辆在京沪高速公路行驶的罐式半挂车在江苏淮安段发生交通事故，引发车上罐装的液氯大量泄漏，造成29人死亡，436名村民和抢救人员中毒住院治疗，门诊留治人员1560人，10500多名村民被迫疏散转移，已造成直接经济损失1700余万元。京沪高速公路宿迁至宝应段（约110km）关闭20h。

四、中毒窒息事故

在化工生产和检修现场，有时由于设备突发性损坏或泄漏致使大量毒物外溢造成作业人员急性中毒。中毒窒息往往病情严重，且发展变化快，因此必须全力以赴，争分夺秒地及时抢救。

中毒窒息现场应急处置应遵循下列原则。

（1）安全进入毒物污染区　对于高浓度的硫化氢、一氧化碳等毒物污染区以及严重缺氧环境，必须先予通风。参加救护人员需佩戴供氧式防毒面具。其他毒物也应采取有效防护措施方可入内救护，同时应佩戴相应的防护用品、氧气分析报警仪和可燃气体报警仪。

（2）切断毒物来源　救护人员进入现场后，除对中毒者进行抢救外，同时应侦查毒物来源，并采取果断措施切断其来源，如关闭泄漏管道的阀门、堵加盲板、停止加送物料、堵塞泄漏设备等，以防止毒物继续外溢（逸）。对于已经扩散出来的有毒气体或蒸气应立即启动通风排毒设施或开启门窗，以降低有毒物质在空气中的含量，为抢救工作创造有利条件。

（3）彻底清除毒物污染，防止继续吸收　救护人员进入现场后，应迅速将中毒者转移至有新鲜空气处，并解开中毒者的颈、脑部纽扣及腰带，以保持呼吸通畅。同时对中毒者要注意保暖和保持安静，严密注意中毒者神志、呼吸状态和循环系统的功能。救护人员脱离污染区后，立即脱去受污染的衣物。对于皮肤、毛发甚至指甲缝中的污染，都要注意清除。对能由皮肤吸收的毒物及化学灼伤，应在现场用大量清水或其他备用的解毒、中和液冲洗。毒物经口侵入体内，应及时彻底洗胃或催吐，除去胃内毒物，并及时以中和、解毒药物减少毒物的吸收。

（4）迅速抢救生命　中毒者脱离染毒区后，应在现场立即着手急救。心脏停止跳动的，立即拳击心脏部位的胸壁或作胸外心脏按压；直接对心脏内注射肾上腺素或异丙肾上腺素，抬高下肢使头部低位后仰。呼吸停止者赶快做人工呼吸，最好用口对口吹气法（见本章第四节）。剧毒品不适宜用口对口法时，可使用史氏人工呼吸法。人工呼吸与胸外心脏按压可同时交替进行，直至恢复自主心搏和呼吸。急救操作不可动作粗暴，造成新的损伤。眼部溅入毒物，应立即用清水冲洗，或将脸部浸入满盆清水中，睁眼并不断摆动头部，稀释洗去毒物。

（5）及时解毒和促进毒物排出　发生急性中毒后应及时采取各种解毒及排毒措施，降低或消除毒物对机体的作用。如采用各种金属配位剂与毒物的金属离子配合成稳定的有机配合物，随尿液排出体外。

毒物经口引起的急性中毒，若毒物无腐蚀性，应立即用催吐或洗胃等方法清除毒物。对于某些毒物亦可使其变为不溶的物质以防止其吸收，如氯化钡、碳酸钡中毒，可口服硫酸钠，使胃肠道尚未吸收的钡盐成为硫酸钡沉淀而防止吸收。氨、铬酸盐、铜盐、汞盐、羧酸类、醛类、酯类中毒时，可给中毒者喝牛奶、生鸡蛋等缓解剂。烷烃、苯、石油醚中毒时，可给中毒者喝一汤匙液体石蜡和一杯含硫酸镁或硫酸钠的水。一氧化碳中毒应立即吸入氧气，以缓解机体缺氧并促进毒物排出。

（6）送医院治疗　经过初步急救，速送医院继续治疗。

五、化学烧伤事故

1. 化学烧伤的特点及致伤机理

化学烧伤不同于一般的热力烧伤，具有化学烧伤危害的物质与皮肤的接触时间一般比热烧伤的长，因此某些化学烧伤可以是局部很深的进行性损害，甚至通过创面等途径吸收，导致全身各脏器的损害。

（1）局部损害　局部损害的情况与化学物质的种类、浓度及与皮肤接触的时间等均有关系。化学物质的性能不同，局部损害的方式也不同。如酸凝固组织蛋白，碱则皂化脂肪组织；有的毁坏组织的胶体状态，使细胞脱水或与组织蛋白结合；有的则因本身的燃烧而引起烧伤，如磷烧伤；有的本身对健康皮肤并不致伤，但由于大爆炸燃烧致皮肤烧伤，进而引起毒物从创面吸收，加深局部的损害或引起中毒等。局部损害中，除皮肤损害外，黏膜受伤的机会也较多，尤其是某些化学蒸气或发生爆炸燃烧时更为多见。因此，化学烧伤中眼睛和呼吸道的烧伤比一般火焰烧伤更为常见。

（2）全身损害　化学烧伤的严重性不仅在于局部损害，更严重的是有些化学药物可以从创面、正常皮肤、呼吸道、消化道黏膜等吸收，引起中毒和内脏继发性损伤，甚至死亡。有的烧伤并不太严重，但由于有合并中毒，增加了救治的困难，使治愈效果比同面积与深度的一般烧伤差。由于化学工业迅速发展，能致伤的化学物品种类繁多，有时对某些致伤物品的性能一时不了解，更增加了抢救困难。

2. 危险化学品导致化学烧伤的处理原则

化学烧伤的处理原则同一般烧伤相似，应迅速脱离事故现场，终止化学物质对机体的继续损害；采取有效解毒措施，防止中毒；进行全面体检和化学监测。

（1）脱离现场与危险化学品隔离　为了终止危险化学品对机体继续损害，应立即脱离现场，脱去被化学物质浸渍的衣服，并迅速用大量清水冲洗。其目的一是稀释，二是机械冲洗，将化学物质从创面和黏膜上冲洗干净，冲洗时可能产生一定热量，所以冲洗要充分，可使热量逐渐消散。

头、面部烧伤时，要注意眼睛、鼻、耳、口腔内的清洗。特别是眼睛，应首先冲洗，动作要轻柔，一般清水亦可，如有条件可用生理盐水冲洗。如发现眼睑痉挛、流泪、结膜充血，角膜上皮肤及前房混浊等，应立即用生理盐水或蒸馏水冲洗。用消炎眼药水、眼膏等以预防继发性感染。局部不必用眼罩或纱布包扎，但应用单层油纱布覆盖以保护裸露的角膜，防止干燥所致损害。

石灰烧伤时，在清洗前应将石灰去除，以免遇水后石灰产生热，加深创面损害。

有些化学物质则要按其理化特性分别处理。大量流动水的持续冲洗，比单纯用中和剂拮抗的效果更好。用中和剂的时间不宜过长，一般 20min 即可，中和处理后仍须再用清水冲洗，以避免因为中和反应产生热而给机体带来进一步的损伤。

（2）防止中毒　有些化学物质可引起全身中毒，应严密观察病情变化，一旦诊断有化学中毒可能时，应根据致伤因素的性质和病理损害的特点，选用相应的解毒剂或对抗剂治疗，有些毒物迄今尚无特效解毒药物。在发生中毒时，应使毒物尽快排出体外，以减少其危害。一般可静脉补液和使用利尿剂，以加速排尿。

3. 群体性化学灼伤的应急与救护

（1）群体性化学灼伤的定义　群体化学灼伤系指一次性发生 3 人以上的化学灼伤。对以往化工系统伤亡事故分析，死亡人数最多的前三位原因依次为：①爆炸事故，占总死亡人数的 25%；②中毒、窒息事故，占总死亡人数的 15%；③高处坠落事故，占总死亡人数的 14%。而属前两位的死亡病例，相当一部分均存在不同程度的化学灼伤。因此，对这样一种突发性、群体性、多学科性疾病，如何组织抢救，如何开展应急救援，已成为救援工作中的重要问题。

（2）群体性化学灼伤的分类　一般按烧伤人数分为轻度（伤员人数 10～50 名）、中度（伤员人数 51～250 名）、重度（伤员人数 251 名以上）三种。若综合考虑伤员的严重程度、救护力量的动员范围，以及对社区影响等复杂因素，可将群体性化学灼伤事故分为一般性、重大及灾害性事故三大类，见表 9-1。群体性化学灼伤的应急救护主要指后两者。

表 9-1　群体性化学灼伤事故的分类

分　类	灼伤人数	死亡人数	救护力量调动
一般性群体化学灼伤事故	4～10 人	1～3 人	主要限于事故单位内
重大化学灼伤事故	11～100 人	4～30 人	需区域性或行业性救援
灾害性化学灼伤事故	超过 100 人	超过 30 人	需跨区域或社会救援

注：灼伤人数不到 4 人，一般称为个别性化学灼伤，不属群体性化学灼伤的范畴。

（3）群体性化学灼伤现场救护处理原则　群体性化学灼伤发生时所有救护人员及现场抢险组成员在现场救援时，必须佩戴性能可靠的个人防护用品。具体的处理原则如下：

① 任何化学物灼伤，首先要脱去污染的衣服，用自来水冲洗 2～30min（眼睛灼伤冲洗不少于 10min），并用石蕊 pH 试纸测试接近中性为止。灼伤面积大、有休克症状者冲洗要从速、从简。人数较多时可用临近水源（河、塘、湖、海等）进行冲洗。

② 选择上风向、距离最近的医务室或卫生所为现场急救场所，安排烧伤外科医师负责接诊、收治登记，初步进行灼伤面积的估计，进行初步分类，并标注颜色标记，以便分别进行不同方法急救处理。

③ 灼伤创面经清创后用一次性敷料包扎，以免二次损伤或污染。对某些化学物质灼伤，如氢氟酸灼伤，可考虑使用中和剂，但注意创面上不要抹有颜色的外用药，以免影响创面的观察。

④ 对合并有内脏破裂、气胸、骨折等严重外伤者，应优先进行处理，并尽快安排转送去有手术条件的医院。

⑤ 对中度以上严重灼伤伤员，应迅速建立静脉通道，以利液体复苏，降低休克发生率或使伤员平稳度过休克关，为以后治疗创造条件。

⑥ 所有伤员须先行清创、包扎处理，因转运途中若创面暴露，既增加护理难度，又增加感染机会。转送途中应有医护人员护送，应转送至设有烧伤中心或专科病房的医院为佳。

【案例9-12】 1990年5月31日，广西某县磷肥厂5名工人到运输站装酸泵卸硫酸。当进行试泵时，人员没有全部撤离，仍有电工在闸刀开关处和在罐车上，而且没有穿戴耐酸工作服、工作帽、防护靴、耐酸手套、防护眼镜。所以合上电源开关后，不到半分钟，惨剧发生，3人被烧伤。由于缺乏急救常识，没有用清水对伤员身上的硫酸进行现场冲洗就直接送医院抢救，使得伤势加重，1人双目失明。

六、环境污染事故

【案例9-13】 "吉化爆炸"引发松花江污染事故回放

2005年11月13日，中石油吉林石化公司双苯厂发生爆炸，导致100多吨苯、硝基苯和其他有毒化学物质泄漏到松花江吉林市段，并沿江向下游蔓延，事故区域排出的污水主要通过吉林石化公司东10号线进入松花江，造成重大环境污染事件。此次事件造成哈尔滨市停水4天，松花江沿岸数百万群众的生活和生产用水发生严重困难，哈尔滨市直接经济损失约15亿元人民币，更为严重的是，污染带顺流而下，进入俄罗斯，成为一起严重的跨国污染事故。国家环保总局将该起事故定性为一起重大环境污染事故。

上述的"吉化爆炸"事故反映出相关部门未在事故初期采取合理妥当的应急措施，在发生泄漏、爆炸事故后，把此类事故仅作为一般的安全事故来处理，从而使一起企业的安全事故演变为一起重大环境污染事故。

1. 陆地上危险化学品泄漏物的控制与处置

危险化学品由于各种原因造成大量泄漏，泄漏物会四处流淌，使表面积增加，燃爆危害、健康危害和环境危害危险性随之增大。所以，减小危险化学品泄漏次生灾害，需要对危险化学品的泄漏面积进行控制。事故处置中可以使用相应的方法处理泄漏物（参考泄漏事故的处理），残留在环境中的危险化学品可用消防水（加药剂）冲洗，冲洗水进行无毒化处理，防止次生灾害的发生。

2. 水中危险化学品的拦截与清除

危险化学品泄漏如果进入水环境，需要根据泄漏物的理化性质和水体情况进行修筑水坝、挖掘沟槽、设置表面水栅等方法拦截泄漏物。

修筑水坝是控制小河流上的水体泄漏物常用的拦截方法。挖掘沟槽是控制泄漏到水体的不溶性沉块常用的拦截方法。表面水栅可用来收容水体的不溶性漂浮物。

水环境中危险化学品拦截后，可以采用撇取法、抽取法、吸附法、固化法、中和法处置泄漏物。撇取法可清除水面上的液体漂浮物。抽取法可清除水中被限制住的固体和液体泄漏物。吸附法通过采用适当的吸附剂来吸附净化危险化学品，如用活性炭吸附苯、甲苯、汽油、煤油等。固化法通过加入能与泄漏物发生化学反应的固化剂（水泥、凝胶、石灰）或稳定剂使泄漏物转化成稳定形式，以便于处理、运输和处置。对于泄入水体的酸、碱或泄入水体后能生成酸、碱的物质，可用中和法处理。

3. 大气中危险化学品的处置

气体包括压缩气体和液化气体，这些有毒的释放物必须及时彻底地消除。压缩气体和液化气体在大气中形成的气团或烟雾，可以采用液体吸收净化法、吸附净化法等方法来处理。如用雾状水吸收 SO_2、H_2S 等水溶性的有毒气体，或用活性炭吸附 H_2S、Cl_2 等。

4. 危险化学品燃烧爆炸产物的处置

危险化学品燃烧爆炸的产物主要是二氧化碳、水和一些有毒的气体及烟尘。燃烧产生的气体物质可以采用液体吸收净化法、吸附净化法等方法来处理。烟尘可通过湿式除尘来净化，湿式除尘是用水或其他液体与含尘气体相互接触，分离捕集粉尘粒子的方法。通过对燃烧爆炸产物的净化，减少环境污染。

5. 污水的处理

化工突发事故用水量大，灭火用水、冷却水、稀释净化水等各种污水混合在一起，如控制不好进入城市给排水系统，进入江、河、湖、泊及海洋，会造成水环境污染。所以，在事故处置中必须合理用水，并通过修筑围堤、挖掘沟槽等手段使污水汇聚，再根据污水的成分采取物理、化学、生物的方法进行无毒化处理，避免造成环境污染。

第四节　应急救护及事故现场救护技术

事故发生时创伤现场救护要求快速、正确、有效。正确的现场救护能挽救伤员生命、防止损伤加重和减轻伤员的痛苦，反之可加重损伤，造成不可挽回的损失，以至危及生命。而心肺复苏、止血、包扎、固定和搬运技术是事故现场急救的通用技术，作业人员掌握这些技术可以在短时间内挽救事故伤员的生命，为进一步院内治疗争取宝贵的时间。创伤的现场救护有其共同的规律，需要掌握以下原则。

① 建立整体意识，重点、全面了解伤情，避免遗漏，注意保护自身和伤员的安全。

② 先抢救生命，重点判断是否有意识、呼吸、心跳，如呼吸、心跳骤停，首先进行心肺复苏。

③ 检查伤情，快速、有效止血。

④ 优先包扎头部、胸部、腹部伤口以保护内脏，然后包扎四肢伤口。

⑤ 先固定颈部，然后固定四肢。

⑥ 操作迅速、平稳，防止损伤加重。

⑦ 尽可能佩戴个人防护用品，戴上医用手套或用几层纱布、干净布片、塑料袋替代。

一、心肺复苏术

心肺复苏（CPR），是自 20 世纪 60 年代至今长达半个世纪来，全球最为推崇也是普及最为广泛的急救技术。在紧急救护中没有比抢救心跳、呼吸骤停伤员更为紧迫重要了。心肺复苏，就是针对骤停的心跳和呼吸采取的"救命技术"。大量实践证明，4min 开始复苏者可能有 50% 存活；4~6min 内开始复苏者可能有 10% 存活；6min 后开始复苏者可能有 4% 存活；10min 以上开始复苏者 100% 不能存活。

心肺复苏核心技术包括基础生命支持（basic life support，BLS）、高级生命支持（advanced life support，ALS）及延续生命支持三个阶段。其中基础生命支持（BLS）是危险化学品事故现场常用的院前急救术。

2015 年 10 月 15 日，美国心脏协会（AHA）在官方网站及杂志（Circulation）上公布了《2015 心肺复苏指南（CPR）和心血管急救（ECC）指南更新》（后文简称 2015《指南更新》）。本次更新共包括执行摘要、证据评价与利益冲突管理、伦理学问题、急救系统和持续质量改进、成人基础生命支持和心肺复苏质量（非专业施救者心肺复苏）、成人基础生命支持和心肺复苏质量（医护人员 BLS）、成人高级心血管生命支持、儿童高级生命支持等15 部分文件。

2015《指南更新》，区分了院内心脏骤停（IHCA）和院外心脏骤停（OHCA）。要点包括：

（1）救治体系通用分类　2015《指南更新》确定了救治体系的通用元素，为各方使用者提供了一个通用框架（如人员、器材、教育、政策、协议、程序等），以便其组建一个综合新复苏系统（如方案、组织、文化等），从而保证患者的存活。

（2）生存链　2015《指南更新》，建议对生存链进行划分，把在院内和院外出现心脏骤停的患者区分开来，确认患者获得救治的不同途径（见图 9-1）。

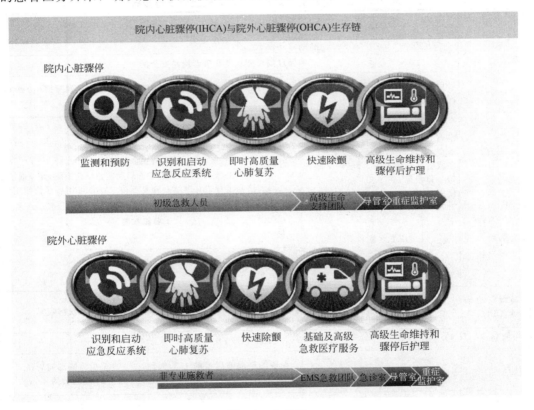

图 9-1　生存链

院外心脏骤停的患者将依赖他们的社区获得救助。非专业救护人员必须识别出心脏骤停、进行呼救、开始心肺复苏并给与除颤（公共场所除颤，PAD），知道接受过紧急医疗服务培训的专业团队接手后，将患者转移到急症室或心导管室。患者最终会被转移到重症监护病房接受后需救治。由五个链环来表达实施紧急生命支持的重要性：

① 识别心脏停搏并启动应急反应系统；

② 及时高质量心肺复苏 CPR；

③ 快速除颤；

④ 基础及高级急救医疗服务；

⑤ 高级生命维持和骤停后护理。

相反，院内心脏骤停的患者依赖于专门的监控系统来预防心脏骤停。如果发生心脏骤停，患者依赖于医疗机构各个部门和服务间的顺畅沟通，以及由专业医疗人员，包括医生、护士、呼吸治疗师等组成的医疗团队。

本书重点介绍——非专业施救者心肺复苏。

1. 基础生命支持（BLS）

基础生命支持（BLS）又称初步急救或现场急救，目的是在心脏骤停后，立即以徒手方法争分夺秒地进行复苏抢救，以使心搏骤停病人心、脑及全身重要器官获得最低限度的紧急供氧（通常按正规训练的手法可提供正常血供的 25%～30%）。BLS 的基础包括突发心脏骤停（SCA）的识别、紧急反应系统的启动、早期心肺复苏（CPR）、迅速使用自动体外除颤仪（AED）除颤。表 9-2 为成人、儿童和婴儿的关键基础生命支持步骤。

表 9-2　成人、儿童和婴儿的关键基础生命支持步骤

内容	成人和青少年	儿童 （1 岁至青春期）	婴儿 （不足 1 岁，除新生儿以外）
现场安全	确保现场对施救者和患者均是安全的		
识别心脏骤停	检查患者有无反应，无呼吸或仅是喘息（即呼吸不正常），不能在 10 秒内明确感觉到脉搏（10 秒内可同时检查呼吸和脉搏）		
启动应急反应系统	如果您是独自一人且没有手机，则离开患者启动应急反应系统并取得 AED，然后开始心肺复苏。或者请其他人去，自己则立即开始心肺复苏；在 AED 可用后尽快使用	**有人目击的猝倒** 对于成人和青少年，遵照左侧的步骤 **无人目击的猝倒** 给予 2 分钟的心肺复苏，离开患者去启动应急反应系统，并获取 AED 回到该儿童身边并继续心肺复苏；在 AED 可用后尽快使用	
没有高级气道的按压-通气比	1 或 2 名施救者 30∶2	**1 名施救者** 30∶2 **2 名以上施救者** 15∶2	
有高级气道的按压-通气比	以 100 至 120 次每分钟的速率持续按压，每 6 秒给予 1 次呼吸（每分钟 10 次呼吸）		
按压速率	100 至 120 次每分钟		
按压深度	至少 5cm①	至少为胸部前后径的 1/3，大约 5cm	至少为胸部前后径的 1/3，大约 4cm
手的位置	将双手放在胸骨的下半部	将双手或一只手（对于很小的儿童可用）放在胸骨的下半部	**1 名施救者** 将 2 根手指放在婴儿胸部中央，乳线正下方 **2 名以上施救者** 将双手拇指环绕放在婴儿胸部中央，乳线正下方
胸廓回弹	每次按压后使胸廓充分回弹；不可在每次按压后倚靠在患者胸上		
尽量减少中断	中断时间限制在 10 秒以内		

① 对于成人的按压深度不应超过 6cm。

注：AED-自动体外除颤器；CPR-心肺复苏。

（1）评估和现场安全　急救者在确认现场安全的情况下轻拍患者的肩膀，并大声呼喊"你还好吗？"检查患者是否有呼吸。如果没有呼吸或者没有正常呼吸（即只有喘息），立刻启动应急反应系统并开始胸外心脏按压。

（2）启动紧急医疗服务（EMS）并获取 AED

① 如发现患者无反应无呼吸，急救者应启动 EMS 体系（拨打 120），取来 AED（如果有条件），对患者实施 CPR，如需要时立即进行除颤。

② 如有多名急救者在现场，其中一名急救者按步骤进行 CPR，另一名启动 EMS 体系（拨打 120），取来 AED（如果有条件）。

③ 在救助淹溺或窒息性心脏骤停患者时，急救者应先进行 5 个周期（2min）的 CPR，然后拨打 120 启动 EMS 系统。

（3）脉搏检查　对于非专业急救人员，只要发现无反应的患者没有自主呼吸就应按心搏骤停处理。

（4）胸外按压（circulation，C）

① 确保患者仰卧于平地上或用胸外按压板垫于其肩背下，急救者可采用跪式或踏脚凳等不同体位，将一只手的掌根放在患者胸部的中央，胸骨下半部上，将另一只手的掌根置于第一只手上。手指不接触胸壁。

② 按压时双肘须伸直，垂直向下用力按压，成人按压频率为至少 100～120 次/min，下压深度至少为 5cm，每次按压之后应让胸廓完全回复。按压时间与放松时间各占 50% 左右，放松时掌根部不能离开胸壁，以免按压点移位。对于儿童患者，用单手或双手于乳头连线水平按压胸骨，对于婴儿，用两手指于紧贴乳头连线下放水平按压胸骨。

③ 为了尽量减少因通气而中断胸外按压，对于未建立人工气道的成人，推荐的按压－通气比率为 30∶2。对于婴儿和儿童，双人 CPR 时可采用 15∶2 的比率。如双人或多人施救，应每 2min 或 5 个周期 CPR（每个周期包括 30 次按压和 2 次人工呼吸）更换按压者，并在 5s 内完成转换，因为研究表明，在按压开始 1～2min 后，操作者按压的质量就开始下降（表现为频率和幅度以及胸壁复位情况均不理想）。图 9-2 为胸外心脏按压术示意图。

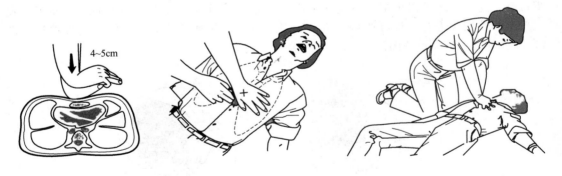

图 9-2　胸外心脏按压术示意图

（5）开放气道（airway，A）　在 2010 年美国心脏协会 CPR 及 ECC（心血管急救）指南中有一个重要改变是在通气前就要开始胸外按压。胸外按压能产生血流，在整个复苏过程中，都应该尽量减少延迟和中断胸外按压。而调整头部位置，实现密封以进行口对口呼吸，拿取球囊面罩进行人工呼吸等都要花费时间。采用 30∶2 的按压通气比开始 CPR 能使首次按压延迟的时间缩短。

有两种方法可以开放气道提供人工呼吸：仰头抬颏法和推举下颌法。后者仅在怀疑头部或颈部损伤时使用，因为此法可以减少颈部和脊椎的移动。遵循以下步骤实施仰头抬颏：将一只手置于患儿的前额，然后用手掌推动，使其头部后仰；将另一只手的手指置于颏骨附近的下颌下方；提起下颌，使颏骨上抬（图 9-3）。注意在开放气道同时应该用手指挖出病人口中异物或呕吐物，有假牙者应取出假牙。

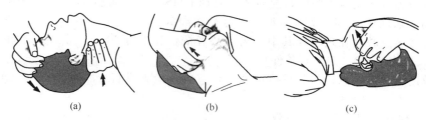

(a)　　　　　　　　(b)　　　　　　　　(c)

图 9-3　开放气道的方法

（6）人工呼吸（breathing，B）　给予人工呼吸前，正常吸气即可，无需深吸气；所有人工呼吸（无论是口对口、口对面罩、球囊－面罩或球囊对高级气道）均应该持续吹气 1s 以上，保证有足够量的气体进入并使胸廓起伏；如第一次人工呼吸未能使胸廓起伏，可再次用仰头抬颏法开放气道，给予第二次通气；过度通气（多次吹气或吹入气量过大）可能有害，应避免。

实施口对口人工呼吸是借助急救者吹气的力量，使气体被动吹入肺泡，通过肺的间歇性膨胀，以达到维持肺泡通气和氧合作用，从而减轻组织缺氧和二氧化碳潴留。方法为：将受害者仰卧置于稳定的硬板上，托住颈部并使头后仰，用手指清洁其口腔，以解除气道异物，急救者以右手拇指和食指捏紧病人的鼻孔，用自己的双唇把病人的口完全包绕，然后吹气 1s 以上，使胸廓扩张；吹气毕，施救者松开捏鼻孔的手，让病人的胸廓及肺依靠其弹性自主回缩呼气，同时均匀吸气，以上步骤再重复一次。对婴儿及年幼儿童复苏，可将婴儿的头部稍后仰，把口唇封住患儿的嘴和鼻子，轻微吹气入患儿肺部。如患者面部受伤则可妨碍进行口对口人工呼吸，可进行口对鼻通气。深呼吸一次并将嘴封住患者的鼻子，抬高患者的下巴并封住口唇，对患者的鼻子深吹一口气，移开救护者的嘴并用手将受伤者的嘴敞开，这样气体可以出来。在建立了高级气道后，每 6～8s 进行一次通气，而不必在两次按压间才同步进行（即呼吸频率 8～10 次/min）。在通气时不需要停止胸外按压。图 9-4 为口对口人工呼吸示意图。

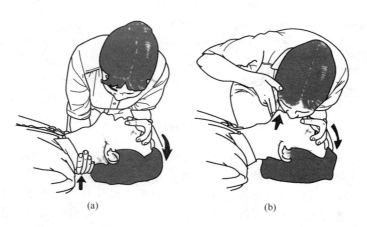

(a)　　　　　　　　　　　　(b)

图 9-4　口对口人工呼吸示意图

（7）AED 除颤　室颤是成人心脏骤停的最初发生的较为常见而且是较容易治疗的心律。对于 VF 患者，如果能在意识丧失的 3～5min 内立即实施 CPR 及除颤，存活率是最高的。对于院外心脏骤停患者或在监护心律的住院患者，迅速除颤是治疗短时间 VF 的好方法。

2. 心肺复苏成功的标准

非专业急救者应持续 CPR 直至获得 AED 和被 EMS 人员接替，或患者开始有活动，不应为了检查循环或检查反应有无恢复而随意中止 CPR。对于医务人员应遵循下述心肺复苏有效指标和终止抢救的标准。

（1）心肺复苏有效指标

① 颈动脉搏动：按压有效时，每按压一次可触摸到颈动脉一次搏动，若中止按压搏动亦消失，则应继续进行胸外按压，如果停止按压后脉搏仍然存在，说明病人心搏已恢复。

② 面色（口唇）：复苏有效时，面色由紫绀转为红润，若变为灰白，则说明复苏无效。

③ 其他：复苏有效时，可出现自主呼吸，或瞳孔由大变小并有对光反射，甚至有眼球活动及四肢抽动。

（2）终止抢救的标准　现场 CPR 应坚持不间断地进行，不可轻易做出停止复苏的决定，如符合下列条件者，现场抢救人员方可考虑终止复苏：

① 患者呼吸和循环已有效恢复；

② 无心搏和自主呼吸，CPR 在常温下持续 30min 以上，EMS 人员到场确定患者已死亡；

③ 有 EMS 人员接手承担复苏或其他人员接替抢救。

3. 高级生命支持（ALS）

心肺复苏的成功与否取决于基础生命支持和高级生命支持，前者多在院前现场抢救，后者常在急诊室或重症监护病房，两者紧密衔接。

基本生命支持的意义在于减缓生存概率下降的趋势，给心、脑、肾等重要脏器组织提供基本的供血和供氧，为进一步的复苏治疗也就是高级生命支持赢得时间。虽然部分情况下经过基本生命支持可以恢复自主呼吸和循环，但要维持自主循环和呼吸、保持生命体征的平稳必须要进行高级生命支持，而且越早越好。

二、止血术

在各种突发事故中，常有外伤大出血的紧张场面。出血是创伤的突出表现，因此，止血是创伤现场救护的基本任务。

1. 创伤出血概述

血液是维持生命的重要物质。成人的血液约占自身体重的 8%，大约每千克体重拥有 $60\sim80mL$ 血液。骨髓、淋巴是人体造血的"工厂"。

依出血的部位通常将出血分成三类：皮下出血、内出血、外出血。

依血管损伤的种类通常将出血分成三类，可以根据出血的情况和血液的颜色来判断（见表 9-3）。

表 9-3　各类出血判断标准

出血类别	判断
动脉出血	动脉血管压力较高,出血时血液自伤口向外喷射或一股一股地冒出。血液为鲜红色,速度快,量多,人在短时间内大量失血,危及生命
静脉出血	血液暗红色,出血时血液呈涌出状或徐徐外流,速度稍缓慢,量中等
毛细血管出血	微小的血管出血,血液像水珠样流出或渗出,血液由鲜红变为暗红色,量少,多能自行凝固止血

2. 止血方法

止血的方法有包扎止血、加压包扎止血、指压止血、加垫屈肢止血、填塞止血、止血带止血。一般的出血可以使用包扎、加压包扎法止血；四肢的动、静脉出血，如使用其他的止血法能止血的，就不用止血带止血。

操作要点：

① 尽可能戴上医用手套，如果没有可用敷料、干净布片、塑料袋、餐巾纸为隔离层；

② 脱去或剪开衣服，暴露伤口，检查出血部位；

③ 根据伤口出血的部位，采用不同的止血法止血；

④ 不要对嵌有异物或骨折断端外露的伤口直接压迫止血；

⑤ 不要去除血液浸透的敷料，而应在其上另加敷料并保持压力；

⑥ 肢体出血应将受伤区域抬高到超过心脏的高度；

⑦ 如必须用裸露的手进行伤口处理，在处理完成后，用肥皂清洗手；

⑧ 止血带在万不得已的情况下方可使用。

（1）手压止血法　用手指、手掌或拳头压迫出血区域近侧动脉干，暂时性控制出血。压迫点应放在易于找到的动脉径路上，压向骨骼方能有效。例如，头、颈部出血，常可指压颞动脉、颌动脉、椎动脉；上肢出血，常可指压锁骨下动脉、肱动脉、肘动脉、桡动脉、尺动脉；下肢出血，常可指压股动脉、胫动脉。在操作时要注意：压迫力度要适中，以伤口不出血为准；压迫 10～15min，仅是短时急救止血；保持伤处肢体抬高。

① 颞浅动脉压迫点。用于头顶部出血，一侧头顶部出血时，在同侧耳前，对准耳屏上前方 1.5cm 处，用拇指压迫颞浅动脉止血（见图 9-5）。

② 肱动脉压迫点。肱动脉位于上臂中段内侧，位置较深，前臂及手出血时，在上臂中段的内侧摸到肱动脉搏动后，用拇指按压可止血（见图 9-6）。

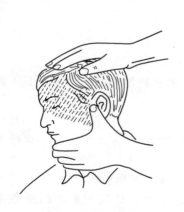

图 9-5　指压颞浅动脉

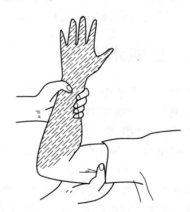

图 9-6　指压肱动脉

③ 桡、尺动脉压迫点。桡、尺动脉在腕部掌面两侧。腕及手出血时，要同时按压桡、尺两条动脉方可止血（见图 9-7）。

④ 股动脉压迫点。在腹股沟韧带中点偏内侧的下方能摸到股动脉强大搏动。用拇指或掌根向外上压迫，用于下肢大出血（见图 9-8）。

股动脉在腹股沟处位置表浅，该处损伤时出血量大，要用双手拇指同时压迫出血的远近两端。压迫时间也要延长，如果转运时间长时可试行加压包扎。

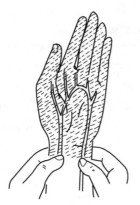

图 9-7　指压桡、尺动脉

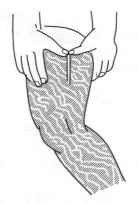

图 9-8　指压股动脉

　　（2）加压包扎止血法　适用于各种伤口，是一种比较可靠的非手术止血法。先用厚敷料无菌纱布覆盖压迫伤口，再用三角巾或绷带用力包扎，包扎范围应该比伤口稍大。这是一种目前最常用的止血方法，四肢的小动脉或静脉出血、头皮下出血多数患者均可获得止血目的。

　　（3）强屈关节止血法　前臂和小腿动脉出血不能制止时，而且无合并骨折或脱位时，立即强屈肘关节或膝关节，并用绷带固定，即可控制出血，以利迅速转送医院。

　　（4）填塞止血法　广泛而深层软组织创伤，腹股沟或腋窝等部位活动性出血以及内脏实质性脏器破裂，如肝粉碎性破裂出血。可用灭菌纱布或子宫垫填塞伤口，外加包扎固定。在做好彻底止血的准备之前，不得将填入的纱布抽出，以免发生大出血时措手不及（见图9-9）。

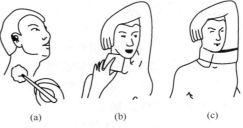

(a)　　　　　　(b)　　　　　　(c)

图 9-9　填塞止血法

　　（5）止血带法　止血带的使用，一般适用于四肢大动脉的出血，并常常在采用加压包扎不能有效止血的情况下，才选用止血带。常用的止血带有以下各种类型。

　　① 橡皮管止血带。常用弹性较大的橡皮管，便于急救时使用（见图 9-10）。

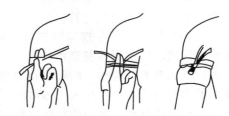

图 9-10　橡皮管止血法

　　② 弹性橡皮带（驱血带）。用宽约 5cm 的弹性橡皮带，抬高患肢，在肢体上重叠加压，包绕几圈，以达到止血目的（见图 9-11）。

　　③ 充气止血带。压迫面宽而软，压力均匀，还有压力表测定压力，比较安全，常用于四肢活动性大出血或四肢手术时采用（见图 9-12）。

　　（6）止血带使用方法和注意事项

　　① 止血带绑扎部位。扎止血带的标准位置在上

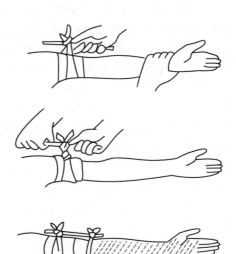

图 9-11　弹性橡皮带止血法

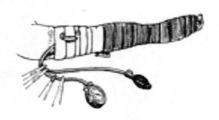

图 9-12 充气止血带止血法

肢为上臂上 1/3，下肢为股中、下 1/3 交界处。

② 止血带的松紧要合适。

③ 持续时间。原则上应尽量缩短使用止血带的时间，通常只允许 1h 左右，最长不宜超过 3h。

④ 止血带的解除。要在输液、输血和准备好有效的止血手段后，在密切观察下放松止血带。若止血带缠扎过久，组织已发生明显广泛坏死时，在截肢前不宜放松止血带。

⑤ 止血带不可直接缠在皮肤上，在止血带的相应部位要有衬垫，如三角巾、毛巾、衣服等均可。

⑥ 要求有明显标志，说明上止血带的时间和部位。

三、包扎术

快速、准确地将伤口用自粘贴、尼龙网套、纱布、绷带、三角巾或其他现场可以利用的布料等包扎，是外伤救护的重要一环。它可以起到快速止血、保护伤口、防止进一步污染、减轻疼痛的作用，有利于转运和进一步治疗。

1. 事故创伤伤口概述

伤口是细菌侵入人体的门户，如果伤口被细菌污染，就可能引起化脓或并发败血症、气性坏疽、破伤风，严重损害健康，甚至危及生命。所以，受伤以后，如果没有条件做到清创手术，在现场要先进行包扎。

（1）现场处理 在现场进行处理时，首先要判断受伤程度，要仔细检查伤口的位置、大小、深浅、污染程度及异物特点，然后再采取合适的方法进行处理。例如，伤口深，出血多，可能有血管损伤；胸部伤口可能有气胸；腹部伤口可能有肝、脾或胃肠损伤；肢体畸形可能有骨折；异物扎入人体可能损伤大血管、神经或重要脏器。

（2）包扎材料 常用的包扎材料有创可贴、尼龙网套、三角巾、弹力绷带、纱布绷带、胶条及附近方便可用器材，如毛巾、头巾、衣服等。

① 袖带卷（绷带）。绷带一般是用长条纱布制成，纱布绷带利于伤口渗出物的吸收，高弹力绷带用于关节部位损伤。绷带的长度和宽度有多种规格，如用于手指、手腕、上肢等身体不同部位损伤的不同宽度的绷带，常用的有宽 5cm、长 600cm 和宽 8cm、长 600cm 两种。一头卷起的为单头带，两头同时卷起为双头带，把绷带两端用剪刀剪开即为四头带。

② 三角巾。用边长为 1m 的正方形白布或纱布，将其对角剪开即分成两块三角巾，90°角称为顶角，其他两个角称为底角，外加的一根带子称为顶角系带，斜边称为底边。为了方便不同部位的包扎，可将三角巾折叠成带状，称为带状三角巾，或将三角巾在顶角附近与底边中点折叠成燕尾式（见图 9-13）。

2. 包扎方法

包扎伤口动作要快、准、轻、牢；包扎部位要准确、严密，不遗漏伤口；包扎动作要轻，不要碰撞伤口，以免增加伤员的疼痛和出血；包扎要牢靠，但不宜过紧，以免妨碍血液流通和压迫神经。

在进行包扎操作时要注意：尽可能带上医用手套，或用其他洁净材料为隔离层；伤口封闭要严密，防止污染伤口；动作要轻巧而迅速，部位要准确，伤口包扎要牢固，松紧适宜；不用水冲洗伤口（化学伤除外）；不要对嵌有异物或骨折断端外露的伤口直接包扎；不要在伤

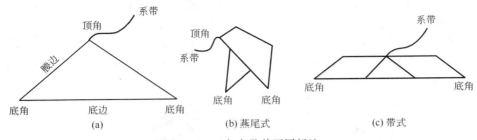

图 9-13　三角巾及其不同折法

口上用消毒剂或消炎粉；如必须用裸露的手进行伤口处理，在处理完成后，用肥皂清洗手。

（1）绷带包扎法

① 环行法。此法是绷带包扎中最常用的，适用肢体粗细较均匀处伤口的包扎。用左手将绷带固定在无菌敷料上，右手持绷带卷绕肢体紧密缠绕；加压绕肢体环形缠绕 4～5 层，每圈盖住前一圈，绷带缠绕范围要超出敷料边缘；最后固定［见图 9-14(a)］。

② 螺旋包扎。适用上肢、躯干的包扎。先作环行缠绕两圈；从第三圈开始，环绕时压住上圈的 1/2 或 1/3；最后用胶布粘贴固定［见图 9-14(b)］。

③ "8" 字包扎。手掌、踝部和其他关节处伤口用 "8" 字绷带包扎，选用弹力绷带。包扎手时从腕部开始，先环行缠绕两圈；然后经手和腕 "8" 字形缠绕；最后绷带尾端在腕部固定（见图 9-15）。

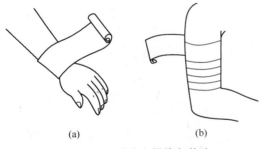

图 9-14　环形法和螺旋包扎法

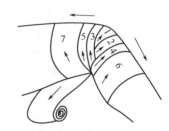

图 9-15　"8" 字包扎

④ 回返包扎。用于头部或断肢伤口包扎。先将绷带绕头作环行固定两圈；左手持绷带一端于后头中部，右手持绷带卷，从头后方向前到前额；然后再固定前额处绷带向后反折；最后将反折绷带固定（见图 9-16）。

⑤ 螺旋反折包扎。用于粗细不等部位，如小腿、前臂等。先用环行法固定始端；螺旋方法每圈反折一次，反折时，以左手拇指按住绷带上面的正中处，右手将带向下反折，向后绕并拉紧（见图 9-17）。

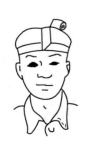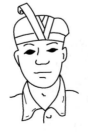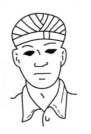

图 9-16　回返包扎

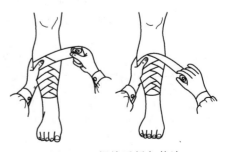

图 9-17　螺旋反折包扎法

（2）三角巾包扎法　使用三角巾，注意边要固定，角要抓紧，中心伸展，敷料贴实。在应用时可按需要折叠成不同的形状，运用于不同部位的包扎。

① 头顶帽式包扎。将三角巾底边的正中点放在前额弓上部，顶角位到枕后，然后将底边经耳上向扎紧压住顶角，在颈后交叉，再经耳上到额部拉紧打结，最后将顶角向上反折嵌入底边用胶布或别针固定（见图9-18）。

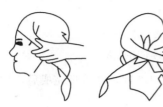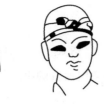

图 9-18　三角巾头顶式包扎

② 肩部包扎。适用于一侧肩部外伤，将燕尾三角巾的夹角对着伤侧颈部，三角巾体紧压伤口的敷料上，燕尾底部包绕上臂根部打结，然后两个燕尾角分别经胸、背拉到对侧腋下打结固定（见图9-19）。

③ 胸部包扎。三角巾折叠成燕尾式，置于胸前，夹角对准胸骨上凹；两燕尾角过肩于背后；将燕尾顶角系带，围胸在背后打结；然后，将一燕尾角系带拉紧绕横带后上提；再与另一燕尾角打结；背部包扎时，把燕尾巾调到背部即可（见图9-20）。

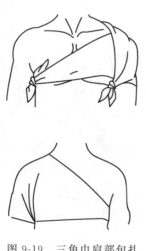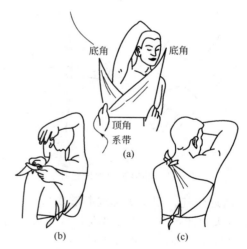

图 9-19　三角巾肩部包扎　　　　　　　图 9-20　三角巾胸部包扎

④ 手（足）包扎。三角巾展开；手指或足趾尖对向三角巾的顶角；手掌或足平放在三角巾的中央；指缝或足缝间插入敷料；将顶角折回，盖于手背或足背；两底角分别围绕到手背或足背交叉；再在腕部或踝部围绕一圈后在手背或足背打结（见图9-21、图9-22）。

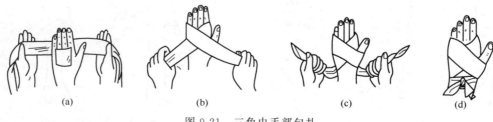

图 9-21　三角巾手部包扎

⑤ 膝部带式包扎。根据伤情把三角巾折达成适当宽度的带状巾，将带的中段斜放在伤部其两端分别压住上下两边，两端于膝后交叉，一端向上，一端向下，环绕包扎，在膝后打结，呈"8"字形（见图9-23）。

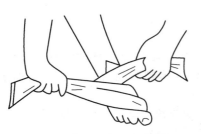

图 9-22 三角巾足部包扎

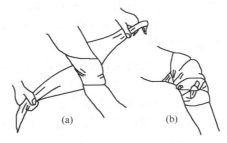

图 9-23 三角巾膝部包扎

⑥ 腹部包扎。把三角巾横放在腹部，将顶角朝下，底边置于脐部，拉紧底角至围绕到腰后打结，顶角经会阴拉至臀部上方，用底角余头打结。此法也可包扎臀部，不同的是顶角和左右两底角在腹部打结（见图9-24）。

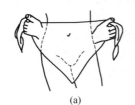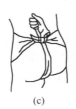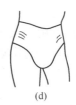

(a)　　　　　(b)　　　　　(c)　　　　　(d)

图 9-24 三角巾腹部包扎

⑦ 悬臂带包扎。将前臂屈曲用三角巾悬吊于胸前，叫悬臂带，用于前臂损伤和骨折。

大悬臂带方法是将三角巾放于健侧胸部，底边和躯干平行，上端越过肩部，顶角对着伤臂的肘部，伤臂弯成直角放在三角巾中部，下端绕过伤臂反折越过伤侧肩部，两端在颈后或侧方打结。再将顶角折回，用别针固定。

小悬臂带将三角巾折达成带状吊起前臂的前部（不要托肘部），适用于肩关节损伤、锁骨和肱骨骨折。

四、固定术

当发生事故后，骨骼的完整性由于受外力的撞击、扭曲、过分的牵拉、机械性的碾伤、肌肉拉力受损、本身疾病等原因，直接或间接使其遭破坏，发生骨骼破裂、折断、粉碎，称为骨折。

固定术是针对骨折的急救措施，可以防止骨折部位移动，具有减轻伤员痛苦的功效，同时能有效地防止因骨折断端的移动而损伤血管、神经等组织造成的严重并发症。实施骨折固定先要注意伤员的全身状况，如心脏停搏要先复苏处理；如有休克情况发生，要先抗休克或同时处理休克；如有大出血要先止血包扎，然后固定。急救固定的目的不是让骨折复位，而是防止骨折断端的移动，所以刺出伤口的骨折端不应该送回。固定时动作要轻巧，固定要牢靠，松紧要适度，皮肤与夹板之间要垫适量的软物，尤其是夹板两端骨突出处和空隙部位更要注意，以防局部受压引起缺血坏死。

1. 骨折类型

（1）闭合性骨折　骨折断端与外界或体内空腔脏器不相通，骨折处的皮肤没有破损。

（2）开放性骨折　骨折断端与外界或体内空腔脏器相通，骨折局部皮肤破裂损伤，骨折端与外界空气接触，暴露在体外。

（3）完全性骨折　骨完全断裂，骨断裂成三块以上的碎块又称为粉碎性骨折。

（4）不完全性骨折　骨未完全断裂。

（5）嵌顿性骨折　断骨两端互相嵌在一起。

2. 骨折判断

（1）表现　骨折突出表现是剧烈疼痛，受伤处有明显的压痛点，移动时有剧痛，安静时则疼痛减轻。根据疼痛的轻重和压痛点的位置，可以大体判断是否骨折和骨折的部位。无移位的骨折只有疼痛没有畸形，但局部可有肿胀或血肿。

（2）畸形　骨折部位在肌肉的作用下，形态改变，如成角、旋转、肢体缩短等。

（3）功能障碍　骨的支撑、运动、保护等功能受到影响或完全丧失。

（4）循环、神经损伤的检查　上肢损伤检查桡动脉有否搏动，下肢损伤检查足背动脉有否搏动；触压伤员的手指或足趾，询问有何感觉，手指或足趾能否自由活动。

3. 固定材料

一般事故现场急救多受条件限制，只能做外固定，目前最常用的外固定有夹板、气垫、固定器等。

① 木制夹板可用木板、竹片或杉树皮等，削成长宽合度的小夹板，以适合不同部位的需要，外包软性敷料，用绷带或布条固定在小夹板上更好，以防损伤皮肉，是以往最常用的固定器材。适应于四肢闭合性管状骨折，四肢开放性骨折，创面小，经处理后创口已愈合者。

② 钢丝夹板一般有 7cm×100cm、10cm×100cm、15cm×100cm 等规格。携带方便，可按需要任意弯曲，以适应各部位，使用时应在钢丝夹板上放置软性衬垫。

③ 充气夹板为筒状双层塑料膜，使用时把筒膜套在骨折肢体外，使肢体处于需要固定的位置，然后向进气阀吹气，双层内充气后立刻变硬，达到固定作用。

④ 塑料夹板可在 60℃ 以上热水中软化，塑形后托住骨折部位包扎，冷却后塑料夹板变硬，达到固定作用。

以上的夹板类材料，在现场急救时可用杂志、硬纸板、木板块、折叠的毯子、树枝、雨伞等作为临时夹板，将受伤上肢缚在胸廓上，将受伤下肢固定于健康的肢体上就可。

⑤ 负压气垫为片状双层塑料膜，膜内装有特殊高分子材料，使用时把片状膜包裹骨折肢体，使肢体处于需要固定位置，然后向气阀抽气，气垫立刻变硬，达到固定作用。

⑥ 其他材料如特制的颈部固定器、股骨骨折的托马固定架，紧要时就地取材的竹棒、木棍、树枝、登山杖等。

像上述的颈部固定器这样的材料，在现场急救时可用报纸、毛巾、衣物卷成卷来代替，从颈后向前围在颈部。颈套粗细以围于颈部后限制下颌活动为宜。

4. 固定方法

要根据现场的条件和骨折的部位采取不同的固定方式。固定要牢固，不能过松、过紧。在骨折和关节凸出处要加衬垫，以加强固定和防止皮肤压伤。在固定时还要注意以下操作要点：①置伤员于适当位置，就地施救；②夹板与皮肤、关节、骨凸出部位加衬垫，固定时操作要轻；③先固定骨折的上端，再固定下端，绑带不要系在骨折处；④前臂、小腿部位的骨折，尽可能在损伤部位的两侧放置夹板固定，以防止肢体旋转及避免骨折断端相互接触；⑤固定后，上肢为屈肘位，下肢呈伸直位；⑥应露出指（趾）端，便于检查末梢血液循环。

固定方法由于充气夹板、负压气垫、颈部固定器、钢丝夹板等使用比较简便快速而且有效，下面主要介绍木制夹板和三角巾固定法。

（1）胸部固定

① 锁骨骨折固定。将两条指宽的带状三角巾分别环绕两个肩关节，于肩部打结；再分别将三角巾的底角拉紧，在两肩过度后张的情况下，在背部将底角拉紧打结（见图9-25）。

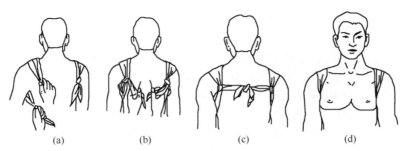

(a)　　　　(b)　　　　(c)　　　　(d)

图 9-25　锁骨骨折固定法

② 肋骨骨折固定。方法同胸部外伤包扎。

（2）四肢骨折固定

① 肱骨骨折固定。肱骨骨折时因桡神经紧贴肱骨干，易损伤。固定时，骨折处要加厚垫保护以防止桡神经损伤。

用两条三角巾和一块夹板将伤肢固定，然后用一块燕尾式三角巾中间悬吊前臂，使两底角向上绕颈部后打结，最后用一条带状三角巾分别经胸背于健侧腋下打结（见图9-26）。

此外，如为肱骨髁上骨折，因位置低，接近肘关节，局部有肱动脉和正中神经，容易损伤，所以现场不宜用夹板固定。可直接用三角巾或围巾等固定于胸廓，前臂悬吊于半屈位。

② 肘关节骨折固定。当肘关节弯曲时，用两带状三角巾和一块夹板把关节固定。当肘关节伸直时，可用一卷绷带和一块三角巾把肘关节固定（见图9-27）。

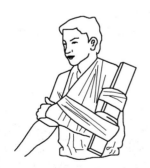

图 9-26　肱骨骨折固定法

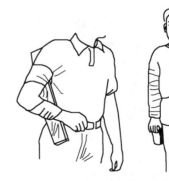

图 9-27　肘关节骨折固定法

③ 桡骨、尺骨骨折固定。用一块合适的夹板置于伤肢下面，用两块带状三角巾或绷带把伤肢和夹板固定，再用一块燕尾三角巾悬吊伤肢，最后再用一条带状三角巾的两底边分别绕胸背于健腋下打结固定。指端要露出，检查甲床血液循环（见图9-28）。

④ 手指骨折固定。利用冰棒棍或短筷子作小夹板，另用两片胶布作黏合固定。若无固定棒棍，可以把伤肢黏合，固定在健肢上（见图9-29）。

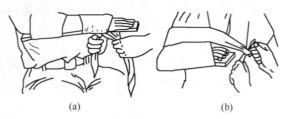

图 9-28 桡骨、尺骨骨折固定法

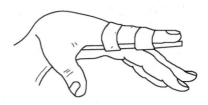

图 9-29 手指骨骨折固定法

⑤ 股骨骨折固定。股骨干粗大，骨折常由巨大外力造成，损伤严重，出血多，易出现休克。骨折后大腿肿胀、疼痛、变形或缩短。

固定时可用一块长夹板（长度为伤员的腋下至足跟）放在伤肢侧，另用一块短夹板（长度为会阴至足跟）放在伤肢内侧，至少用 4 条带状三角巾，分别在腋下、腰部、大腿根部及膝部分环绕伤肢包扎固定，注意在关节突出部位要放软垫。若无夹板时，可以用带状三角巾或绷带把伤肢固定在健侧肢体上。趾端露出，检查甲床血液循环情况（见图 9-30）。

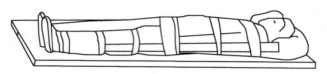

图 9-30 股骨骨折固定法

⑥ 胫骨、腓骨骨折固定。小腿骨折端易刺破小腿前方皮肤，造成骨外露。因此，在骨折处要加厚垫保护。出血、肿胀严重时会导致骨筋膜室综合症，造成小腿缺血、坏死。小腿骨折固定时切忌固定过紧。

用木板固定时，一块长木板从伤侧髋关节到外踝，一块短木板从大腿根内侧到内踝；分别放于伤肢的内侧和外侧；在膝关节、踝关节骨凸出部放棉垫保护，空隙处用柔软物品填实；用 5 条宽带固定，先固定骨折上下两端，然后固定膝、踝；用"8"字法固定足踝；趾端露出，检查甲床血液循环（见图 9-31）。

（3）脊柱骨折固定

① 颈椎骨折固定。伤员仰卧，在头枕部垫一薄枕，使头部成正中位，头部不要前屈或后仰，再在头的两侧各垫枕头服卷，最后用一条带子通过伤员额部固定头部，限制头部前后左右晃动（见图 9-32）。

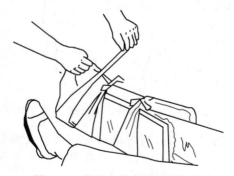

图 9-31 胫骨、腓骨骨折固定法

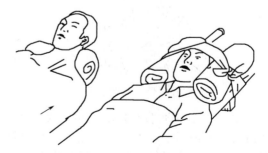

图 9-32 颈椎骨折固定法

② 胸椎、腰椎骨折固定。用一长、宽与伤员身高、肩宽相仿的木板作固定物，并作为搬运工具。保持伤员身体长轴一致侧卧，将其平直抬于木板上，头颈部、足踝部及腰后空

虚处要垫实，双肩、骨盆、双下肢及足部用宽带固定于木板上，避免运输途中颠簸、晃动。双手用绷带固定放于腹部（见图9-33）。

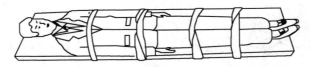

图 9-33　胸椎、腰椎骨折固定法

（4）骨盆骨折固定　将一条带状三角巾的中段放于腰骶部，绕髋前至小腹部打结固定，再用另一条带状三角巾中段放于小腹正中，绕髋后至腰骶部打结固定（见图9-34）。

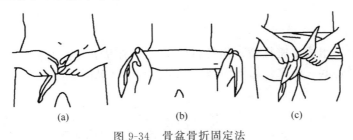

(a)　　　　　　(b)　　　　　　(c)

图 9-34　骨盆骨折固定法

五、搬运

搬运、护送似乎是件简单而平常的事情，是一个用力搬运和交通运输问题，与医疗、急救无密切关系。然而，事实并非如此。搬运、护送不当可使危重伤员在现场的救护前功尽弃。不少已被急救处理较好的伤员，往往在不正确的运送途中病情加重、恶化；有些伤员因经不住路途颠簸或病情恶化，不能及时施以急救而丧失生命。

1. 搬运病人注意事项

① 迅速判断伤情，做好伤员现场的救护，先救命后治伤。必须先止血、包扎、固定，妥善处理后才能搬动。

② 运送时尽可能不摇动伤（病）者的身体。若遇脊椎受伤者，应将其身体固定在担架上，用硬板担架搬送。切忌一人抱胸、一人搬腿的双人搬抬法，因为这样搬动易加重脊髓损伤。

③ 运送患者时，随时观察呼吸、体温、出血、面色变化等情况，注意患者姿势，给患者保暖。

④ 在人员、器材未准备完好时，切忌随意搬动。

2. 搬运方法

正确的搬运方法能减少伤员的痛苦，防止损伤加重；错误的搬运方法不仅会加重伤员的痛苦，还会加重损伤。因此，正确的搬运在现场救护中显得尤为重要。

（1）徒手搬运　对于转运路程较近、病情较轻、无骨折的伤员所采用的搬运方法。

① 单人搬运法。适用于伤势比较轻的伤病员，采取拖行法、自行法、抱持法等方法（见图9-35）。

② 双人搬运法。一人搬托双下肢，一人搬托腰部。在不影响病伤的情况下，还可用椅式、轿式和拉车式。

杠轿式要求救护人两人对面站于伤员的背后，呈蹲位；各自用右手紧握左手腕，左手

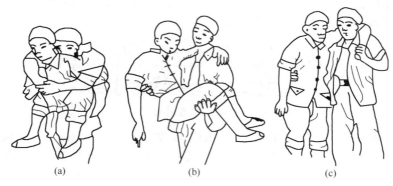

图 9-35 单人搬运法

再紧握对方右手腕，组成手座杠轿；伤员将两手臂分别置于救护人员颈后，坐在手座杠轿上；救护人员慢慢抬起，站立，用外侧脚一同起步搬运（见图 9-36）。

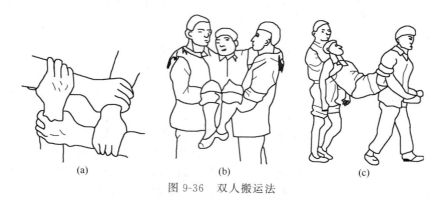

图 9-36 双人搬运法

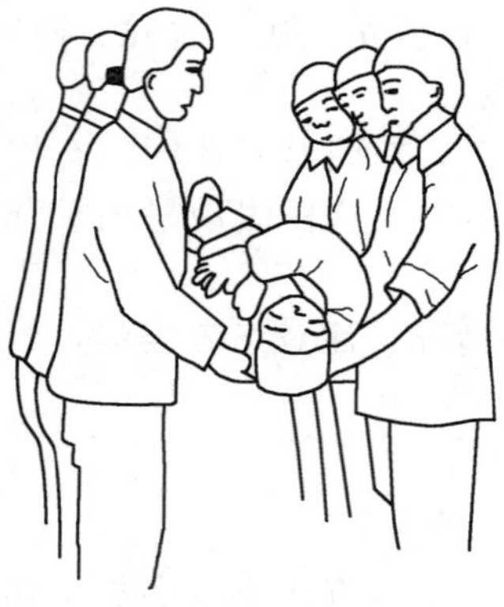

③ 多人搬运法。对脊椎受伤的患者向担架上搬动应由 4～6 人一起搬动，2 人专管头部的牵引固定，使头始终保持与躯干成直线的位置，维持颈部不动。另 2 人托住臂背，2 人托住下肢，协调地将伤者平直放到担架上，并在颈窝放一小枕头，头部两侧用软垫沙袋固定（见图 9-37）。

（2）担架搬运 担架是现场救护搬运中最方便的用具。有 2～4 名人员，救护人员按救护搬运的正确方法将伤员轻轻移上担架，需要的话，做好固定。

① 担架的自制方法。用木棍制担架：用两根长约 2.3m 的木棍，或两根长约 2m 的竹竿绑成梯子形，中间用绳索来回绑在两长棍之中即成（见图 9-38）。

图 9-37 多人搬运法

用上衣制担架：用上述长的木棍或竹竿两根穿放两件上衣的袖筒中即成，常在没有绳索的情况下用此法（见图 9-39）。

用椅子制担架：用扶手椅两把对接，用绳索固定对接处即成（见图 9-40）。

用毛毯制担架：用两根木棍、一块毛毯或床单、较结实的长线（铁丝也可）。第一步，把木棍放在毛毯中央，毛毯的一边折叠，与另一边重合。第二步，毛毯重合的两边包住另一根木棍。第三步，用穿好线的针把两根木棍边的毯子缝合一条线，然后把包另一根木棍

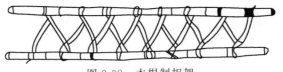

图 9-38　木棍制担架

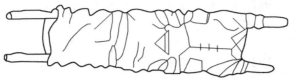

图 9-39　衣服制担架

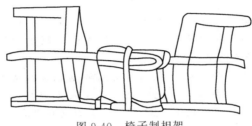

图 9-40　椅子制担架

边的毯子两边也缝上，即做成（见图 9-41）。

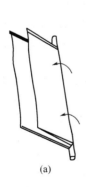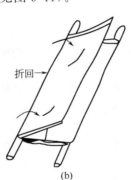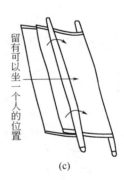

图 9-41　毛毯制担架

　　② 担架搬运的要点：伤员固定于担架上；伤员的头部向后，足部向前，以便后面抬担架的救护人员观察伤员的变化；抬担架人的脚步、行动要一致；向高处抬时，前面人要将担架放低，后面人要抬高，以使伤员保持水平状态；向低处抬则相反；一般情况下伤员多采取平卧位，有昏迷时头部应偏于一侧，有脑脊液耳漏、鼻漏时头部应抬高 30°，防止脑脊液逆流和窒息。

　　3. 现场搬运注意事项

　　① 搬动要平稳，避免强拉硬拽，防止损伤加重。

　　② 特别要保持脊柱轴位，防止脊髓损伤。

　　③ 疑有脊柱骨折时禁忌一人抬肩，一人抱腿的错误方法。

　　④ 转运途中要密切观察伤员的呼吸、脉搏变化，并随时调整止血带和固定物的松紧度，防止皮肤压伤和缺血坏死。

⑤ 要将伤员妥善固定在担架上，防止头部扭动和过度颠簸。

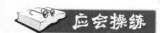

案例分析

国家安全监管总局关于 2007 年发生的硫化氢中毒
因盲目施救造成伤亡扩大事故情况的通报

2007 年前 9 个月，全国有 17 起事故因施救不当或盲目施救，造成人员伤亡扩大，最初涉险 57 人，最终导致 85 人死亡、46 人受伤。在这 17 起事故中，4 起为矿山企业事故，13 起为其他行业事故。在 13 起其他行业事故中，最初涉险只有 17 人，因盲目施救增加死亡 24 人，并造成 22 人受伤，其中硫化氢中毒 9 起，死亡 28 人、伤 14 人，死伤人数分别占这 13 起事故伤亡总数的 68.3% 和 63.6%。

一、江苏省扬州市"9·1"硫化氢中毒事故情况

健宝公司是一家乡镇企业，主要生产藕腌制品。9 月 1 日前，该企业已经停产 3 个多月。为恢复生产，需对腌制池进行清理。腌制池位于玻璃钢顶的厂房内、敞口。腌制池深 3.2m、长和宽各 4m，池内盐水深 0.3m。

9 月 1 日 16 时左右，健宝公司的 1 名工人下到腌制池进行清理作业时，感觉不适，于是停止作业，在向池上爬的途中摔下。池边的另外 1 人发现后，立即呼救，随后相继有 8 人下池施救中毒。事故发生后，经取样检测，腌制池内硫化氢气体浓度达 24mg/m³（空气中最大允许浓度是 10mg/m³）。

据初步调查分析，腌制池底的盐液等残留物在夏季高温期间产生的硫化氢气体沉积在池内，浓度超标准。健宝公司在组织工人清理腌制池前，没有进行有害气体检测，现场也没有有毒有害气体检测设备；在清理过程中，没有采取强制通风措施，只靠自然通风；作业人员没有佩戴防护用具，没有配备便携式有毒有害气体报警仪；8 名施救人员也没有佩戴防护用具，冒险施救，造成伤亡扩大。

二、易产生硫化氢的场所和今年以来发生的因盲目施救造成伤亡扩大的典型事故

今年以来发生的几起硫化氢中毒事故如下：

① 加工含硫原油过程中会产生硫化氢。5 月 27 日，安徽省宿松县汇口镇一土炼油厂 2 名工人清洗炼油池，吸入了池中飘出的大量硫化氢气体导致中毒死亡，1 名探亲群众盲目施救，也相继中毒死亡。

② 天然气中有的含有硫化氢。7 月 7 日，中国第八冶金建设安装工程有限公司兰州分公司承接的兰州天然气管道安装工程施工时，1 人中毒被熏倒，随后 4 人因盲目施救也被熏倒，导致 3 人死亡、2 人中毒受伤。

③ 有机物发酵腐败场所，如制糖、造纸、制革等行业易发硫化氢中毒事故。8 月 7 日，甘肃靖远县华夏纸品工贸有限公司 1 名职工在清理纸浆池时发生硫化氢中毒，另 5 名职工在营救过程中发生连锁中毒事故，造成 3 人死亡、3 人受伤。

④ 咸菜、咸鱼腌制过程中也会产生硫化氢。7 月 11 日，浙江省湖州市德清县新市镇德清豪鹰生物酵母厂 1 名职工在酵母车间发酵罐内清理垃圾袋时硫化氢中毒晕倒，另 2 名职工未采取防护措施，先后进入发酵罐内盲目施救，中毒晕倒，导致 3 人死亡。

⑤ 污水管道、窨井、污水泵站、污水管道、污水池、炼油池、纸浆池、发酵池、垃圾堆放场、粪池等清淤和维修作业也会发生硫化氢中毒事故。5 月 5 日，天津市津南区振兴实业有限公司在对该区黑子食品有限公司污水处理池进行污水、污泥清理时，未经检测，就进入通风不畅的污水池内作业，2 名施工人员作业时硫化氢中毒晕倒，另 2 名施工人员盲目

下池施救，也相继晕倒，共造成2人死亡、2人受伤。

⑥ 船舱、地下隐蔽工程、密闭容器、长期不用的设施或通风不畅的场所等，也是容易产生硫化氢中毒窒息的场所，极易发生人员中毒伤亡事故。4月25日，浙江省温岭石塘镇箬山"浙岭渔运243号"渔船1名船员在船舱里洗舱，导致硫化氢中毒，另有5人因施救不当相继中毒，造成2人死亡、4人受伤。

为深刻吸取事故教训，切实提高企业及从业人员的事故应急处置能力，防止因施救不当或盲目施救造成类似伤亡扩大事故，请认真分析任务资料并结合本章学习内容完成以下各项任务：

任务一 《通报》中各事故中的致害物为硫化氢，并查阅相关资料找出其特点，分析其危害性。

【任务提示】 可以利用一定的信息检索方法，在工具书、手册、科技文献及网络资源中查找相关资料。并请仔细考虑为什么硫化氢往往是在不知不觉中对人产生伤害，而且致死率很高。

任务二 请对《通报》中的事故进行分析，提出防止事故发生的预防措施及避免事故扩大化的应急救援措施。

【任务提示】 防止事故发生的预防措施应主要考虑制定完善的安全作业方案和认真执行安全作业票证制度；避免事故扩大化的应急救援措施应主要考虑制定事故应急救援预案和事前进行事故应急救援培训。请在这四个方面做详细分析。

任务三 如果你在事故现场，你将怎样对事故中的伤员进行及时正确救治，减少事故所造成的人员伤亡。

【任务提示】 请考虑从以下几个方面去做：①事故现场急救的原则及程序；②事故现场急救方法及注意事项；③事故现场急救术。

应知题练

一、填空题

1. 通常把化学品中具有（　　　　）、易爆、（　　　　）、（　　　　）等特性，会对人（包括生物）、设备、环境造成伤害和侵害的化学品叫危险化学品。

2. 危险化学品事故的类型分6类：（　　　　）、（　　　　）、（　　　　）、（　　　　）、（　　　　）和其他危险化学品事故。

3. 危险化学品中毒和窒息事故又分若干小类，包括：（　　　　）、（　　　　）、（　　　　）、其他中毒和窒息事故。

4. 危险化学品事故应急救援的基本形式有（　　　　）、（　　　　）、（　　　　）。

5. 泄漏物的处理有（　　　　）、（　　　　）、（　　　　）。

6. （　　　　）是心肺复苏术（CPR）的基本要求，是最基本的呼吸、循环支持。

7. 绷带包扎法包括：环行法、（　　　　）、（　　　　）、（　　　　）、螺旋反折包扎等。

8. 骨折类型包括（　　　　）、（　　　　）、（　　　　）、（　　　　）和嵌顿性骨折。

二、简答题

1. 危险化学品按其危险性质划分为哪几类？
2. 通过危险化学品事故的特点简述危险化学品事故救援的紧迫性。
3. 简述危险化学品事故应急救援的基本程序。
4. 简述危险化学品火灾扑救的注意事项。

5. 简述心肺复苏术的基本方法。

6. 试结合危险化学品事故应急救援的内容简述如遇到危险化学品事故你应采取哪些自救和互救的措施。

素材库导引

1. 案例素材

【案例1】2013年11月22日10时25分，位于山东省青岛经济技术开发区的中石化股份有限公司管道储运分公司东黄输油管道原油泄漏发生爆炸，造成62人死亡、136人受伤，直接经济损失7.5亿元。

经调查认定，事故发生的直接原因是：输油管道与排水暗渠交汇处管道腐蚀减薄、管道破裂、原油泄漏，流入排水暗渠及反冲到路面。原油泄漏后，现场处置人员采用液压破碎锤在暗渠盖板上打孔破碎，产生撞击火花，引发暗渠内油气爆炸。管理上的原因是：中石化集团公司及下属企业安全生产主体责任不落实，隐患排查治理不彻底，现场应急处置措施不当。山东省、青岛市、青岛经济技术开发区及相关部门组织开展安全生产大检查不深入不细致，管道保护、规划、市政、安监等部门履行职责不力，事故风险研判失误。

根据调查事实和有关法规规定，对中石化管道分公司运销处处长、安全环保监察处处长、输油处处长等15人移交司法机关处理。另给予党纪、政纪处分48人。

【案例2】2013年4月22日17时左右，河北省石家庄市发生一起硫化氢中毒事故，造成3人死亡，1人受伤。

事发现场为一石棉瓦坡顶砖混结构空置简易房。房内有1台1m³反应釜及1台小锅炉，无通风或引风设施。反应釜加料口无密闭设施。现场物料有氢氧化钠、尿素、硫化钠、纯碱等，此外还有部分无标识物料。现场无任何操作记录或相关资料。

经专家初步分析，事发时现场人员正在进行试验操作，反应釜内硫化钠、氯乙酸、强酸性物质等物料快速反应，生成大量的硫化氢气体，导致3名试验操作人员全部中毒死亡。由于3人无任何证照，涉嫌非法制造有毒有害物质，当地公安部门已立案侦查。

【案例3】2010年12月4日23时05分，贵州省黔东南州凯里市清平南路大桥下一非法违规存有危险化学品等危险物品的违规建筑物发生爆炸，导致一墙之隔的网吧墙体倒塌并引发火灾，附近民房不同程度受到破坏，造成网吧内正在上网及民房内居住的人员共7人死亡、39人受伤（其中8人重伤）。

12月11日16时50分，山东省滨州市阳信县商店镇一栋商住两用居民小楼（共2层）二层的居民家中非法存放烟花爆竹，发生爆炸事故，导致楼房倒塌，造成该居民家中及该楼一层公共浴室内的洗浴人员共8人死亡、6人受伤。

这两起在人员聚集区域建筑物中非法储存危险物品、烟花爆竹导致的事故，造成大量无辜群众死伤，性质十分恶劣，教训极其惨痛。

2. 视频资源

国家安全生产监督管理总局网站——化工企业安全生产事故应急预案编制技术

国家安全生产监督管理总局网站——危险化学品重大危险源监督管理规定解读

国家安全生产监督管理总局网站——功能安全技术与应用

国家安全生产监督管理总局网站——危险化学品安全监管业务知识

国家安全生产监督管理总局网站——重大化工生产安全事故应急演练

国家安全生产监督管理总局网站——重庆2012年事故灾难综合应急演练

3. 网络资源

（1）国家安全生产监督管理总局网站　www.chinasafety.gov.cn

（2）化工事故信息网　http：//accident.nrcc.com.cn：9090/SafeWeb/index.php

（3）慧聪消防网　www.fire.hc360.com

第十章

企业安全管理概述

学习目标

知识目标

1. 了解企业安全管理组织机构及职责。

2. 熟悉常见企业安全管理制度的类型及作用。

3. 掌握企业各级各线人员安全生产责任制的内容。

4. 了解企业安全生产教育培训制度。

5. 掌握企业安全生产检查的相关内容。

6. 了解安全生产奖惩制度的作用。

7. 熟悉安全生产事故管理的相关内容。

8. 掌握企业设备、设施安全管理的内容。

9. 熟悉危险作业的类型及危险作业审批的意义。

10. 掌握安全操作规程的类型、内容及作用。

11. 熟悉作业环境管理的内容。

12. 掌握作业环境定置管理的方法。

13. 掌握安全标志的类型及含义。

14. 理解企业安全文化建设的意义及作用。

15. 掌握企业安全文化建设的相关内容。

能力目标

1. 能弄清企业安全生产管理组织机构网络。

2. 能弄清企业各类安全生产管理制度的内容及意义。

3. 能根据企业安全生产管理制度规范自己的安全生产行为。

4. 能辨识作业环境安全管理状况的好坏。

5. 能按定置管理的要求，对作业环境进行管理。

6. 能认识各类安全标志及其使用场合。

7. 能理解各类安全标志所表示的含义。

8. 能理解企业安全文化建设的作用。

第一节 企业安全管理组织机构

一、企业安全管理组织机构构成

企业安全管理是企业管理的重要内容，为企业目标的实现起到保障作用。企业必须在安全方面实施有效的管理。安全管理贯穿于企业的各个方面，是企业顺利从事生产活动和实现企业最终目标的保障。企业安全管理的具体工作内容包括：安全工作的计划、检查、监督、督促、培训、教育、建议和咨询。

企业安全管理组织机构的设置与企业自身组织结构是相吻合的，其结构、责任、权限分配对安全管理的实施效果具有重大影响。

安全生产涉及企业的各个部门、各类人员，安全管理工作贯穿企业各项工作。因此安全管理的组织只有涉及企业的每一管理层，每一部门，做到横向到边，纵向到底，建立全面、系统的安全管理网络，才能在组织上保证安全管理工作的有效性。

国家重视安全管理的组织机构建设，中华人民共和国成立以来颁布的一些安全生产、劳动保护的法规、文件中对安全生产管理机构设置、人员配备及职责、素质等作出一系列规定。《中华人民共和国安全生产法》第十九条规定：矿山、建筑施工单位和危险物品的生产、经营、储存单位，应当设置安全生产管理机构或者配备专职安全生产管理人员。其他生产经营单位，从业人员超300人的，应当设置安全生产管理机构或者配备专职安全生产管理人员；从业人员在300人以下的，应当配备专职或者兼职的安全生产管理人员，或者委托具有国家规定的相关专业技术资格的工程技术人员提供安全生产管理服务。

一般来讲，从企业法人到操作职工，安全生产管理组织一般包括三个层次：厂级的领导决策层（如安全生产领导小组）、厂的安全生产管理职能部门（管理层）和车间班组专职或兼职安全员组成的群众性安全管理网络（执行层）。

企业安全生产管理组织结构如图10-1所示。

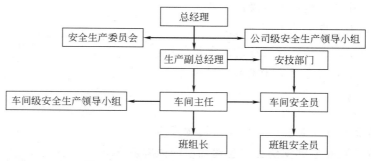

图 10-1 企业安全生产管理组织结构图

企业总经理对本企业安全工作负全责，生产副总经理主抓安全工作。安技部门在生产副总的直接领导下负责日常的安全管理工作，并对各车间及有关职能部门行使部分指挥、协调、控制权。企业的车间或生产班组中，设立有车间、班组安全员，这是一种不脱产的群众性安全组织管理形式。建立安全员制度，是发动群众、依靠群众搞好安全工作行之有效的形式。车间、班组安全员由那些有丰富经验、责任心强的生产一线工人担当，他们对生产过程中的安全卫生情况最了解，他们参与安全管理，有丰富的群众基础，便于安全管理规章制度的落实，便开展技术革新，对做好安全管理工作有重大意义。车间安全员隶属于车间主任领导，协助车间领导进行车间的安全管理工作，同时还指导班组安全员的工作。班组安全员受班组领导及车间安全员的领导，群众代表任委员。

企业安全生产委员会定期或不定期举行会议，讨论或协调全厂安全问题。企业安全生产委员会不是决策和领导机构，只起沟通信息、统一思想、咨询参谋的作用，讨论的问题由厂级决策机构决策。

组织管理体系还可以按业务划分为若干个安全管理系统，生产、经营、技术、人事、动力、设备等各业务系统的主管领导对自己系统的安全生产负直接领导责任，并负责全企业与本部门职能相关的安全管理职责。

二、企业安全管理组织机构职责

1. 安全生产领导小组职责

企业的安全生产领导小组由企业法定代表人或其指定的分管企业安全生产的企业负责人任主任，成员包括各职能管理部门和各生产车间的主要负责人、安全员和工人代表。其主要职责是领导、规划、协调全企业的安全生产工作，主要包括以下几方面。

① 保证国家的安全生产法规和职业安全卫生标准在企业内得到认真贯彻执行。保证安全生产投入的有效实施。危险化学品企业特别要认真执行《危险化学品安全管理条例》。

② 审定有关职能部门提出的企业安全技术措施计划、安全生产工作计划及总结、企业安全生产规章制度、事故应急救援预案和危险化学品生产、储存设施的定期安全评价报告。

③ 定期召开会议，听取、审查有关职能部门关于企业安全生产工作报告和安全技术措施计划执行情况的汇报；分析安全生产形势，研究并确定重大危险源安全管理和防范重大安全事故的具体措施；对存在的重大安全问题和重大事故隐患作出整改决定，并责成有关部门执行。

④ 听取重大伤亡事故、设备事故、危险化学品事故和职业病危害事故的调查处理情况，决定企业安全生产方面的重大奖惩。

2. 安全生产管理专职部门职责

企业安全生产管理专职部门的主要职责是组织、监督、检查、推动全企业的安全生产工作，主要包括以下几方面。

① 贯彻安全生产方针，根据国家安全生产法规和职业安全卫生标准的要求，做好企业安全生产管理的各项工作，贯彻企业安全生产领导小组的决定，协助企业负责人组织、推动安全生产工作。

② 组织、督促和协助有关部门制定安全生产责任制、安全生产管理制度和安全技术操作规程，并对执行情况进行监督检查。

③ 组织有关部门制定重大危险源和重大事故隐患的安全监控措施，组织实施并对实施情况进行监督检查。组织制定事故应急救援预案。组建应急救援组织，督促检查应急救援人员、器材、设备的落实和维护保养，并定期组织救援演练。发生危险化学品事故时，协助企业负责人组织救援工作。

④ 汇总、审查，提出企业安全生产工作计划、安全技术措施计划及安全技措经费使用意见，报企业安全生产领导小组批准后组织实施并监督执行。

⑤ 组织安全生产宣传教育和安全技术培训工作。保证本企业从事危险化学品生产、经营、储存、运输的人员都按《危险化学品安全管理条例》规定的要求，经过安全培训并考核合格。

⑥ 组织全企业的安全生产检查，对检查发现的事故隐患提出整改意见，协助并督促有关部门落实隐患整改措施，对隐患整改情况进行跟踪检查。经常深入生产现场进行安全检查，协助解决有关安全问题，纠正违章行为，现场检查发现危及职工人身安全的紧急情况或重大险情时，采取应急措施，指令职工停止作业，撤离危险现场，并立即报告企业安全生产责任人。

⑦ 参加新建、改建、扩建、技术改造和大修工程项目等生产性建设工程项目的职业安全卫生"三同时"审查，并参加竣工验收工作。

⑧ 按照《危险化学品安全管理条例》的要求，定期组织危险化学品生产、储存装置的安全评价。协助、督促安全评价报告提出的整改方案的实施，并检查整改情况。

⑨ 及时报告企业发生的伤亡事故、职业病危害事故和危险化学品事故，组织或积极配合事故调查和善后处理工作。督促、检查事故防范措施的落实，负责伤亡事故和职业病的统计、分析和上报。

⑩ 按国家有关规定，制定个人防护用品、保健津贴发放标准，督促有关部门按规定及时发放，检查个人防护用品使用情况。

⑪ 进行职业性有害因素的定期监测。负责动火等危险作业审批。负责特种作业人员管理和女工保护工作，监督国家规定的工时、休假制度的执行。

⑫ 指导车间、班组的安全管理工作，指导车间、班组安全员的工作。总结和推广安全生产先进经验，组织安全生产的先进评比表彰工作。

⑬ 建立、管理企业安全生产档案，做好信息管理，及时收集职工对安全生产工作的意见和建议。对从事有职业危害作业的职工建立职业健康监护档案。

⑭ 督促有关职能部门按照《危险化学品安全管理条例》的要求在各自职能范围内做好危险化学品的各项安全管理工作，主要包括：危险化学品登记申报和生产、经营许可证申领的管理；危险化学品安全技术说明书和安全标签的管理；危险化学品包装物的采购、重复使用、质量检验等方面的管理；危险化学品的仓储、出入库管理；危险化学品销售、剧毒化学品产品流向管理；危险化学品装卸、托运和运输管理；危险化学品运输工具的安全管理。

⑮ 参与企业转产、停产、停业、解散时危险化学品生产储存设备、库存产品及原料处置方案的拟订。

⑯ 定期向企业安全领导小组报告工作。

3. 车间、班组的安全员职责

车间、班组的安全员是在车间、班组负责人领导下，协助他们做好本车间、班组安全工作。安全员工作在生产第一线，熟悉生产情况，了解生产中的危险有害因素，联系着生产岗位上的工人，对强化班组安全管理和现场管理有着重要的作用，他们的主要职责如下。

① 组织生产工人贯彻企业安全生产的各项决定，严格执行企业各项安全生产规章制度和安全操作规程，落实各生产岗位的安全职责。

② 进行现场安全巡查，协助生产岗位工人解决有关安全问题，及时发现并报告事故隐患，纠正违章行为，督促正确使用个人防护用品。

③ 组织安全活动，负责新工人上岗前的安全教育、班前班后经常性安全教育。

④ 发生事故时及时抢救伤员，保护好现场并及时报告，了解事故相关情况，协助事故调查，做好事故统计。

⑤ 维护管理安全防护设施、灭火器材，保障安全通道与出口通畅。

⑥ 参与安全规章制度和安全操作规程的制定、安全技措计划的编制。了解安全生产状况，提出改进安全工作的建议。

第二节　企业安全生产规章制度

一、安全生产规章制度概述

安全生产规章制度是生产经营单位根据其自身的生产经营范围、作业危险程度、工作性质及其具体工作内容的不同依据国家的有关法律、法规、规章、标准，有针对性地规定的、具有可操作性的、保障安全生产的工作运行制度，是企业安全生产的管理标准。

1. 安全生产规章制度的作用

① 明确安全生产职责。企业的安全生产规章制度明确本单位各岗位从业人员的安全生产职责，使全体从业人员都知道"谁应干什么"或"什么事应由谁干"，避免为实现安全生产应干的事没有人干，有利于避免互相推卸责任，有利于各在其位、各司其职、各尽其责。

② 规范安全生产行为。企业的安全生产规章制度和安全操作规程，明确了全体从业人员在履行安全生产管理职责或生产操作时应"怎样干"，有利于规范管理人员的管理行为，提高管理的质量；有利于规范生产操作人员的操作行为，避免因不安全行为而导致发生事故。

③ 建立和维护安全生产秩序。企业的安全生产规章制度明确规定了贯彻执行国家安全生产法律法规的具体办法、生产的工艺规程和安全操作规程等安全生产规章制度，使企业能建立起安全生产的秩序。

企业的安全生产规章制度建立了安全生产的制约机制、激励机制，能有效地制止违章和违纪行为，激励每个劳动者自觉严格地遵守国家安全生产的法律法规和本单位的安全生产规章制度，有利于企业完善安全生产条件，维护安全生产秩序。

2. 安全生产规章制度的分类

企业的安全生产规章制度可概括划分为安全生产管理制度和安全操作规程两大类。前者是各种安全生产管理制度、管理规程、管理标准的总称，后者是各种安全操作规程、操作标准的总称。

（1）安全生产管理制度　企业的安全生产管理制度可按安全管理所面向的对象来分类。通常把企业的安全生产管理制度划分为以下三类。

① 综合安全生产管理制度。包括：安全生产管理总则、安全生产责任制、安全生产教育制度、安全生产检查制度、安全生产奖惩制度、安全技术措施管理制度、安全生产设施管理制度、危险作业安全管理制度、危险点安全管理制度、劳动防护用品发放管理制度、事故隐患管理制度、事故管理制度、"三同时"管理制度、发包（承包）安全生产管理制度、出租（承租）安全生产管理制度、防火安全管理制度、安全生产会议制度、安全生产值班制度、特种作业人员安全管理制度和厂内道路交通安全管理制度等。

② 安全技术管理制度。包括：生产工艺规程（安全技术规程）、各种生产设备（设施）的安全技术标准、特种设备安全管理制度、易燃易爆有毒有害物品安全生产管理制度。

③ 职业健康管理制度。包括：女工保护制度、未成年工保护制度、控制加班加点管理制度、防暑降温管理制度、防寒保暖管理制度、有毒有害作业场所环境监测制度、从事有毒有害作业人员体检制度、保健食品发放管理制度、防止职业中毒管理制度和职业病管理制度等。

（2）安全操作规程　安全操作规程包括两大类。第一，各种生产设备的安全操作规程，这类制度主要规定了正确操作设备的程序、方法，只要按规程规定操作，就可以防止操作中发生因操作不当而导致的设备损坏事故和伤亡事故；第二，各岗位的安全操作规程，这些规程明确了各岗位生产工作全过程各工序的正确的安全操作方法，只要按规程规定操作，就可以防止操作中因不安全行为导致的伤亡事故。

这两类安全操作规程根本内容是一样的，只是侧重点不同。设备安全操作规程注重生产设备的操作，即"物的安全"；而岗位安全操作规程则是侧重于人的行为，即"人的安全"。

建立健全安全生产规章制度，遵章守纪是化工安全生产的关键。而我国化工和危险化学品生产企业"三违"现象十分严重。违章指挥、违章操作和违反劳动纪律等"三违"问题仍是化工和危险化学品生产事故的重要原因。从下列已发生的事故来看，有章不循、违章操作、企业安全管理不到位的问题十分突出。有些企业虽然制定了安全生产规章制度，但是没有严格执行，进而导致事故发生及伤亡扩大。

【案例10-1】　2008年1月1日，山西省太原市太原华原化工有限公司的焦油加工车间组织清理燃料油中间储罐（长7.1m、直径2.3m的卧式罐）。16时许，在没有对作业储罐进行隔离，也没有对罐内有毒、有害气体和氧气含量进行分析的情况下，一名负责清理的工人仅佩戴过滤式防毒口罩（非隔离式防护用品）就进入燃料油中间储罐进行清罐作业，进罐后即中毒晕倒。负责监护的工人和附近另外一名工人盲目施救，没有佩戴任何安全防护用品就相继进入罐内救人，也中毒晕倒。3人救出后抢救无效死亡。事后（4日），从与发生事故储罐相连的两个产品储罐取样分析，硫化氢含量分别高达为 56×10^{-6} 和 30×10^{-6}。其主要原因就是有章不循，没有对有毒有害气体和氧含量进行检测分析，没有采取有效的防护措施，作业人员违章进入危险作业场所作业。作业人员遇到危险后，盲目施救，导致事故发生，造成伤亡扩大。

【案例10-2】　重庆市重庆特斯拉化学原料有限公司"1·9"中毒窒息事故。2008年1月9日，重庆市重庆特斯拉化学原料有限公司在铁氧体颗粒生产厂房内进行菱锰矿和稀硫酸反应的中间试验。14时许，2名工人下到循环水池边去关闭反应罐底阀时中毒窒息晕倒，落入1.6m深的循环水池。周边工人在未佩戴任何个人防护用品的情况下，相继进入循环水池施救也中毒窒息晕倒，事故共造成3名工人当场死亡，2名工人因抢救无效死亡，11人轻伤，3人重伤。经调查分析，是由于在中试试验中菱锰矿和稀硫酸反应生成的含有硫化氢的二氧化碳气体从反应罐进料口和搅拌器连接口逸出，在反应罐下部的循环水系统集聚。操作工人下到循环水池边去关闭反应罐底阀时，中毒窒息晕倒。事故的主要原因是企业安全意识差，对进行的中间试验没有进行危险有害因素辨识，对中试产生的气体组成和危害缺乏认识，没有采取必要的通风措施。工人缺乏应急救援知识，施救人员没有采取任何防护措施的情况下，盲目施救，造成伤亡扩大。

【案例10-3】　1996年7月25日9时30分左右，某石化总厂炼油厂铂重整检修收尾，进行预加氢反应器201/1装填催化剂的准备工作。操作工根据领导安排，到反应器内检查，在无人监护，也没戴防毒面具的情况下，就进入反应器。因氮气线未加盲板，氮气串入反应器，操作工因氮气窒息死亡。事故的主要原因是：①领导违反《进设备作业安全管理制度》拆装盲板的有关规定，违章指挥，停工后进装置的氮气管线未加盲板，氮气串入反应器。②操作工违章作业，没有办理进容器作业票，更没有对容器进行含氧分析。事后分析氧含量2%～3%，而氮含量达97%。③违反进容器必须有监护在场的规定，操作工虽然喊了另一名操作工上来监护，但监护人还未到现场，就独自一人进入反应器。缺乏自我保护意识，反应器201/1顶部平台上备有长管防毒面具，但操作工没有戴防毒面具就进入反应器。

【案例10-4】 2007年10月11日13时，在烟台凯实工业有限公司备料二车间，操作人员在上料过程中，发生硫化氢中毒事故，造成5人中毒死亡，直接经济损失240万元。事故发生的直接原因是：现场工人操作时违反岗位安全技术操作规程，加料过快、过多，导致冒槽现象，使大量的硫化氢气体溢出；硫化镍浸出工序所采用的浸出槽不是密闭容器。

【案例10-5】 吉石化双苯厂"11·13"爆炸事故：2005年11月13日，中国石油天然气股份有限公司吉林石化分公司双苯厂硝基苯精制岗位外操人员违反操作规程导致硝基苯精馏塔发生爆炸，造成8人死亡，60人受伤，直接经济损失6908万元，并造成松花江水污染事件，引发不良的国际影响。

上述事故暴露出一些化工企业和危险化学品生产企业有章不循、违章作业，从业人员安全意识淡薄的现象十分严重；安全生产责任制和安全管理制度不落实，不重视安全工作，安全管理不到位，隐患排查治理不深入、不细致等问题较为突出。主要表现：①有章不循、违章作业现象突出。如山西省太原华原化工有限公司安全管理严重不到位，虽然公司制定了进入密闭空间作业的安全规定，但不执行；不能正确使用防护用品；在没有对作业储罐进行有毒、有害气体和氧含量检测分析，没有采取有效的防护措施的情况下，违章进入危险作业场所作业，导致事故发生。②安全培训不到位，从业人员安全意识差。在上述事故中，企业管理人员和作业人员对作业场所存在的危险性认识不足，安全意识差，违章作业；发生人员遇险时，盲目施救，致使事故中人员伤亡进一步扩大。

为避免或减少上述同类事故的发生，化工企业应加强安全生产管理，建立和完善并认真落实安全生产责任制和各项安全管理制度，特别是要严格执行危险作业审批制度，加强对特种作业的安全监控。在进行危险作业如动火、进入受限空间等特种作业时，管理人员要在作业现场检查作业人员执行有关安全管理规定的情况。要严格作业前的安全条件确认，落实防范措施，安排专人监护，确保作业安全。另外为提高从业人员的安全意识和操作技能，企业应加强安全教育和培训，增强作业人员的安全意识和安全知识，提高遇险时的自救和互救能力。

二、安全生产责任制

《安全生产法》明确规定生产经营单位必须建立、健全安全生产责任制。安全生产责任制是生产经营单位各项安全生产规章制度的核心，是生产经营单位行政岗位责任制和经济责任制度的重要组成部分，也是最基本的职业安全健康管理制度。

安全生产责任制是按照职业安全健康工作方针"安全第一，预防为主"和"管生产的同时必须管安全"的原则，将各级负责人员、各职能部门及其工作人员和各岗位生产工人在职业安全健康方面应做的事情和应负的责任加以明确规定的一种制度。

安全生产责任制分各级各类人员安全生产责任制及各职能部门安全生产责任制。各级领导、各类人员安全生产责任制包括企业主要负责人、主管安全生产副厂级及其他副厂级负责人、工程师、车间主任、班组长及职工。各职能部门安全生产责任制包括生产管理部门、办公室（含劳动、教育等综合部门）、安全（消防）部门、机修部门、财务部门、技术部门、工会等。

企业各级各类人员安全生产责任制具体如下。

(1) 企业主要负责人安全职责　企业主要负责人是指对生产经营活动具有指挥权、决策权的人，企业主要负责人要依法履行安全生产职责。企业主要负责人是本单位安全生产的第一责任人，其主要职责如下。

① 建立、健全并督促落实安全生产责任制。

② 组织制定并督促落实安全生产规章制度和操作规程。

③ 保证安全生产投入的有效实施。

④ 定期主持研究安全生产问题。

⑤ 督促检查安全生产工作，及时消除生产安全事故隐患。

⑥ 组织制定并实施生产安全事故应急救援预案。

⑦ 及时、如实报告生产安全事故。

(2) 主管安全生产副厂长（副经理）安全职责

① 协助总经理抓好安全生产工作，贯彻落实安全生产方针、政策，对本单位安全生产负直接领导责任。

② 认真组织好生产经营活动中的生产安全工作，负责研究协调处理有关安全生产问题。

③ 负责安排编制安全生产劳动保护措施计划并组织实施。

④ 负责对本单位干部、职工的安全教育的监督、检查与考核。

⑤ 组织安全生产检查，落实整改措施及经费的使用。

⑥ 组织落实事故隐患的整改工作，确保安全生产。

(3) 其他副厂长（副经理）安全职责

① 根据本单位职责分工对主管范围内安全生产工作人员负领导责任。

② 做好分管部门安全教育工作。

③ 负责督促检查分管部门岗位责任制的落实和事故隐患的排查与消除。

④ 负责落实安全技术部门的安全技术措施。

⑤ 负责检查分管部门的设备、设施的维修工作，严格控制危险部位动火操作，组织完成分管部门安全生产计划的落实。

(4) 工程师的安全职责

① 认真贯彻落实安全技术标准和要求，对本单位的安全生产和技术管理方面负主要责任。

② 负责本单位安全技术知识的教育和培训工作。

③ 负责本单位特种设备的安全技术管理，防止因设备缺陷而发生生产安全事故。

④ 负责本单位新设备、新工艺、新产品、新配方、新材料的安全生产交底、指导工作。

⑤ 负责组织查清生产安全事故的技术原因，做好防止重复发生同类事故的技术措施。

(5) 车间主任（分公司经理）安全职责

① 认真贯彻落实安全生产法律法规及本单位的规章制度，对本部门的职工在生产、经营过程中的安全负全面责任。

② 定期研究分析本部门的安全生产情况，制定事故隐患排查、解决办法。

③ 组织并参加本部门的安全检查，及时消除事故隐患。

④ 定期对职工进行安全教育，对新入厂职工、转岗职工进行上岗前的安全教育及三级教育中的车间教育内容。

⑤ 及时发现、纠正、处理违章操作行为。

⑥ 负责本部门生产流程的安全生产工作，落实安全整改措施，监督班组长岗位责任制

的落实。

⑦ 发生工伤事故，立即组织抢救，保护现场，及时上报安全主管部门，采取措施，防止事故进一步扩大。

⑧ 负责监督检查职工劳动保护用品的使用情况。

（6）班组长安全职责

① 负责领导本班组职工严格执行本单位的规章制度和操作规程，保证本班组职工的生产安全。

② 负责落实本班组职工"三级教育"中的班组教育内容，对新上岗的职工要做好安全技术交底，严格岗位责任制的落实。

③ 对违反操作规程的职工有权制止，对查出的事故隐患要立即采取措施。

④ 负责本班组设备、设施的安全巡视工作，发现问题及时上报。

⑤ 发现工伤事故应立即上报，并立即采取措施保护现场。

（7）职工安全职责

① 认真学习并严格遵守各项规章制度，不违章作业，严格遵守安全操作规程，对本岗位的安全生产负直接责任。

② 正确操作，精心维护和使用设备。

③ 及时、正确判断和处理各种事故苗头，采取有效措施，消除隐患。

④ 正确使用各种防护用品和灭火器材。

⑤ 积极参加各种安全活动、岗位练兵和事故预案演练。

⑥ 有权拒绝违章作业指挥，有权向上级报告违章作业行为，有权向监督管理部门报告本单位的重大事故隐患和生产安全事故。

⑦ 特种作业人员必须持有特种作业证件上岗，无证人员不准进行操作。

三、安全生产教育培训制度

安全生产教育制度是安全生产工作的先导性工作，为使安全生产顺利进行，企业必须完善安全教育培训机制，提前开展多种形式的安全生产教育培训工作，使从业人员具备相应的安全意识、安全知识与技能，否则，"人的不安全行为"就随时可能出现，事故也随时有可能发生，如上述烟台凯实工业有限公司硫化氢中毒事故及重庆市重庆特斯拉化学原料有限公司"1·9"中毒窒息事故都是因为安全生产教育培训不到位，导致从业人员安全意识淡薄、安全技能差而引发的事故。

安全教育亦称安全生产教育，是企业为提高职工安全技术水平和防范事故能力而进行的教育培训工作。安全教育是企业安全管理的重要内容，与消除事故隐患、创造良好劳动条件相辅相成，二者缺一不可，是贯彻经营单位方针、目标，实现安全生产，文明生产，提高员工安全意识和安全素质，防止产生不安全行为、减少人为失误的重要途径。

安全生产教育制度作为加强安全生产管理，进行事故预防的重要而且有效的手段，其重要性首先在于提高经营单位管理者及员工做好安全生产管理的责任感和自觉性，帮助其正确认识和学习职业安全健康法律法规和基本知识；其次是能够普及和提高员工的安全技术知识，增强安全操作技能，从而保护自己和他人的安全与健康。

（一）有关开展安全教育的规定

《安全生产法》第 20 条规定：生产经营单位的负责人和安全生产管理人员必须具备与本单位所从事的生产经营活动相应的安全生产知识和管理能力。危险物品的生产、经营、储存单位以及矿山、建筑施工单位的主要负责人和安全生产管理人员，应当由有关主管部门对其安全生产知识和管理能力考核合格后方可任职。考核不得收费。第21条规定：生产经营单位应当对从业人员进行安全生产教育和培训，保证从业人员具备必要的安全生产知识，熟悉有关安全生产规章制度和安全操作规程，掌握本岗位的安全操作技能。未经安全生产教育和培训合格的从业人员，不得上岗作业。第22条规定：生产经营单位采用新工艺、新技术、新材料或者使用新设备，必须了解、掌握其安全技术特性，采取有效的安全防护措施，并对从业人员进行专门的安全教育和培训。第23条规定：生产经营单位的特种作业人员必须按照国家有关规定经专门的安全作业培训，取得特种作业操作资格证书，方可上岗作业。特种作业人员的范围由国务院负责安全生产监督管理的部门会同国务院有关部门确定。第36条规定：生产经营单位应当教育和督促从业人员严格执行本单位的安全生产规章制度和安全操作规程，并向从业人员如实告知作业场所和工作岗位存在的危险因素、防范措施以及事故应急措施。第50条规定：从业人员应当接受安全生产教育和培训，掌握本职工作所需的安全生产知识，提高安全生产技能，增强事故预防和应急处理能力。

（二）安全生产教育培训的形式和方法

安全教育的方法和一般教学的方法一样。具体的方法有：讲授法，这是教学常用的方法，具有科学性、思想性、严密的计划性、系统性和逻辑性；谈话法，指通过对话的方式传授知识的方法，一般分为启发式谈话和问答式谈话；读书指导法，是通过指定教科书或阅读资料的学习来获取知识的方法，这是一种自学方式，需要学习者具有一定的自学能力；访问法，是对当事人的访问，现身说法，获得知识和见闻；练习与复习法，涉及操作技能方面的知识往往需要通过练习来加以掌握；复习是防止遗忘的主要手段；研讨法，通过研讨的方式，相互启发、取长补短，达到深入消化、理解和增长新知识的目的；宣传娱乐法，通过宣传媒体，寓教于乐，使安全的知识和信息通过潜移默化的方式深入职工之中。

安全教育的形式有：每天的班前班后会上说明安全注意事项；安全活动日；安全生产会议；各类安全生产业务培训班；事故现场会；张贴安全生产招贴画、宣传标语、标志；安全文化知识竞赛等。

（三）企业安全教育的对象、内容

企业安全教育内容、方式应以对象的不同而不同，这是由于不同的对象掌握的知识和内容有区别。对一个企业来讲，安全教育的对象主要包括企业的决策层（法人代表、各级党政领导）、生产的管理者、员工、安全专业管理人员以及职工的家属五种对象。

1. 企业决策层的安全教育

企业决策层是企业的最高领导层，其中第一负责人就是企业的法人代表。企业法人代表及决策者是企业生产和经营的主要决策人，是企业利益分配和生产资料调度的主要控制者，同时也是企业安全生产的第一指挥者和责任人。对决策层的安全教育重点在方针政策、安全法规、标准的教育。

2. 企业管理层的安全教育

企业管理层主要是指企业中的中层和基层管理部门的领导及其干部。他们既要服从企业决策层的管理，又要管理基层的生产和经营人员，起到承上启下的作用，是企业生产经营决策的忠实贯彻者和执行者。他们的安全文化素质对整个企业的形象具有重要影响。他们对企业安全生产管理的态度、投入程度、企业地位等起着决定性的作用。企业的安全生产状况，与企业领导的安全认识有密切的关系。企业领导的安全认识教育就是要端正领导的安全意识，提高他们的安全决策素质，从企业管理的最高层确立安全生产的应有地位。

企业管理层包括中层管理干部和基层管理者。对他们的要求各不一样。

（1）企业中层管理干部的安全教育知识体系　企业中层管理干部除必须具备生产知识外，在安全方面还必须具备一定的知识、技能。

① 多学科的安全技术知识。作为一个生产企业单位，直接与机、电、仪器打交道，作为一位中层领导还涉及企业管理、劳动者的管理，所以他们应该具有企业安全管理、劳动保护、机械安全、电气安全、防火防爆、工业卫生、环境保护等知识。根据各企业、各行业不同，还应该有所侧重。

② 推动安全工作前进的方法。如何不断提高安全工作的管理水平，是中层领导干部工作的一个重点。中层干部必须不断学习推动安全工作前进的方法，如利益驱动法、需求拉动法、科技推动法、精神鼓动法、检查促动法、奖罚激励法等。

③ 国家的安全生产法规、规章制度体系。

④ 安全系统理论、现代安全管理、安全决策技术、安全生产规律、安全生产基本理论和安全规程。

（2）班组长的安全教育知识体系　企业的基层管理者，特别是班组长，也应具有较高的安全文化素质。因为班组是企业的细胞，是企业生产经营的最小单位，是生产经营任务的直接完成者。"上面千条线，班组一根针"。企业的各项制度、生产指令和经营管理活动都要通过班组来落实，因而班组安全工作的好坏，直接影响着企业的安全生产和经济效益。这就需要抓好班组里的带头人——班组长的安全文化素质，主要有两个方面。

① 较多的安全技术技能。不同行业、不同工种、不同岗位要求不一样。总体来讲，必须掌握与自己工作有关的安全技术知识，了解有关事故案例。

② 熟练的安全操作技能。掌握与自己工作有关的操作技能，不仅自己操作可靠，还要帮助班内同志避免失误。

3. 企业专职安全管理人员的安全教育

企业的安全专职管理人员是企业安全生产管理和技术实现的具体实施者，是企业安全生产的"正规军"，因此，也是企业实现安全生产的主要决定性因素。具有一定的专业学历，掌握安全的专业知识科学技术，又有生产的经验和懂得生产的技术，是一个安全专职人员的基本素质。要建设好安全专职人员的安全文化，需要企业领导的重视和支持，也需要专职人员自身的努力。

企业专职安全管理人员的安全知识体系包括：安全科学（即安全学）、安全工程学、安全工程技术、行业专业安全知识、计算机方面的知识等。

4. 企业普通员工的安全教育

一方面安全工作的重要目的之一是保护现场的员工，另一方面安全生产的落实最终要依靠现场的员工，因此，企业普通员工的安全文化是企业安全生产水平和保障程度的最基础元素。

同时，历史经验和客观事实表明，发生的工伤事故和生产事故近80％是由于职工自身的"三违"原因造成的。从构成事故的三因素，即人员—机器设备—环境的关系分析，"机器设备"、"环境"相对比较稳定，唯有"人"是最活跃的因素，而人又是操作机器设备、改变环境的主体，因而，紧紧抓住"人"这个活的因素，通过科学的管理、及时有效的培训和教育、正确引导和宣传，以及合理、及时的班组安全活动，提高他们的安全素质，是做好安全工作的关键，也是职工安全文化建设的基本动力。

在现代化大生产中，随着科学技术的进步，机械化、自动化、程控、遥控操作越来越多。一旦有人操作失误，就可能造成厂毁人亡。人员操作的可靠性和安全性与这个人的安全意识、文化素质、技术水平、个性特征和心理状态等都有关系。可见，提高职工的安全文化素质是预防事故的最根本措施。企业普通员工的安全教育是企业安全教育的重要部分。

企业的安全教育是安全生产三大对策之一，显然它对保障安全生产具有必要的意义。企业职工安全教育的目的是显而易见的，主要是训练职工的生产安全技能，以保证在工作过程中安全操作、提高工效；训练职工掌握安全生产的知识和规律。安全生产的需要决定了职工安全教育的知识体系。对于职工的安全教育内容除了包括方针政策教育、安全法规教育、生产技术知识教育外，还需要如下知识。

（1）一般安全生产技术知识教育　这是企业所有职工都必须具备的基本安全生产技术知识。主要包括以下内容：①企业内的危险设备和区域及其安全防护的基本知识和注意事项；②有关电气设备的基本安全知识；③起重机械和厂内运输有关的安全知识；④生产中使用的有毒有害原材料或可能散发有毒有害物质的安全防护基本知识；⑤企业中一般消防制度和规则；⑥个人防护用品的正确使用以及伤亡事故报告办法等；⑦发生事故时的紧急救护和自救技术、措施、方法。

（2）专业安全生产技术知识教育　专业安全生产技术知识教育是指从事某一作业的职工必须具备的专业安全生产技术知识的教育。这是比较专业和深入的，它包括安全生产技术知识、工业卫生技术知识以及根据这些技术知识和经验制定的各种安全生产操作规程等。按生产性质分包括矿山、煤矿安全技术，冶金安全技术，建筑安全技术，厂矿、化工安全技术，机械安全技术。按机器设备性质和工种分类包括车、钳、铣、刨、铸造、锻造、冲压及热处理等金属加工安全技术，木工安全技术，装配工安全技术，锅炉压力容器安全技术，电、气、焊安全技术，起重运输安全技术，防火、防爆安全技术，高处作业安全技术等。工业卫生技术知识包括工业防毒、防尘技术，振动噪声控制技术，射频辐射、激光防护技术，高温作业技术。

（3）安全生产技能教育　安全生产技能是指人们安全完成作业的技巧和能力。它包括作业技能、熟练掌握作业安全装置设施的技能，以及在应急情况下进行妥善处理的技能。通过具体的操作演练，掌握安全操作的技术，是对职工实际安全工作水平和能力的教育，具有实践意义。安全生产技能训练是指对作业人员所进行的安全作业实践能力的训练。对作业现场的安全只靠操作人员现有的安全知识是不行的。同安全知识一样，还必须有进行安全作业的实践能力。知识教育只解决了"应知"的问题，而技能教育着重解决"应会"，从而达到"应知应会"的要求。这种"能力"教育，对企业更具有实际意义，也就是安全教育的侧重点。技能与知识不同，知识主要用脑去理解，而技能要通过人体全部感官，并向手及其他器官发出指令，经过复杂的生物控制过程才能达到目的。为了使安全作业的程序形成条件反射地固定下来，必须通过重复相同的操作，才能亲自掌握要领，这就要求安全技能的教育实施主要放在"现场教学"。"拜师学艺"，在师傅的选择上，应该由本岗位最出色的操作人员在实际操作中给予个别指导并督促、监护徒弟反复进行实际操作训练以达到熟练的要求。

（4）安全生产意识教育　主要通过制造一个"安全第一"的氛围，潜移默化地去影响职工，使之成为自觉的行动，树立"我要安全"、"安全第一"的思想。常用的方式有举办展览、发放挂图、悬挂安全标志警告牌等。

（5）事故案例教育　通过实际事故案例的分析和介绍，了解事故发生的条件、过程和现实后果，对认识事故发生规律、总结经验、吸取教训、防止同类事故的反复发生起着不可或缺的作用。

职工安全教育的形式有：①职工的三级教育，是我国企业长期以来一直采用的企业安全教育形式，内容包括厂级教育、车间教育、班组教育。②转岗、变换工种和"四新"安全教育。③复工教育，是指职工离岗三个月以上（包括三个月）和工伤后上岗前的安全教育。④特种作业人员培训教育。特种作业是指容易发生伤亡事故，对操作者本人、他人及周围设施的安全可能造成重大危害的作业。直接从事特种作业的人员称为特种作业人员。《安全生产法》明确规定："生产经营单位的特种作业人员必须按照国家有关规定经专门的安全作业培训，取得特种作业操作资格证书，方可上岗作业"。⑤复训教育，复训教育的对象是特种作业人员。⑥全员安全教育，是企业每年对全厂职工进行安全生产的再教育。⑦企业日常性教育及其他教育，包括企业经常性安全教育、季节教育、节日教育、检修前的安全教育等。

四、安全生产检查制度

1. 安全检查的含义及法律规定

安全检查是根据企业生产特点，对生产过程中的安全进行经常性的、突击性的或者专业性的检查。

企业在生产过程中，必然会产生机械设备的消耗、磨损、腐蚀和性能改变。生产环境也会随着生产过程的进行而发生改变，如尘、毒、噪声的产生、逸散、滴漏。随着生产的延续，职工的疲劳强度加大，安全意识有所减弱，从而产生不安全行为。上述因素都是生产过程中的事故隐患。随着生产的发展，现代化进程的加快，新技术、新工艺、新设备不断涌现，从而产生新的不可预知的安全问题。上述问题如果不及时发现，将会对安全生产产生威胁。为此，开展经常性的、突击性的、专业性的安全检查，不断地、及时地发现生产中的不安全因素，及时予以消除，才能预防事故和职业病的发生，做到"安全第一、预防为主"。实践证明，安全检查是企业安全生产的重要措施，是安全管理的重要内容。

《安全生产法》规定："生产经营单位的安全管理人员应当根据本单位的生产经营特点，对安全状况进行经常性检查；对检查中发现的安全问题，应当立即处理；不能处理的，应当及时报告本单位的有关负责人。检查及处理情况应当记录在案。"

2. 安全检查的内容

安全检查的内容根据不同企业、不同检查目的、不同时期各有侧重，概括起来可以分为以下几个方面。

（1）查思想认识　查思想认识是检查企业领导在思想上是否真正重视安全工作。检查企业领导对安全工作的认识是否正确，行动上是否真正关心职工的安全和健康；对国家和上级机关发布的方针、政策、法规是否认真贯彻并执行；企业领导是否向职工宣传党和国家劳动安全卫生的方针、政策。

（2）查现场、查隐患　深入生产现场，检查劳动条件、操作情况、生产设备以及相应的安全设施是否符合安全要求和劳动安全卫生的相关标准；检查生产装置和生产工艺是否存在事故隐患。检查企业安全生产各级组织对安全工作是否有正确认识，是否真正关心职工的安全、健康，是否认真贯彻执行安全方针以及各项劳动保护政策法令；检查职工"安全第一"的思想是否建立。

（3）查管理、查制度　检查企业的安全工作在计划、组织、控制、制度等方面是否按国家法律、法规、标准及上级要求认真执行，是否完成各项要求。

（4）查安全生产教育　检查对企业领导的安全法规教育和安全生产管理的资格教育（持证）是否达到要求；检查职工的安全生产思想教育、安全生产知识教育，以及特殊作业的安全技术知识教育是否达标。

　　（5）查安全生产技术措施　检查各项安全生产技术措施（改善劳动条件、防止伤亡事故、预防职业病和职业中毒等）是否落实，安全生产技术措施所需的设备、材料是否已列入物资、技术供应计划中，对于每项措施是否都确定了其实现的期限和其负责人以及企业领导人对安全技术措施计划的编制和贯彻执行负责的情况。

　　（6）查纪律　查生产领导、技术人员、企业职工是否违反了安全生产纪律；企业单位各生产小组是否设有不脱产的安全员，督促工人遵守安全操作规程和各种安全制度，教育工人正确使用个人防护用品以及及时报告生产中的不安全情况；企业单位的职工是否自觉遵守安全生产规章制度，不进行违章作业且能随时制止他人违章作业。

　　（7）查整改　对被检查单位上一次查出的问题，按当时登记的项目、整改措施和期限进行复查，检查是否进行了整改及整改的效果。如果没有整改或整改不力的，要重新提出要求，限期整改。对隐瞒事故隐患的，应根据不同情况进行查封或拆除。整改工作要采取定整改项目、定完成时间、定整改负责人的"三定"做法，确保彻底解决问题。

　　安全检查的频次因实施检查的主体不同而有所差别。一般来说，班组级的安全检查是日常性的，每天都要进行安全巡查。车间（项目、部门）的检查是每周进行一次。厂、矿、公司级的安全检查一般每月要组织一次。此外，不同的行业还会在不同的季节、重大的节日前、汛前等，实施一些有针对性的专项检查。

3. 安全检查的类型

　　安全生产检查的类型有定期安全检查、经常性安全检查、专业性安全检查及季节性安全检查等。

　　（1）定期安全检查　定期检查一般是通过有计划、有组织、有目的的形式来实现的。

　　（2）经常性安全检查　经常性安全检查是企业内部进行的自我安全检查，包括：企业安全管理人员进行的日常检查，生产领导人员进行的巡视检查，操作人员对本岗位设备、设施和工具的检查。这一检查方式由于检查人员为本企业管理人员或生产操作工人，对过程情况熟悉，且日常与生产设备紧密接触，了解情况全面、深入细致，能及时发现问题、解决问题。经常性安全检查，企业每年进行2~4次，车间、科室每月进行一次，班组每周进行一次，每班次每日均应进行。专职安全技术人员要进行有计划、有针对性的经常性安全检查。

　　（3）专业性安全检查　专业性安全检查是针对特种作业、特种设备、特殊作业场所开展的安全检查，调查了解某个专业性安全问题的技术状况，如电气、焊接、压力容器、运输等安全技术状况。

　　（4）季节性及节假日前安全检查　季节性安全检查是针对气候特点（冬季、夏季、雨季、风季等）可能给安全施工（生产）带来的危害而组织的安全检查。

4. 安全检查的方法

　　（1）常规检查　常规检查是常见的一种检查方法。通常是由安全管理人员作为检查工作的主体，到作业场所的现场，通过感官或辅助一定的简单工具、仪表等，对作业人员的行为、作业场所的环境条件、生产设备设施等进行的定性检查。安全检查人员通过这一手段，及时发现现场存在的安全隐患并采取措施予以消除，纠正施工人员的不安全行为。

　　这种方法完全依靠安全检查人员的经验和能力，检查的结果直接受安全检查人员个人素质的影响，因此，对安全检查人员要求较高，一般应具备下列条件：①具备一定的专业知识和学历水平；②从事相关生产工作若干年以上，具有一定的实践经验，熟悉现场生产系统、工艺过程、机具设备情况、劳动组织、作业方式和方法等；③较熟练地掌握安全法律、法规、技术规程和标准的规定；④有一定的灾害防治技能，遇事能拿出解决问题的办法和措施。

（2）安全检查表 在常规检查中，由于安全检查人员个体间能力的差异，对同一检查对象的检查深度、广度可能差别很大，检查的随意性也很大。为使检查工作更加规范，使个人的行为对检查结果的影响减少到最小，常采用安全检查表法。目前，安全检查表已经成为各国安全生产管理及安全评价的一个常用工具。

（3）仪器检查 常规检查法和安全检查表法虽然是常用的检查方法，有很好的效果，但它也有明显的不足。由于人眼和其他感觉器官无法得到机器、设备内部的缺陷及作业环境条件的真实信息或定量数据，这时只能通过仪器检查法来进行定量化的检验与测量，才能发现安全隐患，从而为后续整改提供信息。

5. 安全检查的工作程序

安全检查工作一般包括以下几个步骤。

（1）安全检查准备 安全检查准备的内容包括：①确定检查对象，明确检查目的、任务；②查阅、掌握有关法规、标准、规程的要求；③了解检查对象的工艺流程、生产情况、可能出危险危害的情况；④制定检查计划，安排检查内容、方法、步骤；⑤编写安全检查表或检查提纲；⑥准备必要的检测工具、仪器、书写表格或记录本；⑦挑选和训练检查人员，并进行必要的分工等。

（2）实施安全检查 实施安全检查就是通过访谈、查阅文件和记录、现场观察、仪器测量的方式获取信息。

① 访谈，与有关人员谈话来了解相关部门、岗位执行规章制度的情况。

② 查阅文件和记录，看设计文件、作业规程、安全措施、责任制度、操作规程等是否齐全，是否有效；查阅相应记录，判断上述文件是否执行。

③ 现场观察，即到作业现场寻找不安全因素、事故隐患、事故征兆等。

④ 仪器测量，是利用一定的检测检验仪器设备，对在用的设施、设备、器材状况及作业环境条件等进行测量，以发现隐患。

（3）通过分析做出判断 掌握情况（获得信息）之后，就要进行分析、判断和检验。既可凭经验、技能来分析、判断，做出结论，又可通过分析、判断并结合仪器、检验做出结论。有了正确的结论，才能客观地发现存在的问题，从而为进一步采取措施提供基础。

（4）及时做出处理决定 有了判断，就要及时做出处理决定。针对存在的问题采取相应安全的措施，保障安全生产。即根据掌握的情况、分析的结论，做出采取措施的决定，即下达隐患整改意见和要求，并要求进行信息的反馈。

（5）复查整改落实情况 通过复查整改落实情况，获得整改效果的信息，以实现安全检查工作的闭环。

以上程序，就是常说的安全检查工作发现问题、分析问题、整改问题、落实效果的过程方法。对于这一过程总的要求是：获取的信息要客观真实，分析、判断所发现的问题要准确，对问题的处理要及时正确，反馈快速。

五、安全生产奖惩制度

安全生产的奖惩制度是调动人的积极性的制度，这个制度对于充分发挥劳动者在安全生产方面的主观能动性有积极意义，同时对违章行为也有警告和阻止的作用。主要包括奖励制度和惩罚制度。这些制度的制定主要根据国家颁布的法律法规以及管理制度，同时结合本单位的安全生产责任制，最终的目的是将安全生产责任制贯彻落实到每个岗位。

制定安全生产的奖惩制度要遵循下列原则。

① 追究不履行或不严格履行安全生产职责者责任的原则。安全生产责任制是安全生产的基本制度，没有安全生产责任制就没有其他的安全生产制度。安全生产奖惩制度就是通过奖励先进惩罚落后的方法来落实安全生产责任。

② 尽管违章操作尚未发生事故，没有造成损失，但也要追究违章者责任的原则。安全生产奖惩管理制度是严谨的制度，其出发点在于是否违章操作，而不在于最终的结果是否造成了伤亡事故，这里要避免人为因素对违章事件的处理，所以，严肃公正地追究违章责任人的责任是奖惩制度的重要原则。

③ 全面追究事故所有责任人的原则。任何安全生产事故都是很多因素共同作用的结果，其中事故责任人以及安全生产主要责任人都有责任，不能偏袒任何一方，特别是不能遗漏主要负责人的责任追究。

④ 安全生产奖惩制度坚持教育与惩罚相结合，以教育为主、惩罚为辅的原则。事故一旦发生，其后果就已经显现了，简单的惩罚并不能从根本上改变人的不安全行为，只有重视事故案例的教育，让每个劳动者从原理上了解事故的原因才能真正防止事故的再次发生。

⑤ 安全生产奖惩制度要做到奖励与惩罚相结合，以奖励为主、惩罚为辅的原则。惩罚事故责任人固然是需要的，但对于遵守安全生产规则，认真履行安全生产责任的人要给予适当的奖励，这样的激励机制对于强化人们的安全意识有积极的意义。目前，企业的各种惩罚措施应该说是比较完善的，但是安全生产的奖励制度却比较滞后，这是一个需要改进的地方。

⑥ 安全生产奖惩制度应该是精神激励与物质奖励相结合，以精神激励为主、物质奖励为辅的原则。安全生产工作中人的积极性的提升不仅需要物质奖励，更需要精神的奖励。通过精神的奖励和物质的奖励，每个劳动者才会在思想上建立起安全光荣的观念，这是建立一种良好文化氛围的重要手段。

⑦ 安全生产奖惩制度要坚持惩罚适度的原则，即过错严重的重罚、过错较轻的轻罚、处罚与过错相称。根据不同的情节来处理事故责任人是事故处理的基本原则，也是维护公平、公正原则的基本要求。

⑧ 安全生产奖惩制度要遵守"可得之奖，可避之罚"的原则。在奖惩制度设立的过程中要充分考虑到单位的实际情况，不能脱离现实的安全生产状况。这个原则要达到的目标就是所有劳动者只要通过自身的努力就可以获得安全生产的奖励。另外，只要通过认真细致的工作就可以避免事故的发生，从而避免了受到处罚，把安全生产工作推向更高的层次。

六、生产安全事故管理制度

伤亡事故管理制度是安全生产工作必须面对的工作，这是"事后"的安全管理工作。当发生事故后如何有效地消除事故的影响，以及坚持"四不放过"原则是伤亡事故管理的主要内容。

1. 事故分类

生产安全事故是指职业活动或有关活动过程中发生的意外突发性事件的总称，通常会使正常活动中断，造成人员伤亡或财产损失。特大生产安全事故是指对职工、公众或环境以及生产设备造成即刻或延迟性严重危害的事故。由于各行业性质、特点不同，具体事故严重程度的划分标准也不同，职工伤亡事故的伤害程度的分类划分如下。

《生产安全事故报告和调查处理条例》根据生产安全事故（以下简称事故）造成的人员伤亡或者直接经济损失，事故一般分为以下等级：

① 特别重大事故，是指造成 30 人以上死亡，或者 100 人以上重伤（包括急性工业中毒，下同），或者 1 亿元以上直接经济损失的事故（"以上"包括本数，"以下"不包括本数，下同）；

② 重大事故，是指造成 10 人以上 30 人以下死亡，或者 50 人以上 100 人以下重伤，或者 5000 万元以上 1 亿元以下直接经济损失的事故；

③ 较大事故，是指造成 3 人以上 10 人以下死亡，或者 10 人以上 50 人以下重伤，或者 1000 万元以上 5000 万元以下直接经济损失的事故；

④ 一般事故，是指造成 3 人以下死亡，或者 10 人以下重伤，或者 1000 万元以下直接经济损失的事故。

GB 6441—86《企业职工伤亡事故分类标准》的事故分类为如下两种。

（1）按事故伤害程度分类

① 轻伤。指损失工作日低于 105 日的失能伤害。

② 重伤。指相当于表定损失工作日等于和超过 105 日的失能伤害。

③ 死亡。

（2）按事故严重程度分类

① 轻伤事故。指只有轻伤的事故。

② 重伤事故。指有重伤无死亡的事故。

③ 死亡事故。重大伤亡事故：指一次事故死亡 1～2 人的事故。特大伤亡事故：指一次事故死亡 3 人以上的事故（含 3 人）。

2. 事故报告

事故报告应当及时、准确、完整，任何单位和个人对事故不得迟报、漏报、谎报或者瞒报。

事故发生后，事故现场有关人员应当立即向本单位负责人报告；单位负责人接到报告后，应当于 1h 内向事故发生地县级以上人民政府安全生产监督管理部门和负有安全生产监督管理职责的有关部门报告。情况紧急时，事故现场有关人员可以直接向事故发生地县级以上人民政府安全生产监督管理部门和负有安全生产监督管理职责的有关部门报告。

报告事故应当包括下列内容：① 事故发生单位概况；② 事故发生的时间、地点以及事故现场情况；③ 事故的简要经过；④ 事故已经造成或者可能造成的伤亡人数（包括下落不明的人数）和初步估计的直接经济损失；⑤ 已经采取的措施；⑥ 其他应当报告的情况。

事故报告后出现新情况的，应及时补报。自事故发生之日起 30 日内，事故造成的伤亡人数发生变化的，应及时补报。道路交通事故、火灾事故自发生之日起 7 日内，事故造成的伤亡人数发生变化的，应当及时补报。

事故发生单位负责人接到事故报告后，应当立即启动事故相应应急预案，或者采取有效措施组织抢救，防止事故扩大，减少人员伤亡和财产损失。

事故发生后，有关单位和人员应当妥善保护事故现场以及相关证据，任何单位和个人不得破坏事故现场、毁灭相关证据。因抢救人员、防止事故扩大以及疏通交通等原因，需要移动事故现场物件的，应当做出标志，绘制现场简图并做出书面记录，妥善保存现场重要痕迹、物证。

3. 事故调查

事故调查处理应当坚持实事求是、尊重科学的原则，及时、准确地查清事故经过、事故原因和事故损失，查明事故性质，认定事故责任，总结事故教训，提出整改措施，并对事故责任者依法追究责任。

事故调查的目的是掌握事故情况，找出事故发生的原因，分清事故责任，制定改进措施以及完成国家法律规定的其他任务。事故调查具体包括：弄清事故发生的经过，找出事故的原因，吸取事故的教训，宏观研究事故规律，控制伤亡事故，为修正安全法规标准、强化安全监察提供依据，分清事故责任，恢复建立企业正常生产秩序。

事故调查分级进行：特别重大事故由国务院或者国务院授权有关部门组织事故调查组进行调查；重大事故、较大事故、一般事故分别由事故发生地省级人民政府、设区的市级人民政府、县级人民政府负责调查，省级人民政府、设区的市级人民政府、县级人民政府可以直接组织事故调查组进行调查，也可以授权或者委托有关部门组织事故调查组进行调查；未造成人员伤亡的一般事故，县级人民政府也可以委托事故发生单位组织事故调查组进行调查。

事故调查组的组成应当遵循精简、效能的原则。根据事故的具体情况，事故调查组由有关人民政府、安全生产监督管理部门、负有安全生产监督管理职责的有关部门、监察机关、公安机关以及工会派人组成，并应当邀请人民检察院派人参加。事故调查组也可以聘请有关专家参与调查。

事故调查组履行下列职责：①查明事故发生的经过、原因、人员伤亡情况及直接经济损失；②认定事故的性质和事故责任；③提出对事故责任者的处理建议；④总结事故教训，提出防范和整改措施；⑤提交事故调查报告。

其中事故调查报告应当包括下列内容：①事故发生单位概况；②事故发生经过和事故救援情况；③事故造成的人员伤亡和直接经济损失；④事故发生的原因和事故性质；⑤事故责任的认定以及对事故责任者的处理建议；⑥事故防范和整改措施。

事故调查报告应当附具有关证据材料。事故调查组成员应当在事故调查报告上签名。

4. 事故处理

事故处理的目的是通过对事故责任者的处罚，令其吸取教训，并教育广大员工，认真履行国家安全生产法规，遵守企业安全生产规章制度，杜绝有法不依、违章作业、违章指挥的现象，防止类似事故发生。因此，对于伤亡事故的处理，一定要做到"四不放过"，即事故原因分析不清不放过，事故责任者和群众没有受到教育不放过，没有制订出防范措施不放过，事故责任者没受到处理不放过。

根据对事故直接原因和间接原因的分析，确定事故的直接责任者、领导责任者和主要责任者。

通过追究事故责任，使事故责任者受到教育，使事故单位领导和广大职工从中吸取教训，改进工作，提高事故预防水平，同时也对社会其他成员起到警示作用。

一般地，有下列情形之一时应当追究有关领导人的责任：①由于安全生产规章制度和操作规程不健全，职工无章可循，造成伤亡事故的；②对职工不按规定进行安全教育，或职工未经考试合格就上岗操作，造成伤亡事故的；③由于设备超过检修期限运行或设备有缺陷，又不采取措施，造成伤亡事故的；④作业环境不安全，又不采取措施，造成伤亡事故的；⑤由于挪用安全技术措施费用，造成伤亡事故的。

有下列情形之一时应当追究肇事者或有关人员的责任：①由于违章指挥或违章作业、冒险作业，造成伤亡事故的；②由于玩忽职守、违反安全生产责任制和操作规程，造成伤亡事故的；③发现有发生事故危险的紧急情况，不立即报告，不积极采取措施，因而未能避免事故或减轻伤亡的；④由于不服从管理、违反劳动纪律、擅离职守或擅自开动机器设备，造成伤亡事故的。

事故处理结束后，应当把事故资料归档。事故档案是企业技术档案的一个组成部分，事故档案建立后，应送企业技术档案室编号归档。

事故档案应包括下列资料：职工伤亡事故登记表，职工死亡、重伤事故调查报告书及批复，现场调查记录、图纸、照片，技术鉴定和试验报告，物证、人证材料，直接和间接经济损失材料，事故责任者的自述材料，医疗部门对伤亡人员的诊断书，处分决定和受处分人员的检查材料，有关事故的通报、演示文稿及文件，参加调查的人员姓名、职务、单位及签字等。

七、设备设施安全管理制度

设备设施安全管理包括特种设备安全管理及安全防护设施的安全管理，它是从"物的安全"方面保障安全生产的一种重要手段。

1. 特种设备安全管理

特种设备安全是安全生产的重要组成部分，特种设备的管理是企业安全管理的重要内容。所谓特种设备安全管理，就是针对人们在生产、使用等过程中的安全问题，运用有效的组织控制和活动，实现生产过程中人与设备的和谐，实现特种设备在各种生产过程中的安全运行，有效防范事故的发生，保障人民生命、财产安全，维护社会稳定，促进经济发展。

特种设备的安全涉及设计、制造、安装、改造、维修、使用、检测检验等各个环节。特种设备安全问题涉及的因素较多，各个环节之间相互联系、相互影响。如在设计、制造时不但要考虑设备本身的安全需求，而且要考虑安装、使用、检验等环节的要求。由于特种设备数量大，使用范围广，不少生产、使用者安全意识较差，因此，在近几年，特种设备的安全状况相对稳定的同时，仍存在不少隐患和问题，甚至发生群死群伤事故。

【案例 10-6】 2000 年 1 月 17 日 8 时，河北省临漳县兴达制浆有限公司蒸球车间 2 名操作工上班后与二楼切草人员配合开始给 3 号蒸球内加料，下午 1 时 30 分加料完毕，开始送汽。约 1 个半小时后，球内压力达到 0.6MPa 开始保压正常运行，同时，由于 2 号蒸球内出料口堵塞，生产安全技术员、维修工、操作工 3 人在现场维修。17 时 40 分，3 号蒸球出料管伸缩节突然错位脱落，球内大量蒸汽纸浆向西方向迅速喷出，这时正在 2 号蒸球工作台上抢修的三名工作人员由于躲避不及（车间门向内开），当场烫伤、昏迷，事故发生后，伤员当即用车送到就近的磁县医院抢救，由于伤势过重，经抢救无效，相继死亡。通过调查分析发现该蒸球移装前，未进行检验，也未办理移装手续，设备隐患未能及时发现并排除，是这次事故的主要原因。另外单位领导对国家有关锅炉压力容器及压力管道的安全不重视，没有制定相关的管理制度，人员也未经安全知识培训和考核就上岗，安全技术人员未能及时检验发现损坏的紧固销钉，使设备带病运行，也是这次事故的重要原因。

【案例 10-7】 1985 年 3 月 22 日 14 时 25 分左右，山东省某石油化工厂电解车间液氯工段包装岗位正在当班的有 3 人负责在包装台灌液氯钢瓶，2 人负责推运钢瓶。当需要灌装时，这 2 人在察看了 157 号（容量半吨）钢瓶的合金锗和外观，认为无问题后，即推上了磅秤，操作者未认真抽空即充氯，充氯 1min 后，157 号瓶发生猛烈爆炸。瓶体纵向开裂，并向相反方向弯曲，还有许多碎块向四处飞溅。有 3 人当场死亡（其中有一名是计量局来厂校秤人员），2 人轻伤。事故发生后，各级政府派员到现场进行了调查，发现该企业对压力容器管理存在诸多问题。首先这批钢瓶是在天津使用过的，有的装过环氧丙烷类的有机物。1983 年从天津购买来厂。按理说，购进厂应认真整瓶，按规定进行内外检查、抽空、清洗、试压、干燥等，事故是完全可以避免的。但进厂后未认真整瓶，就投入使用，是这次事故在管理上的根本原因。其次，事发时，上一班包装工在灌瓶前检查钢瓶时发现有一只编号为 157 的钢瓶，瓶嘴有白色泡沫冒出，并有芳香族味，立即向厂有关管理部门汇报，管理部门和工人都没采取解体、分离的具体措施，仍与待装钢瓶放在一起。而这一班的操作工在灌装前未认真检查，盲目充装，满足了爆炸发生的条件，导致事故发生。另外在事故调查中，还发现管理的混乱：充装现场钢瓶横七竖八；合格的与不合格的钢瓶混放在一起；钢瓶安全附件不全；表面锈蚀严重，有的看不出"液氯"标记；大部分钢瓶没有定期检验，没有检验钢印；没有专设抽空验瓶台，没有专人验瓶；充装完的重瓶不进行复秤；充装记录不签字，没有出厂合格证；充装时不核对空瓶重量；液氯汽化器仍用蒸汽加热；换热器和汽化器没有排污装置，也不进行三氯化氮定期分析。这样的管理怎能不出事故呢？

从上述特种设备事故案例的事故教训中，可以得出这样的结论：只有有效地加强对特种设备的各个环节严格的管理，才能有效地减少和防止事故的发生。

特种设备是指涉及生命安全、危险性较大的锅炉、压力容器（含气瓶，下同）、压力管道、电梯、起重机械、客运索道、大型游乐设施和场（厂）内专用机动车辆（包括其所用的材料、附属的安全附件、安全保护装置和与安全保护装置相关的设施）。

特种设备使用单位，应当严格执行本条例和有关安全生产的法律、行政法规的规定，保证特种设备的安全使用。应当使用符合安全技术规范要求的特种设备。特种设备投入使用前，使用单位应当核对是否附有安全技术规范要求的设计文件、产品质量合格证明、安装及使用维修说明、监督检验证明等文件。

特种设备在投入使用前或者投入使用后 30 日内，使用单位应当向直辖市或者设区的市的特种设备安全监督管理部门登记。登记标志应当置于或者附着于该特种设备的显著位置。

特种设备使用单位应当建立特种设备安全技术档案。安全技术档案应当包括以下内容：①特种设备的设计文件、制造单位、产品质量合格证明、使用维护说明等文件以及安装技术文件和资料；②特种设备的定期检验和定期自行检查的记录；③特种设备的日常使用状况记录；④特种设备及其安全附件、安全保护装置、测量调控装置及有关附属仪器仪表的日常维护保养记录；⑤特种设备运行故障和事故记录；⑥高耗能特种设备的能效测试报告、能耗状况记录以及节能改造技术资料。

特种设备使用单位应当对在用特种设备进行经常性日常维护保养，并定期自行检查。对在用特种设备应当至少每月进行一次自行检查，并作出记录。特种设备使用单位在对在用特种设备进行自行检查和日常维护保养时发现异常情况的，应当及时处理。

使用单位应当对在用特种设备的安全附件、安全保护装置、测量调控装置及有关附属仪器仪表进行定期校验、检修，并作出记录。

特种设备使用单位应当按照安全技术规范的定期检验要求，在安全检验合格有效期届满前 1 个月向特种设备检验检测机构提出定期检验要求。检验检测机构接到定期检验要求后，应当按照安全技术规范的要求及时进行安全性能检验和能效测试。未经定期检验或者检验不合格的特种设备，不得继续使用。

特种设备出现故障或者发生异常情况，使用单位应当对其进行全面检查，消除事故隐患后，方可重新投入使用。

特种设备不符合能效指标的，特种设备使用单位应当采取相应措施进行整改。特种设备存在严重事故隐患，无改造、维修价值，或者超过安全技术规范规定使用年限，特种设备使用单位应当及时予以报废，并应当向原登记的特种设备安全监督管理部门办理注销。

特种设备使用单位应当对特种设备作业人员进行特种设备安全、节能教育和培训，保证特种设备作业人员具备必要的特种设备安全、节能知识。

特种设备事故发生后，事故发生单位应当立即启动事故应急预案，组织抢救，防止事故扩大，减少人员伤亡和财产损失，并及时向事故发生地县以上特种设备安全监督管理部门和有关部门报告。

特种设备的安全管理人员应当对特种设备使用状况进行经常性检查，发现问题的应当立即处理；情况紧急时，可以决定停止使用特种设备并及时报告本单位有关负责人。

特种设备作业人员应当按照国家有关规定经特种设备安全监督管理部门考核合格，取得国家统一格式的特种作业人员证书，方可从事相应的作业或者管理工作。行政人事部应组织对特种设备作业人员进行特种设备安全教育和培训，保证特种设备作业人员具备必要的特种设备安全作业知识。

特种设备作业人员在作业中应当严格执行特种设备的操作规程和有关的安全规章制度。特种设备作业人员在作业过程中发现事故隐患或者其他不安全因素，应当立即向现场安全管理人员和公司有关负责人报告。操作特种设备时，作业人员应做好防护措施，操作要平稳、准确、注意力集中。特种设备的标牌均附有警告与操作方法说明，操作时请遵照设备的操作规程及设备标牌的要求开展作业。

2. 安全防护设施管理

安全防护设施是指在生产经营活动中将危险因素、有害因素控制在安全范围内以及预防、减少、消除危害所配备的设施（设备）和采取的措施。安全防护设施分为预防事故设施、控制事故设施、减少与消除事故影响设施三类。

安全防护设施是指配置在生产设备、设施、厂房上起保障人员安全的所有附属装置（防护罩、冲淋装置、洗眼器、防尘装置、安全护栏等）、设备安全的所有附属装置（安全阀、限位器、联锁装置、防雷装置）等及各种个体防护装备（有毒有害气体防护器材、各类呼吸器、救生器、特种防护服）等。安全防护设施缺失会导致事故发生。

【案例 10-8】 2008 年 10 月 8 日，张××在凤凰山公园散步，因路滑，失足摔下数十米高坎。10 月 18 日，张老经救治无效去世。事故原因是凤凰山公园缺乏确保游人安全的安全设施，既没有安全防护栏，又没有安全警告，致使游人失足坠亡。

安全防护设施管理就是要明确主管领导、主管部门、具体主管负责人的职责范围。其管理内容涉及以下几方面。

① 安全防护设施的维护管理（包括经常检查和维护保养，定期检验等）。

② 安全防护设施的管理分工。如由设备部门负责管理机械、设备上的安全设施（如压力容器上的安全阀、压力表，各种机械上的负荷、行程限制器等设施）、电气方面的安全保护设施（如各种继电保护设施和避雷设施）等；由安全保卫部门负责管理生产区域中的火灾报警设施、自动灭火设施和其他固定、半固定灭火设施，生产区域内的易燃易爆、有毒、有害物质的监控和报警设施及从业人员的个体防护装备等；由计控部门负责管理工艺过程中的温度、压力、液面超限报警设施和安全联锁设施等。

③ 安全防护设施的使用培训。

④ 安全防护设施档案管理。

⑤ 安全防护设施的报废。

关于安全防护设施的维护管理要求如下。

① 各种安全设施和防护用品（器具）要由专人负责管理，经常检查和维护保养，落实到人。

② 各种安全设施要建立档案编入设备检修计划，定期检修。

③ 各类安全设施和防护用品（器具）的主管部门要按有关规定规程，对主管的安全设施定期进行专业检查和校验，并将检查、校验情况载入档案。

④ 安全设施不准随意拆除、挪用或弃置不用，因检修拆除的，检修完毕后必须立即复原。若确有必要须由设施所在车间（部门）提出申请报经各类安全设施的主管部门同意由总经理（或生产副总经理）批准后方可拆除。

⑤ 凡经改造或新设计安装的安全设施，必须经过检验、试验合格，报经各类安全设施的主管部门后，方可使用。

八、危险作业审批制度

危险作业是指：当生产任务紧急特殊，不适于执行一般性的安全操作规程，安全可靠性差，容易发生人身伤亡或设备损坏，事故后果严重，需要采取特别控制措施的特殊作业。一般包括：吊装作业、动土作业、动火作业、高处作业、受限空间作业、临时用电、盲板加拆作业等。

（1）动火作业安全管理　凡在安全用火管理范围内进行动火作业，必须对作业对象和环境进行危害分析和可燃气体检测分析，必须按程序办理和签发动火作业许可证，必须现场检查和确认安全措施的落实情况，必须安排符合要求的监护人员进行全过程监护。

（2）进入受限空间作业安全管理　进入受限空间作业必须按规定进行安全处理和可燃、有毒有害气体检测分析，必须办理进入受限空间作业许可证，必须检查通风排毒、呼吸防护及逃生救护措施的可靠性，防止呼吸防护器材挤压失效、风源污染。必须安排符合要求的监护人员进行全过程监护。

（3）高处作业安全管理　脚手架搭设要符合规定要求，高处作业必须系好安全带，施工现场必须设立安全护体或安全网等防护设施，必要时应设立安全警戒区。禁止抛扔工具、物体和杂物等。进行三级、特级高处作业时必须办理高处作业许可证。

（4）临时用电安全管理　临时用电安装、拆除、维修必须由专业电工完成。设立临时电源必须符合防火防爆安全规定，在易燃易爆区设立临时电源时必须同时办理用火作业许可证和临时用电作业许可证。进入容器内作业必须使用安全电压和防爆灯具。移动式电器具要加漏电保护装置，做到"一机一闸一保护"。露天开闭设备要有防雨、防潮设施，电缆敷设应防止绝缘破坏和危害人员车辆通行。在生产装置区域内施工，所采用的电器设备必须具备相应的防爆等级。

（5）动土作业安全管理　厂内动土必须办理动土作业手续，尽量避免采用机械破土作业，防止损坏地下电缆、管道。严禁在施工现场堆积泥土覆盖设备仪表和堵塞消防通道，施工结束后，必须及时清理平整。未及时完成施工的地沟、井、槽，应悬挂警示标志。

（6）吊装作业安全管理　吊装机械必须按规定进行检验，合格后方可使用。大中型设备、构件或小型设备在特殊条件下吊装应编制施工方案及施工安全措施，吊件吊装必须设置溜绳，防止碰坏周围设施。大件运输时必须对其所经路线的框架、管线、桥梁及其他构筑物的宽度、高度及承重能力进行测量核算，编制运输方案。

（7）盲板加拆作业安全管理　盲板材质尺寸必须符合设备安全要求，必须安排专人负责执行、确认和标识管理，高处、有毒及有其他危险的盲板加拆作业，必须根据危害分析的情况，采取防毒、防坠落、防烫伤、防酸碱的综合防护措施。

企业应对上述具有高度事故风险的作业环节，要制定相应的作业安全管理规定，建立和实施严格的危险作业审批制度，履行严格的审批手续。加强对施工作业对象、作业环境和作业过程的安全监管和风险控制，制定相应的安全防范措施，按规定程序对危险作业相关内容（见表10-1）进行会签审批。进行作业前，对项目内容和安全措施要进一步予以确认，施工过程中要及时纠正和处理作业过程的违章行为、事故隐患、异常情况和事故，认真组织施工收尾前的安全检查确认和问题处理。

危险作业必须编制严密的施工组织设计（或施工方案），并经审核批准后，方可组织施工。施工前，应对作业人员做好安全教育和安全技术交底，并认真对作业场所进行全面安全检查，确保安全防护措施到位，安全装置灵敏可靠。

危险作业所使用的设备、设施必须符合国家安全标准和规定，危险作业所使用的工具、原材料和劳动保护用品必须符合国家安全标准和规定，做到配备齐全、使用合理、安全可靠。

表 10-1　危险作业申请单

申请部门		作业地点	
作业名称		作业人	
作业时间		现场负责人	
作业的危险性：			
作业前采取何种安全措施：			
申请部门负责人意见：			
下达任务部门意见：			
安全部门意见：			
公司主管领导意见：			

填表人：　　　　　填写日期：　　　　年　　月　　日

危险作业现场必须符合安全生产现场管理要求，作业现场内应整洁、道路畅通，应有明显的警示标志。

危险作业过程中实施单位负责人应指定一名工作认真负责，责任心强，有安全意识和丰富实践经验的人作为安全负责人，负责现场的安全监督检查。

九、安全操作规程

安全操作规程一般分为设备安全操作规程和岗位安全操作规程，它们分别从机器设备和人的角度来约束和规范人员的行为，最终目的都是保护企业能够安全正常地开展生产活动。

企业设备技术安全操作规程是安全操作各种设备的指导性文件，是安全生产的技术保障，是职工操作机械和调整仪器仪表以及从事其他作业时必须遵守的程序和注意事项。由于在工业生产过程中需要使用各种设备或设施，这些设备大多数都具有一定的危险性，其中最常见的就是机械设备所导致的伤害，如何避免企业员工在生产过程中不受到这些设备的伤害，让每个人都能正确安全地使用各种设备就是设备安全操作规程的主要任务。各生产经营单位应根据本单位的机械设备种类和台数，实行一机一操作规程。

各个岗位的安全操作规程是生产操作人员在不同岗位进行生产操作的行为准则。这是从人的角度来制定规则，让每个操作岗位都能确保安全。

化工生产岗位安全操作规程是生产企业各岗位如何遵守有关规定完成本岗位工作任务的具体操作程序和要求，是职工必须遵守的企业规章。具体内容应包括：物料的危险特性及安全注意事项；设备操作的安全要求和注意事项；必要的个人防护要求和使用方法；岗位必须了解的防火防爆及灭火器使用方面的内容；职业卫生和环境保护对作业环境方面的基本要求；岗位操作的具体程序、动作等安全内容。

制定设备安全操作规程和岗位安全操作规程要注意下面几个问题。

① 不能以采用约束人的行为的操作规程取代按国家安全生产法规规定应具备的安全生产条件。企业首先要确保设备的安全正常运转，这是国家有关法律法规的基本要求。

② 要做到"三全"。安全操作规程要全面覆盖企业的全体从业人员、全部生产操作岗位以及员工操作的全过程，不能有空白、疏漏。设备安全操作规程和岗位安全操作规程是一个完整的系统，一旦出现遗漏，那么就有可能发生事故。

③ 要先对操作的全过程进行危险辨识，再制定防止事故的措施，然后把防止事故的措施中有关规范、约束操作者行为的措施整理成为安全操作规程。设备安全操作规程和岗位安全操作规程的制定是一个科学严谨的过程，必须符合设备设施以及岗位的具体要求和实际情况，不切实际的操作规程只是一种摆设，根本不能保证设施设备以及各岗位员工的安全和健康。

④ 安全操作规程要吸取事故教训。在编制设备安全操作规程和岗位安全操作规程过程中要把本单位曾发生的事故以及同行业、同类型单位曾发生的事故作为重点，特别对那些反复发生的事故类型进行重点研究，制定完善的操作规程，最终目的是防止重复发生事故。

⑤ 安全操作规程的内容不能只明确"不准干什么、不准怎样干"，而不明确"应怎样干"，不能留有让作业人员"想当然、自由发挥"的余地，应该具体明确操作前对设备、场地的安全检查，并确认安全操作的内容，作业中的巡检的内容，操作中必须操作的步骤、方法，操作注意事项、安全禁忌事项和正确使用劳动防护用品的要求，出现故障时的排除方法和发现事故时的应急措施等。

第三节　作业环境安全管理

作业环境是企业生产环境的重要组成部分，其质量如何直接影响企业的生产效率，因此，加强企业作业环境管理是一项至关重要的工作。作业环境管理的核心是如何保持作业环境的整洁、有序与无毒、无害，以给作业人员创造一个良好的作业环境，确保他们的身心健康，实现安全生产。整洁、有序就是作业环境的布设问题，而无毒、无害则是作业环境有毒、有害的防治问题。

一、作业环境安全管理概述

作业环境管理的基本任务就是发现、分析和消除作业环境中的各种有害因素，防止职业病害的发生，清理整顿作业环境，保持作业环境的整洁、有序，创造良好的作业环境，防止安全事故的发生，保障职工的安全与健康，不断促进生产率的提高和生产的发展。具体包括：分析识别作业环境存在的有害因素；改善作业环境的不良状况；进行作业环境的日常检查管理。

1. 作业环境不良条件状况的分析

要创造良好的作业环境，必须掌握作业环境中存在的不良条件状况及其危害特点。作业环境的不良条件主要表现为两个方面：一是作业环境中的设备、材料、物品布置不合理，作业环境脏、乱、差，或安全标志的设置不符合要求；二是作业环境中存在职业病危害因素。前者可以诱发安全事故，后者将引发职业病。

（1）作业环境布设的不良状况　作业环境布设的不良状况主要表现在物、信息、卫生条件等方面，具体如下。

① 物布置不合理。如设备布设不合理，材料、物品的布置与堆放不符合要求等。

② 现场物流规划不合理。如生产场地、通道、物流路线、物品临时停滞区与交验区、废品回收点等的布置不合理。

③ 安全距离不足。物和现场布置不合理的各种表现中，安全距离不足是一个非常典型的问题，实际生产经营现场中常常因安全距离不够而导致事故。厂房间距、设备布局、间距等，都应符合安全规定要求。

④ 作业环境安全标志不符合要求。主要表现在不按安全生产要求设置各类安全警示标志。

⑤ 作业环境安全信息设置不合理。如对物、通道、物流路线、危险与有害作业点不进行标识，突发事件的应急措施信息没有目视化等。

⑥ 作业环境卫生条件不良。如由于生产设备存在跑、冒、滴、漏，使得生产现场脏、乱、差等。

（2）作业环境有害因素 作业环境有害因素是指生产作业环境中存在的，可能使作业人员某些器官和系统发生异常改变、形成急性或慢性病变的因素。这些因素也称为职业性有害因素。不同作业环境所存在的有害因素类型也不完全相同，但可归纳为化学性因素、物理性因素、生物性因素三大类。

各种生产性有害因素对劳动者机体的影响，与劳动环境中存在的有害因素数量、接触时间的长短、侵入人体内的量，以及劳动者个体的身体素质、健康状况、性别、敏感程度等均有直接关系。由于人对环境因素的耐受力存在不同的个体差异，因此，是否导致职业病发生，还要综合机体内、外多种因素而定。

2. 不良作业环境的改善

通过调查、检测、分析、评定，掌握了作业环境的不良条件状况及其产生的原因、分布规律、危害程度等情况后，应制定出有效的改善措施，并加以实施。

（1）作业环境布设不良的改善

① 要合理规划厂区。在新建、扩建、改建工业企业时，要在厂址选择、厂区规划、厂房建筑配置以及生活卫生设备的设计方面加以周密的考虑，应遵照《工业企业设计卫生标准》中有关规定执行。

② 要合理布置作业场所。应按安全定置管理的方法布置作业场所，使作业场所布置做到整齐、清洁、有序，按生产作业、设备、工艺功能分区布置。

③ 应按安全生产要求设置各类安全标志。

④ 应保证作业环境有合理的照明与和谐的环境。合理照明是创造良好作业环境的重要措施之一。照明不合理会使作业人员视力减退，引起职业性眼病，促成工伤事故，降低产品质量，影响劳动生产率。

（2）有害因素的防治 不同作业环境的有害因素不完全相同，所采取的防治措施也不同。但可考虑采用以下技术措施。

① 以无毒或毒性小的原材料代替有毒或毒性大的原材料。为了预防职业毒害，应设法以无毒或毒性小的材料代替有毒或毒性大的原材料。例如，有毒的四氯化碳可用氯仿或石蜡系碳氢化物等代替，铸造业所用的石英砂容易引起矽肺，可用其他无害的或含硅量较少的物质代替等。

② 改变操作方法。改变操作方法通常是改善作业环境条件的最好办法。如将人工洗涤法改为蒸汽除油污法，蓄电池铅板的氧化铅改为机械涂法以及静电喷漆法等。

③ 隔离或密闭法。为了将有害作业点与作业人员隔开，可采用隔离措施。隔离的方式有围挡隔离、时间隔离、距离隔离、密闭等。密闭是在有毒气体、蒸汽、液体或粉尘的生

产过程中，将机器设备、管道、容器等加以密闭，使之不能逸出。

④ 湿式作业。对于产生粉尘的作业过程，可利用水对粉尘的湿润作用，采用湿式作业收到良好的防尘效果，如耐火材料、陶瓷、玻璃、机械铸造行业等所使用的固体粉状物料采用湿式作业，使物料含水量保持在 3%～10%，即可避免粉尘飞扬。石粉厂用水碾、水运可根除尘害。

⑤ 隔绝热源。隔绝热源是防止高温、热辐射对作业人员肌体产生不良影响的重要措施。

⑥ 通风。通风是改善劳动条件、预防职业毒害的有力措施，特别是在上述各项措施难以解决的时候，采用通风措施可以使作业场所空气中有毒、有害物质含量保持在国家规定的最高允许浓度以下。

⑦ 个体防护措施。当采用各种改善技术措施还不能满足要求时，应采用个体防护措施，使作业人员免遭有害因素的危害。

3. 作业环境管理

作业环境管理包括以下几方面：①有毒有害因素的登记管理，调查其种类、存在形式、状态等，并确定不同时期的主要预防对象；②对作业环境的测定，要根据有关规定确定监测时间、方法及监测重点，并要把测定结果与国家卫生标准进行比较、评价等；③对工人实际暴露情况的调查，对某些有毒作业（如铅、汞、苯、TNT、有机磷等）的实际暴露情况调查时，最好采用生物材料（血、尿、便、发等）监测的方法，有条件可使用个体采样器，以精确计算加权浓度；④督促改善作业环境，如改进落后的生产工艺、设备等是防止职业危害、预防职业病的根本措施和途径；⑤对防护措施的检查，检查各种防护措施是否具备应有的防护效果，是否定期检修、保养等。

4. 作业环境的日常检查管理

作业环境安全检查是建立良好的安全生产环境、做好安全生产工作的重要手段之一，也是防止事故发生、减少职业病危害的有效方法。通过对作业环境的检查，了解作业环境的安全状况，发现不安全因素，获取安全信息，识别和控制不良的作业环境，消除事故隐患，促进安全生产。

作业环境安全方面的检查可划分为三大类：作业环境布设状况、作业环境条件和作业环境防护设施。作业环境布设状况的检查包括生产区域、车间布置和物料堆放。作业环境条件的检查主要是对衡量作业环境质量好坏的各因素的检查，包括尘毒、噪声、辐射、采光、环境卫生等项。作业环境防护设施检查主要是检查防护设施配备及其运行状况或使用情况。

二、作业环境的布设

在发生事故和灾害原因中，有不少是由于作业环境的人机不协调引起的。使作业环境整洁、有序也是防止事故的重要因素，因为作业环境空间及其设施布置的整洁、有序情况对作业人员的行为、舒适感与心理满足感有相当大的影响。一个合理的作业环境应该是，使作业者在任何时刻的操作、观察都很方便，即使较长时间维持某种作业姿势，也尽可能少地产生不适感与疲劳，没有危害操作者健康的有毒、有害因素，各种安全标志齐全，装置符合标准。

作业环境的布设要做到整洁、有序，而做到整洁、有序的关键，一是要布置好，二是要经常维护清理。

作业环境布置设计包括生产区的布置设计、车间的布置设计和作业空间（或作业岗位）的布置设计。在布置设计时应根据各部分特点不同综合考虑。

（1）厂区的选址要求 厂址布设要考虑环保和安全方面的要求，应综合考虑生产、污染特点及区域的水文地质、气象和当地布局情况。厂区应布置在当地夏季最小频率风向上风侧，有严重污染和危害的厂区应远离城区和居民区，"三废"排放要符合要求，不危害周围环境。

除了要考虑本厂区不对周围环境产生污染和危害以外，同时，还应考虑周围环境是否存在威胁本厂区的不安全因素。在实际安全管理中，应注意周围环境不安全因素对本厂区的威胁，对周围环境存在可能威胁到本单位安全的施工单位，存在火灾、爆炸或其他危险的单位，应及时加以协调，督促这些单位尽快消除不安全因素。

（2）生产区布置设计 生产区的布置首先应从整个生产的工艺流程来考虑，布置必须适宜生产程序和物料流程，应做到原材料、半成品、成品的转运路线短、运输安全。其次，应考虑安全与卫生的要求，做到全面规划、布局合理。生产过程中产生有害气体、蒸汽、烟、雾、粉尘、臭气、噪声、振动、超声波和无线电磁波、静电及电离辐射的车间，应避免对其他车间的影响，必要时可采取一定的防护措施。仓库必须有严格的管理制度和防火、防爆等保障安全的措施。可燃材料和有毒材料应采取防护墙或防火墙，隔间存放。通往仓库的交通路线必须畅通和良好，以便发生事故时的应急需要。管线铺设要符合国家有关安全、卫生以及防火、防爆要求，应尽量采取直线少弯，平行道路中心线和建筑物走向，专用线路应沿管网较稀地带布置或有专用管道通行线。遇火燃烧、爆炸的原材料、设备和产品的上方，均不得架设架空管线。

（3）车间布置设计 车间布置首先应根据生产流程特点与要求，将整个车间进行功能分区。考虑控制装置的合理布局，将使用频率高的控制装置布置在最适于作业的区域，并按操作的先后顺序，把它们相互之间尽量安排得近一些，形成一个流畅的作业线路。根据设备本身的特点（功能、形状、色彩、数量和使用情况等），尽量把功能相同和相互联系的设备组合在一起，做到机器设备布局合理，以利于操作、监视和管理。功能分区后，应进行作业空间定位。根据作业特点不同，一个车间可能有多个作业空间，每一个作业空间的大致范围、地点都应确定下来。

（4）作业空间布置设计 作业空间设计的主要内容是：要设计出合理的作业空间，就应按照人的操作要求，对机器、设备、工具合理地进行空间布置，并合理地安排机器、设备上的控制器、显示器和零部件的位置，给操作者创造安全、舒适的作业条件。

三、作业环境的定置管理

（一）安全定置管理的内容

定置管理是对生产现场中的人、物、场所三者之间的关系进行科学的分析研究，使之达到最佳结合状态的一门科学管理方法，它以物在场所的科学定置为前提，以完整的信息系统为媒介，以实现人和物的有效结合为目的，通过对生产现场的整理、整顿，把生产中不需要的物品清除掉，把需要的物品放在规定位置上，使其随手可得，促进生产现场管理文明化、科学化，达到高效生产、优质生产、安全生产。

定置管理的目的是消除人的无效劳动，防止和避免生产中的不安全因素，为生产者以最少的时间、最低的成本生产出合格的产品而创造条件。定置管理的范畴是对生产现场物品的定置过程进行设计、组织、实施、调整，并使生产、工作的现场管理达到科学化、规范化、标准化。

　　如表 10-2 所示，从管理活动内容方面，安全定置管理内容包括分析、设计、组织、实施等。分析研究是定置管理的基础性工作，也是使定置管理更加科学、合理的关键性工作，应深入生产现场，对生产工艺、设备、工具，以及人、物与场所的结合状态、信息流动状态等，应用工业工程学方法进行分析研究。在掌握第一手资料的基础上，对生产现场系统各要素进行优化配置设计，并设计出定置图。根据所设计的定置管理方案和定置图，对生产现场系统实施定置调整与整改，同时，应加强对定置管理实施情况与效果进行检查、督促和考核。

表 10-2　安全定置管理的内容

类　别	内容项目	内　容
定置管理活动内容	分析研究	工艺研究，人、物结合状态及信息分析
	定置设计	定置方案、模式、现场定置图等设计
	定置实施	按定置方案、图纸要求实施定置
	定置调整	对不安全、不卫生、不协调要素进行调整
	定置检查	对定置实施情况与效果进行检查与考核
面向定置管理对象的内容	职能定置	各级职能管理人员工作规范定置
	布局定置	生产现场各功能区分布定置
	设备定置	设备及其安全防护装置的定置
	工具定置	使用工具、工具箱放置位置的定置
	物流定置	物流路线、装卸过程、转运等的定置
	信息定置	安全标志、安全色、目视管理信息定置
	库房定置	存储物品种类、位置、存取方式定置
	作业定置	操作行为、动作、作业方式、职责定置

（二）安全定置管理的实施程序

　　一般按图 10-2 所示的程序步骤推行安全定置管理。

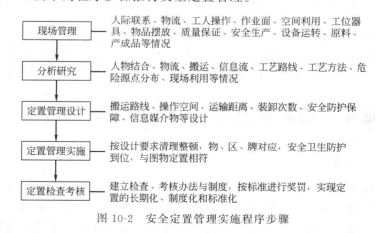

图 10-2　安全定置管理实施程序步骤

　　（1）现场调查　成立调查小组，以推行定置管理的主管人员为主（一般为车间主任），组织有经验的管理者、安全员和现场有关人员参加，对生产现场进行调查。调查应有侧重点，在调查的基础上，找出现场存在的主要问题，明确定置管理的方向。通过查阅资料、现场观察，对现行方法进行详细记录，为工艺研究提供基础资料，所以，要求记录详尽准确。由于现代工业生产工序繁多，操作复杂，如用文字记录现行方法和工艺流程，势必显得冗长繁琐。在调查过程中可运用工业工程中的一些标准符号和图表来记录，则可一目了然。

（2）分析研究　它是对生产现场现有的加工方法、机器设备、工艺流程进行详细研究，确定工艺在技术水平上的先进性和安全、经济上的合理性，分析是否需要和可能用更先进的工艺手段及加工方法，从而确定生产现场产品制造的工艺路线和搬运路线。工艺分析研究是一个提出问题、分析问题和解决问题的过程。对经过调查记录下来的事实，运用工业工程中的方法研究和时间研究的方法以及有关危险分析方法，对现有的工艺流程及搬运路线等进行分析，找出存在的问题及其影响因素，提出改进方向。提出改进方向后，定置管理人员要对新的改进方案作具体的安全、技术经济分析，并和旧的工作方法、工艺流程和搬运线路作对比。在确认是比较理想的方案后，才可作为标准化的方法实施。

（3）定置管理设计　包括场物定置设计和信息媒介物设计。各种场地（厂区、车间、仓库等）及各种物品（机台、货架、箱柜、工位器具等）的定置设计，其表现形式就是各类定置图。定置设计，实质是现场布置的细化、具体化，它必须符合现场布置的基本要求。应遵循以下原则：①采用单一的流向和看得见的搬运路线；②最大限度地利用空间；③最大的操作方便和最小的不愉快；④最短的运输距离和最少的装卸次数；⑤切实的安全防护保障；⑥最少的改进费用和统一标准；⑦最大的灵活性及协调性。

信息媒介物的标准设计主要包括：各种区域、通道、流动器具的位置信息符号的设计；各种物料架、工具箱、生活柜、工位器具等物品的结构和编号的标准设计；定置台账、物品确认卡片的标准设计；结合各种物品的专业管理方法，制定出各种物品进出、收发的定置管理办法的设计等。

（4）定置管理实施　定置管理实施是理论付诸实践的阶段，也是定置管理工作的重点。定置管理实施必须做到：有图必有物，有物必有区，有区必挂牌，有牌必分类；按图定置，按类存放，账（图）物一致。具体实施包括以下三个步骤：①清除与生产无关之物。生产现场中凡与生产无关的物，都要清除干净，清除与生产无关的物品应本着"双增双节"精神，能转变利用便转变利用，不能转变利用时，可以变卖，化为资金。②按定置图实施定置。各车间、部门都应按照定置图的要求，将生产现场、器具等物品进行分类、搬、转、调整并予以定位。定置的物要与图相符，位置要正确，摆放要整齐，可引起伤害物要有防护，储存要有器具。可移动物，如推车、电动车等也要定置到适当位置。③放置标准信息名牌。放置标准信息名牌要做到牌、物、图相符，设专人管理，不得随意挪动。要以醒目和不妨碍生产操作为原则。

（5）定置管理的检查与考核　定置管理的一条重要原则就是持之以恒。只有这样，才能巩固定置成果，并使之不断发展。因此，必须建立定置管理的检查、考核制度，制定检查与考核办法，并按标准进行奖罚，以实现定置的长期化、制度化和标准化。

定置管理的检查与考核一般分为两种情况：一是定置后的验收检查，检查不合格的不予通过，必须重新定置，直到合格为止；二是定期对定置管理进行检查与考核，这是要长期进行的工作，它比定置后的验收检查工作更为复杂，更为重要。

定置考核的基本指标是定置率，它表明生产现场中必须定置的物品已经实现定置的程度。其计算公式如下：

$$定置率 = \frac{实际定置的物品个数（种类）}{定置图规定的物品个数（种类）} \times 100\% \qquad (10\text{-}1)$$

定置管理的实施，一定要把它看成是群众自己的事，要依靠群众。为此，定置管理的设计必须吸收操作者参加，要对操作人员进行定置管理的培训，定置方案的实施主要依靠本车间操作人员自己来完成。

（三）安全定置管理的"5S"方法

"5S"是整理（Seiri）、整顿（Seiton）、清扫（Seiso）、清洁（Seikeetsu）和素养（Shitsuke）这5个词的缩写。因为这5个词日语中罗马拼音的第一个字母都是S，所以简称为"5S"。开展以整理、整顿、清扫、清洁和素养为内容的活动，称为"5S活动"。"5S活动"起源于日本，并在日本企业中广泛推行，它相当于我国企业开展的文明生产活动。"5S活动"的对象是现场的环境，它对生产现场环境全局进行综合考虑，并制定切实可行的计划与措施，从而达到规范化管理。"5S活动"的核心和精髓是素养，如果没有职工队伍素养的相应提高，"5S活动"就难以开展和坚持下去。

开展定置管理之前必须抓"5S活动"，开展"5S活动"的主要目的是全面推行定置管理。其活动的全过程，就是针对人与物、物与场所的结合而进行的。如果在定置管理之前不开展"5S活动"，不对现场的一切物品进行整理、筛选、取舍，不分有用之物和无用之物，一概予以定置，实际上是纵容生产现场物品的乱堆乱放等现状的存在和发生。同理，定置管理的全面开展，又对"5S活动"提出更新、更高的要求，推动它持久地发展。所以说"5S活动"是定置管理的初级阶段和基础，定置管理是"5S活动"开展的必然趋向和结果。

1. "5S活动"的内容

"5S活动"的构成要素及其相互关系如图10-3所示，包括整理、整顿、清扫、清洁和素养5项内容。

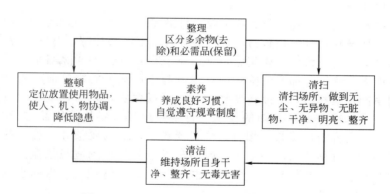

图10-3　"5S活动"构成要素及其相互关系

（1）整理　把需要与不需要的人、事、物分开，再将不需要的人、事、物加以处理，这是开始改善生产现场的第一步。

整理的一般原则是：①把永远不可能用到的物品清理掉，把长期不用、但有潜在可用性的物品指定地方放置，把经常使用的物品放在容易取到的地方，其要点是对生产现场的现实摆放和停滞的各种物品进行分类，区分什么是现场需要的，什么是现场不需要的。②对于现场不需要的物品，诸如用剩的材料、多余的半成品、切下的料头、切屑、垃圾、废品、多余的工具、报废的设备、工人的个人生活用品等，要坚决清理出生产现场，这项工作的重点在于坚决把现场不需要的东西清理掉（不同物品对象的整理要求见表10-3）。对于车间里各个工位或设备的前后、通道左右、厂房上下、工具箱内外，以及车间的各个死角，都要彻底搜寻和清理，达到现场无不用之物。坚决做好这一步，是树立好作风的开始。日本有的公司提出口号：效率和安全始于整理。

表 10-3　不同物品对象的整理要求

对象	划分需要与不需要	决定需要的数量	处理不需要
设备	现有生产设备是否使用？闲置的设备是否需要	提高运转率、改善设计消减台数，由定额确定台数	调整折旧年限，账面上注销，折旧出售或丢弃处理
产品	对定量品、特价品及其他物品明确划分	调整、设定或消减用量或库存量	不需物给予废弃，修整可用品予以使用
工具	换线、换模用具，生产工具为必需，不常用不应放置	经常使用工具准备一组置于线上，不常用工具另行管理	应考虑其他作业现状，共同用具单位内应统一管理
作业台或桌椅	有无使用者？是否是作业用工作台？是否只作置物台	必要的作业最少限量，可否缩小尺寸或改善形态	不用物应搬离，活用物可暂时保管或出售、丢弃
整修品	能予以修理的为必需品	为"零"最好	当天不能处理应回收，不能修理应报废
不良品	完全不需要	为"零"最好	当天回收，按类投入异常区或丢弃
空容器	应明确划分，不要的空箱应考虑再用	按库存量及流动量确定必要箱数	余空箱撤出指定场所，若不用应出售
指示物	逾期者为不需要，判定其必要性及价值	依指示内容决定指示物最小限量	逾期者应处理，不用或作他用或报废
垃圾桶	按环境状况酌情考虑是否必要	按回收周期决定容器大小及数量	纸屑油布类废物应及时搬离作业场所
材料	应明确划分材料是否需要，是否可用	按照制品需要为准	搬至指定场所，定期予以出售

整理的目的是：①改善和增加作业面积；②现场无杂物，行道通畅，提高工作效率；③减少磕碰的机会，保障安全，提高质量；④消除管理上的混放、混料等差错事故；⑤有利于减少库存量，节约资金；⑥改变作风，提高工作情绪。

（2）整顿　把需要的人、事、物定量、定位地摆放整齐，明确地标示。目的是整齐、有标志，不用浪费时间找东西。通过前一步整理后，对生产现场需要留下的物品进行科学合理的布置和摆放，以便用最快的速度取得所需之物，在最有效的规章、制度和最简捷的流程下完成作业。生产现场物品的合理摆放有利于提高工作效率和产品质量，保障生产安全。这也正是安全定置管理的功能所在。整顿活动的要点如下：①物品摆放要有固定的地点和区域，以便于寻找，消除因混放而造成的差错。②物品摆放地点要科学合理。例如，根据物品使用的频率，经常使用的东西应放得近些（如放在作业区内），偶尔使用或不常使用的东西则应放得远些（如集中放在车间某处），危险品应在特定的场所内保管。③物品摆放目视化，使定量装载的物品做到过目知数，摆放不同物品的区域采用不同的色彩和标志加以区别。

通过整顿应做到：有仓库场地布置总体规划，并画出规划图；物料、物品放置应有总体规划；区域划分应有标志；物料架应有标志；不同物料应有适当的标志来区分；物料放置应整齐、美观；通道要通畅、不杂乱；应有车间场地布置总体规划，并画出规划图；不同的生产线、工序应设标志牌；工位摆放应整齐；设备摆放应整齐；工人工作台面应整齐。文件、记录等物品放置应有规划；物品放置应整齐、美观；必要时应做一定标示；档案柜应整齐，有必要的标志；抽屉应整齐，不杂乱；员工应有员工卡；要设置文件布告栏等。

（3）清扫　把工作场所打扫干净，防止污染发生；设备异常时马上修理，使之恢复正常。生产现场在生产过程中会产生灰尘、油污、铁屑、垃圾等而使现场变脏。脏的现场会使设备精度降低，故障多发，影响产品质量，使安全事故防不胜防；脏的现场更会影响人们的工作情绪，使人不愿久留。因此，必须通过清扫活动来清除那些脏物，创建一个明快、舒畅的工作环境。清扫活动的要点如下：①建立清扫责任区，标示各责任区及负责人。一般要求自己使用的物品，如设备、工具等要自己清扫，而不要依赖他人，不增加专门的清扫工。②对设备的清扫，着眼于对设备的维护保养。清扫设备要同设备的点检结合起来，清扫即点检；清扫设备要同时做设备的润滑工作，清扫也是保养。③清扫也是为了改善，为了更好地防止污染，应调查污染源，从源头杜绝。例如当清扫地面发现有飞屑和油水泄漏时，要查明原因，并采取措施加以改进。针对源流部分进行管理，从技术层面入手，如改善生产设备、修理损坏部分、省略产生脏污的工序等。如设计免用油路设备，可去掉油污；密封圈的更新可杜绝渗漏。在无法杜绝污染发生时应在污染产生后进行有效的收集。部分脏污、异常原因及清扫对策见表 10-4。

表 10-4 部分脏污、异常原因及清扫对策

现　象	主　要　原　因	主　要　对　策
垃圾、脏污	灰尘、污垢、铁锈、纸屑、粉尘、其他污染	清扫
油	漏油、断油、油种错误、油量不足	修理、加油、换油、清扫
温度、压力	超高温、超压、温度、压力不足或异常	修理至恢复原状为止
松动、松脱	螺栓螺帽、轮带、熔接松动或松脱	锁紧、更换、复原修理
破损	导管弯折、破裂、开关破损、把手破损、回转处卡死	更换、复原修理

　　（4）清洁　整理、整顿、清扫之后要认真维护，使现场保持完美和最佳状态。清洁，是对前三项活动的坚持与深入，从而消除发生安全事故的根源，创造一个良好的工作环境，使职工能愉快地工作。清洁活动的要点如下：①车间环境不仅要整齐，而且要做到清洁卫生，保证工人身体健康，提高工人劳动热情。②不仅物品要清洁，而且工人本身也要做到清洁，如工作服要清洁，仪表要整洁，及时理发、剃须、修指甲、洗澡等。③工人不仅要做到形体上的清洁，而且要做到精神上的"清洁"，待人要讲礼貌，要尊重别人。④要使环境不受污染，进一步消除浑浊的空气、粉尘、噪声和污染源，消灭职业病。⑤应将整理、整顿、清扫做到制度化、规范化，并贯彻执行及维持成果。

　　清洁的标准应包括：地面要清洁；墙面要清洁；物料架要清洁；物料无积尘；通风要好，保持干燥清爽的环境；工人工作台面要清洁；设备要清洁；光线要充足；办公桌面要清洁；档案柜要清洁；抽屉要清洁；文件、记录不肮脏破烂。

　　（5）素养　素养即教养，努力提高人员的素养，养成严格遵守规章制度的习惯和作风，这是"5S"活动的核心。没有人员素质的提高，各项活动就不能顺利开展，开展了也坚持不了。所以，抓"5S"活动，要始终着眼于提高人的素质。

2. "5S 活动"的推行步骤

　　"5S活动"的推行步骤为：①成立推行组织，制定激励措施；②制定实施规划，形成书面制度；③展开宣传造势，进行教育训练；④全面实施"5S"，实行区域责任制；⑤制定检查考核制度，并组织检查与考核。

　　我国企业在5S现场管理的基础上，结合国家安全生产活动，在原来5S基础上增加了安全（safety）要素，形成6S。所谓6S指的就是：SEIRI（整理）、SEITON（整顿）、SEISO（清扫）、SEIKETSU（清洁）SHITSUKE（修养）、SAFETY（安全）这六项，因为六个单词前面发音都是"S"，所以统称为"6S"。

　　其中，安全（Safety）：就是要维护人与财产不受侵害，以创造一个零故障，无意外事故发生的工作现场。实施的要点是：不要因小失大，应建立、健全各项安全管理体系；对

操作人员的操作技能进行培训，全员参与、重视隐患、重视预防。

【案例 10-9】 海尔的生产车间全部都将"6S"贯彻到位。在海尔每一个车间的入口处或作业区显眼的地方，都有一块 60cm³ 的图案，红线框着的白方块上印着一对特别显眼的绿色大脚印，海尔人简称"6S脚印"。脚印的上前方高悬着一块大牌子，上面写着"整理、整顿、清扫、清洁、素养、安全"几个大字，其中，海尔对"6S"的理解是：整理的含义是留下必要的，其他都清除掉；整顿的含义是有必要留下的，依规定摆放整齐，加以标识；清洁的含义是工作场所里看得见看不见的地方全要清扫干净；清洁表示维持整理、清扫的成果，保持干净亮丽；素养表示每位员工养成良好的遵守规则的习惯，有美誉度；安全表示一切工作均以安全为前提。每日班前班后，班长带领大家在这里对工作进行讲评和要求，如果工作中有失误的地方，可以站在脚印上检讨自己的工作，与大家沟通，以期得到同伴的帮助，更快地提高；表现优秀的员工可以站在脚印上讲述自己的经验，把自己的体会与大家共同分享。实行"6S"脚印管理后，在生产现场可以随处看到工人们在流水线停线的间隙，抓紧时间清扫工作现场，排除安全隐患。每一个新设岗位或者安排新手上岗时都要经过上岗培训并进行考核，考核通过拿到上岗证之后才可操作设备。车间内随时都有安全巡视员，每天都有现场通报，对安全隐患及时通报、处理。

四、安全标志装置及其布设

安全标志和安全标志信号装置都是一种消极被动的防御性安全警告装置，并不能直接消除、控制危险。但是，它们具有引起人们对不安全因素的注意、提高人们行为自主能力、提醒人们避开危险的功能。因此，它们对于预防伤亡事故发生、实现安全生产具有重要的作用，是一种不可替代的安全装置。应根据作业环境存在有害、危险因素的情况以及作业环境的特点，布设相应的安全标志装置。

（一）安全色标

通常人们将安全色和各种安全标志都统称为安全色标，它是特定表达安全信息含义的颜色和标志。它以形象而醒目的信息语言向人们表达禁止、警告、指令、提示等安全信息。安全色标是以防止事故灾害为指导思想而逐渐形成的。

我国颁布的《安全色》（GB 2893—2008）、《安全标志及其使用导则》（GB 2894—2008）《消防安全标志第 1 部分：标志》（GB 13495.1—2015）等国家标准，对安全色的颜色及其含义和安全标志的图形、种类及其含义都做了详细的规定。

1. 安全色

安全色是传递安全信息含义的颜色。我国标准规定的安全色为红色、黄色、蓝色、绿色四种，并规定黑、白两种为对比色（使安全色更加醒目的反衬色）。安全色与对比色同时使用时，应按表 10-5 规定搭配使用。

表 10-5　安全色的对比色

安全色	对比色
红色	白色
蓝色	白色
黄色	黑色
绿色	白色

应用安全色使人们能够迅速发现或分辨安全标志并提醒人们注意，以防发生事故。但安全色本身不能消除任何危险。安全色的含义及其对比色与用途详见表10-6。

表10-6　安全色及其含义与用途

安全色	相应的对比色	含义	所起心理效应	用途举例
红色	白色	禁止停止	危险	禁止标志 停止信号：机器、车辆上的紧急停止手柄或按钮，以及禁止人们触动的部位 红色也表示防火
黄色	黑色	警告注意	警告希望	警告标志 警戒标志：如工厂内危险机器和坑池边周围的警戒线行车道中线 机械上齿轮箱内部 安全帽
蓝色	白色	指令必须遵守的规定	沉重诚实	指令标志：如必须佩戴个人防护用具，道路上指引车辆和行人行驶的方向指令
绿色	白色	提示安全状态通行	安全希望	提示标志 车间内的安全通道 行人和车辆通行标志 消防设备和其他安全防护设备的位置

安全色的四种颜色具有如下特性。

（1）红色　很醒目，可使人们在心理上产生兴奋感和刺激性。红色光波较长，不易被尘雾所散射，在较远的地方也容易辨认，即红色的注目性非常高，视认性也很好，所以用其传递表示禁止、停止、危险或提示消防设备、设施的信号。其缺点是，易使人神经紧张而招致不安。

（2）黄色　黄色对人眼能产生比红色更高的明度，黄色与黑色组成的条纹是视认性最高的色彩，特别能引起人们的注意，所以用作传递注意、警告的信号。

（3）蓝色　注目性和视认性虽然都不太好，但与白色配合使用效果较好，特别是在太阳直射情况下较明显。因此，适合用作传递必须遵守规定的指令性信号。

（4）绿色　注目性和视认性不太高，但绿色是大自然、新鲜、年轻的象征，具有和平、舒适、恬静、安全等心理效应，所以用作传递安全的提示性信号。

2. 安全标志

安全标志是用以表达特定安全信息的标志，由图形符号、安全色、几何形状（边框）或文字构成。安全标志的作用是引起人们对不安全因素的注意，以达到预防事故发生的目的。但不能代替安全操作规程和防护措施。

安全标志分为禁止标志、警告标志、指令标志和提示标志四类，它们的含义、几何图形及颜色详见表10-7。

表10-7　安全标志类型及其图形、含义、颜色

类型	几何图形	含义	颜色	用途举例
禁止标志	🚫	禁止	圆环和斜杠为红色 图形符号为黑色 背景为白色	禁止启动、禁止入内、禁止通行、禁止吸烟等标志

类型	几何图形	含义	颜　　色	用　途　举　例
警告标志	△	警告	三角形边框为黑色 图形符号为黑色 背景为黄色	当心触电、注意安全、当心激光等标志
指令标志	○	指令	图形符号为白色 背景为蓝色	必须戴安全帽、必须戴防护手套、必须穿防护靴等标志
提示标志	▭	提示	图形符号和文字为白色 背景为绿色（消防则为红色）	紧急出口、灭火器等标志

补充标志是用来表明安全标志含义的文字说明，它必须与安全标志同时使用。补充标志的文字可以横写，也可以竖写。一般来说，挂牌补充标志用横写，用杆竖立在特定地方的补充标志，文字竖写在标志的立杆上。

3. 安全符号

安全符号也是安全标志的一种类型，它通常是以图形符号为主，有些配以文字或颜色。这类图形符号通常是工程上使用的简图标记符号，如接地标记图形符号、危险电压标记图形符号、报警器标记图形符号等。它们具有简单明了的特点，能直观形象地向人们表达特定的安全信息，也同样起到提醒、警示的作用。一般主要用于设备上的安全标记，说明书、操作流程等的安全标记。

（二）安全标志装置类型及布设要求

1. 安全标志装置的类型

凡是以安全为目的向人们提醒和传递系统、场所、设备所处状态安全信息的标志性信号装置，都属于安全标志装置。根据传递信息方式不同可分为以下几种类型。

（1）视觉警告信号装置　这是使用最为广泛的装置类型，如安全标志牌、安全标志照明、安全信号灯等。

（2）听觉报警信号装置　如警铃、火警装置，急救报警装置等。当视觉警告信号装置不适用时，应采用听觉报警信号装置。在距离相同时，听觉信号的效果比视觉信号好。

（3）嗅觉报警信号装置　利用人的嗅觉作报警信号比较少，因为人的嗅觉能力不同。另外有的气体有害、有毒，而且只有达到一定浓度，鼻子才能闻到。有时可利用嗅觉来察觉润滑油的温度变化，如轴承过热、润滑油挥发，操作和检修人员即可发现。

（4）触觉报警信号装置　利用人对振动的感觉可以察觉设备故障，例如利用人的触觉可以感觉温度变化，进而了解设备运行是否正常。但最好利用仪器进行监测，因为人的触觉能力差异很大，而且不能定量表示。

（5）组合式警告信号装置　如声光报警装置。

2. 视觉型安全标志信号装置

（1）安全标志牌　安全标志牌是安全标志的载体，通过标志牌将安全标志显示在需要向人们传递安全信息的环境、场所、设备、部位，以提醒人们引起注意。制作安全标志牌要用可防腐蚀的坚固耐用的材料，如搪瓷金属板、塑料板，也可直接画在墙壁或机具上。有触电危险场所的标志牌，应使用绝缘材料制作。标志牌上的安全标志必须符合国家标准要求。安全标志牌必须经国家指由的产品质量监督检验部门检验合格后方能生产和销售。安全标志牌应设在醒目、有充足照明、与安全有关的地方，并使人们看到后有足够的时间来注意它所表示的内容，不宜设在门、窗、架等可移动的物体上。安全标志牌应定期检修，如发现有变形、破损或图形符号脱落及变色不符合安全色的范围，应及时修整或更换。

（2）安全标志照明　安全标志照明是带有发光装置、用高于背景亮度的文字或图形符号构成的一种利用光信号传递安全信息的指示装置。标志照明比一般的标志牌更为醒目，对人们的引导和提示作用效果更佳。

安全标志照明可分为两类：一是提示标志，它是为了安全、卫生或保持良好秩序等目的，告诉（告诫）人们应该怎样或不应该怎样的一些行为规定，如"禁止通行"、"请勿吸烟"等；二是疏散标志，它是在非正常情况下（如火灾、停电事故等），为给人们指示安全通道而设的引导性标志，如"安全出口"、"太平门"、"避难层（间）"等属于应急标志照明，只有当发生意外事故时才启用这些疏散和报警、急救设施的标志。

标志照明灯具上的标志用文字或图形表示，或者两种形式相辅并用，其中图形符号使人看见便知标志的内容，而不受语言和文字的约束。图形的设计要简单明了，能为绝大多数人接受和理解。标志照明应符合国家标准规定要求。如颜色应采用安全色，"禁止"标志采用红色，"警告"标志采用黄色，"指示标志"采用蓝色，"提示"标志采用绿色等。标志照明灯具所传递的图形或文字信息符号，应采用国家规定了的、或者能够为人们所理解的图形符号，图形的表达要求含义准确，不会产生误解。所采用的文字符号，应该力求大众化和规范化，不要随意使用不符合规范的名词。标志灯具的表面亮度，应考虑标志的内容、材料的透光性和环境空间的亮度，以确定适当的亮度对比，引起人们的注意。标志照明灯具的安装位置一般选定在视野范围内的醒目处，距地面高度以 1.5～3m 为宜。疏散指示标志灯应安装在太平门的上部和疏散通道及其拐角处距地 1m 以下的墙壁上。对于疏散指示标志照明系统，除了引向标志外，还应包括在疏散通道中途出现的通向非安全出口的岔道处设置"禁止通行"或"此路不通"等阻止标志。应保证安全标志照明的供电可靠性，对于如果因电源突然中断而造成秩序混乱或严重危害事故后果的安全标志照明，应有能够自动切换的双电源供电，以保证标志照明的正常工作。

（3）安全信号灯　安全信号灯是一种有色信号灯，是辨认危险和防止事故应用最普遍的信号装置。采用的灯光有恒定型和闪烁型两种。其含义与安全色一样。红色信号灯：表示存在危险性、紧急情况、机件失灵、出现故障、错误、停止。黄色信号灯：表示危险性临近、处于边缘状态、警告、缓慢进行。绿色信号灯：表示情况、性能发挥正常，数据在规定范围以内，处于安全状态。白色信号灯：表示系统准备就绪、操作顺利进行。闪烁灯光用以表示紧迫性并吸引人们注意。

（4）各类显示装置　如温度计、压力计（表）、液位计、流量计等，严格意义上它们也属于安全标志信号装置类型。例如，压力表上用红、黄、绿颜色分别表示设备运行处于紧急、警告、正常状态，以提醒人们采取相应的措施。

3. 听觉型安全标志信号装置

听觉报警信号装置通常适用于这样的场合：①需要立即或及时做出反应；②由于视觉负荷过重，周围光线变化，视觉受到障碍物限制，操作者视觉功能受其他环境因素影响而下降；③人未站在正确的位置；④操作者临时离开工作岗位或需要经常走动；⑤操作者虽然离视觉信号近，由于忙于其他事务而没有注意；⑥作为视觉信号的补充；⑦习惯于用听觉信号。

听觉信号的最大缺陷是受环境噪声的影响较大，国家标准《人类工效学　公共场所和工作区域的险情信号　险情听觉信号》（GB/T 1251.1—2008）对在高声级环境噪声工作场所中险情听觉信号的要求作了规定：险情听觉信号标志险情的开始或持续与终止。根据险情对人身安全影响的紧急程度，险情听觉信号分为警告听觉信号和紧急撤离听觉信号。警告听觉信号包括预启动警告信号或准备启动前的警告信号。它标志可能或正在发生的险情，还表示应对险情使用相应手段予以控制、消除及其实施程序。紧急撤离听觉信号标志开始出现或正在发生的有可能造成伤害的紧急情况，以可识别的方式命令人们立即离开危险区。险情听觉信号应该有别于其他听觉信号，紧急撤离听觉信号又应有别于警告听觉信号。险情听觉信号必须具备清晰、可听性、可分辨性和含义明确性。

常用的听觉报警信号装置有汽笛型、电铃型、蜂鸣器、语音报警信号型、变调信号型。听觉信号最好用独立的通讯系统，以免发生事故或停电而影响使用。

第四节　安全文化建设

一、企业安全文化概述

1. 企业安全文化的涵义

安全文化分社会文化和企业安全文化。政府组织及政策法规等属社会安全文化。企业安全文化是企业在实现企业宗旨、履行企业使命而进行的长期管理活动和生产实践过程中，积累形成的全员性的安全价值观或安全理念，员工职业行为中所体现的安全性特征，以及构成和影响社会、自然、企业环境、生产秩序的企业安全氛围等的总和。它是保护人的身心健康、尊重人的生命、实现人的安全价值观的文化，是企业安全形象的重要标志。

通过企业安全文化建设，可使隐患得到消除、事故得到控制、安全得到保障，这对于建设更加安全、幸福、美好的和谐企业至关重要。

为推动企业安全文化建设，由天地大方安全文化中心起草的 AQ/T 9004—2008《企业安全文化建设导则》、AQ/T 9005—2008《企业安全文化建设评价准则》已通过国家安全生产监督管理总局批准，并于 2009 年 1 月 1 日正式实施。该标准对安全文化的建设起到了指导作用，该标准的出台标志着我国企业安全文化建设从此有章可循。

企业安全文化中核心的内容是安全文化理念，它是指导和明确企业安全管理工作方向和目标的指南，它是激发全体员工积极参与、主动配合企业安全管理的动力，它是全体员工接受企业安全管理的规范和约束。企业安全文化理念是人们关于安全以及安全管理的思想、认识、观念、意识，这种思想、认识、观念、意识将时时处处指导和影响员工的行动方向和行动效果、结果的。所以，属于高危行业的化工类企业更有必要科学、创新、系统地建立、健全起全体员工能认同、理解、接受、执行的正确、适应而先进的安全文化理念，并倡导全体员工认同、理解、接受、执行这种安全文化理念。

2. 企业安全文化的功能与作用

（1）企业安全文化的功能　在现实工作中，安全管理不仅仅是依靠制度上的"硬管理"，还需要用文化来进行"软管理"。这一硬一软的区别在于：制度的约束对安全工作的影响是外在的、冰冷的、立竿见影的、被动意义上的，而文化的作用则是内在的、温和的、潜移默化的、主动意义上的，具有其他约束无法比拟的优越性，它具有以下功能。

① 引导功能。企业安全文化的核心价值观是"安全第一"，但是这种价值观在表述上每个企业可以不同，各个企业可以建立自己的理念引领系统，包括价值观、目标、理念、口号等，并让核心理念系统真正深入人心，让大家真正理解，愿意去接受，引导员工认同企业使命、企业精神、价值观，从而理解和执行各级管理者的决策和指令，自觉地按企业的整体战略目标和制度要求来调节和规范自己的行为。

② 凝聚功能。在构筑企业安全文化过程中，文化的渗透性和联系性会以不同方式表现出来，成为凝聚职工的中间要素，直接或间接地引导员工把企业的安全形象、安全目标、

安全效益同员工的个人前途、家庭利益紧密地结合起来，使之对安全的理解、追求和把握上同企业要达到的最终目标尽可能地趋向一致。

③ 规范功能。安全文化有亲和力，它通过点滴小事的积累和文化要素渗透，使员工在不知不觉中产生了一种自主约束倾向和潜在准则，当这种约束和准则普遍被大多数人所认同的时候，就标志着企业员工自觉规范自我、约束自我的局面初步形成。

④ 辐射功能。良好的安全文化不仅会使企业的安全环境长期处于相对稳定状态，更重要的是经过安全文化建树，能使员工的思想素质、敬业精神、专业技能等方面得到不同程度的提高，同时也会带动与安全管理相适应的经营管理、科技创新、结构调整等中心工作的平衡发展，这对树立企业的品牌形象和增强企业的综合实力等都将大有裨益。

（2）企业安全文化的作用　企业安全文化是全体员工共同遵守的行为准则，发挥着重要的作用。企业安全文化有一种惯性力量，它支配着人们的思维方式，规范着人们的行为习俗，约束着人们的情感抒发，左右着人们的审美趣味，规定着人们的价值取向，体现出强烈的终极关怀。

① 企业安全文化对企业安全生产工作起凝聚、协调和控制作用。集体力量的大小取决于该组织的凝聚力，取决于该组织内部的协调状况和控制能力。文化是一个组织对外适应和对内整合的机制，一个组织具有良好的文化，管理者和员工就能形成积极向上的共同价值观、信念、行为准则，进而产生更强的组织承诺，运行更有效率，也会产生更好的效益。

② 企业安全文化可以使生产进入高效的良性状态。企业安全生产决策是在一定观念的指导和文化氛围下进行的，它不仅取决于企业领导及领导层的观念和作风，而且还取决于整个企业的精神风貌和文化氛围。积极向上的企业安全文化可以为企业安全生产决策提高正确的指导思想和健康的精神氛围。

③ 积极向上的思想观念和行为准则，可以形成强烈的使命感和持久的内驱力。积极向上的企业安全生产精神就是一把员工自我激励的标尺，员工用此来对照自己的行为，找出差距，可以产生规范工作行为的驱动力；同时，企业内共同的价值观、信念、行为准则等又是一种强大的精神力量，它能使员工产生认同感、归属感、安全感，起到相互激励的作用。

④ 企业安全文化对企业每个员工的思想和行为具有约束和规范作用，这种作用与传统的管理理论所强调的制度约束不同，它虽然也有成文的制度约束，但更强调不成文的软约束，它通过文化的功能使信念在员工的心里形成一种定势，构造出一种响应机制，只要有诱导信号发生，即可得到积极响应，并迅速转化为现实行为，从而能够有效地缓解员工的紧张心理和削弱由此形成的心理抵抗力，从而产生更强大、更深刻、更持久的约束效果。

从企业安全文化的功能和作用可以看出，它的地位是其他约束无法取代的，它是企业文化建设、企业生存发展以及企业安全管理向深层次发展的需要。

二、企业安全文化建设模式

1. 企业安全文化的形态体系

（1）安全观念文化　企业需要建立预防为主的观念、安全也是生产力的观点、安全第一的观点、安全就是效益的观点、安全性是生活质量的观点、风险最小化的观点、最行之有效安全性的观点、安全超前的观点、安全管理科学化的观点等，同时需要树立自我保护的意识、保险的意识、防患未然的意识等。这是企业员工的意识形态领域所体现的安全精神文化，在整个安全文化体系中处于核心的地位。

（2）安全行为文化　行为既是时代文化的反映，同时又作用于和改变社会的文化。现代工业社会，需要发展的安全行为文化是：进行科学的安全思维、强化高质量的安全学习、执行严格的安全规范、进行科学的安全指挥、掌握必需的应急自救技能、进行合理的安全操作等。

（3）安全管理（制度）文化　即通过安全管理制度表现出来的制度文化，主要包括各种安全管理制度、安全规程、操作规程等员工遵循的安全行为准则。同时，管理文化建设还包括行政手段的改善和合理化、经济手段的建立与强化等。

（4）安全物质文化　物质是文化的体现，又是文化发展的基础。生产中的安全物质文化体现在：一是生产技术、生活方式与生产工艺的本质安全性；二是生产和生活中所使用的技术和工具等人造物及与自然相适应有关的安全装置、用品等物态本身的可靠性。

2. 企业安全文化建设的模式

企业安全文化建设的层次结构模式，可从企业安全生产观念文化、管理文化、行为文化和物态文化四个方面设计。图 10-4 给出了企业安全文化建设的层次结构模式，归纳了安全文化建设的形态与层次结构的内涵和联系。

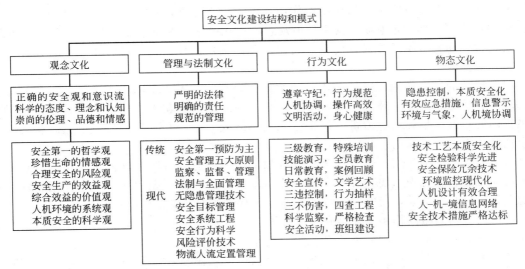

图 10-4　企业安全文化建设的层次结构模式

（1）纵向结构体系　按安全文化形态体系划分，分为观念文化、管理与法制文化、行为文化和物态文化。

（2）横向结构体系　按层次系统划分，第一层次是安全文化的形态，第二层次是安全文化建设的目标体系，第三层次是安全文化建设的模式和方法体系。

三、企业安全文化的建设与实践

1. 加强企业安全文化建设的意义

① 加强安全文化建设是社会发展进步的产物，具有一系列反映时代要求的本质特征。安全文化建设的出发点，在于提高干部职工的安全文化素质，形成"关爱生命、关注安全"的舆论氛围，作为企业文化的一部分，安全文化代表了先进文化的发展方向。人是生产力中最活跃、最具有决定性的因素，只有充分发挥人的积极性、主动性、创造性，才能发展生产力。安全文化建设的重要任务就是宣传科学的安全生产知识，提高职工的安全技术水平和安全防范能力，它代表了先进生产力的发展要求。安全工作是人命关天的大事，关系

到职工的生命和健康，关系到每一个家庭的幸福。安全文化是企业安全工作的灵魂，其核心是"以人为本"，最终目标是防止事故、抵御灾害、维护健康，它代表了最广大员工的根本利益。

② 加强企业安全文化建设是企业生存发展的需要。在市场经济条件下，企业处于激烈竞争状态，扩大生产规模、完善产品结构、占领市场、取得好的经济效益是企业的共同追求，而这都需要企业有一个安全稳定的环境。

③ 加强企业安全文化建设是企业安全生产管理向深层次发展的需要。企业大量违章行为都不是职工故意，而是安全意识淡薄、安全素质不高而造成的。为了更好地预防事故的发生，达到安全生产的目的，就需要从人的基本素质出发，建立起以"人"为核心内容的企业安全文化新对策和手段，进行系统的安全文化建设，有了这个作保障，"我要安全"成为职工从事生产工作的出发点和归宿，企业的安全生产管理才能实现规范化、科学化，才能够有效控制事故的发生，从而实现安全生产长周期良性循环发展。

2. 企业安全文化建设在企业生产经营中的作用

通过充分发挥企业安全文化机制的作用，可以创造企业的安全文化形象和宜人的安全文化氛围，建立正确的企业职工安全价值观念，树立科学的安全态度，制定安全行为准则，规范安全生产和安全生活方式，使企业文化向更高的层次发展。这种作用可以简单地概括为以下几方面。

(1) 认识的导向作用 通过企业安全文化建设，使广大职工明白正确、合理的安全意识、态度、信念、道德、理想、目标和行为准则等，给企业在生产经营和日常生活活动中提供正确的指导思想和精神力量，使企业职工都能成为生产和生活的安全因素，使安全成为企业和职工的行动取向。

(2) 意识的更新作用 企业安全文化给职工提供了适应市场经济体制下新的发展变化带来的新观念、新意识，使其对安全的价值和作用有正确的认识和理解，从而用新的意识和观点指导自身的活动，使安全的行动和响应更有效地推动安全生产和保护自己。

(3) 对行为的激励作用 社会和企业有了正确的企业文化机制和强大的安全文化氛围，人的安全价值得到最大限度的尊重和保护。安全职工的最基本要求受到国家法律保护，在这种条件下，人的安全行为和活动将会从被动消极的状态变成一种自觉积极的行动，从而对人的安全行为起到了激励和推动作用。

(4) 对行为的规范作用 安全文化的宣传和教育，将会使职工加深对安全规章制度的理解和认识，从而对职工在生产过程的安全操作和生产劳动以及社会公众交往和行动起到规范作用。

(5) 安全的能动作用 安全文化建设的目的之一是树立正确的安全文明生产的思想观念及行为准则，使职工形成强烈的安全使命感和能动性。倡导安全文化正是帮助职工认识安全文化活动的意义，使"要我安全"转变为"我要安全"，进而发展到"我会安全"的能动过程。

(6) 安全知识的传播作用 通过安全文化的教育功能，采用各种传统和现代的安全文化教育，对职工进行各种安全知识、安全状态、安全意识、安全法规等的教育，从而广泛深入地宣传和传播安全文化知识和安全科学技术。

3. 企业安全文化建设方法

(1) 形成全新的安全文化理念 如何形成全新的安全文化理念，使安全文化理念深入人心，应注重以下几个方面：一是要树立以人为本的观念。坚持以人为本，打造安全文化是全面贯彻"安全第一、预防为主，综合治理"方针的新举措，是企业保障员工人身安全与健康的新探索。以人为本的安全生产管理，就是指企业生产的过程中把员工的生命摆在一切工作的首位，贯穿"以人为本"、"珍惜生命"、"保护环境"的理念，真正做到维护员工的利益，以员工是否满意、是否得利、是否安康稳定为标准，形成社会效益、企业利益和个人权益的多赢局面，促进企业可持续发展。因此，企业抓安全生产首先要把员工的生命安全放在第一位，当员工人身安全与企业的生产、企业的经济利益等其他方面发生冲突时应无条件地服从人的生命。二是要树立安全就是企业最大效益的观念。企业只有实现安全才能确保稳定的生产秩序，没有可靠的安全作为屏障，企业的生产、经营、改革、发展将无法正常进行。安全是生产的前提，安全事故带来的损失是巨大的，因此要深刻认识到安全生产是企业的最大效益。三是要形成安全工作人人有责的观念。安全不仅是企业的重要工作，而且也是每个员工的事。企业对安全工作、对员工生命的关注不仅强调生命的物质存在的可贵，更应关注和关爱员工，不仅要保证员工的生命安全，更要对员工进行情感和精神的关怀，使员工获得精神上的慰藉和满足，为员工提供一个本质安全的环境，使企业"人本、人权、人性、人情"的核心思想获得充分的体现。企业的每一个员工也要充分认识"安全为天、生命至尊"的重要意义，要不断提高自身安全意识，实现自我管理，保障自身和他人的安全，实现家庭幸福与企业共同发展。

（2）创建有效的安全文化机制　有一个有效的安全文化机制，能够保证安全文化建设的顺利进行。主要要创建以下机制：一是创建安全学习机制。要使安全文化理念深入人心，必须要有一个科学的学习机制，建立学习型组织。在安全学习和安全教育的途径上要多管齐下，强化效果。在安全学习和安全教育的形式及内容上要丰富多彩，推陈出新，使安全学习和安全教育具有知识性、趣味性，寓教于乐，让职工在参与活动中受到教育，在潜移默化中强化安全意识。要通过多种形式的学习和宣传教育，逐步形成"人人讲安全，事事讲安全，时时讲安全"的氛围，使广大职工逐步实现从"要我安全"到"我要安全"的思想跨越，进一步升华到"我会安全"的境界。二是创建安全管理机制。认真整合并完善各类安全管理规章制度，增强科学性、严密性和可操作性，是搞好安全生产的前提，也是创建安全文化的前提。要编织党政工团齐抓共管的科学管理网络，各职能部门和车间要层层落实安全责任制，强化现场管理，确保各项规程措施、规章制度和安全生产落到实处，领导干部加大对安全生产的监督检查的力度，狠反"三违"，保证安全生产。三是创建安全培训机制。要把安全培训工作纳入企业安全生产和企业发展的总体布局，统一规划，同步推进，以培训机构、师资力量和安全教材为重点，推进安全培训标准化建设，建立安全培训责任制，探索安全培训工作的新机制，把安全培训与技能培训结合起来，以安全培训为起点，提高职工队伍的整体文化素质，力求安全培训工作科学化、人性化、多元化，增进安全培训工作的实效性。

（3）养成良好的职工行为规范　规范职工的安全行为，培养职工的良好的安全职业精神，是营造企业文化的重要举措。一是要塑造职工良好的安全职业道德规范职工的操作行为。职业文明是对职工最基本的要求，也是最高的安全规范。要以高尚的人格魅力彰显良好的职业道德，以优秀的职业形象弘扬高尚的安全文化，职工应养成良好的操作行为。二是要深化班组危险预知活动，增强职工超前预防能力。班组安全预知活动是加强班组安全管理、推进企业安全文化的重要内容，也是规范职工安全待业的重要举措。搞好班组危险预知活动，真正使职工对当日当班的生产现场情况、安全工作重点及作业过程中可能威胁正常安全生产、造成事故的危险源做到心中有数，了如指掌。三是要开展安全竞赛活动。在竞赛活动中使职工养成精益求精的工作作风，不断创新的工作态度，争创一流的工作精神，展现职工良好的安全职业行为。

塑造企业安全文化是一项长期、艰巨、细致的系统工程，一种优秀的企业文化的构建不像制定一项具体的制度，提一个宣传口号那样简单，它需要企业有意识、有目的、有组织地进行长期的总结、提炼、倡导和强化。为此，在塑造企业安全文化过程中，当企业安全文化定格后，就要创造条件付诸实践。

企业安全文化的宣示要在实践中探索，找到有效的载体和方法。如推行班组班前安全教育标准化，班前教育规范地要求讲三句话——今天干什么、今天怎么干、今天注意什么；如推行违章温馨提示卡，将一般违章行为和现象通过小卡片的方式通知到本人，要求其亲朋好友签字反馈，是改变以罚代管，坚持以人为本，倡导共筑安全防线的有效方法。

4. 企业安全文化的载体

安全文化不是无源之水、无本之木，它必须通过一定的物质实体和手段，在生活和生产活动实践中表现出来。这种物质实体和手段可称之为安全文化的载体。安全文化的载体是安全文化的表层现象，它不等于安全文化。关于安全文化载体的种类，可谓五花八门。例如安全文化活动室、宣传橱窗、阅读室、各种协会、研究会、安全刊物、安全标志等，都是安全文化的载体。还有另一种安全文化载体，如安全文艺活动、文艺晚会、应急训练、安全在我心中演讲比赛、安全表彰会等。安全文化的载体是安全文化的重要支柱，安全文化的建设需要通过安全文化载体来体现和推进。优秀的安全文化必有很好的安全文化载体支持，它们会给企业的安全生产工作和事故防范带来很好的效果。因此，重视和利用好安全文化载体是建设安全文化的重要手段。

安全文化的建设可以用不同的载体来落实，具体有以下几种。

（1）文学艺术方法　如用安全文艺、安全漫画、安全文学（小说、成语、散文、诗歌等）的手段进行寓教于乐的安全文化建设。安全文艺汇演是指通过文艺汇演向广大职工和社会进行安全生产宣传教育的形式，包括以安全生产为主题的汇演、晚会、综艺节目等。安全生产文艺汇演是综合的文艺节目，寓教于乐，通过群众喜闻乐见的形式，对群众进行安全生产的教育。安全生产文艺晚会以歌舞为主，配以小品、相声、曲艺等。安全生产综艺类似"正大综艺"、"综艺大观"，以节目主持人为主导，以安全生产为主题，将歌舞、小品等文艺形式与安全防护知识测验、安全标志与设施的识别、安全行为的辨识等有机地结合起来，以达到安全教育的目的。安全漫画结合安全生产中出现的许多问题进行艺术创造，创作出一幅幅生动有趣、寓意深刻的漫画作品，唤起社会的警觉和注意，以社会的笑的力量去医治或预防某些安全生产方面的疾患。安全戏剧和曲艺是通过戏曲的艺术形式，对群众进行安全生产教育，如独幕剧、小品、小戏曲、大鼓、相声、弹词、快板等。

（2）宣传教育的方法　在日常的管理中利用各种各样的安全生产方针、政策、法规、标准等，对安全生产与事故预防的知识进行有效的宣传与教育。

（3）科学技术的方法　对员工进行安全科学普及，强化安全科学的意义和观念，积极主动地发展安全科学，有意义地强调安全工程技术本质安全化的工作等。

（4）管理的方法　采用行政管理手段、法制管理手段、经济管理手段、文化建设手段、科学管理的手段等，推行现代的安全管理模式，建立科学、规范的安全管理体系，使企业的安全管理规范化、系统化，并能持续改进、不断完善。

还有另一种安全文化载体，即通过定期的方式开展安全文化活动，例如，开展安全生产周（月）活动、安全文艺晚会、安全电视节目、安全表彰会、事故防范活动、安全技能演习活动、安全宣传活动、安全教育活动、安全管理活动、安全科技建设活动、安全检查活动、安全评审活动等活动。

应会操练

1. 自拟化工生产场景，为所拟场景设计安全色标，并解说各安全色标的涵义。

2. 河南省濮阳市中原大化集团有限责任公司"2·23"较大中毒窒息事故。2008年2月23日10时30分左右，位于河南省濮阳市的河南省中原大化集团有限责任公司（以下简称大化集团公司）新建年产30万吨甲醇项目，在对汽化装置的煤灰过滤器（S1504）内部进行除锈作业的生产准备过程中发生一起氮气窒息事故，开始1人窒息晕倒，因盲目施救使事故进一步扩大，最终造成3人死亡、1人受伤。

① 结合本章所学内容，制定避免发生氮气窒息事故的作业方案。

② 结合个体防护用品及选用和危险化学品事故应急救援等相关章节内容，为除锈工作人员及事故救援人中选定个体防护用品，并制定事故施救方案。

③ 综合分析事故，说明事故所暴露出的安全生产问题，并提出解决方案。

3. 检索化工生产过程中因不遵循危险作业规定所发生的安全生产事故，并对事故进行分析。

应知题练

1. 企业主要负责人的安全职责有哪些？
2. 车间主任的安全职责有哪些？
3. 班组长的安全职责有哪些？
4. 职工的安全职责有哪些？
5. 针对企业职工安全教育的内容有哪些？
6. 企业职工安全教育的方式有哪些？
7. 安全检查的内容有哪些？
8. 安全检查的类型有哪些？
9. 安全检查的方法有哪些？
10. 简述事故发生后，事故报告的内容。
11. 进行事故调查的目的有哪些？
12. 事故处理的目的有哪些？
13. 特种设备的范围有哪些？
14. 什么是安全防护设施？
15. 如何维护管理安全防护设施？
16. 什么是危险作业？
17. 作业环境管理的任务有哪些？
18. 定置管理的目的是什么？
19. 安全定置管理的内容有哪些？
20. 简述"5S"、"6S"管理的内容。
21. 什么是安全色标？什么是安全色？
22. 什么是安全标志？
23. 什么是安全文化？
24. 怎样推行企业安全文化建设？
25. 简述安全生产规章制度的作用。

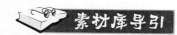素材库导引

1. 法律法规及标准

（1）《生产安全事故报告和调查处理条例》中华人民共和国国务院令第 493 号

（2）《企业职工伤亡事故分类标准》GB 6441—1986

（3）AQ/T 9004—2008《企业安全文化建设导则》

（4）AQ/T 9005—2008《企业安全文化建设评价准则》

（5）《安全色》（GB 2893—2008）

（6）《安全标志及其使用导则》（GB 2894—2008）

（7）《消防安全标志第 1 部分：标志》（GB 13495.1—2015）

（8）《特种设备安全监察条例》

2. 网络资源

国家安全生产监督管理总局视频在线栏目　www.chinasafety.gov.cn

（1）安全生产教育培训工作讲座

（2）安全生产综合监管知识讲座

（3）事故调查与分析视频讲座

（4）现代安全管理视频讲座

参 考 文 献

[1] 王德堂，孙玉叶. 化工安全生产技术. 天津：天津大学出版社，2009.

[2] 孙玉叶，夏登友. 危险化学品事故应急救援与处置. 北京：化学工业出版社，2008.

[3] 杨永杰，康彦芳. 化工工艺安全技术. 北京：化学工业出版社，2008.

[4] 刘景良. 化工安全技术. 北京：化学工业出版社，2008.

[5] 应急救援系统丛书编委会. 危险化学品应急救援必读. 北京：中国石化出版社，2008.

[6] 韩世奇，韩燕晖. 危险化学品生产安全与应急救援. 北京：化学工业出版社，2008.

[7] 魏振枢. 化工安全技术概论. 北京：化学工业出版社，2008.

[8] 张荣. 危险化学品安全技术. 北京：化学工业出版社，2007.

[9] 关荟伊，刘长占，沈宝承，安志民. 化工安全技术. 北京：高等教育出版社，2006.

[10] 国家安全生产监督管理局. 危险化学品生产单位安全培训教程. 北京：化学工业出版社，2004.

[11] 张荣. 危险化学品安全技术. 北京：化学工业出版社，2005.

[12] 许文. 化工安全工程概论. 北京：化学工业出版社，2002.

[13] 中国石油化工总公司. 石油化工安全技术. 北京：中国石化出版社，2001.

[14] 化学危险品消防与急救手册编委会. 化学危险品消防与急救手册. 北京：化学工业出版社，1994.

[15] 王自齐，赵金垣. 化学事故与应急救援. 北京：化学工业出版社，1997.

[16] 马良，杨守生. 危险化学品消防. 北京：化学工业出版社，2005.

[17] 岳茂兴. 危险化学品事故急救. 北京：化学工业出版社，2005.

[18] 中国安全生产科学研究院. 危险化学品事故案例. 北京：化学工业出版社，2005.

[19] 崔克清. 危险化学品安全总论. 北京：化学工业出版社，2005.

[20] 蒋成军. 事故与分析技术. 北京：化学工业出版社，2004.

[21] 黄爱辰. 现代院外急救手册. 北京：华夏出版社，1997.

[22] 徐厚生，赵双其. 防火防爆. 北京：化学工业出版社，2004.

[23] 葛晓军，周厚云，梁缙等. 化工生产安全技术. 北京：化学工业出版社，2008.

[24] 钮英建，袁化临，杨泗霖. 安全生产技术. 北京：化学工业出版社，2005.

[25] 陈性永. 化工安全生产技术. 北京：化学工业出版社，2007.

[26] 胡源，宋磊，尤飞，钟茂华. 火灾化学导论. 北京：化学工业出版社，2007.

[27] 范茂魁，范红俊. 危险化学品灾害事故绿色化处置探讨. 化工安全与环境，2007，20（42）：15-18.

[28] 杨丰科，孟广华. 安全工程师基础教程——安全技术. 北京：化学工业出版社，2004.

[29] 周忠元，陈桂琴. 化工安全技术与管理. 第二版. 北京：化学工业出版社，2002.

[30] 许文. 化工安全工程概论. 北京：化学工业出版社，2002.

[31] 聂幼平，崔慧峰. 个人防护装备基础知识. 北京：化学工业出版社，2004.

[32] 路乘风，崔政斌. 防尘防毒技术. 北京：化学工业出版社，2004.

[33] 赵良省. 噪声与振动控制技术. 北京：化学工业出版社，2004.

[34] 田兰等编. 化工安全技术. 北京：化学工业出版社，1984.

[35] 陈莹. 危险化学品生产单位安全培训教程. 北京：化学工业出版社，2004.

[36] 李泰国. 安全工程技术与管理基础. 北京：机械工业出版社，2003.

[37] 谢全安. 煤化工安全与环保. 北京：化学工业出版社，2005.

[38] 傅智敏. 工业企业防火. 北京：中国人民公安大学出版社，2008.

[39] 夏洪永，俞章毅. 电气安全技术. 北京：化学工业出版社，2008.

[40] 孙玉叶. 化工安全技术与职业健康. 北京：化学工业出版社，2009.

[41] 梁慧敏，张奇. 电气安全工程. 北京：北京理工大学出版社，2010.

[42] 中国安全生产协会注册安全工程师工作委员会. 安全生产技术. 北京：中国大百科全书出版社，2011.

［43］ 张麦秋，李平辉. 化工生产安全技术. 北京：化学工业出版社，2011.

［44］ 刘彦伟等. 化工安全技术. 北京：化学工业出版社，2012.

［45］ 全国注册安全工程师执业资格考试辅导教材编审委员会. 安全生产技术. 北京：煤炭工业出版社，2005.

［46］ 2015 美国心脏协会（AHA）心肺复苏及心血管急救指南.